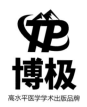

A Comprehensive Atlas:
Endoscopic Ultrasonography
in the Diagnosis and Treatment of
Biliary Diseases

主 审　李兆申　金震东　胡　冰
主 编　高道键

胆道系统疾病
超声内镜诊疗图解

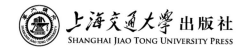

上海交通大学出版社
SHANGHAI JIAO TONG UNIVERSITY PRESS

内容提要

本书分为基础篇、诊断篇和治疗篇3个部分。基础篇简略介绍了超声内镜的相关知识,详细介绍了胆道系统的扫查方法和技巧;诊断篇精选了数十例临床真实案例,详尽还原了超声内镜诊断的全过程,配以超声内镜图像及作者亲手绘制的线条简图,同时附有相关操作视频,使阅读更加清晰易懂;治疗篇选取了临床常见的超声内镜介入病例,详细回顾了手术的全过程,并点明操作要点、技巧及注意事项。

本书内容丰富,图文并茂,深入浅出地讲解了胆道系统常见病以及部分罕见病的超声内镜表现,可供消化内科、内镜科、胆胰外科、肿瘤科及影像科医护人员和临床研究者阅读与参考。

图书在版编目(CIP)数据

胆道系统疾病超声内镜诊疗图解/高道键主编. ——
上海:上海交通大学出版社,2023.8
ISBN 978 - 7 - 313 - 28738 - 0

Ⅰ.①胆… Ⅱ.①高… Ⅲ.①胆道疾病-内窥镜检-
超声波诊断-图解 Ⅳ.①R575.604-64

中国国家版本馆 CIP 数据核字(2023)第 120931 号

胆道系统疾病超声内镜诊疗图解
DANDAO XITONG JIBING CHAOSHENG NEIJING ZHENLIAO TUJIE

主　编	高道键		
出版发行	上海交通大学出版社	地　址	上海市番禺路 951 号
邮政编码	200030	电　话	021 - 64071208
印　制	苏州市越洋印刷有限公司	经　销	全国新华书店
开　本	787mm×1092mm　1/16	印　张	37.25
字　数	903 千字		
版　次	2023 年 8 月第 1 版	印　次	2023 年 8 月第 1 次印刷
书　号	ISBN 978 - 7 - 313 - 28738 - 0	音像书号	ISBN 978 - 7 - 88941 - 587 - 3
定　价	298.00 元		

编　委　会

序 一

自20世纪80年代超声内镜(EUS)技术问世以来,其发展迅速,很快风靡全球,被广泛用于胆道和胰腺疾病的临床诊治。最初,EUS被单纯用于胃肠道及胆胰疾病的诊断和肿瘤分期。随着纵轴超声内镜的普及、超声内镜专用设备及附件的出现与发展,EUS亦从原来单纯的影像诊断技术发展为可获得细胞、组织的重要诊断手段,目前已成为融合诊断和治疗的微创介入技术,可灵活地进行各项介入治疗,打破了消化道管壁的壁垒。对肿瘤内科和外科来说,特别是胆、胰疾病的诊断和治疗,EUS发挥了重要作用,EUS技术给广大患者的生命安全和生活质量提供了极大保障。

在我国,经过近30年的实践和探索,EUS技术得到长足的发展。EUS设备逐渐普及,开展EUS的医院越来越多,掌握EUS技术的内镜医师也逐渐增多。但胆、胰超声内镜的开展仍不尽如人意。阻碍EUS广泛应用的因素之一是难以理解和掌握EUS相关的人体解剖,因素之二是难以将胆、胰系统完整、连续、清晰地显现出来。因此,掌握EUS需要理解EUS的成像原理,牢牢掌握人体解剖结构以及对EUS图像的准确解读。获得EUS的理论知识与进行EUS实践操作同等重要。国内外已有许多关于胃肠和胰腺超声内镜的书籍,但鲜有关于胆道系统疾病超声内镜扫查技巧和诊治的书籍。

海军军医大学第三附属医院(上海东方肝胆外科医院)是我国唯一一所肝胆疾病专科医院,其消化内科/内镜科长期专注于胆、胰疾病的内镜诊治,积累了数万例临床病例。高道键教授长期从事胆、胰疾病的内镜逆行胆胰管造影术(ERCP)与EUS诊疗工作,经验丰富,造诣深厚。他联合国内同仁,对数千例胆道系统EUS扫查中所获得的经验与技巧进行总结,以帮助初学者掌握和提高扫查技巧。作者对收集的胆道系统疾病 EUS 检查前影像学资料、EUS 诊断资料(图片及视频)、针对超声的典型资料和疑难病案进行了详细描述,介绍了相关胆道系统疾病在 EUS 下的影像特点、操作注意事项及鉴别诊断。为使影像资料更加清楚、明了,作者特地绘制了一一对应的示意简图,以方便初学者学习掌握。作者还对易误诊、难确诊的病例进行了针对性的分析讲解,与治疗结果、手术标本及病理结果一一对应,这有助于加深初学者对胆道系统疾病 EUS 表现的理解和掌握。

本书涵盖正常胆道、胆道系统常见病、罕见病、疑难病诊断以及胆道超声内镜介入治疗,所有病例均为第一手的临床资料,是一部不可多得的有关胆道系统疾病超声内镜诊疗之作,特推荐给读者。希望本书对从事消化病工作及相关科室的医护人员有所借鉴和启发。

2023 年 5 月

序 二

由上海东方肝胆外科医院编写的《胆道系统疾病超声内镜诊疗图解》出版在即，应邀作序，欣然提笔，实为读后感想。本书由中华医学会消化内镜学分会常委、上海东方肝胆外科医院内镜科主任胡冰教授领衔，该科青年内镜专家高道键医生任主编、邢铃医生任副主编，邀请了长海医院消化内科超声内镜青年专家和国内多名同道共同参与编写。本书能在短时间内编撰并出版实属不易，在此表示感谢和祝贺。感谢他们为中国超声内镜事业做出的贡献！祝贺他们出版了我国第一本胆道领域的超声内镜专著！

近年来，我国的超声内镜(EUS)技术越来越普及，大部分消化内镜中心已拥有多套EUS设备，尤其是介入性EUS得到广泛的开展。全国消化内镜普查数据显示：2012—2019年，我国开展EUS的医院从531家增至1236家，全国共有4025名EUS医师；EUS总量从20.7万例增至46.4万例，介入性EUS量从10.7万例增至15.3万例。在此背景下，我们需要更多的EUS专著，尤其是我国自己编写的专著，正因为如此，集结了作者宝贵经验和心血的《胆道系统疾病超声内镜诊疗图解》特别适合我国不同层级的EUS医生学习。

本书详解了胆道的解剖结构，细述了胆道的EUS操作方法，展示了胆道系统疾病的EUS图像特征，总结了胆道系统疾病的EUS诊断要点，动态显示了胆道系统疾病的各种EUS治疗方法，并特色性地展开了讨论，可谓图文并茂，理论联系实际。这种编书形式非常适合青年医生学习介入性EUS时参考。

　　上海东方肝胆外科医院内镜科的胆道内镜诊治疑难病例在国内首屈一指,因此,本书在此方面所展示的病例资料弥足珍贵,值得学习。编书永远是一种遗憾的艺术,本书也不例外,希望作者继续积累病例,尤其是相关影像资料,将本书不断更新,使之成为我国 ERCP 医生、EUS 医生和胆道外科医生不可或缺的宝典。

2023 年 5 月

序 三

超声内镜(EUS)检查诞生于20世纪80年代,经历近半个世纪的发展和进步,已成为消化系统,尤其是胆、胰疾病不可或缺的检查手段,使人们对于这类疾病的认识更趋明晰和全面,加之可以对发现的病变进行穿刺活检,为临床诊断的确立带来了较大的帮助。近年来,EUS介入治疗技术迅猛发展,也为许多疾病的临床治疗拓展了新的选择。进入21世纪以来,EUS技术在我国得到了空前的普及,越来越多的胆、胰疾病患者受益于该项技术。与传统的影像技术如CT、MRI不同,EUS的清晰影像需要内镜医生通过熟练的操作来实时获得,同时还需对该图像进行精准解读,这对操作者的技术和经验是巨大的挑战,对于初学者来说更是一项难题。纵观现有的EUS书籍,鲜有系统阐述胆道EUS诊疗的专著,故很有必要出版一部系统实用的参考书,帮助初学者掌握胆道规范化扫查的方法和技巧,提高对图像的辨识能力,了解EUS介入治疗的相关步骤方法,从而提高胆道疾病的临床诊疗水平。

海军军医大学第三附属医院(上海东方肝胆外科医院)是以收治肝胆疾病为特色的综合性医院,汇集了大量胆道系统的典型病例、少见病例和特殊病例。我院消化内镜中心是ERCP和EUS技术重要的培训基地,已积累了数万例胆、胰内镜诊治的临床病例,在技术创新、器械研发、人才培养、推广行业规范等方面做了大量的工作,专业特色鲜明,得到了国内外同行的高度肯定。

高道键教授在胆胰疾病的EUS和ERCP诊疗方面经验丰富,造诣深厚,至今已完成众多复杂的胆、胰EUS和ERCP诊疗,他从大量的临床实践中精选了一众精彩案例,汇集成这本《胆道系统疾病超声内镜诊疗图解》。这是国内第一本聚焦胆道 EUS 诊疗的学术专著，该书详尽描述了胆道系统的连续扫查技巧，并为每幅 EUS 影像一一绘制了示意简图，全书贴合临床实际，系统全面，图文并茂，深入浅出，是学习 EUS 不可多得的参考书，值得研读与收藏。

祝贺此书的顺利出版，特向各位消化内镜同道推荐此书。

2023 年 5 月

前　言

　　胆、胰疾病病种繁杂,加之胆、胰解剖结构复杂,导致诊断和鉴别诊断较为困难。20世纪80年代,超声内镜(EUS)技术问世,对胆、胰疾病的诊断和治疗翻开了新篇章。最初,EUS仅用于单纯胃肠道腔内病灶的检查,随着其不断发展进步,目前已成为胃肠、胆道、胰腺、壶腹等处疾病不可或缺的影像学检查方法。然而,胆、胰超声内镜的操作技术及影像学图像解读复杂,对于初学者来说,掌握此项技术较为困难,需要一个长期学习和实践的过程。

　　我院聚集了来自全国各地的胆道疾病患者,至今在我科已经开展了近万例胆、胰疾病EUS的诊断及介入治疗,包括疾病诊断、术前TNM分期、术后疗效评价、介入治疗等,阅"病"无数,既有常见、典型病例,又有疑难、罕见病例。我们将胆胰系统疾病的EUS扫查方法及技巧总结成文,并将近年来临床工作中遇到的具有特点的常见或罕见病例精选成册,旨在帮助读者,特别是初学者尽快掌握胆、胰EUS的扫查方法,准确地辨认解剖结构并高效地诊疗临床疾病。

　　本书总结了胆管、胆囊的连续性扫查技巧,特别是详细描述了较难的肝门部胆管及胆囊的扫查方法,其中在经典病例分析中详尽还原了临床诊断、EUS扫查的全过程。如涉及胆道系统良性、恶性的各类疾病,不仅提供扫查过程中标志部位及病灶部位的图像,还穿插了笔者绘制的线条简图,内容形象、生动,便于读者理解并加深记忆。病例扫查中还运用弹性成像、造影增强超声内镜和造影增强谐波超声内镜等新技术以提高诊断效能。在每个病例的最后部分结合国内外最新文献进行了分析讨论、研究辩证,增强了循证医学力度。介入性 EUS 病例汇集了国内多位优秀医生的精选病例,他们操作娴熟、经验丰富。此外,读者可通过扫描二维码观看操作视频片段,形象直观,方便学习。笔者衷心地希望本书能够帮助读者掌握胆胰 EUS 的扫查技巧,提升诊断思路,使 EUS 的学习过程更加轻松、愉悦。

感谢海军军医大学第三附属医院消化内科、内镜科、病理科、影像科和肝胆外科各位同事的大力支持和帮助,感谢为本书提供 EUS 介入病例的优秀医务工作者,有你们无私的帮助,本书才能顺利出版。

此书虽精心准备,但为首次出版,病例的选择仍不够全面,加之作者水平有限,本书内容难以尽善尽美。对不足之处或谬误之言,敬请各位前辈和同道批评指正,您的意见和建议是我们前进的动力。

高道键

2023 年 5 月

目　录

基 础 篇

1 超声内镜概论 ··· 003
  1.1 超声内镜发展概况 ··· 003
      1.1.1 超声内镜在疾病诊断方面的应用 ··· 003
      1.1.2 超声内镜引导下的介入治疗技术 ··· 005
      1.1.3 超声内镜新技术 ··· 006
  1.2 纵轴超声内镜与环扫超声内镜 ··· 007

2 超声内镜声学成像基础 ··· 009
  2.1 超声波声学基础 ··· 009
      2.1.1 超声波的基本概念 ··· 009
      2.1.2 超声波在人体组织中的传播规律 ··· 010
      2.1.3 超声波的生物效应与安全性 ·· 011
      2.1.4 超声波的声场特性 ··· 011
  2.2 超声诊断的原理基础 ··· 011
      2.2.1 B 型超声检测技术 ·· 011
      2.2.2 超声多普勒成像 ··· 014
      2.2.3 二次谐波成像 ··· 014
      2.2.4 三维超声成像 ··· 015
      2.2.5 弹性成像 ·· 015
  2.3 超声图像的调节 ··· 015
      2.3.1 方向 ·· 015
      2.3.2 增益 ·· 016
      2.3.3 深度 ·· 017
      2.3.4 频率 ·· 018
      2.3.5 谐波成像 ·· 019

3 超声内镜的原理与结构 —————————————————— 020
　3.1　超声内镜的原理 —————————————————— 020
　　3.1.1　超声原理 ————————————————————— 020
　　3.1.2　电子内镜原理 ——————————————————— 021
　3.2　超声内镜的构造 —————————————————— 021
　　3.2.1　超声和内镜主机 —————————————————— 021
　　3.2.2　超声内镜 ————————————————————— 022
　　3.2.3　超声内镜附属设备 ————————————————— 022

4 肝脏、胆道、胰腺及邻近脏器解剖 ————————————— 024
　4.1　肝的解剖 ————————————————————— 024
　　4.1.1　肝脏解剖 ————————————————————— 024
　　4.1.2　肝内血管及胆管 —————————————————— 024
　4.2　肝外胆道系统 —————————————————— 026
　　4.2.1　胆囊和胆囊管 ——————————————————— 026
　　4.2.2　肝管、肝总管和胆总管 ——————————————— 026
　4.3　胰腺的解剖 ——————————————————— 027
　4.4　上腹部血管 ——————————————————— 028
　4.5　周围器官 ———————————————————— 029

5 肝、胆、胰超声的扫查技巧 ————————————————— 030
　5.1　胆胰纵轴超声的标准扫查技术 ————————————— 030
　　5.1.1　经胃扫查 ————————————————————— 031
　　5.1.2　经球部扫查 ——————————————————— 037
　　5.1.3　经降段扫查 ——————————————————— 041
　5.2　肝门胆管扫查技巧 ———————————————— 045
　　5.2.1　肝外胆管的解剖毗邻关系 —————————————— 045
　　5.2.2　肝门胆管扫查技巧 ————————————————— 045
　5.3　胆囊扫查技巧 —————————————————— 050
　　5.3.1　胆囊及胆囊管解剖 ————————————————— 050
　　5.3.2　胆囊扫查技巧 ——————————————————— 051

6 正常胆囊、胆管及壶腹 ————————————————— 055
　6.1　正常胆囊声像图 —————————————————— 055
　6.2　正常胆总管、肝门胆管声像图 ————————————— 056
　6.3　正常十二指肠主乳头声像图 —————————————— 057

诊　断　篇

7 壶腹部及其周围病变 ⸺⸺⸺⸺⸺⸺⸺⸺⸺⸺⸺⸺ 061

　7.1　壶腹部结石嵌顿 ⸺⸺⸺⸺⸺⸺⸺⸺⸺⸺⸺⸺⸺ 061

　7.2　乳头旁憩室伴慢性结石性胆囊炎 ⸺⸺⸺⸺⸺⸺⸺ 067

　7.3　十二指肠壶腹肿瘤 ⸺⸺⸺⸺⸺⸺⸺⸺⸺⸺⸺⸺ 075

　　　7.3.1　十二指肠乳头腺瘤 ⸺⸺⸺⸺⸺⸺⸺⸺⸺ 075

　　　7.3.2　十二指肠乳头腺瘤恶变 ⸺⸺⸺⸺⸺⸺⸺ 082

　　　7.3.3　十二指肠壶腹癌 T1 期 ⸺⸺⸺⸺⸺⸺⸺ 090

　　　7.3.4　十二指肠壶腹癌 T2 期 ⸺⸺⸺⸺⸺⸺⸺ 097

　　　7.3.5　十二指肠壶腹癌 T3 期 ⸺⸺⸺⸺⸺⸺⸺ 105

　7.4　十二指肠乳头神经内分泌肿瘤 ⸺⸺⸺⸺⸺⸺⸺⸺ 116

8 胆总管及其周围病变 ⸺⸺⸺⸺⸺⸺⸺⸺⸺⸺⸺⸺⸺ 125

　8.1　胆总管结石 ⸺⸺⸺⸺⸺⸺⸺⸺⸺⸺⸺⸺⸺⸺⸺ 125

　　　8.1.1　胆总管结石、胆囊结石 ⸺⸺⸺⸺⸺⸺⸺ 125

　　　8.1.2　胆总管结石 ⸺⸺⸺⸺⸺⸺⸺⸺⸺⸺⸺ 129

　8.2　胆总管结石、残余胆囊管复发结石 ⸺⸺⸺⸺⸺⸺⸺ 135

　8.3　自身免疫性胰腺炎伴 IgG4 相关性胆管炎 ⸺⸺⸺⸺ 141

　8.4　胆管癌前病变 ⸺⸺⸺⸺⸺⸺⸺⸺⸺⸺⸺⸺⸺⸺ 150

　　　8.4.1　胆总管上皮内瘤变 ⸺⸺⸺⸺⸺⸺⸺⸺⸺ 150

　　　8.4.2　胆管腺瘤 ⸺⸺⸺⸺⸺⸺⸺⸺⸺⸺⸺⸺ 157

　8.5　胆管乳头状黏液性肿瘤恶变 ⸺⸺⸺⸺⸺⸺⸺⸺⸺ 171

　　　8.5.1　胆总管乳头状黏液性肿瘤恶变 ⸺⸺⸺⸺ 171

　　　8.5.2　肝门胆管乳头状黏液性肿瘤恶变 ⸺⸺⸺ 178

　8.6　远端胆管癌 ⸺⸺⸺⸺⸺⸺⸺⸺⸺⸺⸺⸺⸺⸺⸺ 187

　　　8.6.1　远端胆管癌病例 1 ⸺⸺⸺⸺⸺⸺⸺⸺⸺ 187

　　　8.6.2　远端胆管癌病例 2 ⸺⸺⸺⸺⸺⸺⸺⸺⸺ 193

　　　8.6.3　远端胆管癌病例 3 ⸺⸺⸺⸺⸺⸺⸺⸺⸺ 200

　　　8.6.4　远端胆管癌病例 4 ⸺⸺⸺⸺⸺⸺⸺⸺⸺ 206

　8.7　胰头癌伴胆管侵犯 ⸺⸺⸺⸺⸺⸺⸺⸺⸺⸺⸺⸺ 215

　8.8　胰头癌、胆管塑料支架置入术后 ⸺⸺⸺⸺⸺⸺⸺ 226

　8.9　胰头混合性腺-神经内分泌癌伴胆胰管侵犯 ⸺⸺⸺ 236

9 肝门胆管及周围病变 ⸺⸺⸺⸺⸺⸺⸺⸺⸺⸺⸺⸺⸺ 248

　9.1　肝门胆管良性狭窄 ⸺⸺⸺⸺⸺⸺⸺⸺⸺⸺⸺⸺ 248

　9.2　肝门胆管癌 ⸺⸺⸺⸺⸺⸺⸺⸺⸺⸺⸺⸺⸺⸺⸺ 256

　　　9.2.1　肝门胆管癌 Ⅰ 型 ⸺⸺⸺⸺⸺⸺⸺⸺⸺ 256

　　　9.2.2　肝门胆管癌 Ⅱ 型 ⸺⸺⸺⸺⸺⸺⸺⸺⸺ 264

9.2.3 肝门胆管癌 III 型 ⋯⋯⋯⋯⋯⋯⋯⋯⋯⋯⋯⋯⋯⋯⋯⋯⋯ 271
9.2.4 肝门胆管癌 IV 型 ⋯⋯⋯⋯⋯⋯⋯⋯⋯⋯⋯⋯⋯⋯⋯⋯⋯ 278
9.3 肝门胆管癌栓、门静脉癌栓 ⋯⋯⋯⋯⋯⋯⋯⋯⋯⋯⋯⋯⋯⋯ 288

10 肝内胆管及其周围病变 ⋯⋯⋯⋯⋯⋯⋯⋯⋯⋯⋯⋯⋯⋯⋯⋯⋯ 297
10.1 肝内外胆管结石 ⋯⋯⋯⋯⋯⋯⋯⋯⋯⋯⋯⋯⋯⋯⋯⋯⋯⋯⋯ 297
10.2 左肝内胆管癌 ⋯⋯⋯⋯⋯⋯⋯⋯⋯⋯⋯⋯⋯⋯⋯⋯⋯⋯⋯⋯ 303
10.2.1 左肝内胆管癌（胆管内生长型） ⋯⋯⋯⋯⋯⋯⋯⋯⋯ 303
10.2.2 左肝内胆管癌（肿块型） ⋯⋯⋯⋯⋯⋯⋯⋯⋯⋯⋯⋯⋯ 313

11 胆囊病变 ⋯⋯⋯⋯⋯⋯⋯⋯⋯⋯⋯⋯⋯⋯⋯⋯⋯⋯⋯⋯⋯⋯⋯ 325
11.1 胆囊多发结石 ⋯⋯⋯⋯⋯⋯⋯⋯⋯⋯⋯⋯⋯⋯⋯⋯⋯⋯⋯⋯ 325
11.2 胆囊胆固醇性息肉 ⋯⋯⋯⋯⋯⋯⋯⋯⋯⋯⋯⋯⋯⋯⋯⋯⋯⋯ 331
11.3 胆囊腺瘤性息肉 ⋯⋯⋯⋯⋯⋯⋯⋯⋯⋯⋯⋯⋯⋯⋯⋯⋯⋯⋯ 338
11.4 瓷瓶胆囊 ⋯⋯⋯⋯⋯⋯⋯⋯⋯⋯⋯⋯⋯⋯⋯⋯⋯⋯⋯⋯⋯⋯ 346
11.5 胆囊腺肌症 ⋯⋯⋯⋯⋯⋯⋯⋯⋯⋯⋯⋯⋯⋯⋯⋯⋯⋯⋯⋯⋯ 352
11.6 Mirizzi 综合征 ⋯⋯⋯⋯⋯⋯⋯⋯⋯⋯⋯⋯⋯⋯⋯⋯⋯⋯⋯⋯ 360
11.7 胆囊肉瘤样癌 ⋯⋯⋯⋯⋯⋯⋯⋯⋯⋯⋯⋯⋯⋯⋯⋯⋯⋯⋯⋯ 367
11.8 胆囊癌 ⋯⋯⋯⋯⋯⋯⋯⋯⋯⋯⋯⋯⋯⋯⋯⋯⋯⋯⋯⋯⋯⋯⋯ 375
11.8.1 胆囊癌 T2a 期 ⋯⋯⋯⋯⋯⋯⋯⋯⋯⋯⋯⋯⋯⋯⋯⋯⋯⋯ 375
11.8.2 胆囊癌 T2b 期 ⋯⋯⋯⋯⋯⋯⋯⋯⋯⋯⋯⋯⋯⋯⋯⋯⋯⋯ 382
11.8.3 胆囊癌 T3 期 ⋯⋯⋯⋯⋯⋯⋯⋯⋯⋯⋯⋯⋯⋯⋯⋯⋯⋯⋯ 389
11.8.4 先天性胆管囊肿伴胆囊癌 ⋯⋯⋯⋯⋯⋯⋯⋯⋯⋯⋯⋯ 397
11.8.5 胆囊癌伴肝门部胆管侵犯 ⋯⋯⋯⋯⋯⋯⋯⋯⋯⋯⋯⋯ 404
11.9 胆囊管癌 ⋯⋯⋯⋯⋯⋯⋯⋯⋯⋯⋯⋯⋯⋯⋯⋯⋯⋯⋯⋯⋯⋯ 414

12 胆管先天性病变 ⋯⋯⋯⋯⋯⋯⋯⋯⋯⋯⋯⋯⋯⋯⋯⋯⋯⋯⋯⋯ 423
12.1 先天性胆管囊肿 ⋯⋯⋯⋯⋯⋯⋯⋯⋯⋯⋯⋯⋯⋯⋯⋯⋯⋯⋯ 423
12.1.1 先天性胆管囊肿 I 型 ⋯⋯⋯⋯⋯⋯⋯⋯⋯⋯⋯⋯⋯⋯ 423
12.1.2 先天性胆管囊肿 II 型 ⋯⋯⋯⋯⋯⋯⋯⋯⋯⋯⋯⋯⋯⋯ 428
12.1.3 先天性胆管囊肿 III 型 ⋯⋯⋯⋯⋯⋯⋯⋯⋯⋯⋯⋯⋯⋯ 432
12.1.4 先天性胆管囊肿 IV 型 ⋯⋯⋯⋯⋯⋯⋯⋯⋯⋯⋯⋯⋯⋯ 438
12.1.5 先天性胆管囊肿 V 型合并肝尾状叶肿瘤 ⋯⋯⋯ 444
12.1.6 先天性胆管囊肿恶变 ⋯⋯⋯⋯⋯⋯⋯⋯⋯⋯⋯⋯⋯⋯ 450
12.2 胆胰管合流异常 ⋯⋯⋯⋯⋯⋯⋯⋯⋯⋯⋯⋯⋯⋯⋯⋯⋯⋯⋯ 460
12.2.1 胆胰管合流异常（胆管汇入胰管型） ⋯⋯⋯⋯⋯ 460
12.2.2 胆胰管合流异常（胰管汇入胆管型） ⋯⋯⋯⋯⋯ 465

13 胆管系统少见病 ·· 472
13.1　黄色肉芽肿性胆囊炎伴壶腹占位 ·· 472
13.2　胆总管、胆囊双同步癌 ··· 482
13.3　经皮肝癌微波消融术后：胆管狭窄伴胆汁瘤形成 ····························· 492
13.4　后腹膜占位压迫胆总管 ·· 501
13.5　胆肠吻合口癌 ··· 510

治 疗 篇

14 超声内镜引导下胆道介入治疗 ··· 523
14.1　超声内镜引导下胆道介入治疗概述 ·· 523
14.1.1　超声内镜引导下胆管引流术 ·· 523
14.1.2　超声内镜引导下胆囊引流术和超声内镜引导下经口胆囊取石术 ··· 527
14.1.3　超声内镜引导下经肝顺行胆管结石移除术 ······························ 529
14.2　超声内镜引导下对接术 ·· 532
14.3　超声内镜引导下顺行支架置入术联合经胃经肝胆管穿刺造瘘术 ············ 538
14.4　超声内镜引导下顺行支架置入术 ·· 542
14.5　超声内镜引导下经胃经肝胆管穿刺造瘘术 ·· 547
14.6　超声内镜引导下经十二指肠肝外胆管穿刺造瘘术 ······························ 551
14.7　超声内镜引导下经肝顺行胆管结石移除术 ·· 555
14.8　超声内镜引导下胆囊引流术 ·· 562
14.9　超声内镜引导下胆囊引流取石术 ·· 568

缩略语 ··· 574

基础篇

超声内镜概论

1.1　超声内镜发展概况

超声内镜(endoscopic ultrasonography，EUS)检查是在内镜引导下，对消化道管壁及消化道周围的脏器进行超声扫描的检查方法。该方法结合了内镜及超声的双重功能，既可观察消化道黏膜表面的病变形态，又可观察消化道管壁各层组织结构及周围器官的病变。EUS的超声探头在体腔内更接近病变，避免了腹壁脂肪导致的衰减、胃肠道气体及骨骼的干扰等，从而获得更为清晰的病变浸润深度及邻近组织结构的断层影像。新型超声内镜采用了高频技术，图像分辨率更高，对病变的定位、定性诊断和介入治疗均具有极高的价值。目前，应用超声内镜检查，通过操控超声内镜，不仅可以诊断疾病，而且可以进行介入治疗。另外，通过内镜钳道将超声微探头插至消化道腔内甚至胰、胆管内来进行超声检查，可提高微小病变的诊断准确率。

随着新型超声内镜的不断问世，EUS新技术也不断出现，相关器械设备及穿刺技术不断更新进步，EUS不再囿于单纯的影像学诊断，已发展为成熟的微创性诊疗新技术。在EUS高分辨率超声图像的引导下，可精确地将穿刺针穿至消化道及其周围特定的部位，进行细针穿刺、引流以及细针注射治疗。其适应证几乎覆盖了全消化系统疾病，并已扩展至对纵隔、腹腔及腹膜后病变的诊断与治疗。这些技术极具发展前景，患者在接受EUS检查的同时也得到了微创治疗。因此，EUS已成为集诊断和治疗于一体的医学新技术。

1.1.1　超声内镜在疾病诊断方面的应用

1.1.1.1　消化道肿瘤

（1）食管癌

EUS能判断食管癌的浸润深度；肿瘤是否侵犯纵隔内其他重要脏器(心包、主动脉、气管及支气管分支)；侵犯的程度(黏膜下层、固有肌层、外膜)。EUS还可以对食管癌进行TNM分期，但由于扫查范围的限制及肺脏的影响，对M分期的作用有限。EUS可以评估手术切除的可行性及预后，并指导治疗方案的选择。EUS还有助于食管癌术后复发的诊断。

（2）胃癌

EUS能够判断胃癌的浸润深度及周围淋巴结转移情况，对术前TNM分期、是否可行手术切除及预后的判断均有极大的价值。EUS能够准确判断胃癌深度，对早期胃癌的诊断有较大价值;能判断肿块与胃壁具体层次的关系以及胃周浸润范围;发现胃周围肿大淋巴结;有利于诊断 Borrmann Ⅳ型浸润型胃癌;能尽早发现胃癌术后复发。

（3）胃淋巴瘤

EUS 可用于胃黏膜相关淋巴组织淋巴瘤的诊断。在 EUS 引导下可提高组织活检阳性率;可根据放、化疗后胃壁是否恢复原有胃壁层次,以判断放、化疗效果和可能的局部复发。

（4）十二指肠乳头癌

EUS 能够显示十二指肠乳头部的层次结构及肿物影像;能早期发现病变,并判断病变进展的程度及范围,可避免经内镜逆行胆胰管造影术（endoscopic retrograde cholangiopancreatography, ERCP)后可能引发的并发症。微型超声探头可显示十二指肠乳头部各层结构,较 CT、磁共振胆胰管成像（magnetic resonance cholangiopancreatography, MRCP)等影像学方法有更高的灵敏度和特异度。

（5）结直肠癌

EUS 能够判断肿瘤对肠壁各层次的浸润深度及周围淋巴结转移情况。对于直肠癌是否浸润肠壁周围的脂肪,以及发现周围肿大的淋巴结并进行手术前分期,其准确性优于 CT 等影像学检查方法。EUS 能对结直肠肿瘤进行术前分期,指导治疗方案选择及评估预后。通过 EUS 可以对原发肿瘤或淋巴结进行活检,并评估病情发展程度及评价治疗效果,监测术后复发。尤其对于早期结肠癌,EUS 已成为腹腔镜切除的必要术前诊断步骤。

（6）黏膜下肿瘤（如平滑肌瘤、间质瘤等）

EUS 能够辨别病变为管壁本身病变、管壁外病变或周围器官压迫;判断病变起源、性质、范围;必要时可行穿刺活检,并指导治疗方案的选择。

1.1.1.2　胆道疾病

（1）胆管癌

EUS 对胆管癌诊断的准确率大于 95%。因其紧贴病变部位,能更准确地判断病变性质、肿瘤浸润深度、周围脏器受侵及淋巴结转移情况,尤其针对微小病变更具优势。对乳头型和结节型胆管癌的诊断优于壁内浸润型胆管癌。对肝门部及肝右叶胆管的显示较困难。对胆总管上段癌的显示不及胆总管中下段癌清晰。微型超声探头可直接插入胆管内,能准确诊断上段胆管癌,并进行分期。对于已完成胆管内支架植入的患者,EUS 能显示支架的安置状态、位置以及支架上下端有无肿瘤侵入。对于行胆管内照射的胆管癌患者,通过放疗前、放疗后的胆管内超声可以判断放疗效果。

（2）胆总管结石

EUS 和腔内超声检查(intraductal ultrasonography, IDUS)能清楚地显示胆总管结构,尤其在胆总管结石合并胆总管癌时,EUS 更显优势。对于胆总管结石具有较高的检出率,并且对胆总管中下段结石的显示优于上段结石。

（3）胆管狭窄

各种检查手段对胆管狭窄性质判断的准确性均不理想,甚至导致选择错误的治疗方法。在 CT 或者 MRI 发现胆管狭窄的间接征象（近端胆管扩张)后,通常需要进行 ERCP 进一步明确胆管狭窄的部位,但是 ERCP 对狭窄性质判断的特异性及准确性均不高。EUS 与 IDUS 对胆管良、恶性狭窄性质的鉴别有较高的价值。

1.1.1.3 胰腺疾病

（1）慢性胰腺炎

EUS 对慢性胰腺炎的诊断率高于 CT 和腹部 B 超，能显示较小的胰石、假性囊肿。尤其对于胰腺局限性占位，EUS 可鉴别肿块性胰腺炎或胰腺癌。

（2）胰腺癌

EUS 对胰腺癌 TN 分期、血管侵犯的诊断准确率高于 CT。EUS 对小胰癌的诊断明显优于 CT 及 MRI，与 ERCP 结合则优势更明显。对胰腺占位可以进行超声内镜引导细针穿刺抽吸术（endoscopic ultrasound-guided fine needle aspiration，EUS - FNA），获取病理组织，为手术及化疗提供依据。对梗阻性黄疸患者，EUS 可以精确定位梗阻的位置，根据病变的形态及回声特点，判断究竟是结石、肿瘤还是其他疾病导致的梗阻，并明确周围组织器官侵犯情况。

（3）胰腺囊性肿瘤

EUS 不但能清楚地显示胰腺囊性病灶，而且能清晰分辨囊肿周围的胰腺实质及胰管。EUS - FNA 不仅能很好地区分黏液性和分泌性肿块，还可运用病理诊断来鉴别胰腺囊性肿块的性质，制定治疗方案。

1.1.2 超声内镜引导下的介入治疗技术

（1）超声内镜引导下胆管引流术

EUS 实时引导下，通过穿刺扩张的肝内外胆管并借助支架，建立胆管与消化道之间的通道，已成为胆道梗阻行 ERCP 失败患者的补救治疗措施。

（2）超声内镜引导下胆管结石移除术

对某些不能接受放射线和（或）造影剂的患者，可以在 IDUS 引导下行无射线取石。对胃肠改道、无法到达乳头而不能行 ERCP 取石的患者，可以在 EUS 引导下行顺行胆管取石术。

（3）超声内镜引导下胃（十二指肠）与胆囊吻合术

对有手术禁忌证及高危因素的急性胆囊炎、胆囊结石患者，尤其对有凝血功能障碍、正在使用抗血小板药物或有腹水的患者，EUS 引导下经十二指肠壁胆囊穿刺引流比经皮经肝胆囊穿刺引流术更加安全。

（4）超声内镜引导下胆囊取石术

超声内镜引导下经胃（十二指肠）行胆囊穿刺并置入支架，建立胃（十二指肠）-胆囊通路，再以普通胃镜经建好的通路进入胆囊，以取石网篮等器械将结石取出，如胆囊结石过大还可行激光碎石取石术。对于部分高风险的老年急性胆囊炎伴胆囊结石患者，采取经皮经肝胆囊穿刺引流术或抗炎等保守治疗仍有复发的风险，可选择超声内镜引导下胆囊取石术。

（5）超声内镜引导下腹腔神经丛阻断术

在 EUS 引导下对腹腔神经节注射化学药物，起到阻滞神经、缓解疼痛的作用。主要用于非侵入性治疗方法无法控制的腹腔恶性肿瘤所致疼痛，以及慢性胰腺炎所致顽固性腹痛。

（6）超声内镜引导下胰腺假性囊肿引流术

对于胰腺假性囊肿及脓肿，可以在 EUS 引导下放置引流管、支架进行内引流，其具有创伤小、并发症少、费用低等优点。目前这种方法已取代了外科手术和传统引流术，成为胰腺假性囊肿的首选治疗方法。

（7）超声内镜引导下粒子置入术

EUS引导下穿刺技术可在瘤体内、亚肿瘤区域和可能转移的淋巴途径永久埋入粒子，为腹部肿瘤的治疗开辟了新路径。

（8）超声内镜引导下胰管引流术

超声内镜引导下胰管引流术是指在EUS实时引导下穿刺扩张的胰管，并置入胰管支架行胰液引流，已被推荐用于术后解剖结构改变或十二指肠狭窄而无法行ERCP的胰管高压患者。

（9）超声内镜引导下胃空肠吻合术

先确定胃腔与空肠距离最近的部位，然后在EUS引导下穿刺目标肠管并植入双蕈式全覆膜金属支架建立胃肠吻合通路。适用于不能行外科手术及肠道支架的胃流出道梗阻患者。

（10）超声内镜引导下细针注射术

在EUS引导下将药物或免疫制剂注射至病灶，使靶组织细胞破坏，最大限度灭活组织细胞。主要用于胰腺恶性肿瘤和胰腺囊性肿瘤消融术，包括肿瘤免疫治疗、基因治疗、化疗药物治疗、凝固治疗等。

（11）超声内镜引导下射频消融术

在EUS引导下将穿刺针刺入病灶，通过穿刺针上的射频发生器产生热量，使局部的细胞蛋白质发生不可逆的热凝固变性、坏死，从而杀伤肿瘤组织。适用于不可切除晚期胰腺癌的减瘤以及小的胰腺内分泌肿瘤。

（12）超声内镜引导下血管介入治疗

主要指EUS引导下的消化道出血治疗。可向血管内注射硬化剂、凝血酶、弹簧圈等。适用于门静脉高压所致静脉曲张及破裂出血。

（13）超声内镜引导下标记术

EUS引导下将标记物植入消化道瘤体内以进行立体定向放射治疗。目前用于胰腺癌、食管癌、胃癌、肝癌和直肠癌等的精确放疗。

（14）超声内镜引导下无水乙醇注射消融术

在EUS引导下将无水乙醇直接注射至病灶，使靶组织细胞破坏，并引起炎症细胞浸润和成纤维细胞增生，达到最大限度灭活组织细胞的目的。主要包括EUS引导下胰腺神经内分泌肿瘤消融术和胰腺囊性肿瘤消融术。

1.1.3 超声内镜新技术

随着EUS分辨率的增加以及横断面成像方法（如CT、MRI）的发展、应用与融合，EUS成像技术亦得到发展。目前临床应用较多的EUS新技术包括实时超声弹性成像、增强超声造影等。

（1）实时超声弹性成像

不同组织的硬度有着固有的差异。实时超声弹性成像是灰阶超声（B超）的技术性进步，在由传感器或小的心脏或血管活动引发轻微压缩时，可以对组织压力进行评估。实时超声弹性成像原理包括轻微压缩引发的组织位移的测量，在较坚硬的组织引发的压力通常比柔软的组织小,从而通过无创的方法评估组织硬度。实时的工作方式与彩色多普勒的方式相似,压力信息形象化地转化成一个色彩的色度,然后显示为可透视的、覆盖在灰阶超声上的信息。

实时超声弹性成像有助于良性和恶性组织的区分和界定,也可应用于慢性肝脏疾病纤维化程度的评估。

(2) 增强超声造影

增强超声造影技术是由多普勒成像技术(彩色或能量多普勒超声)与第二代超声微泡造影剂作为多普勒信号增强剂相结合而建立的。由于超声内镜系统的最新进展,第二代经静脉的超声造影剂可与低机械指数技术相结合以改善组织灌注的可视化,区分局灶性病变的良恶性并指导治疗过程。造影增强超声内镜(contrast-enhanced endoscopic ultrasound,CE-EUS)已成为鉴别局灶性胰腺肿块性质较为常用的检查手段,并可能从胰腺囊性肿瘤中鉴别出假性囊肿。

(范婷婷　高道键)

1.2　纵轴超声内镜与环扫超声内镜

超声内镜探头是将晶片排列成阵列,采用组合工作的方式,在电子开关的控制下按一定的时序和编组进行声波的发射和接收,从而形成特定超声切面的影像。根据探头扫描平面可将超声内镜分为环扫超声内镜和线阵超声内镜(也称纵轴超声内镜)。根据超声探头运动方式分为电子触发式和机械旋转式超声内镜,目前临床应用中以电子触发式多见。

(1) 线阵超声内镜

电子线阵式超声内镜的探头安装于内镜前端的一侧,扫描平面与内镜的长轴平行。线阵超声内镜探头需对准特定方向才能显示病灶,不能同时观察消化道四壁。在进行穿刺时,穿刺针始终在超声影像的监视之下,适用于超声内镜引导下穿刺,也可以称之为介入性超声内镜。超声扫描的平面指向内镜视野 12:00 方向,根据临床需要选择合适的频率,以提高超声图像的轴向分辨率或显示深度。使用线阵超声内镜进行超声穿刺时,穿刺针始终在超声影像的监视之下,且可以观察彩色多普勒血流图、功率图和脉冲多普勒功能,可有效避免误伤血管,使穿刺活检及治疗更为安全(图 1-2-1)。

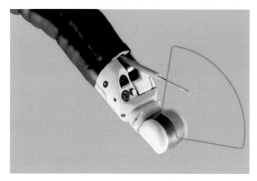

图 1-2-1　线阵超声内镜

(2) 环扫超声内镜

超声内镜的电子探头固定并包绕于内镜前端,扫描平面与内镜的长轴垂直,能得到消化道管壁一周的环形超声图像。电子环扫式超声内镜有斜视镜,也有直视镜。直视镜的操作更加安全。电子探头的超声图像质量优异,分辨率高,超声的声束更易于与消化道管壁

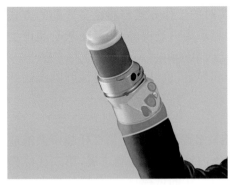

图 1-2-2 环扫超声内镜

垂直,获得的消化道管壁成像质量优于线阵超声内镜,定位相对容易。如果应用这种超声内镜进行穿刺,穿刺针在超声下仅显示为一点,不能显示针尖推进的过程,故只应用于消化疾病的诊断,不适用于穿刺。电子超声内镜的彩色血流图和脉冲多普勒频谱功能,能测定血流速度和方向,不仅适用于消化道疾病的检查,还适用于心血管疾病对血流动力学的影响,有很重要的临床和科研意义(图 1-2-2)。

（范婷婷　高道键）

2 超声内镜声学成像基础

2.1 超声波声学基础

超声医学是将临床医学与声学、光学及电子学等学科相结合的学科。超声诊断将超声检测技术应用于人体,通过人体组织声学特性差异等特性,以一定的方式探查和诊断组织、器官疾病,因其无创、无痛、方便、直观,应用广泛,成为超声医学的重要组成部分。

振动在介质中的传播称为波动,简称为波。自然界常见的波有电磁波与机械波。电磁波包括无线电波、可见光、X 线等,能够在真空中传播。机械波指机械振动在介质中的传播,如声波、水波、地震波等,只能够在介质中传播。声波是机械波,不能在真空中传播,但可以在介质(如人体组织)中传播。声波作为一种波,可用频率和波长来表征,我们可研究声波的强度,也可研究声波在介质中传播时的扩散和衰减。声波在穿过界面时也同样具有波的特性:反射、透射、折射等现象。

2.1.1 超声波的基本概念

超声又称超声波,是指频率高于人耳可听声音频率范围的声波。人耳可以听到的声音振动频率是 $20 \sim 20\,000\,\mathrm{Hz}$,超过人耳听阈高限 $20\,000\,\mathrm{Hz}$ 的声波叫超声波。通常用波长、频率、波速、周期等来描述波。

(1) 声波的周期与频率

周期指介质中质点自平衡位置往返一次(一次全振动)所需的时间。频率指单位时间内质点完成全振动的次数,单位是赫兹(Hz)。超声波频率决定了声束的穿透力及影像质量。医用诊断的超声波频率一般为 $1 \sim 30\,\mathrm{MHz}$,应用在腹部和盆腔的超声波频率多在 $2.5 \sim 7.0\,\mathrm{MHz}$,大多数的内镜超声波频率在 $5 \sim 30\,\mathrm{MHz}$。

(2) 声波的传播速度

声速指声波的传播速度,它是指声波在介质中每秒钟传播的距离。声速的单位为米/秒(m/s)。它与介质的密度和弹性密切相关。声波在人体大多数软组织中的传播速度大致相同,平均为 $1540\,\mathrm{m/s}$。目前各项超声仪器均假设声波在不同组织的声速都是相等的,根据声波在组织传播的时间计算组织大小。而实际上各种软组织的声速有 5% 左右的差异,在超声诊断时若能将声速差异考虑进去,对脏器的探测精度将更加准确。

（3）声波的波长

波长是指在一个振动周期内声波所传播的距离。超声波的波长通常非常小,一般小于 1 mm。波长、频率和声速之间有如下公式: $\lambda = C/F$。其中 λ 是波长, C 是声速, F 是频率。由于声速是常数,所以波长和频率是成反比的。仪器的最高分辨率相当于半波长,频率越高,波长越短,分辨率越高,但穿透力越差;反之,频率越低,波长越长,分辨率越低,但穿透力越强。因而选择换能器合适的超声频率、波长决定了超声影像的质量。

（4）声特性阻抗(声阻抗)

声特性阻抗是声波在介质中传播时所受到的阻力,可以反映介质的密度和弹性,不同介质的声特性阻抗也不同。超声波在入射到声阻抗不同的两种介质形成的界面上时,就会发生反射和散射。反射回波和散射回波反映了各层组织的声阻抗信息,经过检测仪的处理,形成超声声像图。人体组织结构间声阻抗差异的存在是超声诊断的基础。声阻抗 $Z = \rho c$ (Z, 声阻抗; ρ,介质的密度; c,介质中的声速)。

2.1.2 超声波在人体组织中的传播规律

（1）超声波的反射和透射

当我们把超声探头放在人体上进行探测时,探头晶体与不同人体组织、器官的声阻抗各有差异,因而在其交界面上,超声波的能量将重新分布。原来的一束入射波分解为两部分,一部分将反向传播回去,称为反射波,而另一部分则将继续向前传播,称为透射波。这些反射波与透射波在继续传播中遇到交界面时,又会再分解。两种介质在其界面处存在声阻抗差是界面反射的必要条件,二维超声就是根据超声反射强度进行灰阶编码(白-灰-黑)而成像。

两种组织声阻抗的差异决定了反射与透射。两种介质的声阻抗差越大,反射越强,透射越弱。一般认为两种介质的声阻抗有 0.1% 的差别,在其界面上就能发生反射,因此超声对软组织有较高的分辨率。但在声阻抗差很大(固体-气体或液体-气体)的界面上,超声几乎完全反射,难以透射,因而在骨关节、颅脑、胃肠、肺等组织,超声的应用受限。在胃肠道 EUS 检查时,气体与黏膜之间的声阻抗差异过大,绝大部分声波被反射,只有很少的声波能够进入黏膜组织,不足以形成组织的超声影像。因为水吸收声能极少,内镜超声探头水囊中的水及注入消化道内的水都是良好的声学耦合剂。声波在水中衰减很少,从而更易于显示深部的组织和病变。

（2）超声波的散射

当声波在界面反射时,入射角与反射角相等。当声波垂直入射组织时,反射波也垂直返回换能器,从而得到理想的影像。如果声束不垂直入射界面,声束会以与入射角相同的角度反射至周围的组织中,声波在周围组织中散射。人体组织存在许多不规则的界面,声波穿过时就会向许多方向发生不规则的反射和折射现象,称为散射。这些声波不断散射,最终回到换能器,组织中声波的散射决定了各种组织有不同的内部回声。

（3）超声波的折射

当声波入射到界面上的声束与界面不垂直时,则透射过界面的声束方向会发生改变,这种现象称为折射。声波在不同组织中的速度决定了折射的方向,超声波在多数组织中传播的速度是接近的,所以折射的现象并不明显。当声波通过声速差别很大的组织界面时就可发生折射,形成伪像。

（4）超声波的衰减

声波在介质中传播时，随着距离的增加，强度逐渐减弱的现象称为声波的衰减，有以下 3 种机制：①散衰减，是声波在空间传输中其波阵面逐渐扩散，造成单位截面积通过的声能减少。②射衰减，是在传播过程中由于声束的散射，超声沿传播方向的能量逐渐减小。③吸收衰减，其本质是声能转变为其他形式的能量，主要是热能。人体不同组织和液体成分衰减程度不同。组织中蛋白成分尤其是胶原蛋白成分越多，衰减越明显；组织中钙质成分越多，衰减也越明显；组织中水分含量越多，衰减越少。人体不同组织和液体成分衰减由低到高为：不同体液（尿、胆汁、血液）、脂肪、实质脏器与肌肉、肌腱与软骨、骨与钙化灶。

2.1.3 超声波的生物效应与安全性

超声波诊断的无损伤是相对的，强超声会对人体组织产生损伤。产生超声生物效应的物理机制有热作用、机械作用、化学作用及空化作用。热作用，也称热效应，指超声在介质中传播时，有一部分能量被介质吸收而转化为热量，引起介质温度升高。当温度升高到一定程度时就会对组织产生伤害。超声波是一种机械振动能量的传播，其产生的辐射压和声压直接作用于组织，使大分子、细胞因剧烈运动受损，从而影响生物结构与功能，此为机械作用。化学作用是二级作用，超声波在组织中传播时引起组织升温、压强变化等，继而增加化学反应速度，促进氧化分解。高频超声波通过液体使其产生疏密变化，密区受压，稀区受拉。空化作用指受拉时液体被拉断，形成空腔，随之而来的正声压使空腔迅速闭合的瞬间产生局部高压、高温及放电现象。

2.1.4 超声波的声场特性

（1）声场

介质中有声波存在的区域，即有声能占据的空间，也就是超声在介质中传播其能量所达到的空间范围，称为声场。

（2）声源与声束

声源是指能发生超声波的物体。超声设备中的声源又叫超声换能器（transducer）或探头。声束是声源即换能器发出的声波在指向性方向上形成集中发射传播的束状超声波。声束可称为超声场，又可称为声场。

（3）近场与远场

声束分为近场和远场。近场是指在邻近探头的一段距离内，声束的宽度几乎相等，称为近场区，此区内声压和声强起伏变化较大。近场的长度与声源的尺寸、频率及介质有关。远场是指在远离探头的一段距离内，声束开始扩散，远场区内声场分布均匀。

（范婷婷　高道键）

2.2 超声诊断的原理基础

2.2.1 B 型超声检测技术

B 型超声由探头和主机两大部分组成。主机包括发射电路、接收电路和显示器。探头由压电晶片构成,其内加电压后,产生振动的薄膜借助逆压电效应,沿一定方向发出相应频率的超声波。超声经组织器官内的界面反射或散射而形成回波信号(回声)。反射回来的声波被换能器接收,换能器内的晶片借助正压电效应振动,产生电信号,这些微弱的高频带电信号经主机增益和滤波等复杂处理,反射波返回换能器,这一过程所需的时间代表反射界面与换能器的距离。在图像上相应的位置以不同灰度的像素表示界面反射信号的强弱,运用连续方式扫描显示脏器的切面图像,这就是二维超声显像的一般原理。

2.2.1.1 信号的增益补偿

超声波在传播过程中存在衰减。对于同一种组织或结构,深层组织到达探头的回声比浅层组织晚,振幅小。那么,如果超声图像是由原始回声直接形成的,则图像在浅层会显得较亮,在深层会显得较暗。为了克服这种伪影,根据回声到达探头的时间早晚进行信号增益补偿叫作时间增益补偿,又因为回声到达探头的时间早晚反映该处距离探头的距离远近,所以也被称为深度增益补偿。

2.2.1.2 声束扫描

声束扫描是利用探头发射的聚焦声束进行的断层扫描。利用机械运动和电子学方法实现声束的快速扫描,可以实时获得动态声像图,称作实时超声成像,或二维实时超声检查。目前高级超声内镜常采用电子扫描,分为以下3种形式:①直线电子扫描是采用电子开关控制的声束直线运动。电子开关按一定时序将激励电压加至换能器上,使振子成组(阵元)发射超声波束,同时由电子开关按一定时序接通该阵元所接受的回声反射信息。声束由探头的一端按时序移至另一端,因此形成声束扫描和声像。②凸阵电子扫描原理与直线电子扫描大致相同,只是振子和阵元排列呈弧形。③扇形电子扫描:扇形扫描角度为 $80° \sim 90°$,最大深度为 20 cm,其成像速率为 30 f/s,常用于心脏检查。

2.2.1.3 数字化和图像处理

B超接受的回波信号是模拟的视频信号,需要转化为数字信号才能对超声图像进行处理,这就是视频信号的数字化技术。内容包括超声图像数字化处理、图像增强、恢复、编码、重建及分析等,从而实时对超声医学图像进行全方位处理。数字化技术在超声后处理中的应用体现在图像管理、储存、编辑、传输几个方面,进一步提高了超声的图像质量与应用效能。计算机数字化技术的应用实现了对超声图像的自助获取、显示、储存、传输及管理,提高了工作效率和工作质量,使超声工作的应用得到质的飞跃。

2.2.1.4 超声图像的时间分辨力

分辨力是指超声检查时能分辨两个细小目标的能力。一般来说,目标不仅因位置而异,而且随时间而变,所以分辨目标的能力有空间分辨力和时间分辨力两种。超声图像的时间分辨力是指获取超声图像信息的时间间隔之长短。对超声图像时间分辨力的要求,取决于生理变化速度和人的辨别速度。当超声成像速度大于生理变化速度时,超声成像系统可以将生理现象的变化过程全部检测出来。当超声成像速度大于人的辨别速度时,人对超声图像的观察是实时的。因此,若对静止的组织或脏器进行超声成像,用一幅静止的图像就可以了,但若对运动脏器成像,临床上往往需要实时的成像。影响分辨力的因素有:超声频率、脉冲宽度、声束宽度、聚焦性能、声场以及仪器档次、探头性能等。

2.2.1.5 超声图像的空间分辨力

超声扫查的空间是一个三维(立体)空间(图 2 - 2 - 1)。沿声束轴线方向的分辨力称为

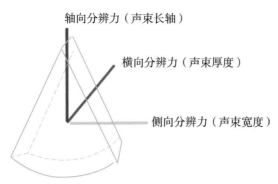

图 2-2-1 超声声束不同方向的分辨力示意图

轴向分辨力(X),其与频率有关,频率高,轴向分辨力也高,图像显示层次清晰。侧向分辨力(Y)指声束扫描平面内与声轴垂直的分辨力,如线性换能器的长轴方向,声束越细,侧向分辨力越好。横向分辨力(Z)指垂直于声束扫面平面的分辨力,如线阵探头的厚度方向。

（1）轴向分辨力

指沿声束轴线方向的分辨力。轴向分辨力的优劣可以影响靶目标在深度方向的精细度。通常用 $3\sim3.5\,\mathrm{MHz}$ 探头时,轴向分辨力在 $1\,\mathrm{mm}$ 左右。探头的频率越高,分辨力越高,但穿透力越低。

（2）侧向分辨力

指在与声束轴线垂直的平面上,在探头长轴方向的分辨力。声束越细,数量越多,侧向分辨力越好,在声束聚焦区,$3\sim3.5\,\mathrm{MHz}$ 探头的侧向分辨力为 $1.5\sim2\,\mathrm{mm}$,取决于声束的宽窄,声束越窄,分辨力越高。

（3）横向分辨力

横向分辨力又称立向分辨力,指在与声束轴线垂直的平面上,在探头短轴方向的分辨力（厚度分辨力）。超声切面图像是一个较厚的断面信息的叠加图像。横向分辨力由探头在横向方向上声束的宽度决定。横向分辨力越好,图像上反映组织的切面情况越真实。

2.2.1.6 伪像

伪像是指超声显示的断层图像与其相应解剖断面图像之间不一致的部分,诊断者和声像图阅读者不仅要识别伪像,避免误诊,而且要利用伪像,帮助诊断。常见的伪像有如下几种。

（1）多重反射

超声照射到良好平整的界面而形成声波在探头与界面之间来回反射,出现等距离的多条回声,其回声强度渐次减弱。多出现于胆囊底、大囊肿、大血管的前壁、超声内镜的水囊、充水的胃等,可被误诊为壁的增厚。

（2）旁瓣伪像

探头发射的声束有主瓣和旁瓣之分。声源所发射的声束有一束最大的主声束,处于声源的中心,其轴线与声源表面垂直,即为主瓣;主瓣周围存在对称分布的数对小声束,称旁瓣。主瓣在扫查成像时,旁瓣亦同时在扫查成像,但旁瓣对同一靶标的测距长,图形甚淡,旁瓣图重叠在主瓣图上,形成各种虚线或虚图的伪像。常发生在胆囊、膀胱、膈及主动脉,表现为液性暗区内的"薄纱状"声像。

（3）振铃伪像

超声在靶内部来回反射，形成彗尾征，声像图上见到长条状多层重复纹路分布的光亮带，通常容易在胃肠道及肺部产生。如胃肠道内气体略有变动，则此亮带的部位及内部纹路亦快速变换，如闪光一般。振铃效应的光带常超越声像全长，抵达更远处。振铃效应亦可在胆道内的气体下方出现，可利用它鉴别胆道内泥沙样结石。

（4）声影

当超声波在传播的过程中遇到具有高反射和高吸收特性的物体时，声波难以穿透，声能会在此界面后方形成平直条状无回声区，即黑色的"影子"，就是所谓的声影。声影可以作为结石、钙化灶和骨骼等的诊断依据。

（5）后方回声增强

超声波通过声波衰减甚小的病灶或组织时，因超声主机时间增益补偿作用，其后方回声将强于同等深度的周围回声，称为后方回声增强。囊肿、脓肿及其他液性区的后方会出现回声增强，可利用它做鉴别诊断。

（6）部分容积效应

超声波检查组织器官时，病灶尺寸小于声束束宽，或者虽然大于束宽，但仅部分处在声束内时，病灶的侧方还有其他组织也处在超声束内，在屏幕上显示出病灶与周围组织互相重叠的声像，称为部分容积效应。多见于小型液性病灶，例如：小型肝囊肿常因部分容积效应显示其内部出现细小回声（系周围肝组织回声重叠效应），而难以与实质性肿块做出鉴别。在此情况下，可以将病灶置于超声焦距区，使病灶尽可能多地落在超声束内，减少部分容积效应。

（7）折射声影

超声波通过球形结构的两侧壁后方会各出现一条细狭的声影，称为折射声影，也称折射效应、边界效应或边缘声影。这是超声照射到球体的边缘，因折射关系，后方有一小区失照射，没有回声所致。胆囊底及胆囊颈部常伴折射声影，不可误诊为结石。

（8）镜面伪像

声束遇到深部的平滑镜面时，反射回声测及离镜面较接近的靶标后按入射途径折返回探头，在声像图上显示出一个在镜面深部的与此靶标距离相等、形态相似的声像图，该声像被称为镜面伪像。这种镜面伪像常在大而光滑的界面上产生，常见于横膈附近，肝包膜、心包等处也容易发生。

2.2.2 超声多普勒成像

当超声波遇到移动物体时，它的超声频率会发生改变。这个频率的变化称为多普勒频移，将其用于检测组织运动，则被称为多普勒成像。检测红细胞在血管内的运动是多普勒成像最常见的应用。我们也可以使用频移的方向确定运动方向（即接近或远离换能器），运用自相关技术获得并处理血流多普勒信息，经过彩色编码，实时叠加到二维灰阶图像上，形成彩色多普勒血流图。不同的色彩代表血流的不同方向和速度，血流朝向换能器时显示为红色，血流背离换能器时显示为蓝色，可直观地显示心脏及血管内的血流。

2.2.3 二次谐波成像

传统超声成像方法采用基波成像，即接收声波频率与探头发射频率一致。探头以低频率发射基波,基波在体内传播过程中,使介质中每个质点发生位移,产生与基波频率呈非线性关系的振动波,其中整倍于基波频率的振动波称为谐波,2 倍于基波频率的振动波称为二次谐波。二次谐波成像时探头接收频率是发射频率的 2 倍。谐波可用于成像,以显示组织结构特征,但二次谐波信号通常较微弱,在常规超声成像过程中被忽略。在组织谐波成像技术中,探头只接收组织振动所产生的二次谐波信号,并对其进行放大成像,因此可降低噪声伪像,提高对比度,明显增强图像分辨力和清晰度,从而提高诊断率。利用人体回声信号的二次谐波成分构成人体器官的图像,又可分为对比(造影)谐波成像和组织谐波成像两种。对比谐波成像需静脉注射造影剂,谐波频率能量来自造影剂微气泡产生的散射;而组织谐波成像中,谐波频率能量由超声波在组织中传播时逐渐产生,虽声能强度小于前者,但无须注射造影剂,简便易行。

2.2.4 三维超声成像

目前的三维超声显像是基于计算机图形学进行的物体立体模型重建,其显示方法有两种,即表层显示方法和容积显示方法。表层显示方法只能显示物体表面轮廓、外形,无法显示内部结构;容积显示方法能够显示物体内部结构,更加实用。三维内镜超声的应用对消化道肿瘤的来源和浸润深度具有重要意义,尤其是三维超声能显示进入瘤体内的滋养血管和周围被压迫移位或变窄的血管,有助于准确了解肿瘤的整体形态,这些较二维图像增加的信息往往是临床医师术前制定手术方案所需了解的。

2.2.5 弹性成像

内镜超声弹性成像是一种新型超声诊断技术,可以通过 EUS 检查反映组织的弹性情况,在鉴别良恶性淋巴结、肝脏或胰腺局灶病变等方面有一定辅助作用。组织硬度或弹性与病变的组织病理密切相关,新的弹性成像技术提供了组织硬度的图像。组织的弹性系数不同,在受到外力压迫后组织发生变形的程度不同。在相同压力作用下,质地软、弹性大的组织加压后形变大,质地硬、弹性小的组织加压后形变小。将受压前后回声信号移动幅度的变化转化为实时彩色图像,弹性大的组织显示为红色,弹性小的组织显示为蓝色,弹性中等的组织显示为绿色,借图像色彩反映组织的硬度。

(范婷婷　高道键)

2.3　超声图像的调节

超声主机有多种功能调节,超声内镜医生应当熟练了解这些功能调节对声像图的影响,以获得更佳的超声图像。

2.3.1　方向

方向(orientation)指超声图像的上下左右,代表人体的方位。对于环扫超声内镜,通常为从超声内镜的头端向尾侧观察,形成的声像图与 CT 图像的方位比较相似。但超声内镜的镜身可以旋转,超声图像发生相应旋转,一般将椎骨所在方向视为 6:00 处,12:00 处视为患者的前方,9:00 对应于患者的右侧,3:00 对应于患者的左侧。

对于线阵式超声内镜影像的方向,我国学者习惯于图像向右,即声像图的左侧代表探头的头侧,右侧代表探头的尾侧。因在进行 EUS 操作时,操作者站在患者的右侧,进、退内镜和穿刺针的操作方向与超声上显示的方向一致。纵轴超声内镜主要就是为穿刺介入而设计的,这种一致性比较重要,更符合操作习惯。

2.3.2 增益

增益(gain)是指回声信号强度增加的程度,单位为分贝,在超声图像上直观地表现为图像的亮度。调节增益可以控制整个切面声像图的回声强度。通过调高增益,图像变亮,呈现更多信息,但噪声和伪像的干扰也增加,调高过度必然影响图像的清晰度。调低增益,图像变暗,信息呈现不足,噪声会受到抑制,但调节过低,部分声像信息会显示不清,造成漏诊(图2-3-1)。在检查不同的组织器官时应随时调节增益,一般应当将增益从高向低调到干扰刚好消失。

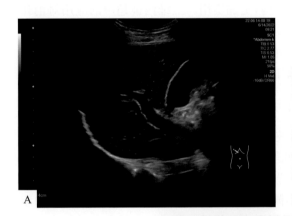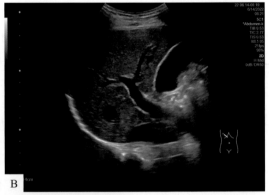
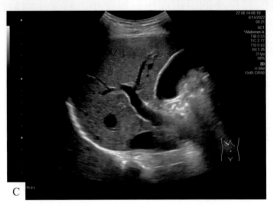

图 2-3-1　超声图像的增益调节

A. 增益过低;B. 增益适中;C. 增益过高

时间增益补偿(time gain compensation,TGC)是指超声波在体内传播时会衰减,传播深度越深,衰减越多,图像上表现为近场亮、远场暗,影响观察和诊断。时间增益补偿可分别调节不同深度的增益,从而使图像整体均匀一致。该功能仅用于二维模式。

彩色多普勒也需调整增益。彩色多普勒增益过高会出现"颜色出血"或"盛开"现象,即血管腔外出现一堆颜色像素,这种腔外信号称作声噪。彩色多普勒增益过低,会出现血管腔亦无彩色信号的现象(图2-3-2)。在调整彩色多普勒增益时可以将增益调高,然后逐渐将增益调低,直到声噪消失,腔内仍然完全充满颜色信号时即达到了最佳增益。

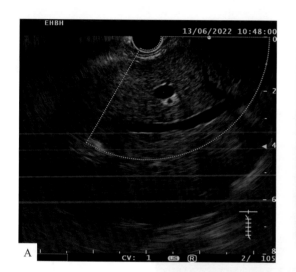
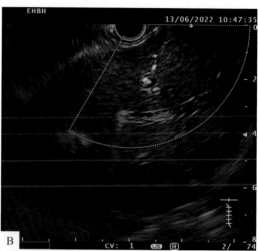
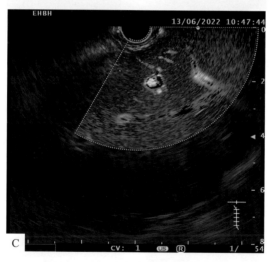

图2-3-2　彩色多普勒的增益调节

A. 彩色多普勒增益过低;B. 彩色多普勒增益适中;C. 彩色多普勒增益过高

2.3.3　深度

深度(depth)指超声图像上显示的纵向距离,单位为厘米(cm)。调节深度可以控制声像图显示组织的深度。将深度调浅,图像会放大,分辨力也随之下降。将深度调深,图像会被缩小,影响观察和诊断(图2-3-3)。应将要观察的组织器官或病灶置于图像区域的近、中场,这才是合适的深度。

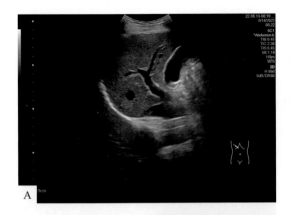

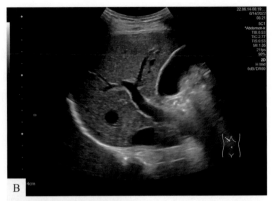

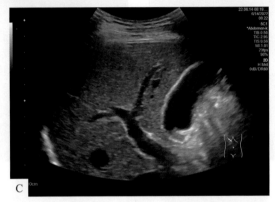

图 2-3-3 超声图像的深度调节

A. 深度过深；B. 深度合适；C. 深度过浅

2.3.4 频率

频率（frequency）是探头发射超声波的中心频率，在图像上以不同的档位或具体的频率值（MHz）显示。频率可以调节，图像分辨率、穿透力随之变化（图 2-3-4）。调高频率会提升图像分辨率，但穿透力差，深层组织显示不佳，因此要根据目标深度选择合适频率。如果需要最大的穿透力，应该使用最低的换能器频率。如果需要高空间分辨率，可以调高频率。

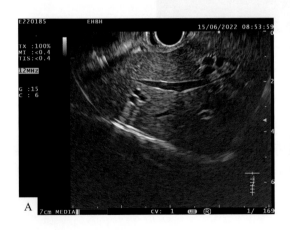

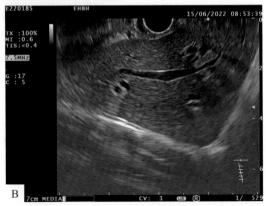

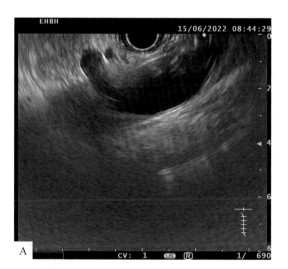

图 2-3-4 超声图像的频率调节

A. 12 MHz；B. 7.5 MHz；C. 5 MHz

一般情况下，如果扫查目标靠近传感器，应采用最小深度和最高频率来提高空间分辨率。由于高频超声的穿透力有限，因此应选择较低的频率来检查较远的结构。

2.3.5 谐波成像

谐波成像（tissue harmonic imaging，THI）指利用回波信号中频率为发射超声波（基波）频率 2 倍的谐波（二次谐波）进行成像，较基波成像有较高的空间分辨率和较少的噪声干扰，但穿透力下降（图 2-3-5）。

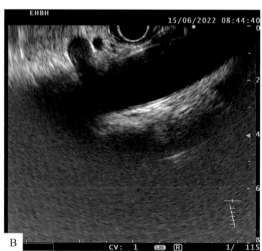

图 2-3-5 谐波成像

A. 谐波成像关闭；B. 谐波成像开启

（范婷婷　高道键）

3

超声内镜的原理与结构

1980 年,美国的 DiMagno 等人首次将胃镜与超声组合在一起进行动物实验并获得成功,开创了超声内镜的临床应用。经过 40 余年的临床应用实践,超声内镜的技术日趋成熟。近年来,随着超声内镜器械和相关附件的快速发展和完善,其临床应用范围也越来越广泛。通过超声内镜进行检查,不仅可以诊断疾病,还可以进行一系列的介入治疗。超声内镜下的介入性诊断和治疗已成为国内外内镜技术的热点之一。

3.1 超声内镜的原理

3.1.1 超声原理

超声内镜(endoscopic ultrasound,EUS)是一种将内镜和超声相结合的检查技术,将微型高频超声探头安装在内镜顶端,随内镜插入消化道腔后,既可直接观察消化道腔内的形态,又可进行实时超声扫描,获得脏器层次结构特征及周围邻近脏器的超声图像。探头由具有压电效应的压电晶片构成,其内加电压后,产生振动的薄膜沿一定方向发出相应频率的超声波。探头在非常短的时间内将超声波入射至组织并在其内部传播,由于不同脏器存在一定的声阻抗差异,超声波在不同声阻抗的界面产生反射,反射回来的声波被换能器接收,换能器内的晶片振动产生带电信号,被换能器接收后经主机处理形成超声图像。此外,电子探头内镜超声还会用到超声多普勒频谱和彩色多普勒血流图。前者利用超声多普勒效应,以多种方式显示多普勒频移,通过分析多普勒频谱及其音频信号,了解血流动力学的变化,对心血管和其他脏器的生理与病理变化做出判断。后者采用自相关技术获得并处理血流多普勒信息,经过彩色编码,实时叠加到二维灰阶图像上,形成彩色多普勒血流图,不同的色彩代表血流的不同方向和速度,血流朝向换能器时显示为红色,血流背离换能器时显示为蓝色,可直观地显示心脏及血管内的血流。

超声内镜的换能器有两类:机械换能器和电子换能器。

(1) 机械换能器

机械换能器是将换能器安装于转子上,由马达带动转子转动,通过换能器的转动,发射和接收超声波。机械换能器仅有一个振动子,其质量较大,振动所产生的能量也大,超声波的穿透能力强,其近点或远点的超声图像都非常清晰,可以产生垂直于探头的 360°图像,适用于管道型空腔脏器的检查。

（2）电子换能器

电子换能器是由多个电子晶片排列成线状的阵列，构成多个振动子。这些振动子质量较轻，振动所产生的能量小，穿透能力弱，探测距离相对较近。振动子呈线阵或凸阵排列，在电子开关的控制下按一定的时序和编组进行声波的发射和接收，从而形成线阵或扇形的声像图。电子换能器须由电子振动依次激活，然后聚焦，因而限制了其扫描范围，并易产生杂波，其清晰度相对较差。因电子换能器只能进行单方向扫描，故适用于穿刺探头。

3.1.2 电子内镜原理

电子内镜是继硬式胃镜和光导纤维内镜后的第三代内镜，不是通过光学镜头或光导纤维传导图像，而是通过装在内窥镜前端，被称为"微型摄像机"的光电耦合元件（charge-coupled device，CCD）将光能转变为电能，把图像的光信号变成电信号，由电缆传输至视频处理器，经处理还原后显示在监视器上。

电子内镜工作时冷光源对检查部位照明后，物镜将被测物体成像在CCD光敏面上，CCD把光信号变换成电信号。CCD及相关电子器件在不断改进中。CCD的小型化使内镜的前端部和整个镜身的直径减小而易于插入，操作也更加灵活，明显减轻患者的不适感；影像分辨率及清晰度逐步提高；结合计算机数字处理技术，还出现了带图像放大和影像处理功能的新一代电子内镜。

3.2 超声内镜的构造

超声内镜检查系统包括超声和（或）内镜主机、内镜（电子内镜或纤维内镜）及其光源、监视器和附件等。

3.2.1 超声和内镜主机

随着超声内镜应用的深入及功能的扩展，最新的超声内镜都实现了内镜和超声双主机。内镜与超声主机分离，可以最大限度地扩展内镜与超声功能，临床应用范围也更广泛。不同公司的超声内镜均需配备特别的主机来提供超声图像，目前国内常用的超声内镜主机有奥林巴斯、富士能和日立的超声主机（图3-2-1）。超声内镜主机外形轻巧，与电子内镜系统完全兼容，可以通过一个键盘同时操控超声和内镜两个系统（图3-2-2）。这些超声主机功能强大，新型的超声内镜功能包括新的数字组织谐波成像、弹性成像、脉冲波多普勒、高清多普勒血流图和造影谐波EUS模式。

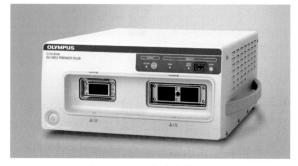

图3-2-1 超声内镜主机

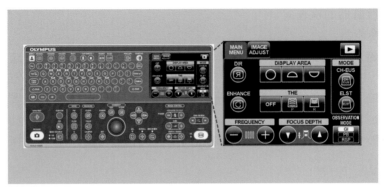

图 3-2-2　超声内镜控制键盘

3.2.2　超声内镜

超声内镜分为操控部及探头。

（1）超声内镜操控部

新式的超声内镜操控部减小，超声功能按键转移至超声主机，内镜操控部只控制内镜相关功能（图 3-2-3）。探头是最重要的部件，位于内镜顶端的特制外套内。

（2）超声内镜探头

不同类型的超声内镜探头大小、外形及频率均不同（图 3-2-4）。根据要显示的脏器结构，探头可在多种频率间切换（5 MHz、6 MHz、7.5 MHz、10 MHz 和 12 MHz）。

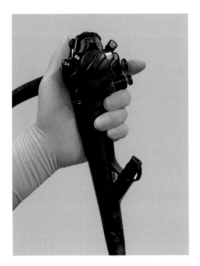

图 3-2-3　超声内镜操控部

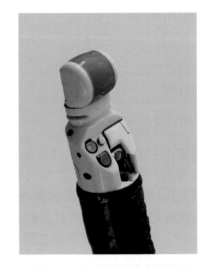

图 3-2-4　纵轴超声内镜探头

3.2.3　超声内镜附属设备

（1）超声内镜自动注水装置

在进行超声内镜检查时，为避免气体对超声波的干扰，要根据被检查的器官及病灶在短时间内向消化道注入无气水，因此超声内镜需配备自动注水装置（图 3-2-5）。

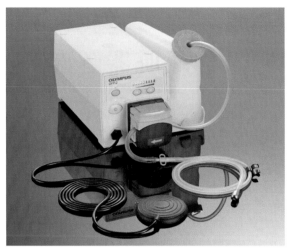

图 3-2-5　自动注水装置

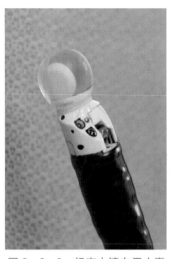

图 3-2-6　超声内镜专用水囊

（2）超声内镜专用水囊

超声内镜使用前，需在探头外侧固定水囊，到达检查部位时对水囊注水使其充盈（图 3-2-6）。水囊接触消化道壁进行检查，使目标在适当的超声焦距范围内，从而得到清晰的目标影像。

（3）超声内镜专用穿刺针

超声内镜到达目标位置进行超声检查，了解病变大小、范围、血供等情况。选择穿刺点进针至目标位置，予负压注射器持续负压吸引，从而获取细胞或组织行细胞学或病理学检查，或进行胆胰管穿刺引流（图 3-2-7）。

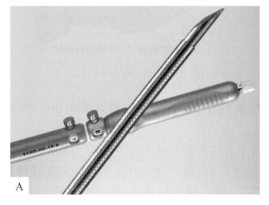

A

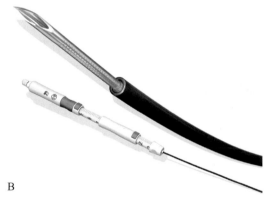

B

图 3-2-7　超声内镜专用穿刺针

（4）其他

经超声内镜的活检需使用活检钳。

（范婷婷　高道键）

4

肝脏、胆道、胰腺及邻近脏器解剖

4.1　肝的解剖

4.1.1　肝脏解剖

　　肝脏位于右季肋部及上腹部,上部紧贴膈肌,与右肺和心脏相邻;下面与胃、十二指肠、结肠右曲相邻;后面接触右肾、肾上腺和食管贲门部。肝脏为不规则的楔形器官,分膈、脏两面。在肝脏的脏面有"H"形沟,即左纵沟、右纵沟和横沟。其横沟即第一肝门,门静脉、肝动脉、肝胆管、神经及淋巴管均由此处出入肝脏(图4-1-1)。左纵沟较窄,其前半部有肝圆韧带,后有静脉韧带。右纵沟较宽,前方有胆囊窝,内有胆囊;后方静脉窝有下腔静脉通过。肝静脉经腔静脉沟出肝注入下腔静

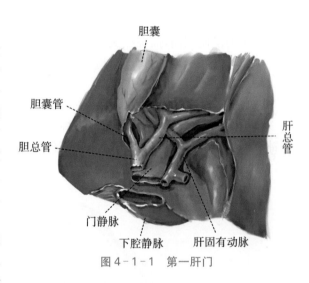

图4-1-1　第一肝门

脉。肝左、中、右静脉出肝处位于腔静脉沟上部,称第二肝门。肝右后下静脉和尾状叶静脉出肝处在腔静脉沟下部,称第三肝门。

　　肝脏分5叶。以起自胆囊窝中部,向后上方抵于下腔静脉左壁的肝正中裂为界,将肝分为左右两半。左、右半肝又各以叶间裂为界,分成左外叶、左内叶、右前叶、右后叶和尾状叶;左外叶和右后叶又以段间裂为界,再分成上、下两段,尾状叶也分成左、右两段。Couinaud分段法以肝裂和门静脉及肝静脉在肝内的分布为基础,将肝脏分为8段,段的编号依据顺时针进行:尾状叶为Ⅰ段,左外叶为Ⅱ、Ⅲ段,左内叶为Ⅳ段,右前叶为Ⅴ、Ⅷ段,右后叶为Ⅵ、Ⅶ段(图4-1-2)。每段功能上是独立的,有独立的血液、胆汁引流道。在每一段的中心有门静脉、肝动脉及胆管分支,而肝静脉位于肝段间。

4.1.2　肝内血管及胆管

　　肝内管道有门静脉、肝固有动脉、肝管和肝静脉4套独立管道,形成Glisson系统和肝静

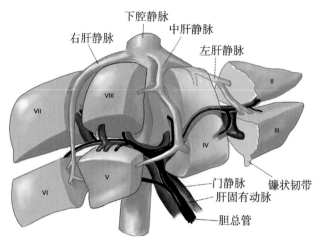

图 4-1-2 Couinaud 分段法

脉系统两个系统。Glisson 系统包括肝门静脉、肝固有动脉和肝管。

肝脏由门静脉（70%）和肝动脉（30%）双重供血。门静脉主干主要由肠系膜上静脉与脾静脉在胰颈部背侧汇合而成；从第一肝门开始，门静脉主干进入肝内并分出较粗短的右支和细长的左支，在肝内反复分支，最后汇入肝血窦。肝血窦含有来自肝门静脉和肝固有动脉的血液，经肝静脉注入下腔静脉。

门静脉属支的解剖变异较多，肠系膜上静脉有时在胰体后方与脾静脉汇合（门静脉系统血管呈"斤"字形）（图 4-1-3A），有时肠系膜下静脉与肠系膜上静脉汇合（门静脉系统血管呈"K"字形）（图 4-1-3B），有时肠系膜下静脉、肠系膜上静脉和脾静脉同时汇合入门静脉（门静脉系统血管呈"个"字形）（图 4-1-3C）。

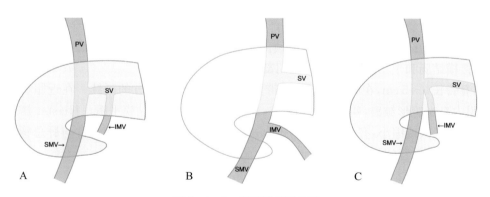

图 4-1-3 门静脉系统变异

PV:门静脉;SV:脾静脉;SMV:肠系膜上静脉;IMV:肠系膜下静脉

肝固有动脉在第一肝门分为左、右肝动脉，与门静脉、肝内胆管在肝内伴行，三者共包入Glisson 纤维鞘中。肝动脉较细，超声不易显示，需利用门静脉的走行寻找与之伴行的肝动脉。肝内胆管常与门静脉伴行，位于门静脉的右前方，包绕在 Glisson 纤维鞘中。

肝静脉系统包括肝左、中、右静脉，肝右后静脉和尾状叶静脉。肝静脉经腔静脉沟出肝注入下腔静脉。肝左、中、右静脉出肝处位于腔静脉沟上部，称第二肝门；肝右后下静脉和尾状叶静脉出肝处在腔静脉沟下部,称第三肝门。肝静脉在肝内分支呈垂柳状(图 4-1-4)。

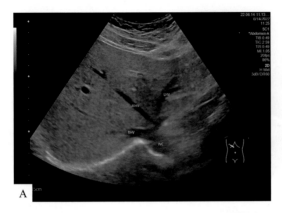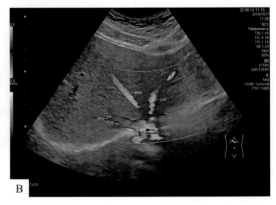

图 4-1-4 肝静脉

4.2 肝外胆道系统

肝外胆道系统由左、右肝管,肝总管,胆囊,胆囊管和胆总管组成。

4.2.1 胆囊和胆囊管

胆囊为梨形的囊状器官,长 7~12 cm,宽 3~4 cm,壁厚约 2 mm,容量为 35~50 ml,位于肝脏脏面胆囊窝内,上面借疏松结缔组织与肝相连,其余各面均有腹膜包被。

胆囊分为胆囊底、体、颈三部分。底部平滑肌层薄,弹性较小,是胆囊穿孔的好发部位。体部含大量弹力纤维,有较大伸缩性。颈部弯曲且细,其上部膨出,叫作哈特曼氏囊。胆囊下面邻接横结肠和十二指肠,左邻胃幽门部,前与腹前壁相贴。

胆囊管长 3~5 cm,在肝十二指肠韧带内,为胆囊颈向左下方的延续。在近胆囊颈的一端,黏膜内有螺旋形皱襞,叫作 Heister 瓣,而靠胆总管的一端黏膜平滑。Heister 瓣使胆囊管不至过度膨大或缩小,有利于胆汁的排出,结石易嵌顿于此。胆囊管通常与肝总管以锐角相交,汇合成胆总管(图 4-2-1)。

4.2.2 肝管、肝总管和胆总管

左、右半肝的胆汁导管各汇成一条肝管,左肝管较细、较长(长 2.5~4.0 cm),以近于直角汇入肝总管。右肝管较粗且短(仅 2~3 cm),与肝总管的汇角为 150°左右。

肝总管长约 3 cm,直径 0.4~0.6 cm,其前方有肝右动脉,末端与胆囊管汇成胆总管。

胆总管一般长 7~8 cm,直径 0.6~0.8 cm。胆总管在解剖上分为 4 段:第一段为十二指肠上段,行于小网膜游离缘内;第二段位于十二指肠上部后面,叫十二指肠后段,居于门静脉右侧,下腔静脉前方;第三段为十二指肠下段(胰腺段),起初行于胰腺表面,继而表面覆以胰腺被膜或薄层胰腺组织,此段较窄,结石易停留;第四段为十二指肠壁内段,仅 1.5~2.0 cm

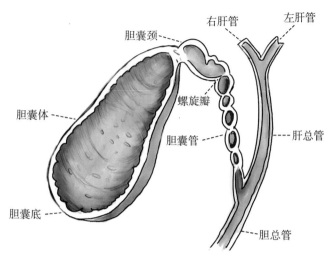

图 4-2-1　胆囊解剖

长,在穿肠壁时与胰管汇合,汇合后略膨大形成肝胰壶腹(Vater 壶腹)。壶腹周围及附近有括约肌向肠腔内突出,使十二指肠后内壁黏膜隆起形成十二指肠乳头。乳头上有胆总管的开口。肝胰壶腹括约肌又称 Oddi 括约肌,包括胆总管括约肌、胰管括约肌和壶腹括约肌三部分,具有控制和调节胆汁和排放胰液的作用(图 4-2-2)。

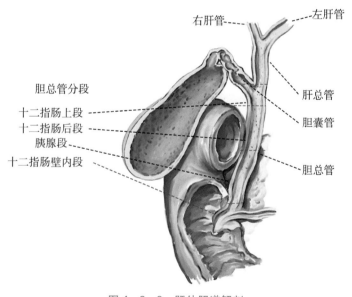

图 4-2-2　肝外胆道解剖

4.3　胰腺的解剖

胰腺长约 15 cm,位于胃后方,从右向左横跨第一、二腰椎前方,在网膜囊的后面,除胰尾外,均属腹膜外位。右侧被十二指肠环绕,左侧伸向脾门。

胰腺分为头、颈、体、尾4部。位于肠系膜上静脉右侧的部分为胰头;胰颈是胰头与胰体间的狭窄部分,止于肠系膜上静脉的左侧缘;横行于脊柱前的为胰体;以脊柱左侧缘为界,靠脾侧的为胰尾。胰头较宽大,位于第二腰椎的右侧,被十二指肠的"C"字型凹槽所包绕,胰头向下向左侧突出为钩突。胰头的上方是门静脉和肝动脉,前方及右侧方为肝脏,右前方为胆囊,后方为下腔静脉。钩突的前方为肠系膜上静脉,后方为下腔静脉。胰颈长2.5 cm,宽2.0 cm。其前方为胃幽门,后方为肠系膜上动脉及门静脉起始部。门静脉或肠系膜上静脉右壁是区分胰头和胰颈的标志,左壁是区分胰颈与胰体的标志。胰体约位于第1腰椎平面,前面隔网膜囊与胃相邻,后方为腹主动脉,在胰体上方有腹腔干发出,并有3个分支,脾动脉沿胰体上缘向左行至脾。胰尾较细,伸向左上方抵达脾门。胰尾的后方为脾动脉,再往后为左肾上腺、左肾,脾静脉是胰体尾的界标。

脾血管与胰腺体尾部伴行,是胰腺主要的定位标志。胰动脉血供来自:脾动脉、胰十二指肠上动脉(来源于肠系膜上动脉)和胰十二指肠下动脉(来源于胃十二指肠动脉)。胰腺的静脉回流途径为:通过脾静脉和肠系膜上静脉引流入门静脉。脾静脉走行于胰腺后方,流向门静脉。

主胰管直径2~3 mm,横贯于胰腺全长收集胰液,在胰颈处转向下继续右行,其末端于十二指肠壁内和胆总管末端汇合,共同开口于十二指肠乳头(图4-3-1)。副胰管行走于胰头上部收集该部与胰腹侧的胰液,开口于十二指肠副乳头,约70%的副胰管与主胰管相通。

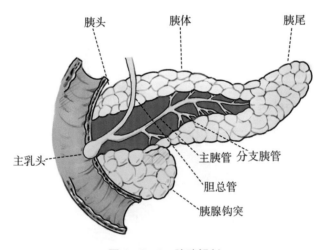

图4-3-1 胰腺解剖

4.4 上腹部血管

胆胰系统与肝胆胰动脉系统、门静脉系统并行。全面了解上腹部血管解剖对于掌握经胃与十二指肠的EUS声像图至关重要。所以我们要着重掌握肝胆胰动脉系统与门静脉系统及其周围器官。

腹主动脉与膈肌交界处向下2~3 cm发出腹腔干,腹腔干分出3个主要分支:胃左动脉、脾动脉和肝总动脉。肝总动脉分出胃十二指肠动脉(向下)和肝固有动脉(向上)。腹腔干根部的下方自腹主动脉发出肠系膜上动脉,肠系膜上动脉于胰腺背侧通过,向下跨越左肾静脉和十二指肠水平段。腹主动脉还分别向左、右肾脏发出左、右肾动脉,分别横向走行至左、右肾脏。门静脉系统由脾静脉与肠系膜上静脉汇合而成。自脾门发出的脾静脉于胰腺的背侧、脾动脉的下方向肝门方向走行(图4-4-1)。肠系膜上静脉于胰腺颈部和胰腺钩突之间穿行后与脾静脉在胰颈处汇合为门静脉进入肝门,于肝脏内分为左、右分支。肠系膜下静脉可汇入肠系膜上静脉或脾静脉,或者肠系膜下静脉、肠系膜上静脉和脾静脉同时汇合入门静脉。肠系膜上静脉与脾静脉汇合处是EUS重要的定位标志。胆胰系统沿门静脉系统走行,故行EUS扫查时找到门静脉系统,就可在门静脉系统旁扫及胆管与胰腺。

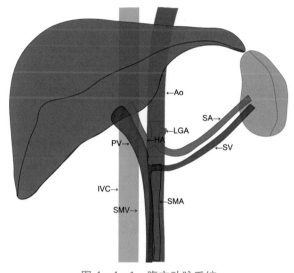

图4-4-1　腹主动脉系统

AO:主动脉;SA:脾动脉;SV:脾静脉;LGA:胃左动脉;HA:肝动脉;
PV:门静脉;IVC:下腔静脉;SMA:肠系膜上动脉;SMV:肠系膜上静脉

4.5　周围器官

　　上腹部的非消化系统器官主要有脾、肾和肾上腺。脾位于腹腔的左上部、胃体或胃底部的后上方。脾动、静脉出入脾门。脾是腹腔内重要的定位标志,当胰腺巨大肿瘤使胰腺、脾动、静脉关系发生改变时,可以首先找到脾脏,再通过脾门寻找脾血管,确定胰腺的界限就相对容易些。

　　左肾头侧的一部分位于胰腺尾部和脾血管的后方,左肾成为区分胰腺体、尾部的标志。左肾上腺位于肾脏的头侧,偏向内侧,在脾血管的后上方。右肾位于胆囊的后下方,右肾上腺位于其头侧,由于超声内镜在十二指肠的操作性略差,所以对右侧肾脏和肾上腺的观察不如左侧。

（范婷婷　高道键）

5

肝、胆、胰超声的扫查技巧

5.1　胆胰纵轴超声的标准扫查技术

　　超声内镜(EUS)已在胃肠疾病与胆胰疾病的诊治中广泛应用。目前的超声内镜有两种扫描方式:环形扫描和线阵扫描。环形扫描超声内镜仅用于诊断,其声像图与CT断层图像相似,故比较容易掌握。纵轴超声内镜是线阵扫描,不仅能用于诊断,还能用于治疗,如超声内镜引导下细针穿刺抽吸术(EUS-FNA)、超声内镜引导下胆管引流术(endoscopic ultrasound-guided biliary drainage,EUS-BD)等。然而阻碍纵轴超声内镜广泛应用的因素之一是难以理解的、与CT断层图像截然不同的"超声解剖"。要想获得胆胰系统完整的图像,一方面需要进行按步骤、分站式的扫查,即需要经胃、球部及降段对胆胰系统进行全面扫查。对同一解剖位置,从不同部位进行扫查时,其超声解剖不同,声像图亦不同,这进一步增加了学习纵轴超声内镜的难度。另一方面,在扫查过程中势必不能进行跳跃式扫查,否则必定会因扫查不完整而导致漏诊,甚至误诊,所以必须做连续、完整的扫查。然而,胃十二指肠并不是一马平川的,而是层峦叠嶂、九曲十八弯的,在扫查过程中超声探头在胃十二指肠某些转弯或不平整处会突然快速改变方向,从而丢失扫查目标,特别是在胆胰系统的跟踪扫查中尤为明显。如果没有固定的解剖结构作为标志物(landmark),在扫查过程中一旦丢失目标则难以再回到原来的位置。所以我们需要路标,特别是对于初学者,能够找到路标是准确扫查的关键。理想的路标应该是连续、明显、易识别、固定的解剖结构。胆管与胰管在正常情况下比较细,有时甚至在超声探头或水囊的挤压下无法发现,故不适合作为路标。与胆胰系统并行的解剖结构有肝胆胰动脉系统与门静脉系统。肝胆胰动脉系统是指腹腔干与其分支以及肠系膜上动脉(superior mesenteric artery,SMA),但动脉系统直径较细,在超声声像图中并不是非常明显,另外腹腔干与SMA间并不连续,故也不适合作为路标。门静脉系统直径较粗,且肠系膜上静脉(superior mesenteric vein,SMV)与脾静脉(splenic vein,SV)汇合成门静脉(portal vein,PV),形成一连续的标志性结构,并且与胆管和胰腺并行,故非常适合作为路标。所以,我们只要掌握门静脉系统的走行及其周围的脏器解剖结构,就能很好地掌握胆胰系统的纵轴超声内镜解剖。

　　那么如何实现对胆胰系统的连续、完整扫查呢?我们必须形成固定、合理、按步骤、多站点的扫查方式。具体扫查步骤如下。

5.1.1 经胃扫查

（1）患者取左侧卧位，超声内镜进镜至胃食管结合部附近时，从内镜模式切换成超声模式。这时超声探头通常已经过横膈膜，在此位置可以看到左肝叶，此时内镜处于左旋位，应注意使内镜头端处于自然位。超声探头朝向患者腹壁。在这个位置也可观察到左肝静脉（图 5-1-1）。

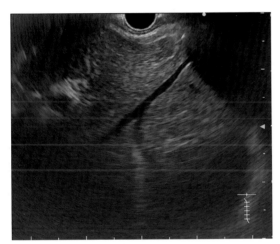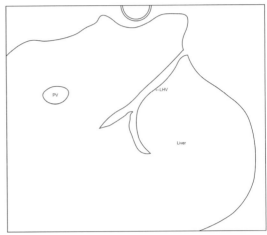

图 5-1-1　左肝

（2）稍稍右旋内镜可找到腹主动脉，沿腹主动脉轻推镜可找到腹腔干和 SMA。需要注意的是腹腔干与 SMA 并不总在同一平面上同时成像，腹腔干通常更容易成像。找到腹腔干后稍微左右旋转内镜，通常可以找到 SMA，有时需再轻推镜才能找到 SMA（图 5-1-2）。

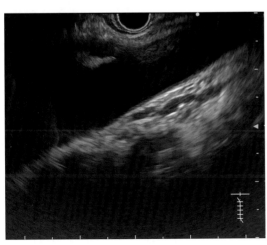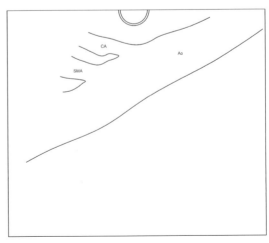

图 5-1-2　主动脉、腹腔干、肠系膜上动脉

（3）在上述平面上稍微推镜，有时需稍向下调（down）大转钮，可以见到类似"胡椒盐样"回声的胰体结构，并可见到两个类圆形无回声区，离探头较近、通常直径较小的是脾动脉（splenic artery，SA），离探头较远、通常直径较大的是 SV（图 5-1-3）。彩色多普勒和脉冲

多普勒可鉴别 SA 与 SV。

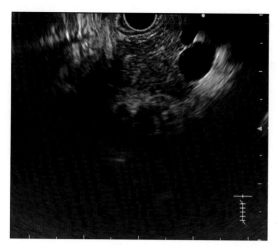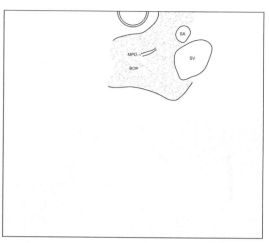

图 5-1-3　胰体

（4）以 SV 为路标，右旋内镜并向上调（up）大转钮，可扫查胰腺体尾部，并可扫查胰腺以远的部分左肾（图 5-1-4）。进一步右旋内镜并 up 大转钮，有时需轻拉内镜，可观察胰尾至脾门。在脾门处可观察到 SA 和 SV，需左右旋转内镜来完整扫查整个脾脏（图 5-1-5）。

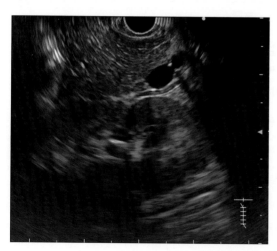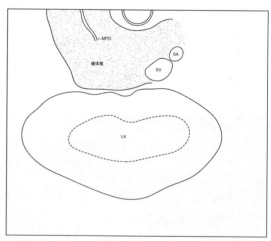

图 5-1-4　胰体尾部及左肾

（5）从脾门位置稍左旋可以完整扫查左肾（图 5-1-6）。然后可轻拉内镜并稍右旋内镜，在左肾上极近探头侧可见"海鸥样"低回声结构，即左侧肾上腺，它位于腹主动脉与左肾上极之间（图 5-1-7）。

（6）扫查左肾上腺后右旋内镜回到脾门，从脾门处胰尾左旋内镜并轻轻推镜，有时需同时慢慢 down 大转钮，可以从胰尾向胰体连续扫查胰腺（图 5-1-8）。

（7）沿 SV 继续左旋内镜并轻轻推镜，通常可追踪到 SMV 与 PV 汇合处，探头与 SMV 之间为胰颈，SMV 以远是胰头钩突部（图 5-1-9）。在门脉汇合处进一步左旋探头，可扫查胰头（图 5-1-10）、头颈交界处、主胰管与胆总管胰腺段（图 5-1-11）。此处在胆胰系统的

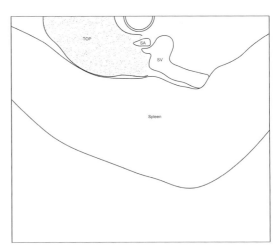

图 5 - 1 - 5　脾脏

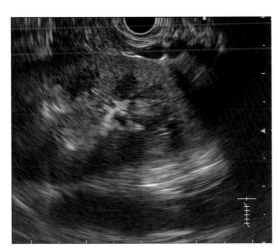
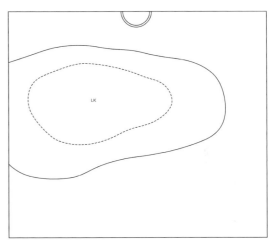

图 5 - 1 - 6　左肾

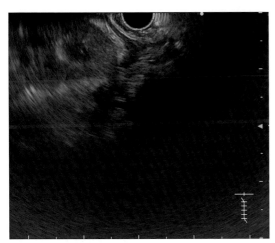
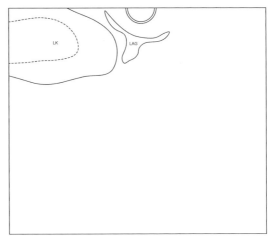

图 5 - 1 - 7　左肾、左肾上腺

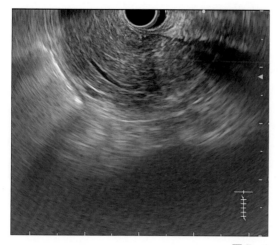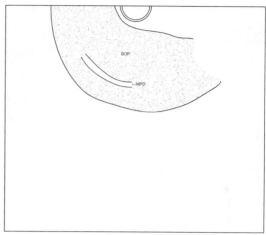

图 5 - 1 - 8　胰体

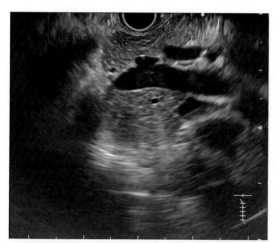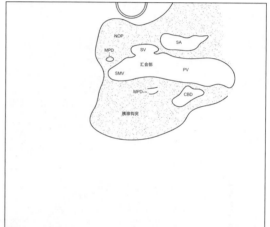

图 5 - 1 - 9　胰头钩突部

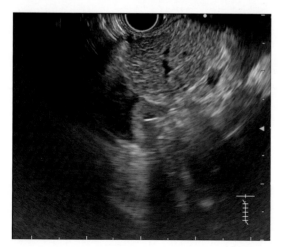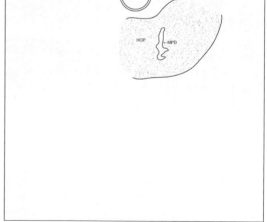

图 5 - 1 - 10　胰头

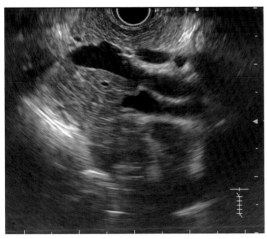
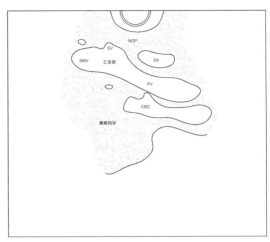

图 5 - 1 - 11 胰颈

超声内镜扫查中非常重要。在推进过程中若感到有阻力,可轻轻 down 大转钮,一般能追踪到 SMV 与 PV 汇合处。

(8) 如用上述方法追踪 SV 至 PV 汇合处有困难,推镜过程中感到阻力较大,则不应勉强继续推镜。此时将超声模式切换成内镜模式,进镜到胃窦再切换为超声模式,稍右旋内镜并 up 大转钮,然后轻轻左右旋转内镜,可找到腹主动脉或下腔静脉,然后沿腹主动脉或下腔静脉缓缓拉内镜,可找到 SMA 或 SMV(图 5 - 1 - 12)。若找到 SMA,则稍左旋内镜,可找到 SMV,然后沿 SMV 轻拉内镜即可到汇合部(图 5 - 1 - 13)。

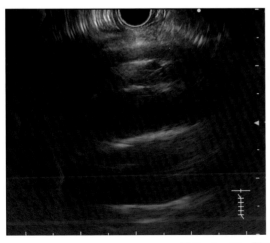
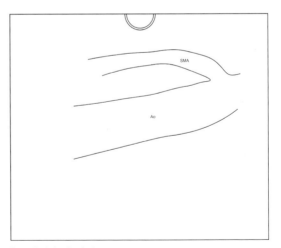

图 5 - 1 - 12 肠系膜上动脉与主动脉

(9) 沿 SMV 到汇合部,如再右旋内镜可找到 SV。所以在汇合部应稍左旋并轻拉内镜,即可扫查门静脉主干。再轻拉内镜追踪 PV,可经胃扫查肝门,主要扫查胆总管中上段及肝总管(图 5 - 1 - 14)。

(10) 再沿门静脉轻拉内镜并稍左旋,可追踪到门静脉矢状部,在此位置左右旋转内镜并轻轻推镜或拉镜,可以完整扫查左肝及部分右肝(图 5 - 1 - 15)。完整扫查左肝后再沿 PV

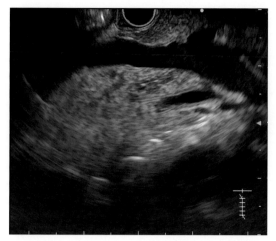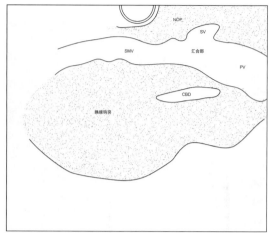

图 5 - 1 - 13　胰颈

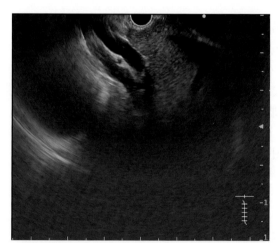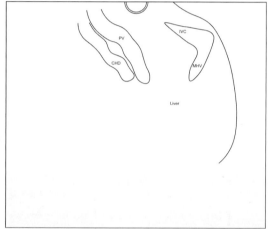

图 5 - 1 - 14　门静脉主干与肝总管

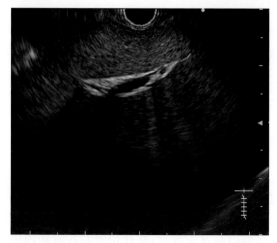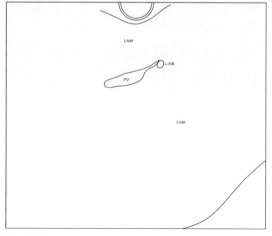

图 5 - 1 - 15　左肝

推镜,可重新追踪到汇合部及 SMV,再次观察胰颈、胰头。在扫查门静脉时可在门静脉以远找到肝总管,甚至胆囊管,此时左旋内镜,必要时推镜可沿胆囊管追踪到胆囊(图 5-1-16)。

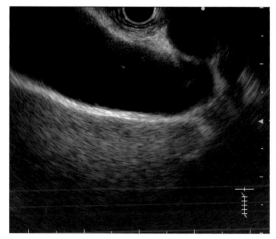
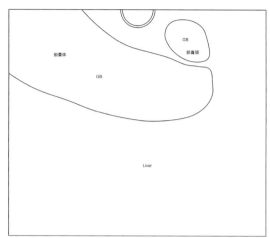

图 5-1-16 胆囊

经胃标准扫查技术视频见视频 5-1-1。

5.1.2 经球部扫查

(1) 在内镜模式下进镜,将探头置于十二指肠乳头上方或十二指肠乳头水平,内镜模式切换成超声模式,up 大转钮使探头紧贴十二指肠壁可显示胰头,然后轻轻左旋内镜,必要时稍放松大转钮,可扫查胆总管胰腺段与主胰管(图 5-1-17)。

视频 5-1-1
标准扫查技术:
经胃扫查
请扫二维码观看

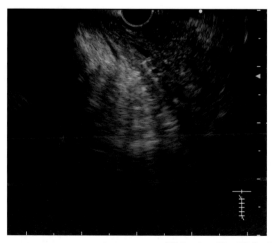
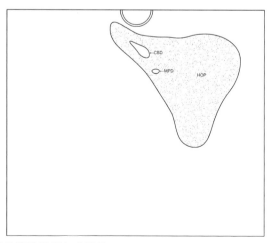

图 5-1-17 胰头、胆总管胰腺段与主胰管

(2) 然后左旋内镜可扫查胆总管-门静脉-肝总动脉(CBD-PV-CHA)三腔结构(图 5-1-18),然后沿胆总管胰腺段向肝门部胆管追踪。

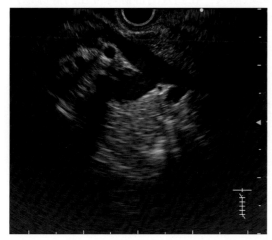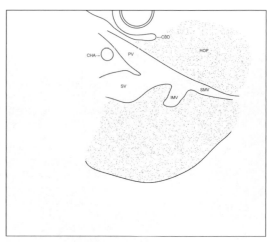

图 5-1-18　胆总管、门静脉与肝动脉

（3）进一步左旋内镜，并轻轻 down 大转钮，可沿着胆总管显示胆总管、十二指肠后段、十二指肠上段，并可显示肝门部胆管（图 5-1-19、图 5-1-20、图 5-1-21），彩色多普勒和脉冲多普勒可鉴别三腔结构中的胆管、肝动脉（hepatic artery，HA）和 PV（图 5-1-22）。此处需要注意的是，应沿着胆总管对扫查角度进行微调，不受限于左旋和 down，有时需 up，有时需配合拉镜，更有甚者需配合大幅度左旋镜身，才能追踪至肝门胆管。

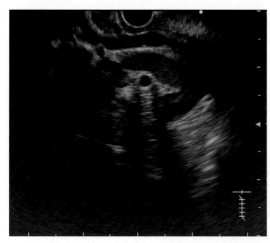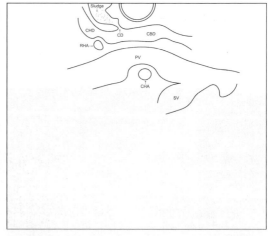

图 5-1-19　胆总管、门静脉与肝动脉

（4）在胆总管上段可扫及胆囊管开口，沿胆囊管、胆囊颈、体、底追踪，可完整扫查胆囊（图 5-1-23）（具体见 5.3.2　胆囊扫查技巧）。

（5）扫查肝门胆管后，以与之前相反的动作可再完整扫查肝外胆管至乳头水平（图 5-1-24）。有时可见两导管汇入乳头的层面。

（6）在球部沿 PV 也可扫及汇合部，沿 SV 追踪可扫查部分胰颈、胰体（图 5-1-25、图 5-1-26、图 5-1-27）。

经球部标准扫查技术视频见视频 5-1-2。

视频 5-1-2
标准扫查技术：
经球部扫查
请扫二维码观看

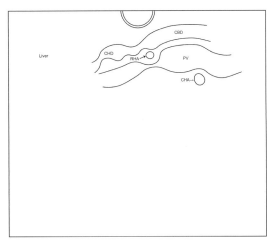

图5-1-20 胆总管、肝总管、右肝动脉与门静脉

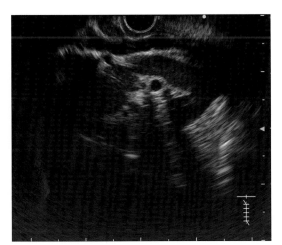
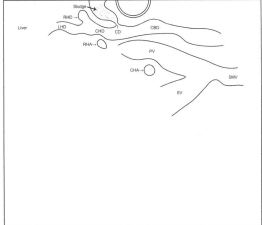

图5-1-21 肝总管、左右肝管

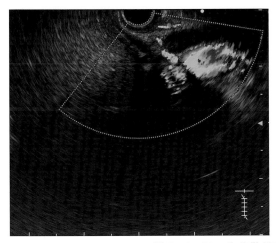
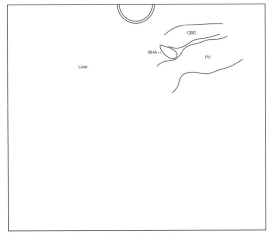

图5-1-22 多普勒超声可见右肝动脉与门静脉

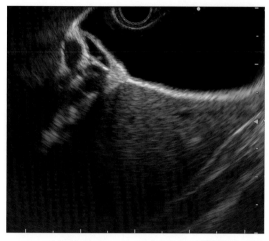
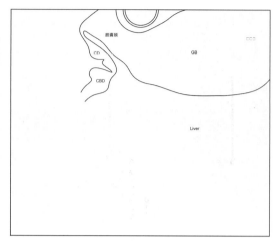

图 5 - 1 - 23　胆囊管与胆囊

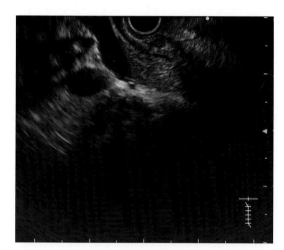
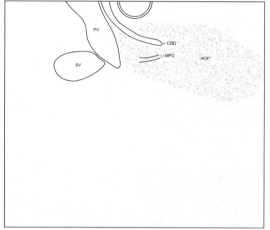

图 5 - 1 - 24　胆总管胰腺段

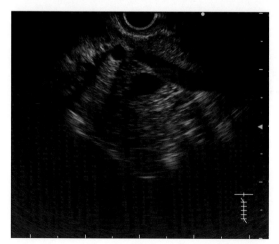
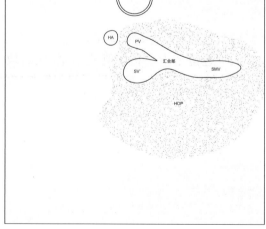

图 5 - 1 - 25　门静脉汇合部

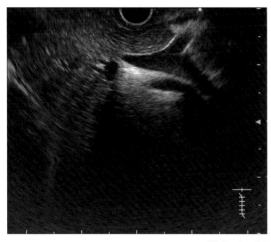
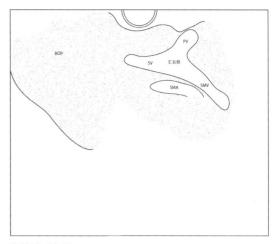

图 5 - 1 - 26　脾静脉、胰颈

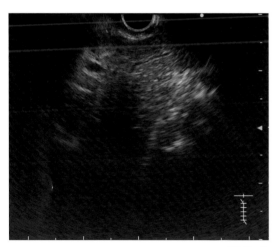
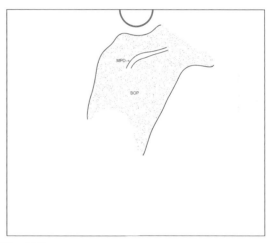

图 5 - 1 - 27　胰体

5.1.3　经降段扫查

（1）经降段扫查通常是在短镜身状态下操作。在内镜模式下进镜至十二指肠乳头水平，然后取直内镜（同ERCP拉镜取直方法，具体见肝门胆管扫查技巧），此时超声探头通常位于十二指肠水平段（图 5 - 1 - 28）。

（2）Up 大转钮，右旋内镜可显示此处的路标 SMV（图 5 - 1 - 29），其旁可见到 SMA（图 5 - 1 - 30），通常 SMV 离探头近而 SMA 离探头较远，探头与 SMA/SMV 间为胰腺钩突。

（3）稍左旋可见主胰管末端（图 5 - 1 - 31），进一步稍左旋可见胆总管末端、主乳头（图 5 - 1 - 32），有时在同一切面可显示主胰管与胆总管末端（图 5 - 1 - 33）。

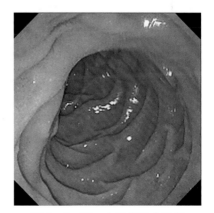

图 5 - 1 - 28　十二指肠水平段

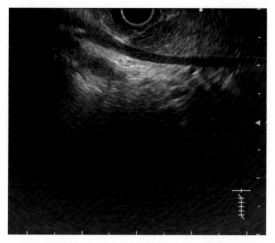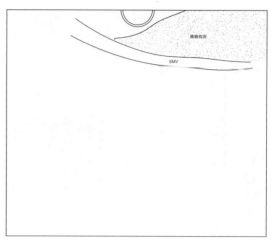

图 5-1-29　肠系膜上静脉

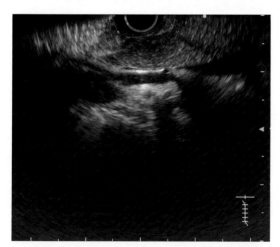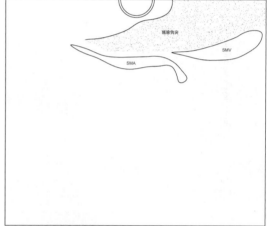

图 5-1-30　肠系膜上动脉与肠系膜上静脉

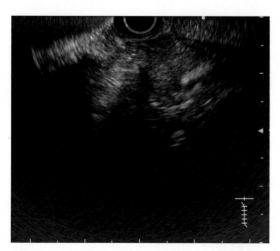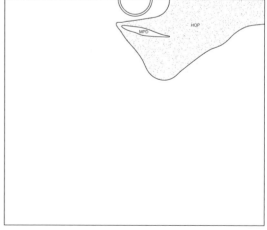

图 5-1-31　主胰管

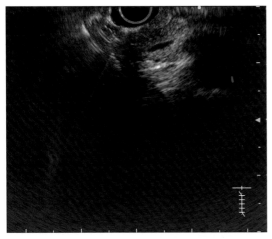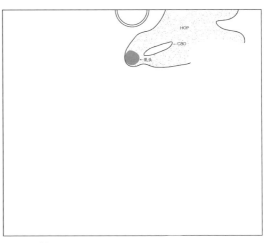

图 5‑1‑32　胆总管

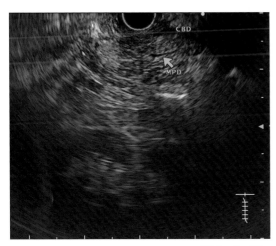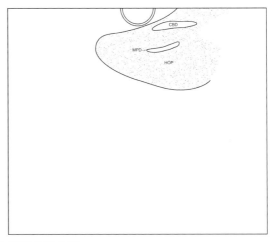

图 5‑1‑33　主胰管与胆总管

注:图 5‑1‑33 来自另一名患者

（4）找到胆总管末端后可稍放松大转钮,继续左旋内镜,可依次扫及腹主动脉(图 5‑1‑34)和下腔静脉(图 5‑1‑35)。有时进一步左旋内镜可见到右肾(图 5‑1‑36)。

（5）然后再右旋内镜,必要时 up 大转钮可依次显示下腔静脉、腹主动脉、胆总管、胰管、SMV 与 SMA。

（6）若怀疑乳头存在病变,需详细观察乳头并了解乳头层次结构及与十二指肠壁间的关系,需向十二指肠腔内充分注水,探头和乳头保持合适的观察距离,使乳头位于超声探头的焦点处,可清晰显示乳头病变和十二指肠壁层次结构(图 5‑1‑37)。

经降段标准扫查技术视频见视频 5‑1‑3。

超声内镜检查胆胰系统时要求进行连续、完整的扫查。每个操作者的扫查步骤与顺序可能有所不同,不必拘泥于统一的扫查步骤与顺序。但不管采用哪种扫查步骤与顺序,操作者必须形成固定、合理、按步骤、多站点的扫查方式,应避免随心所欲的扫查方式,以免因漏扫导致漏诊或误诊。

视频 5‑1‑3
标准扫查技术:
经降段扫查
请扫二维码观看

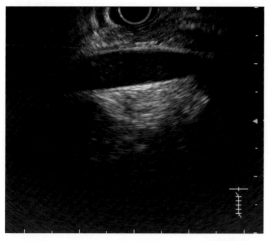
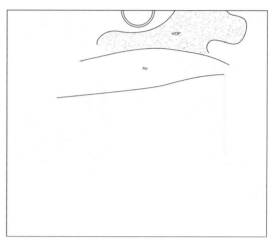

图 5-1-34　腹主动脉

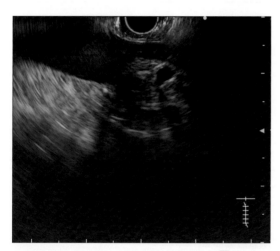
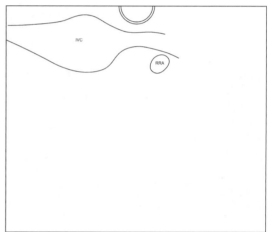

图 5-1-35　下腔静脉

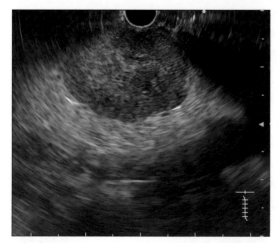
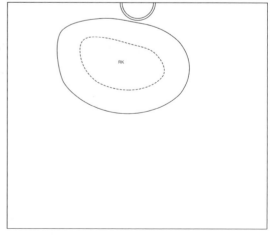

图 5-1-36　右肾

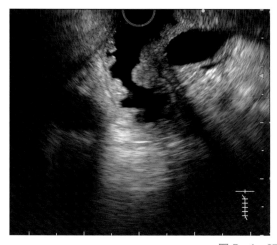

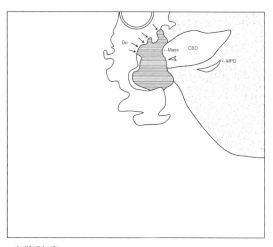

图 5 - 1 - 37　壶腹肿瘤

▲示病灶；↑示十二指肠壁

（高道键）

5.2　肝门胆管扫查技巧

5.2.1　肝外胆管的解剖毗邻关系

　　肝十二指肠韧带连接肝脏和十二指肠，门静脉、肝动脉和肝外胆管三者从肝十二指肠韧带中穿行而过，其外有纤维囊，称为 Glisson 鞘。自肝门到十二指肠壶腹部，肝外胆管走行轨迹如下：出肝门后经十二指肠球部上方，稍向左下方倾斜，经过球部与降段，之后在胰头后面转入胰头和十二指肠沟内，在十二指肠降段中 1/3 处的后内侧与胰管相遇，两者并行斜穿该部肠壁，两管多在肠壁内汇合，然后开口于十二指肠主乳头（图 5 - 2 - 1）。

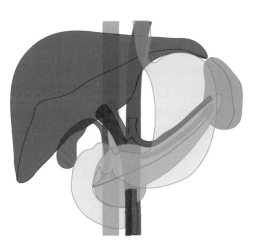

图 5 - 2 - 1　上腹部解剖示意图

5.2.2　肝门胆管扫查技巧

　　对胆囊和近端胆管疾病而言，当患者体形肥胖、皮下脂肪较多或胃肠腔内气体较多时，EUS 的显示效果优于经腹超声。远端胆总管及壶腹由于十二指肠的遮挡，其体表超声显示不理想，往往成为检查的死角。EUS 检查时超声探头位于胃与十二指肠内，可去除皮下脂肪与胃肠道气体对超声探头的干扰，探头可紧贴胆管，并可顺着胆管的走行动态扫查，完整显示胆总管、肝总管、左右肝管及胆囊。但因肝门胆管位置较高，通常位于十二指肠球部后上方，有时较难清楚、完整地显示，常需多站点扫查以获得更多的信息。EUS 检查时可从胃底、十二指肠球部、十二指肠降段扫查，要综合全部站点的扫查结果，并在大脑中形成胆管的立体结构、走行路径，才能做出正确的诊断。扫查过程中需要先找到标志物，即扫查起点，然后从扫查起点开始对胆管做连续扫查。

（1）经胃扫查

自贲门稍向前推内镜并左旋内镜 up 大转钮可找到左肝 S2、S3 肝段，然后稍右转，沿 S2、S3 肝内胆管找到左肝管（标志物），再稍右转，沿左肝管至肝门部。如果肝内胆管扩张明显，则较容易沿扩张肝内胆管右旋找到左肝管。如果肝内胆管不扩张，则应沿肝段门静脉进行扫查，即自贲门稍向前推内镜并左旋内镜 up 大转钮，可找到左肝 S2、S3 肝段，然后稍右旋内镜可找到门静脉左支矢状部，再右转找到门静脉左支，进一步稍稍右旋内镜，可找到门静脉主干（标志物），在门静脉主干以远可看到紧贴门静脉主干的肝总管与

视频 5-2-1
肝门胆管扫查
技巧：经胃扫查
请扫二维码观看

胆总管（视频 5-2-1）。在胃底、胃体扫查时因探头距右肝远，故通常无法显示右肝管。此外，经胃底、胃体扫查时，因胆管距探头位置较远，故对胆管的显示不佳，尤其当患者体型较肥胖、腹腔内脂肪较多时，仅能显示胆管轮廓。当胆管不扩张时更难显示。

用上述方法找到门静脉主干（标志物）及其以远的肝总管与胆总管，然后沿胆总管轻轻进镜，顺着胆总管走行的方向稍稍左旋或右旋（通常是左旋）、up 或 down 大转钮，在声窗较佳或胆管扩张明显时可显示胆总管中下段甚至壶腹部（推镜法）。有时进镜时探头会受阻于胃底与胃体交界嵴部，如勉强进镜可造成胃壁损伤出血甚至穿孔。此时可换内镜视野进镜至胃窦，然后换回超声视野吸气并 up 大转钮，紧贴胃壁轻轻左旋内镜后稍拉镜，此时通常可显示腹主动脉或下腔静脉，稍稍左右旋转内镜可在近探头方向找到 SMV（标志物），再沿 SMV 稍稍拉镜可显示 SMV 穿过胰腺（SMV 上方是胰颈，下方是钩突）。此时左旋内镜可显示胰头和胰头段主胰管，在此再稍稍左右旋镜并 up 大转钮，压紧胃壁可找到胆总管胰腺段，有时沿胆总管胰腺段稍进镜可显示壶腹部，沿胆总管胰腺段慢慢退镜可显示胆总管中上段、胆囊管汇入处肝总管及左肝管。在此过程中要沿胆管走行方向左旋或右旋、up 或 down（拉镜法）。如扫查过程中丢失扫查目标，此时应采用与刚刚扫查动作相反的动作重新找到扫查目标。如仍无法找到扫查目标，应重新切换到内镜视野，然后重复上述动作。

推镜法与拉镜法对胆管、SMV、SV、PV 显示的图像稍有不同，用推镜法扫查上述目标时，探头位于上述解剖结构的上方，对扫查目标来说相当于俯视，用拉镜法时探头位于上述解剖结构的下方或同一水平，对扫查目标来说相当于仰视或平视（图 5-2-2）。

（2）经球部扫查

球部、降段与胆总管、肝总管及左右肝管的距离较近，是扫查肝门胆管及胆总管的最佳位置。根据本中心的经验，经球部扫查的最佳方法是将探头置于十二指肠乳头上方或十二指肠乳头水平，切换超声图像后稍左旋内镜可显示胰头，在胰头部寻找胆总管胰腺段，再沿胆总管跟踪扫查。尤其对胆总管无扩张的患者，如肝门胆管癌等，若直接自球部上角顶点处扫查胆总管，常因探头或水囊压迫导致胆总管受压而无法显示，反复在此寻找却无法找到胆总管，延长了扫查时间，甚至可能导致十二指肠球部穿孔。所以可先进镜，将探头置入十二指肠乳头上方或十二指肠乳头水平，在胰头找到胆总管胰腺段，然后左旋内镜，沿胆总管胰腺段向肝门部胆管追踪。

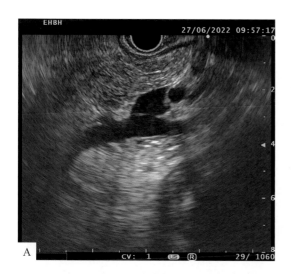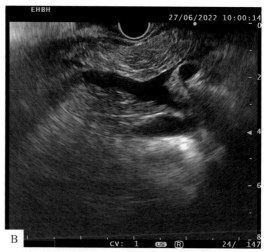

图 5-2-2　不同方法扫查门静脉汇合部所显声像图

A. 推镜法扫查门静脉汇合部所显声像图；B. 拉镜法扫查门静脉汇合部所显声像图

　　具体操作如下：down 大转钮，找到幽门口，记住幽门口的位置，再 up 大转钮，将探头头端对准幽门口，轻轻推镜后通常可通过幽门口。通过幽门口后应稍作停顿，down 大转钮来观察球部、降段的走行，通常可看到球腔、球降交界的通道，避免盲目进镜导致探头顶于球部前壁，引起十二指肠壁损伤甚至穿孔。看清球降段走行方向后再 up 大转钮，轻轻推镜使探头头端位于球降交界处（十二指肠上角），然后 up 大转钮、右转小转钮，再轻轻推镜，必要时稍右旋内镜，通常内镜探头即可到达十二指肠乳头上方或十二指肠乳头水平。此时 up 大转钮使探头紧贴十二指肠壁可显示胰头，必要时可通过水囊注水或向肠腔注水更好地显示胰头部。然后轻轻左旋内镜，必要时稍放松大转钮，找到胆总管胰腺段，然后再稍稍左旋内镜，必要时可稍放松大转钮。胆总管胰腺段在声像图上可显示为卵圆形（长轴切面）或圆形（横截面），并与胰管毗邻。轻轻右旋内镜可显示胆总管下段与胰管汇入乳头。左旋内镜，并轻轻 down 大转钮，可沿着胆总管胰腺段逐渐显示胆总管十二指肠后段、十二指肠上段，并可显示肝门部胆管（图 5-2-3），在追踪胆管过程中应尽量通过调整探头位置将胆管置于 6 点钟位置。追踪胆管至肝门胆管过程中内镜可能需左旋至检查床水平，甚至检查床以下，非常考验操作者操控内镜的稳定性。有时需沿胆管走行轻轻退镜或进镜。当显示肝总管分叉处时，可见到左肝管与右肝管，左肝管往下行，穿行于肝左叶内，此时可继续 down 或左旋；右肝管向画面左上侧走行，此时可稍退镜或右旋内镜。在整个过程中，需根据胆管走行推镜或拉镜、左旋或右旋、up 或 down，但动作要小、要轻柔。在追踪扫查过程中，扫查目标可能丢失，此时要做与丢失前相反的动作重新找到扫查目标。完成对肝门胆管的扫查后再用与先前追踪扫查相反的动作，逆行沿肝门部胆管追踪至胆总管壶腹部。

　　在球部扫查时，肝外胆管在声像图上可显示为长轴切面或横截面。当超声探头位置较浅（通常位于十二指肠球部上角的顶点），通常显示为胆管的长轴切面。此时左旋内镜并 down 大转钮，一般可沿胆管长轴显示肝门部胆管。但大转钮 down 的角度有限，故仅有少部分患者能扫查至肝门胆管，此时若再左旋有可能造成十二指肠球部损伤。当探头位置较深（通常位于十二指肠乳头上方或十二指肠乳头水平），通常显示为胆管横截面，此时左旋内

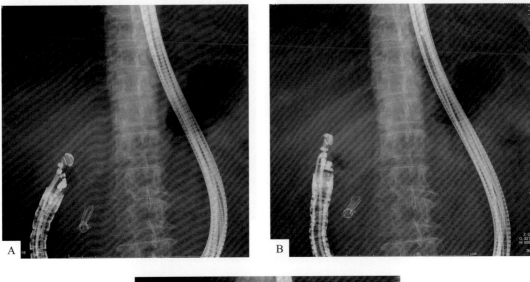

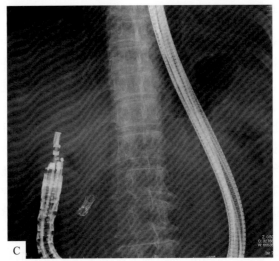

图 5-2-3　经球部扫查肝门胆管超声内镜探头位置

自 A 至 C 内镜位置逐渐左转,探头逐渐 down,引自 Bhatia V, et al. Dig Endosc, 2014, 26(3):482-490.

镜并 down 大转钮,可沿胆管轴以"切香肠"的方式显示胆管并逐渐显示肝门部胆管。左旋内镜的角度越大,通常能显示肝门胆管的位置越高,适用于高位的肝门部胆管癌、左侧肝内胆管细胞癌的扫查。与显示胆管长轴的扫查方式相比,显示胆管横截面的扫查方式可以左旋内镜的角度更大,可更为清晰地显示肝门部胆管及左、右肝内胆管。在临床检查中采用两种扫查方式来显示胆管,可以更好地显示病灶、病灶近端与远端结构。但需要注意的是,并不是所有患者都能够完成两种扫查方式,需具体情况具体分析。如果能显示肝门胆管,但远场显示较差时可将超声的频率调低,通常可更好地显示肝门胆管结构。沿胆管扫查过程中,首先应使用旋转内镜与调节大小转钮的方法来追踪胆管,当通过此法仍无法追踪到目标胆管时,可再使用稍退镜或进镜以更好地追踪胆管,但退镜或进镜时可能会导致内镜移位或滑出(图 5-2-4、视频 5-2-2,图 5-2-5、视频 5-2-3)。

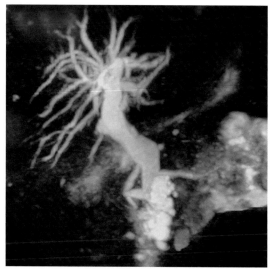

视频 5-2-2
肝门胆管扫查技巧：
经球部扫查
请扫二维码观看

图 5-2-4 女性患者,77 岁,上腹饱胀不适 3 个月,MRCP 示肝内外胆管轻度扩张,胰头见多发囊性灶伴胰管扩张

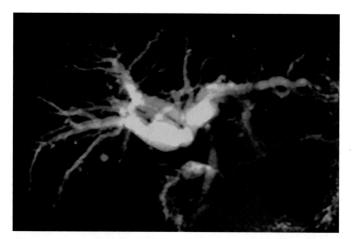

视频 5-2-3
肝门胆管扫查技巧：
经球部扫查
请扫二维码观看

图 5-2-5 男性患者,64 岁,上腹饱胀 1 月余,加重伴尿黄半月余,外院 MRCP 示肝总管占位伴肝内外胆管扩张

（3）经降段扫查

经降段扫查通常是在短镜身状态下操作的,即按上述方法将内镜探头插入至十二指肠乳头水平,然后保持大转钮于 up 状态、右转小转钮,一边右旋内镜,一边轻轻外拉内镜(同 ERCP 拉镜取直方法),取直状态下内镜长度通常距门齿 55~60 cm。这时超声探头通常位于十二指肠水平段。此时应 up 大转钮,并右旋内镜,可显示 SMA 和 SMV,探头与 SMA/SMV 间为胰腺钩突。稍左旋可见到主胰管末端及主乳头,进一步稍左旋内镜可见胆总管末端。找到胆总管末端后可稍放松大转钮,并通过调节内镜左旋或右旋、up 或 down、轻拉内镜追踪胆总管至肝门部胆管,在此过程中内镜可能从十二指肠滑脱至胃腔内。在降段扫查时可清楚地显示壶腹部、胆总管末端及胆总管下段,以弥补球部扫查的不足。

同一个扫查目标在不同位置扫查时显示的图像有所差别。如门静脉与胆总管,经胃扫查时门静脉靠近探头而胆总管离探头较远；经球部扫查时胆总管靠近探头而门静脉离探头较远。

三站扫查结束后，对胆总管、肝门部胆管、左右肝内胆管已有全面清晰的认识，进而做出正确的诊断。

肝门胆管的扫查是超声内镜中具有挑战性的操作之一。每个患者肝门胆管的位置不尽相同，走行各异，且肝门胆管与球部的距离远近亦不相同，故能显示肝门胆管的高度亦不相同。大多数患者均能显示肝门胆管分叉部与左肝管，清楚显示右肝管的比例相对较少，仅部分患者可以显示左、右肝管的二级甚至三级分支。每个病例都有其独特的挑战，无论超声内镜操作者具有多么丰富的经验，也不可能在所有患者中都获得完整、完美的肝门胆管图像。

（高道键）

5.3 胆囊扫查技巧

5.3.1 胆囊及胆囊管解剖

胆囊是一个梨形的囊样器官，通过胆囊管与胆总管相连，由结缔组织连于肝右叶下面。胆囊大小约 3 cm×8 cm，容积约 50 ml。胆囊一般位于肝实质脏面的胆囊窝内，覆盖着自肝表面延续而来的腹膜，游离度较大，位置多变，一种极端状态是胆囊几乎完全埋入肝表面内，无腹膜覆盖，另一种极端状态是只通过一短系膜连接于肝脏，此系膜由两层腹膜形成，中间只有少量结缔组织和小血管，如系膜过长则胆囊活动度极大，甚至可引起胆囊扭转。胆囊分底、体、颈、管四部，颈部连接胆囊管。胆囊壁由黏膜、肌层和外膜 3 层组成。

胆囊颈位于内侧端，靠近肝门，胆囊颈内侧端的黏膜呈螺旋状突入腔内，形成螺旋沟与胆囊管的 Heister 瓣相延续。胆囊颈外侧端变宽，形成胆囊体，胆囊体在外侧端为胆囊底。胆囊底可伸长且移动度大，少数情况下胆囊底可折返到胆囊体上，形成"倒圆锥帽"。胆囊颈、胆囊体及胆囊底后方为十二指肠球部与降段。

胆囊管将胆囊与胆总管相连，长度为 3～4 cm，胆囊管的正常直径不一，从 1 mm 到 5 mm 不等。从胆囊颈走向左后方，并汇入肝外胆管，形成胆总管。胆囊管的黏膜有 5～12 个新月形皱襞，与胆囊颈的皱襞相连续，在管腔内形成有规律的螺旋状突起，称作 Heister 瓣。胆囊管的解剖变异非常常见，但通常没有临床意义。然而，未被识别的解剖学变异可能会影响影像学诊断。

胆囊管汇入肝外胆管处将肝外胆管分为肝总管与胆总管。胆囊管汇入肝外胆管处约在肝门和壶腹的中点，但变异很大，高者在肝门水平汇入，低者在壶腹水平汇入。87.6%的胆囊管汇入肝外胆管的中间三分之一，6.5%的胆囊管汇入远端三分之一，5.9%的胆囊管汇入近端三分之一（图 5-3-1）。49.9%的胆囊管以 60°锐角汇入肝外胆管右侧壁，形成成角型连接，18.4%的胆囊管汇入肝外胆管左侧壁（内侧壁），31.7%的胆囊管汇入后壁或前壁。10.6%的胆囊管与肝外胆管平行走行一段，再汇入肝外胆管，长度从 1.5 cm 到 9.5 cm 不等（平均 3～4 cm），与肝外胆管平行走行的胆囊管中，17%可绕着胆管螺旋形向内汇入肝外胆管。在大多数病例中，经腹超声通常看不到正常的胆囊管。然而，经验丰富的医生在多达

50%的病例中可以看到连接胆囊和胆管的正常胆囊管结构(图 5-3-2)。了解胆囊管的汇入及其变异情况在 EUS 扫查胆囊时是非常必要的。

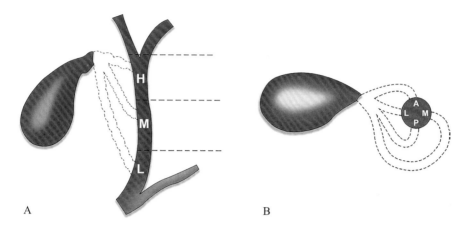

图 5-3-1 胆囊管与肝外胆管汇合示意图

A. 字母 H、M、L 分别表示高、中、低汇入点;B. 胆管横断面汇入位置用字母 L、A、M 和 P 标记,分别表示外、前、内和后侧,引自 Gündüz N, et al. Egypt J Radiol Nucl Med, 2021,52:202.

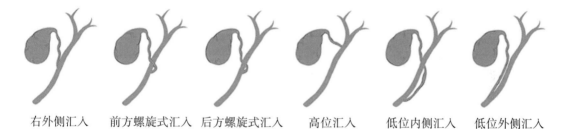

右外侧汇入　　前方螺旋式汇入　　后方螺旋式汇入　　高位汇入　　低位内侧汇入　　低位外侧汇入

图 5-3-2 胆囊管汇入胆总管的变异示意图

引自 Aljiffry M, et al. Saudi J Gastroenterol, 2020,26(4):188-193.

5.3.2 胆囊扫查技巧

对胆囊与近端胆管疾病而言,EUS 的显示效果虽优于经腹超声,但经腹超声检查胆囊与近端胆管病变为非侵入性检查,无痛苦而且准确率很高,因此应用 EUS 检查这些疾病一般并无必要。当患者体形肥胖、皮下脂肪的干扰或胃肠腔内气体的影响使病变难以观察时,可考虑应用 EUS 作为进一步检查的方法。对于胆囊管,虽然经腹超声、CT 等可以发现扩张的胆囊管,但正常的胆囊管口径小且弯曲呈螺旋形,使得经腹超声和 CT 难以发现。此时 EUS 就显现出绝对优势,EUS 可沿胆总管下段向肝门胆管扫查,进而找到胆囊管开口、胆囊管、胆囊颈、体、底部,进行全面而系统的扫查。

与经腹超声检查不同,EUS 检查时超声探头位于胃与十二指肠内,可除去皮下脂肪与胃肠道气体对超声探头的干扰,探头紧贴胆囊,并可顺着胆囊管的走行动态扫查,故可完整显示出胆囊管和胆囊,进而做出准确的诊断。在日常胆胰疾病扫查中,操作者通常对胆囊的扫查重视不够,仅在胃窦或十二指肠球部对胆囊体底部稍作显示,未行全程、连续、完整的扫查,易导致漏诊。因胆囊移动度较大,做全程、连续、完整扫查较困难。超声内镜扫查胆囊的位置包括胃底、胃窦、十二指肠球部和十二指肠降段。经十二指肠球部或经胃窦扫查的图像几乎相同，并且在球部及胃窦对胆囊、胆囊管扫查时，超声探头有时需从球部回撤至胃窦或自胃窦推进至球部，故将球部与胃窦作为一个检查点。因此，描述时仅限于3个部位：胃底、十二指肠球部与十二指肠降段。

胆囊扫查的通病是认为胆囊较大，应该较容易找到胆囊，故在胃或球部胡乱地进行扫查，经常花较长时间才能找到胆囊，并且虽找到胆囊，却无法对胆囊进行完整、连续的扫查，出现扫查盲区。如何高效、连续、完整地扫查胆囊呢？检查者在扫查中需找到标志物，即扫查起点，然后从扫查起点开始找到胆囊某个部位（胆囊标志物），然后沿着该部位向胆囊管或胆囊颈、胆囊体、胆囊底部进行连续、完整的扫查。

（1）经胃底扫查

按与肝门部胆管经胃扫查相同的方法找到门静脉主干，在门静脉主干以远可看到紧贴门静脉主干的肝总管与胆总管。在此位置轻轻左旋或右旋内镜，通常可找到胆囊颈部与体部，若声窗条件好，还可显示胆囊管及其开口。然后将探头沿着胃体小弯侧跟踪所显的胆囊可以显示整个胆囊，在这过程中通常需向内推进内镜25～30 cm，向右旋转内镜约90°，同时up大转钮约90°。上述3种动作的组合可使内镜超声探头沿着胃体小弯侧将胆囊从胆囊颈部向胆囊底部显示出来，但在实际操作中不应固守上述动作，而应沿着胆囊的走行方向进行相应的调节：退镜或进镜、左旋或右旋、up或down。但经胃底、胃体扫查时，因胆囊距探头位置较远，故对胆囊的显示不是最佳，有时仅能显示体底部，且对胆囊壁的细节显示欠佳，故还需在球部及降段进行扫查。检查者要综合3个部位的扫查结果，在大脑中形成胆囊的立体结构、走行路径，并对胆囊的病变进行诊断。

（2）经球部扫查

前文中已述若不能找到扫查标志物，去找胆囊是比较困难的，所以我们在球部扫查时最方便的方法是在胰头找到胆总管胰腺段（标志物），然后左旋内镜，沿胆总管胰腺段向肝门部胆管追踪。在此过程中可看到胆囊管汇入肝外胆管处，即胆囊管开口（胆囊标志物），然后追踪胆囊管、胆囊颈、胆囊体，直至胆囊底，再逆行从胆囊底追踪胆囊体、胆囊颈、胆囊管，直至胆总管。具体操作过程如下：按与肝门部胆管经球部扫查相同的方法找到胆囊管汇入肝外胆管处，即胆囊管开口，显示胆囊管开口后根据胆囊管走行的位置左旋或右旋内镜。49.9%的胆囊管汇入肝外胆管右侧壁，18.4%的胆囊管汇入肝外胆管左侧壁（内侧壁），31.7%的胆囊管汇入肝外胆管后壁或前壁。故近50%的患者需在胆囊管开口处进一步左旋内镜，沿胆囊管走行进行追踪。约80%的胆囊位于胆管右侧，约20%的胆囊位于胆管左侧，所以追踪到胆囊颈后，约80%的病例需进一步左旋内镜，约20%的病例需右旋内镜来完成对胆囊颈、胆囊底的扫查。在这些过程中，需根据胆囊走行推镜或拉镜、左旋或右旋、up或down。如丢失扫查目标，要做与丢失前相反的动作重新找到扫查目标。球部是扫查胆囊的最佳位置。

应用此方法在球部扫查，大部分患者的胆囊管、胆囊颈、胆囊体、胆囊底部可做到全程连续扫查，对胆囊萎缩的患者更加有效。

（3）经降段扫查

经降段扫查通常是在短镜身状态下操作的，即按上述方法将内镜探头插至十二指肠乳头水平，然后保持大转钮于up状态，右转小转钮，一边右转内镜，一边轻轻外拉内镜（同ERCP拉镜取直方法），取直状态下内镜长度通常距门齿55～60 cm。此时超声探头通常位于十二指肠水平段,up 大转钮,右旋内镜可显示 SMV 和 SMA,探头与 SMA/SMV 间为胰腺钩突。稍左转可见到主胰管末端及主乳头,再稍左转内镜可扫查见胆总管末端。找到胆总管末端后可稍放松大转钮,调节内镜左旋或右旋、up 或 down 来追踪胆总管,往外拉至肝门部可显示胆囊,有时甚至可显示胆囊管。但经降段扫查时,因胆囊距探头位置较远,故对胆囊的显示并不是最佳。

　　胆囊扫查是超声内镜中具有挑战性的操作,每个患者的胆囊位置不尽相同,很多胆囊不会"乖乖待在"胆囊窝内,每个病例都有其独特的挑战。无论超声内镜操作者具有多么丰富的经验,也不可能在所有的胆囊扫查患者中都获得完整、完美的图像。

病例

　　男性患者,70 岁,反复右上腹痛 2 周余。MRCP 提示:胆总管无扩张,其内未见明显充盈缺损影,胆囊肿大,其内信号欠均匀,胆囊泥沙样结石可能(图 5-3-3)。超声内镜胆囊扫查技巧见视频 5-3-1。

视频 5-3-1
胆囊扫查技巧
请扫二维码观看

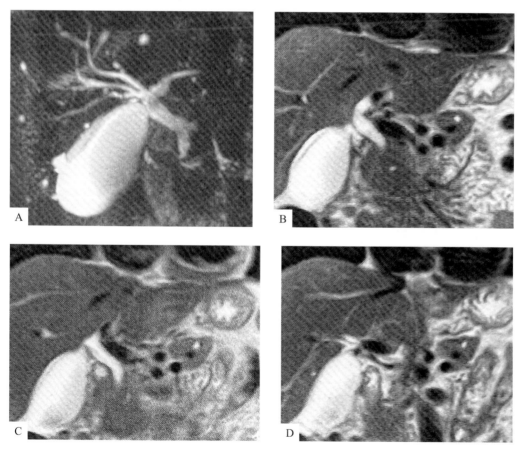

图 5-3-3　MRCP

　　A. MRCP 见胆囊内信号欠均匀,肝内外胆管无扩张,其内信号不均;B、C、D. 冠状面断层肝外胆管无扩张,其内信号均匀,未见充盈缺损影,胆囊壁稍增厚,胆囊底信号不均,胆泥可能

(高道键)

参考文献

［1］ Committee E-FS, Yamao K, Irisawa Λ, et al. Standard imaging techniques of endoscopic ultrasound-guided fine-needle aspiration using a curved linear array echoendoscope ［J］. Dig Endosc, 2007, 19: S180 - S205.

［2］ Yasuda K, Nakajima M, Kawai K. Technical aspects of endoscopic ultrasonography of the biliary system ［J］. Scand J Gastroenterol Suppl, 1986, 123:143 - 150.

［3］ Bhatia V, Hijioka S, Hara K, et al. Endoscopic ultrasound description of liver segmentation and anatomy ［J］. Dig Endosc, 2014, 26(3):482 - 490.

［4］ Gündüz N, Doğan MB, Alacagöz M, et al. Anatomical variations of cystic duct insertion and their relationship with choledocholithiasis: an MRCP study ［J］. Egypt J Radiol Nucl Med, 2021, 52:202.

［5］ Turner MA, Fulcher AS. The cystic duct: normal anatomy and disease processes ［J］. Radiographics, 2001, 21(1):3 - 22, questionnaire 288 - 294.

［6］ Aljiffry M, Abbas M, Wazzan MAM, et al. Biliary anatomy and pancreatic duct variations: A cross-sectional study ［J］. Saudi J Gastroenterol, 2020, 26(4):188 - 193.

6 正常胆囊、胆管及壶腹

6.1 正常胆囊声像图

胆囊是一个梨形的囊样器官,位于肝右叶下方的胆囊窝内,长7~10 cm,宽3~4 cm,前后径约4 cm。胆囊分为胆囊底、胆囊体和胆囊颈三部分。胆囊颈位于内侧端,靠近肝门,胆囊颈内侧端的黏膜呈螺旋状突入腔内,形成螺旋沟与胆囊管的Heister瓣相延续。胆囊颈外侧端变宽形成胆囊体,胆囊体的外侧端为胆囊底。胆囊管与肝总管汇合成胆总管,胆囊管长2~4 cm,直径0.2~0.3 cm。胆囊壁由黏膜、肌层和外膜3层组成。

胆囊可经胃窦或十二指肠球部进行扫查。正常胆囊的纵断面呈梨形、长茄形或椭圆形,横断面呈类圆形或椭圆形。胆囊轮廓清晰,囊壁线明亮,曲线光滑整齐,胆囊腔内呈无回声暗区。离探头的远侧壁回声增强,显示典型的囊性结构,囊壁由内向外其声像图呈3层结构:强回声-低回声-强回声。胆囊壁紧贴肝脏,与肝脏分界清。正常胆囊超声测值如下:正常胆囊长径一般不超过7 cm,前后径不超过4 cm,胆囊壁厚度一般不超过3 mm(图6-1-1)。

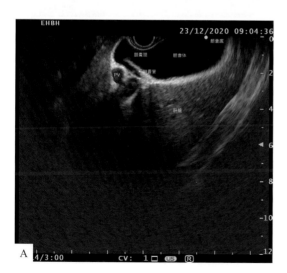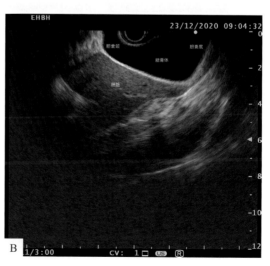

图6-1-1 胆囊正常声像图

A、B. 经球部扫查可见胆囊管、胆囊颈、胆囊体与胆囊底部。胆囊壁无增厚,囊壁光滑,胆汁透声佳,其内未见异常回声

6.2 正常胆总管、肝门胆管声像图

　　肝十二指肠韧带连接肝脏和十二指肠,门静脉、肝动脉和肝外胆管三者从肝十二指肠韧带中穿行而过,其外有纤维囊,称为 Glisson 鞘。胆总管、肝门胆管可经胃窦、十二指肠球部或降段进行扫查。球部、降段与胆总管、肝总管及左、右肝管的距离较近,是扫查肝门胆管及胆总管的最佳位置。正常肝外胆管在超声内镜上显示为无回声管状结构。门静脉与胆总管常伴行,肝固有动脉也与胆总管、门静脉伴行,形成"胆总管-门静脉-肝动脉"三腔结构,彩色多普勒有助于鉴别。正常成人肝外胆管的内径为 4～7 mm,超过 8 mm 提示轻度扩张,若大于 9 mm 有临床诊断意义。老年人的胆管内径略大,正常值上限可达 10 mm。胆管壁由黏膜、肌层和外膜 3 层组成。由内而外其声像图呈 3 层结构:强回声-低回声-强回声(图 6-2-1)。

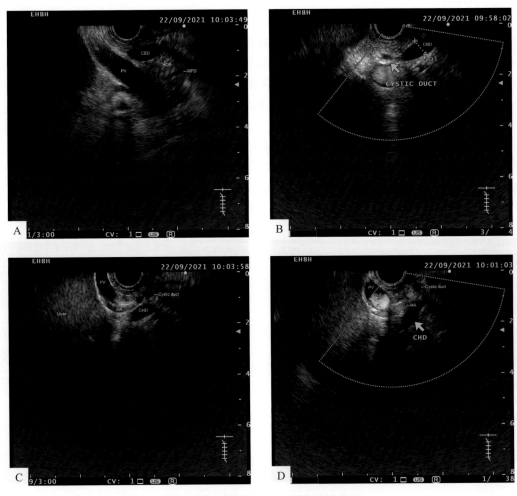

图 6-2-1　胆总管、肝总管正常声像图

　　A. 经球部扫查胆总管胰腺段无扩张,胆管壁无增厚,管壁光滑,管腔内未见异常回声;B. 向肝门部扫查,可见胆总管上段直径约 6.9 mm,其旁可见胆囊管,胆总管与门静脉伴行;C、D. 进一步向肝门部扫查,在胆囊管近端见肝总管无扩张,管壁无增厚,管壁光滑,管腔内未见异常回声,其旁可见门静脉和肝固有动脉

6.3　正常十二指肠主乳头声像图

　　十二指肠乳头(Vater乳头)位于十二指肠降段的后内侧壁腔面,是胰管与胆管扩张连接(肝胰壶腹)进入十二指肠的部位,也是胆总管和胰管的共同开口处。壶腹被Oddi括约肌包绕,控制胆汁和胰液进入十二指肠。

　　十二指肠黏膜上可见大乳头微隆起,突出于十二指肠,高度常小于1 cm,但存在个体差异。乳头通常位于距幽门以远十二指肠降段约8 cm处。十二指肠乳头结构内部为共同通道(胆总管与胰管末端)的黏膜层、Oddi括约肌,再向外包绕着十二指肠黏膜下层、十二指肠黏膜层。十二指肠乳头与胆囊和胆管类似,缺乏黏膜肌层和黏膜下层。乳头穿过十二指肠壁处缺少十二指肠固有肌层。

　　十二指肠乳头声像图表现为十二指肠壁结节状突起,呈漏斗状或类圆形低回声结构,其内可有胆管及胰管的共同管道通过,尤其在乳头末端梗阻时可清晰显示扩张的胆、胰管与共同通道。以无气水充盈十二指肠降段并将乳头位于超声焦点处可清晰显示乳头层次结构,可分别显示十二指肠黏膜层、黏膜下层及括约肌,即高-低-高-低的回声,如见明显共同通道通过,则还可见到共同通道黏膜层呈高回声(图6-3-1)。正常乳头括约肌活动佳。对于一些十二指肠乳头肿瘤,早期超声声像图可无明显改变,但括约肌活动度会明显变差,所以EUS扫查乳头时,除观察乳头大小与层次结构外还要注意乳头的活动度。当乳头声像图无明显异常,但括约肌蠕动变差时就要注意有无十二指肠乳头早期肿瘤,此类患者即使无明确声像图异常亦需密切随访,以免漏诊。另外EUS扫查时正常乳头大小通常不超过12 mm,如大于12 mm,亦要注意有无壶腹肿瘤可能。

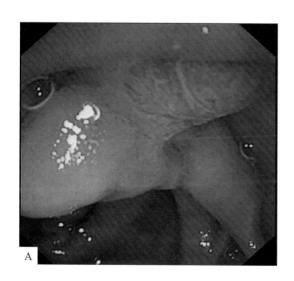
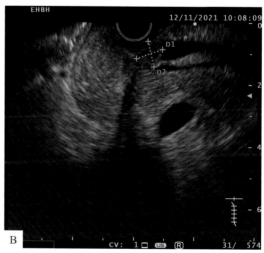

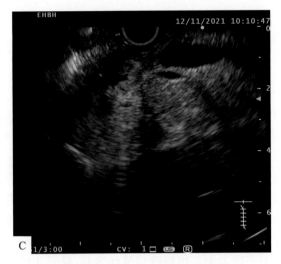

图6-3-1 十二指肠乳头声像图

A. 超声内镜像观察，主乳头未见明显增大及软组织增生；B. 主乳头呈类圆形低回声，大小约 9.1 mm×8.4 mm，并可见胆总管与主胰管末端；C. 降段注水后见清晰的十二指肠壁结构与乳头结构，自探头侧起依次为高-低-高-低的回声结构

（邢 铃 高道键）

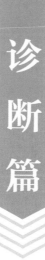

诊断篇

7

壶腹部及其周围病变

7.1　壶腹部结石嵌顿

病史简介

患者,男性,63岁,反复右上腹痛1个月,皮肤黄染1周。外院CT提示:胆总管轻度扩张,胆总管末端结石。MRCP提示:肝内外胆管轻度扩张,胆囊稍增大。经当地医院抗炎、解痉治疗后黄疸加重。患者无发热,否认其他疾病史。查体:皮肤、巩膜黄染,按压上腹部时有不适感,未触及肿块,Murphy征阴性,余均阴性。

实验室检查

血常规:CRP 0.68 mg/L, WBC 3.52×10⁹/L, Hb 136 g/L, PLT 191×10⁹/L。

肝功能: TB 92.7 μmol/L, DB 67.1 μmol/L, ALT 387 U/L, AST 146 U/L, AKP 200 U/L, γ - GT 638 U/L。

肿瘤标志物:AFP 3.7 μg/L, CEA 0.6 μg/L, CA19 - 9 38.8 U/ml。

影像学检查

MRCP:肝内外胆管轻度扩张。上腹部CT:壶腹部结石(图7-1-1)。

EUS扫查前影像学资料解读

虽然MRCP未见胆管系统充盈缺损影,仅见肝内外胆管轻度扩张,但CT见壶腹部高密度影,故考虑壶腹部结石嵌顿导致肝内外胆管扩张,且胰管无扩张,考虑结石未堵塞胰管开口。

EUS扫查目的

根据患者影像学资料,结合患者腹胀、皮肤黄染病史,壶腹部结石嵌顿诊断明确,但不排除胆总管阴性结石可能,且患者为中老年男性,故不排除壶腹部占位合并结石嵌顿可能。拟行EUS了解壶腹部情况,同时明确有无胆总管结石。若诊断为单纯壶腹部结石嵌顿,可行ERCP取石;若诊断为壶腹部肿瘤合并结石嵌顿,则行外科手术治疗。

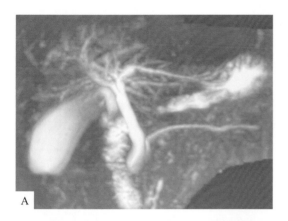

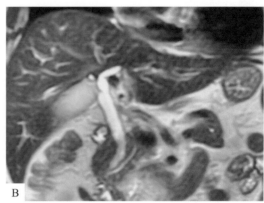

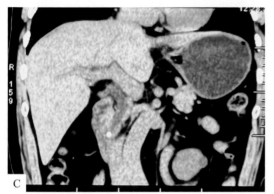

图 7-1-1 影像学检查

A. MRCP 见胆囊稍增大,肝内外胆管轻度扩张,其内未见充盈缺损影,胰管无扩张,未见狭窄;B. MRCP 矢状面断层片见胆总管轻度扩张,其内未见充盈缺损影;C. CT 胆管成像见胆总管轻度扩张,壶腹部见一类圆形高密度影,直径约 0.5 cm

超声所见

超声声像图及其示意图见图 7-1-2,EUS 扫查见视频 7-1-1。

视频 7-1-1
EUS 扫查
请扫二维码观看

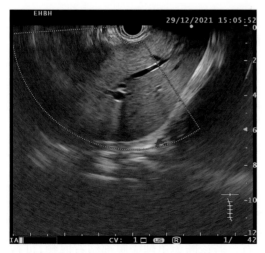

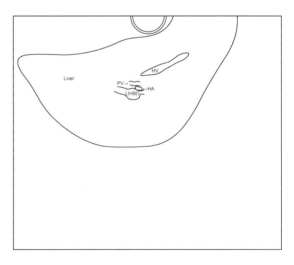

A. 经胃扫查见左肝内胆管轻度扩张

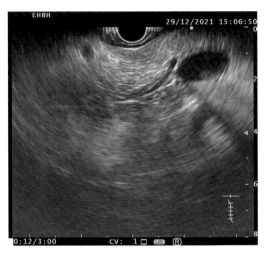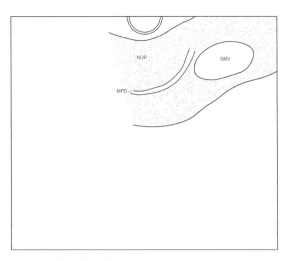

B. 胰头、胰颈实质回声均匀,未见异常占位影;胰头、颈段主胰管无扩张

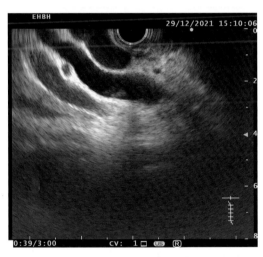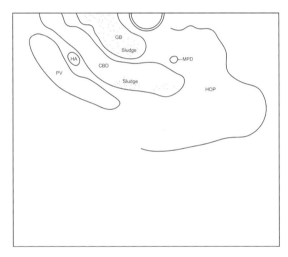

C. 经球部扫查见胆总管轻度扩张,其内可见胆泥样回声,胆囊内亦见胆泥样回声

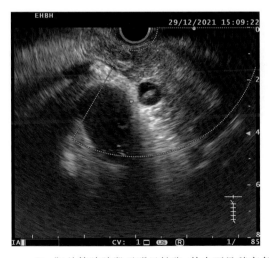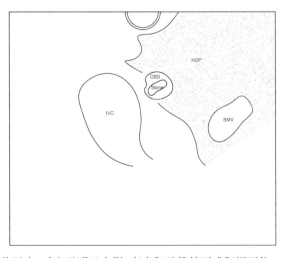

D. 胆总管胰腺段无明显扩张,其内可见稍高条状回声,后方无明显声影,考虑胆总管结石或胆泥可能

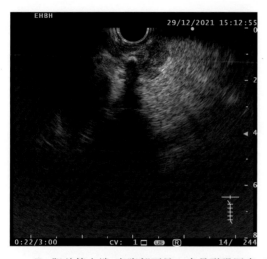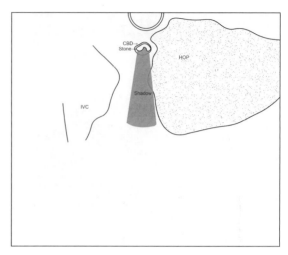

E. 胆总管末端、壶腹部可见一半月形强回声,后方伴声影,考虑结石

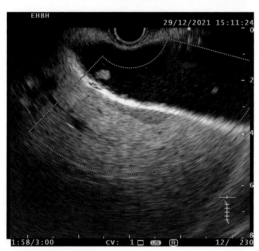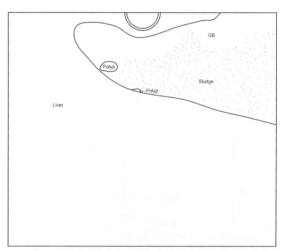

F. 胆囊增大,胆囊壁毛糙,壁上可见一类圆形高回声影,后方无声影,其内无血流,胆囊透声可,其内见点状胆泥样回声

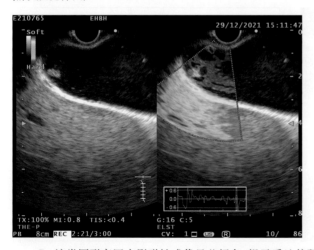

G. 该类圆形高回声影弹性成像呈蓝绿色,提示质地偏硬,考虑胆囊息肉

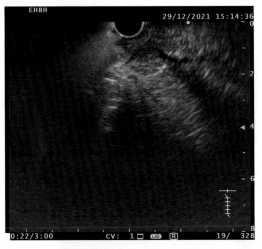
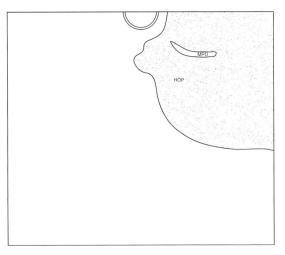

H. 经降段扫查见胰头段主胰管呈弧形,胰管无扩张,其内未见异常回声

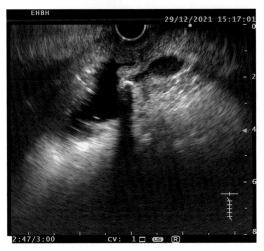
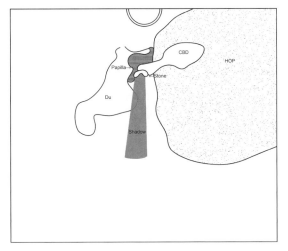

I. 壶腹无增大,未见异常低回声团块,其内可见一半月形强回声,后方伴声影,近端胆管轻度扩张,其内可见胆泥样回声,考虑壶腹部结石嵌顿

图 7 - 1 - 2 超声声像图及示意图

EUS 诊断

①壶腹部结石嵌顿,胆总管胆泥形成;②胆囊息肉,胆囊胆泥形成。

治疗

行 ERCP 取石术(图 7 - 1 - 3)。

讨论

壶腹部结石是位于肝胰壶腹部的结石,是一种继发性结石,容易导致嵌顿而引起临床症状。壶腹部结石根据嵌顿位置不同而出现不同症状,结石嵌顿胆管流出道会导致胆道梗阻

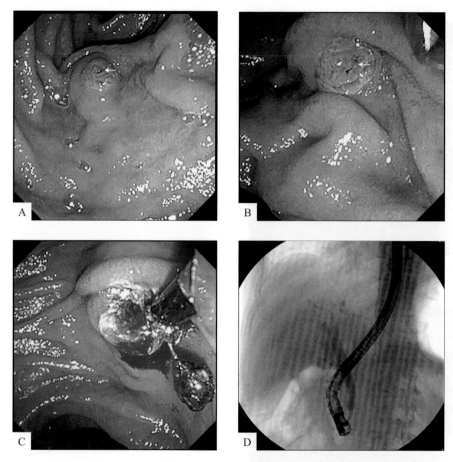

图 7 - 1 - 3 ERCP 取石术

A、B. 乳头黏膜轻度水肿,开口处见一褐色结石(↑);C. 针刀碰触乳头,乳头质地硬,乳头近端口侧
隆起质软,针刀剖开乳头开口见一褐色结石自行排出;D. 造影见胆总管稍扩张,其内未见充盈缺损影

和化脓性胆管炎;如果嵌顿在胆胰管共同通道,会导致急性胰腺炎或胆管炎,引起不同症状,轻者表现为单纯黄疸伴腹胀,重者表现为剧烈腹痛、发热等症状。

经腹超声对胆道扩张和胆囊结石的诊断非常敏感,但对胆总管结石的诊断则不太敏感,经腹超声诊断胆总管结石的敏感性仅为 22%～29%。CT 诊断胆总管结石的敏感性为 70%～90%。MRCP 诊断胆总管结石的敏感性为 85%～92%,特异性为 93%～97%,EUS 和 MRCP 对胆总管结石的检出率相当。对于小于 6 mm 的胆总管结石,MRCP 的诊断敏感性仅为 33%～71%;如果胆总管结石较小(小于 4 mm)且靠近十二指肠乳头,MRCP 的准确性更差。

壶腹部结石嵌顿需与壶腹癌、胰头癌及胆总管末端良恶性狭窄鉴别。MRCP 诊断壶腹部结石嵌顿的敏感性差,壶腹部结石嵌顿因结石旁缺少胆汁包绕,故在 MRCP 上难以显示充盈缺损影,而仅表现为胆总管扩张伴或不伴主胰管扩张。通常 CT 检查发现壶腹部高密度影即可明确诊断,但对于阴性结石,CT 不能明确诊断。此时需行 EUS 协助诊断,EUS 表现为壶腹部强回声伴声影,胆总管扩张伴或不伴主胰管扩张。为清晰地显示主乳头及壶腹部嵌顿结石,可在十二指肠降段注水,保持乳头位于超声探头的焦距位置,可以清晰显示乳头各层次及壶腹内结石和其近端扩张的胆胰管。壶腹部结石嵌顿可继发肝内外胆管扩张、胆囊增大,并可继发胆泥形成。

　　胆总管结石及壶腹部结石有一定概率可自行排石,所以对于 CT 等诊断的壶腹部结石,在行 ERCP 前可先行 EUS,若结石仍存在,可行 ERCP,若结石已排出,则可省去 ERCP 治疗,避免 ERCP 相关并发症的发生。

扫查体会

　　(1)降段是扫查壶腹部结石最佳的位置,但仍要从胃、球部、降段 3 个部位对胆管进行全面扫查,以免遗漏合并的胆总管结石,导致漏诊。

　　(2)降段扫查时,探头紧贴壶腹部虽能显示结石的强回声与声影,但不能清楚地显示乳头的结构与层次。若要清晰显示乳头层次、壶腹内结石及其近端扩张的胆胰管,可向十二指肠降段注水,保持乳头位于超声探头的焦距位置。

　　(3)扫查壶腹部时,静脉推注丁溴东莨菪碱 10～20 mg 可减少肠蠕动,有助于清晰成像。

(高道键)

参考文献

[1] Gross BH, Harter LP, Gore RM, et al. Ultrasonic evaluation of common bile duct stones: prospective comparison with endoscopic retrograde cholangiopancreatography [J]. Radiology, 1983, 146(2):471 - 474.

[2] Laing FC, Jeffrey RB Jr. Choledocholithiasis and cystic duct obstruction: difficult ultrasonographic diagnosis [J]. Radiology, 1983,146(2):475 - 479.

[3] Einstein DM, Lapin SA, Ralls PW, et al. The insensitivity of sonography in the detection of choledocholithiasis [J]. AJR Am J Roentgenol, 1984,142(4):725 - 728.

[4] Mitchell SE, Clark RA. A comparison of computed tomography and sonography in choledocholithiasis [J]. AJR Am J Roentgenol, 1984,142(4):729 - 733.

[5] Jeffrey RB, Federle MP, Laing FC, et al. Computed tomography of choledocholithiasis [J]. AJR Am J Roentgenol, 1983,140(6):1179 - 1183.

[6] Portincasa P, Moschetta A, Petruzzelli M, et al. Gallstone disease: Symptoms and diagnosis of gallbladder stones [J]. Best Pract Res Clin Gastroenterol, 2006,20(6):1017 - 1029.

[7] Lachter J, Rubin A, Shiller M, et al. Linear EUS for bile duct stones [J]. Gastrointest Endosc, 2000,51(1):51 - 54.

7.2　乳头旁憩室伴慢性结石性胆囊炎

病史简介

　　患者,女性,58 岁,右上腹反复疼痛伴背部放射 1 年,MRCP 提示:慢性胆囊炎,胆囊多发小结石。否认发热、尿黄史,否认其他疾病史。查体:阴性。

实验室检查

血常规：CRP 3.3 mg/L，WBC 5.26×10^9/L，Hb 153 g/L，PLT 423×10^9/L。

肝功能：TB 19.1 μmol/L，ALT 56 U/L，AST 33 U/L，AKP 270 U/L，γ-GT 510 U/L。

肿瘤标志物：AFP 2.9 μg/L，CEA 1.3 μg/L，CA19-9 25.9 U/ml。

影像学检查

MRCP：胆囊壁增厚、毛糙，腔内多发点状、小结节状低信号充盈缺损，考虑慢性胆囊炎、胆囊结石（图7-2-1）。

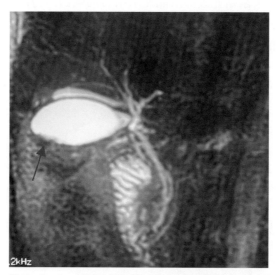

图7-2-1　MRCP见胆囊底部胆囊壁轻度增厚，可见多发点状、小结节状低信号充盈缺损影（↑），肝内外胆管无扩张，其内未见充盈缺损

EUS扫查前影像学资料解读

影像学资料考虑慢性胆囊炎、胆囊结石，但胆囊底部囊壁轻度增厚，需排除胆囊局部病变，如胆囊腺肌症或胆囊癌可能。

EUS扫查目的

明确有无胆囊结石，同时判别胆囊壁增厚的原因，需鉴别慢性结石性胆囊炎、胆囊腺肌症和胆囊癌。若为胆囊癌，需明确肿瘤浸润深度。同时要明确有无合并胆总管小结石，为确定下一步治疗方法提供相关资料。

超声所见

超声声像图及其示意图见图7-2-2，EUS扫查见视频7-2-1。

视频7-2-1
EUS扫查
请扫二维码观看

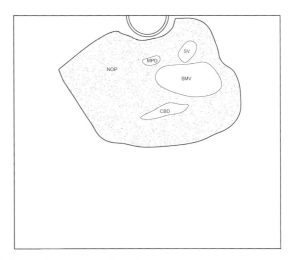

A. 经胃扫查胆总管下段未见明显异常，肠系膜上静脉血流通畅，未见异常

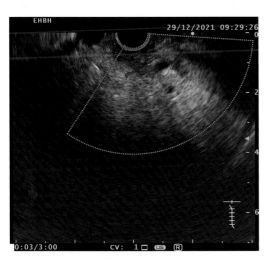
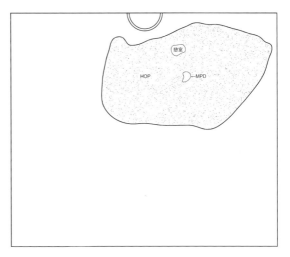

B. 经球部扫查见胰头段主胰管无扩张，靠近探头处可见一类圆形无回声区

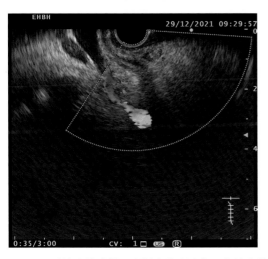
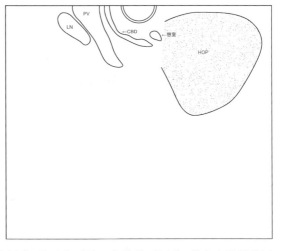

C. 继续左旋内镜，原类圆形无回声区内见点状高回声，其远方可见一条管状无回声，其内未见异常回声，结合连续扫查考虑近探头类圆形区为十二指肠乳头旁憩室，远离探头管状无回声区为胆总管

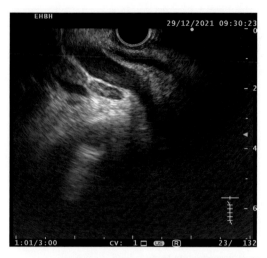
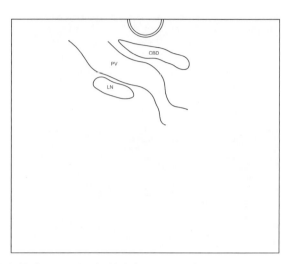

D. 经球部扫查见胆总管无扩张,胆管壁无增厚,门静脉血流通畅,门静脉旁可见一长条形淋巴结

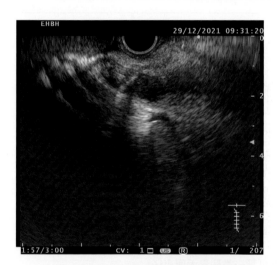
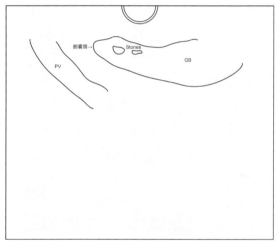

E. 胆囊颈部见多发颗粒状高回声影,后方伴淡声影,考虑结石可能,胆囊壁增厚,外膜完整

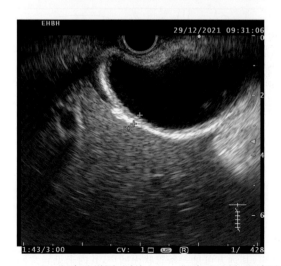
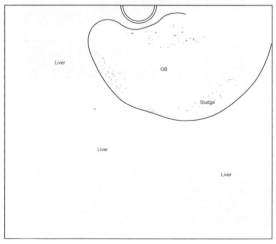

F. 胆囊壁增厚,厚约4 mm,胆囊壁毛糙,胆囊壁三层结构存在,外膜完整,其内可见点状胆泥样回声

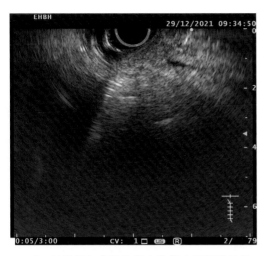
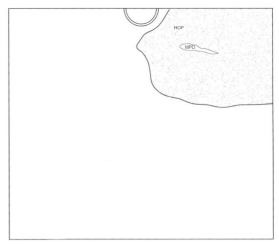

G. 经降段扫查胰头段主胰管未见明显异常

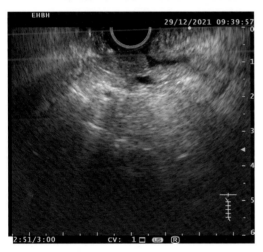
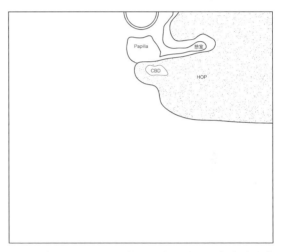

H. 经降段扫查见两处管状无回声区,近探头管状无回声区可见一开口与十二指肠相通,考虑乳头旁憩室,远侧管状无回声区为胆总管,腔内未见异常回声

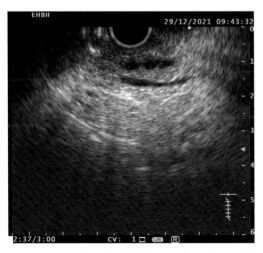
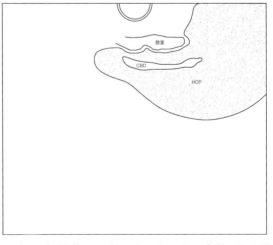

I. 左旋内镜,近探头管状无回声区内可见点状高回声,远侧管状无回声区进一步延长呈条状,壁无增厚,腔内无异常回声

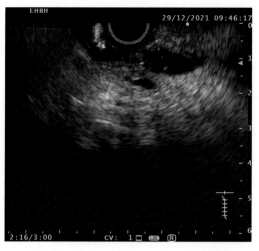
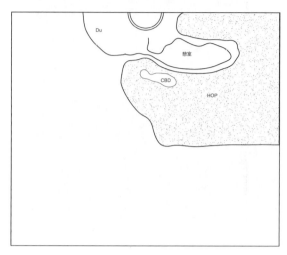

J. down 大转钮,减少探头对十二指肠壁的压迫,可见近探头管状无回声区有一开口与十二指肠腔相通,考虑为十二指肠降段憩室,憩室内可见点状高回声,考虑为食物残渣;远侧管状无回声区考虑为胆总管下段

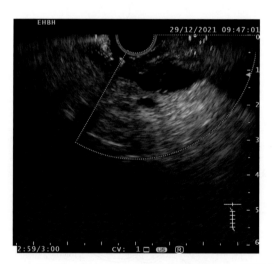
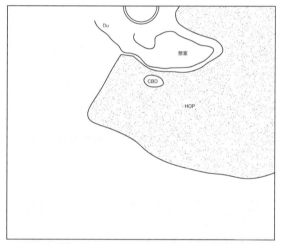

K. 进一步 down 大转钮,可见憩室与十二指肠腔间的开口更加明显,其远侧可见胆总管下端

图 7-2-2　超声声像图及示意图

EUS 诊断

①慢性结石性胆囊炎;②乳头旁憩室。

治疗

行胆囊切除术。

病理

（胆囊）慢性胆囊炎，急性活动（图 7-2-3）。

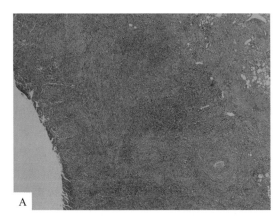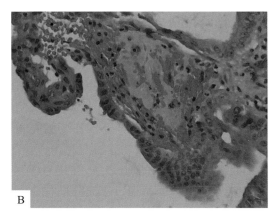

图 7-2-3 病理图

A. 4×，胆囊壁炎细胞浸润，黏膜上皮脱失；B. 40×，腺上皮细胞无异型，血管内纤维素性血栓形成

讨论

慢性胆囊炎根据胆囊内是否存在结石，分为慢性结石性胆囊炎与慢性非结石性胆囊炎。慢性胆囊炎的 EUS 声像图通常表现为胆囊壁较均匀性地增厚，厚度可在 4 mm 以上，胆囊壁毛糙，通常伴胆囊结石，严重时胆囊轮廓不规则，胆汁透声差，呈强弱不等的点片状、云雾状或团块状回声。如出现胆囊萎缩，则胆囊腔缩窄，无胆汁回声，有时合并胆囊大结石者可形成囊壁-结石-声影征（W-E-S 征）。合并胆囊周围炎症者可见胆囊周围有较多斑块状回声反射，胆囊失去常态而呈三角形或多边形等。慢性胆囊炎需与胆囊癌、胆囊腺肌症等鉴别。本例患者的胆囊壁增厚，壁毛糙，合并胆囊结石，考虑慢性结石性胆囊炎。但患者的胆囊形状、胆汁透声尚正常，胆囊壁内未见局限性增厚，囊壁内亦未见无回声区，故基本可排除胆囊癌或胆囊腺肌症，最后手术病理亦证实为慢性胆囊炎。

经腹超声是诊断胆囊疾病的首选方法，但当患者体形肥胖、皮下脂肪较多或胃肠腔内气体较多时会干扰腹部超声探头对胆囊的显示。而 EUS 超声探头位于胃与十二指肠内，可除去皮下脂肪与胃肠道气体对超声探头的干扰，探头可紧贴胆囊；并且 EUS 使用高频换能器，成像分辨率较经腹超声探头高，故对胆囊壁细节的显示比经腹超声更准确。

经腹超声通常无法诊断十二指肠憩室，本例患者通过 EUS 检查同时诊断十二指肠憩室。十二指肠憩室可分为腔内憩室和腔外憩室。腔内憩室是一种罕见的先天性疾病。临床常见的是腔外憩室，是十二指肠黏膜和黏膜肌层向腔外突起形成的十二指肠壁凹陷性病变，十二指肠憩室缺少固有肌层。十二指肠乳头旁憩室目前没有统一的定义，通常指位于十二指肠乳头旁 2.5 cm 内的直径大于 5 mm 的憩室。十二指肠乳头旁憩室的发病率为 4.1%～31.7%，发病率随着年龄增大而增加，无性别差异。约 95% 的患者无症状，仅有 1%～5% 的患者会出现症状，包括胆胰相关症状，如急性胆管炎、胰腺炎，以及胃肠道相关症状如憩室炎、憩室穿孔或出血。

多项研究表明,乳头旁憩室与胆石症之间可能存在关联,乳头旁憩室患者胆管结石和胆囊结石的发生率明显高于无乳头旁憩室患者。本例患者同时患有胆囊结石与乳头旁憩室,其胆囊结石可能与乳头旁憩室有关。

大部分乳头部憩室位于乳头的口侧。憩室内可含有气体或液体,有时亦含有食物残渣。憩室会影响 EUS 的扫查。当憩室内充满液体且混有食物残渣时,声像图可表现为无回声区内混杂等到高回声影,有时与胆管泥沙样结石或小结石混淆,导致误诊。如果憩室内容物以气体和食物残渣为主,憩室内气体和(或)食物残渣会阻碍探头对乳头、胆胰管末端及胰头的显示,从而导致漏诊。需对扫查目标进行连续扫查才能鉴别憩室与胆管和(或)胰管末端。若是胆管,类圆形结构或管状结构可向肝门部延续;如为憩室,则稍向肝门方向延续一段后即终止。此外,憩室开口与十二指肠肠腔相通,注水后可见憩室开口于十二指肠的声像图。为去除憩室内气体或食物残渣对超声声像图的干扰,更清楚地显示乳头、胰管末端和胰头,应尽量清除憩室内的食物残渣,并尽量吸尽憩室内的气体,然后向十二指肠腔和憩室内注水,使探头与扫查目标通过水充分耦合,从而清楚地显示扫查目标。但十二指肠不易蓄水,有条件的话可经超声内镜工作通道注入水溶性润滑凝胶,它能很好地滞留在十二指肠腔和憩室内,从而更好地显示扫查目标。

扫查体会

(1)如十二指肠憩室较小,可充分吸尽肠腔和憩室内气体,并用探头压紧十二指肠降段肠壁,通常可很好地显示乳头、胆胰管末端和胰头。

(2)如十二指肠憩室较大,可往肠腔和憩室内注水,保持探头与乳头、胆管的适当距离,清晰显示扫查目标。

(3)如要注水充分充盈十二指肠腔和憩室,可静脉注射 10~20 mg 丁溴东莨菪碱,并尽量清除憩室内的食物残渣,然后尽可能吸尽肠腔的气体,并通过内镜工作通道注入祛泡剂后快速向肠腔注水,通常可很好地充盈肠腔与憩室。

(4)用尽量少的水充分充盈肠腔,避免注水过多导致患者呕吐或误吸。

(王　瀚　高道键)

参考文献

[1] Sugiyama M, Xie XY, Atomi Y, et al. Differential diagnosis of small polypoid lesions of the gallbladder: the value of endoscopic ultrasonography [J]. Ann Surg, 1999, 229(4): 498 - 504.

[2] Egawa N, Anjiki H, Takuma K, et al. Juxtapapillary duodenal diverticula and pancreatobiliary disease [J]. Dig Surg, 2010, 27(2): 105 - 109.

[3] Boix J, Lorenzo-Zúñiga V, Añaños F, et al. Impact of periampullary duodenal diverticula at endoscopic retrograde cholangiopancreatography: a proposed classification of periampullary duodenal diverticula [J]. Surg Laparosc Endosc Percutan Tech, 2006, 16(4): 208 - 211.

[4] Shemesh E, Friedman E, Czerniak A, et al. The association of biliary and pancreatic anomalies with periampullary duodenal diverticula. Correlation with clinical presentations [J]. Arch Surg, 1987, 122(9): 1055 - 1057.

[5] Hagège H, Berson A, Pelletier G, et al. Association of juxtapapillary diverticula with

choledocholithiasis but not with cholecystolithiasis [J]. Endoscopy, 1992,24(4):248 - 251.

[6] Uomo G, Manes G, Ragozzino A, et al. Periampullary extraluminal duodenal diverticula and acute pancreatitis: an underestimated etiological association [J]. Am J Gastroenterol, 1996,91(6):1186 - 1188.

[7] Zoepf T, Zoepf DS, Arnold JC, et al. The relationship between juxtapapillary duodenal diverticula and disorders of the biliopancreatic system: analysis of 350 patients [J]. Gastrointest Endosc, 2001,54 (1):56 - 61.

[8] Yano T, Nemoto D, Ono K, et al. Gel immersion endoscopy: a novel method to secure the visual field during endoscopy in bleeding patients (with videos) [J]. Gastrointest Endosc, 2016,83(4):809 - 811.

[9] Miyamoto S, Takahashi K, Ohya TR. New method of esophageal endoscopic ultrasonography with injected gel: Endoscopic ultrasonography-gel filling method [J/OL]. Dig Endosc, 2021,33(3):e49 - e50.

[10] Hanaoka N, Ishihara R, Matsuura N, et al. Esophageal EUS by filling water-soluble lubricating jelly for diagnosis of depth of invasion in superficial esophageal cancer [J]. Gastrointest Endosc, 2015,82 (1):164 - 165.

7.3 十二指肠壶腹肿瘤

7.3.1 十二指肠乳头腺瘤

病史简介

患者,女性,75 岁,反复腹痛伴皮肤、巩膜黄染半年余。MRCP 示:肝外胆管轻度扩张,胆总管下段小结石。既往有 2 型糖尿病、高血压病史多年,口服药物治疗。胆囊切除术后 17 年。查体:右上腹轻压痛,余均阴性。

实验室检查

血常规:CRP 0.5 mg/L, WBC 5.45×10^9/L, Hb 116 g/L, PLT 188×10^9/L。
肝功能:TB 13.1 μmol/L, ALT 22 U/L, AST 15 U/L, AKP 33 U/L, γ - GT 46 U/L。
肿瘤标志物:AFP 1.5 μg/L, CEA 3.3 μg/L, CA19 - 9 9.8 U/ml。

影像学检查

MRCP:肝外胆管轻度扩张,胆总管下段小结石,双肾小囊肿(图 7 - 3 - 1)。

EUS 扫查前影像学资料解读

MRCP 显示胆总管小充盈缺损影,考虑胆总管结石,但结石无法解释肝外胆管、主胰管稍扩张。

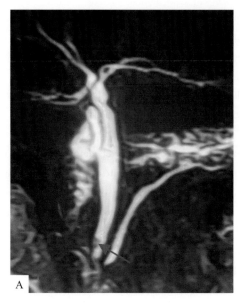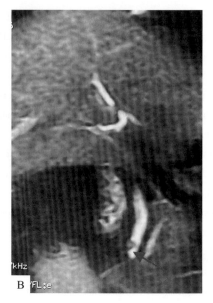

图 7 - 3 - 1 MRCP 图

A. MRCP 见胆总管、主胰管稍扩张,胆总管下段可见一处三角形充盈缺损影(↑);B. 冠状面断层图
见胆总管下段一处三角形充盈缺损影(↑)

EUS 扫查目的

进一步明确胆总管内是否存在结石;同时明确是否存在十二指肠乳头病
变,以指导下一步治疗方案。

超声所见

超声声像图及其示意图见图 7 - 3 - 2,EUS 扫查见视频 7 - 3 - 1。

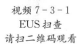

视频 7 - 3 - 1
EUS 扫查
请扫二维码观看

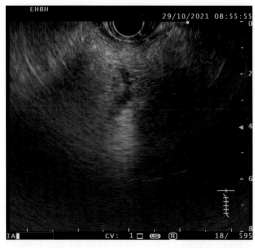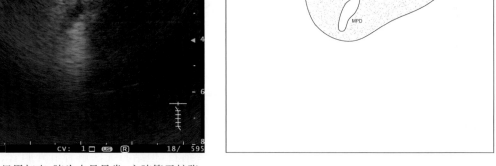

A. 经胃扫查,胰头未见异常,主胰管无扩张

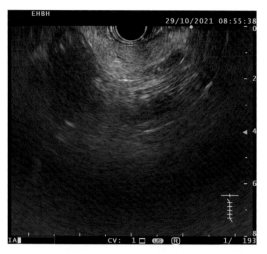
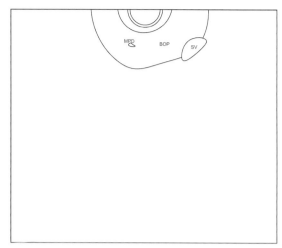

B. 胰体未见异常

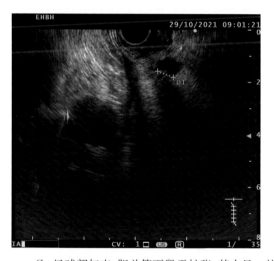
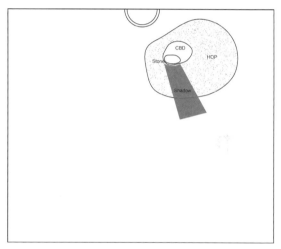

C. 经球部扫查,胆总管下段无扩张,其内见一枚偏高回声影,长径约 6.5 mm,后方伴声影,考虑结石

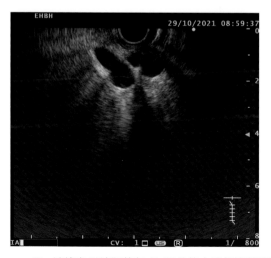
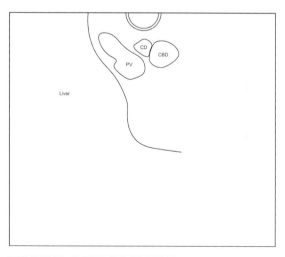

D. 继续向近端胆管扫查,胆总管中段轻度扩张,管壁无增厚,并可见残余胆囊管开口

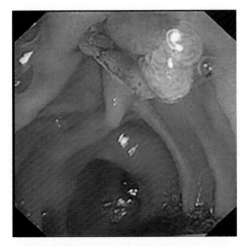

E. 内镜像见十二指肠主乳头增大,表面轻度充血发红,可见软组织增生样改变

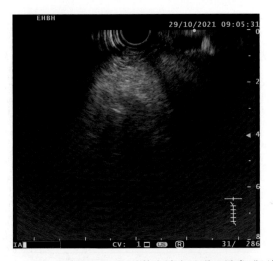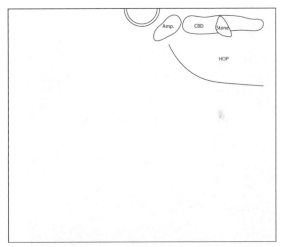

F. 经降段扫查,胆总管末端未见明显异常,胆总管下段亦可见上述高回声影,后方伴声影

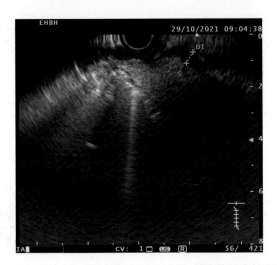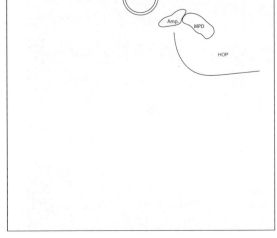

G. 主胰管末端未见明显异常,主胰管轻度扩张,直径约 4.7 mm

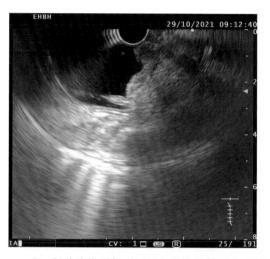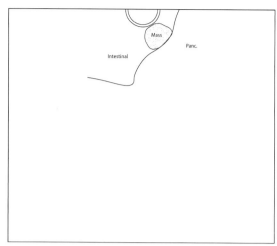

H. 肠腔注水后扫查可见主乳头呈低回声,乳头边缘处回声稍高,大小约 10.2 mm×7.7 mm

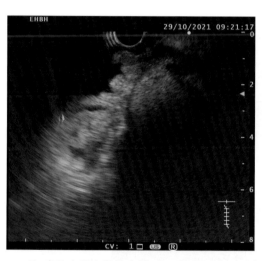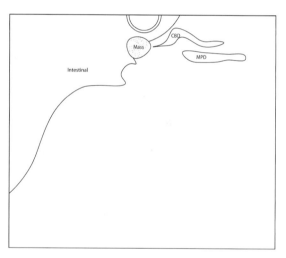

I. 病灶未长入胆管末端,十二指肠固有肌层完整

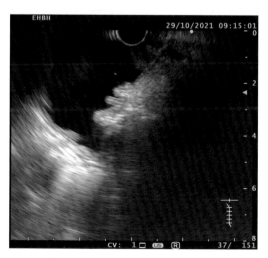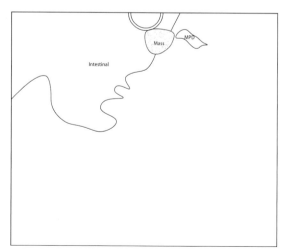

J. 病灶未长入主胰管末端

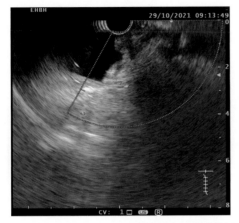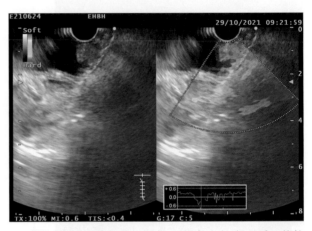

K. 血流多普勒显示病灶内可见极少量血流信号　　L. 弹性成像显示病灶呈绿蓝色,以绿色为主,提示质地偏软

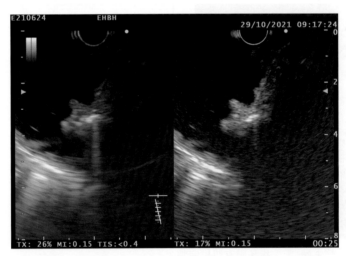

M. 声学造影见病灶在动脉后期出现轻度强化,静脉期逐渐消退

图 7-3-2　超声声像图及示意图

EUS 诊断

①十二指肠主乳头占位,腺瘤可能(行十二指肠主乳头活检);②胆总管结石;③胆囊切除术后。

十二指肠主乳头活检病理

(十二指肠主乳头)管状腺瘤,腺上皮低级别上皮内瘤变。

治疗

行 ERCP+内镜下十二指肠主乳头腺瘤切除术(图 7-3-3)。

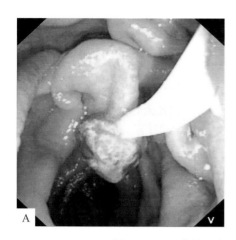
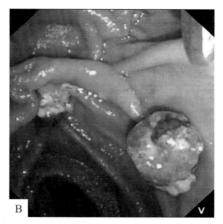

图7-3-3 内镜下十二指肠主乳头腺瘤切除术

A.十二指肠镜下圈套器套取乳头;B.凝切电流完整切除乳头,创面无病灶残留,无出血

病理

腺瘤,低级别上皮内瘤变(图7-3-4);免疫组化:P53(+/-),Ki67(10%~30% +)。

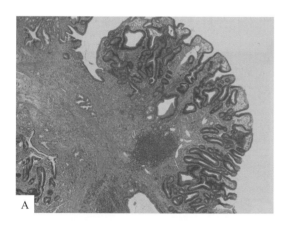
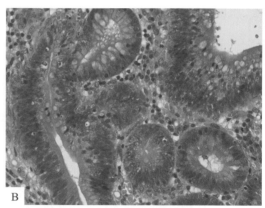

图7-3-4 病理图

A.4×,管状腺瘤;B.40×,腺体低级别上皮内瘤变

扫查体会

(1)对十二指肠主乳头病变的扫查最好采用注水法,松大螺旋,使探头稍微远离十二指肠主乳头,这样能够更好地观察肠壁层次结构及胆胰管末端情况。

(2)对病灶行弹性成像及血流多普勒检查时,应停止注水,否则会有干扰,造成结果偏差。

(3)十二指肠主乳头腺瘤扫查的重点是肠壁层次结构,胆管末端、主胰管末端有无累及,以及病灶血供情况,这对下一步选用何种治疗方法至关重要。

(王 瀚 邢 铃 高道键)

7.3.2 十二指肠乳头腺瘤恶变

病史简介

患者,男性,57岁,体检胃镜发现十二指肠乳头肿物18天,无尿黄、恶心、呕吐,无食欲缺乏、消瘦。外院腹部超声示:脂肪肝,胆总管扩张。外院 MRI 示:十二指肠乳头增大,考虑炎性病变所致,新生物待排。否认吸烟、嗜酒史。查体:皮肤、巩膜无黄染,腹平软,无压痛,肝脾肋下未触及,未扪及肿块,Murphy 阴性,余均阴性。

实验室检查

血常规:CRP<0.5 mg/L, WBC 5.11×10⁹/L, Hb 146 g/L, PLT 236×10⁹/L。
肝功能:TB 22.2 μmol/L, ALT 31 U/L, AST 21 U/L, AKP 53 U/L, γ-GT 38 U/L。
凝血功能:PT 11.1 s, INR 0.92。
肿瘤标志物:AFP 2.6 μg/L, CEA 1.0 μg/L, CA19-9 8.0 U/ml。

影像学检查

MRCP:肝内外胆管、主胰管扩张,十二指肠乳头增大,十二指肠乳头占位可能;胆囊增大,胆囊底部壁稍增厚,囊壁内可见多发卵圆形 T2 高信号影,胆囊腺肌症可能(图7-3-5)。

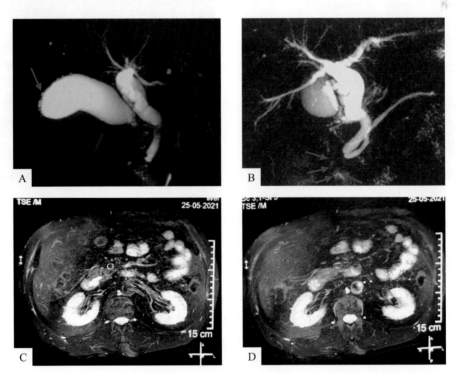

图 7-3-5 MRCP 图

A. MRCP 见肝内外胆管扩张,胆囊管扩张、胆囊增大,胆囊底部可见多发卵圆形 T2 高信号影(↑);B. 胆胰管扩张,十二指肠腔内似可见一卵圆形充盈缺损影,长径约 1.2 cm(↑);C. 近壶腹部胆胰管均轻度扩张;D. 十二指肠乳头增大,直径约 1.2 cm(↑)

EUS 扫查前影像学资料解读

影像学资料考虑十二指肠壶腹部肿瘤伴胆胰管梗阻,未累及胆胰管末端,亦未累及胰腺,但肿瘤良恶性未能确定。同时根据胆囊底部所见,考虑胆囊腺肌症可能。

EUS 扫查目的

明确十二指肠乳头病灶性质,鉴别乳头腺瘤或腺癌。若为腺癌,需了解肿瘤浸润深度,重点明确病灶有无突破乳头黏膜层,病灶有无累及十二指肠壁、胰腺及胆胰管,并了解周围淋巴结情况,决定下一步治疗方案。

视频 7 - 3 - 2
EUS 扫查
请扫二维码观看

超声所见

超声声像图及其示意图见图 7 - 3 - 6,EUS 扫查见视频 7 - 3 - 2。

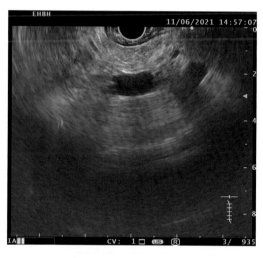
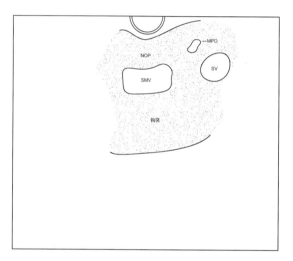

A. 经胃扫查见肠系膜上静脉血流通畅,未见异常

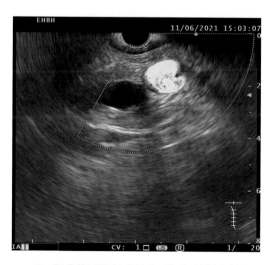
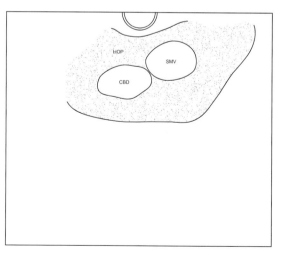

B. 胆总管下段轻度扩张,管壁无增厚,其内未见异常回声,肠系膜上静脉血流通畅,未见异常

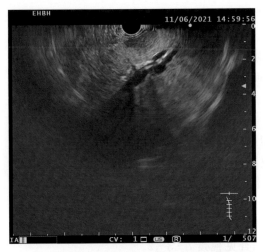
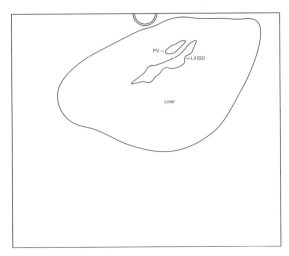

C. 左肝实质回声均匀,未见异常占位影,左肝内胆管扩张

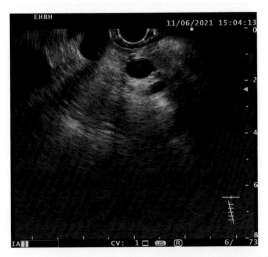
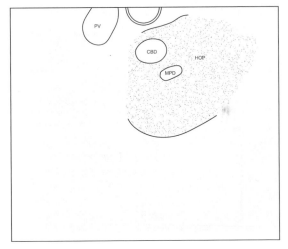

D. 经球部扫查见胆总管、胰管轻度扩张,胆胰管壁无增厚

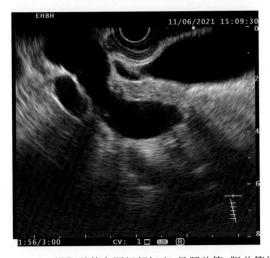
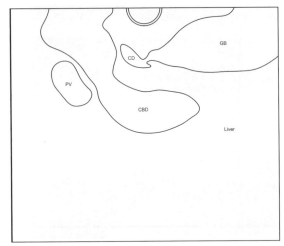

E. 沿胆总管向肝门部扫查,见肝总管、胆总管扩张,胆囊管未见异常

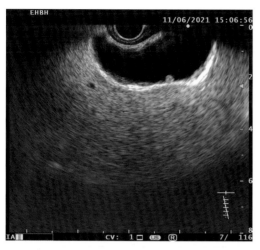
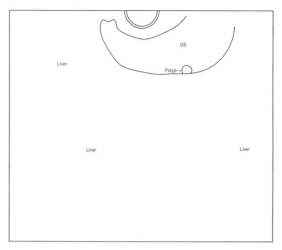

F. 胆囊壁无增厚,壁毛糙,囊壁上可见一类圆形等回声影,后方无声影,考虑息肉可能,胆囊透声佳

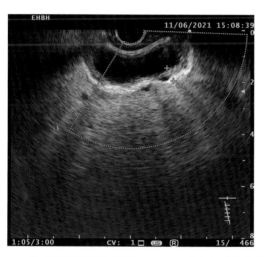
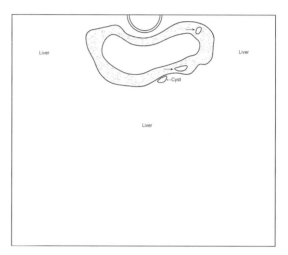

G. 胆囊壁增厚,厚约 5.6 mm,囊壁内可见多发类圆形无回声区,后方伴增强效应,胆囊外膜完整。胆囊旁肝脏可见一类圆形无回声区,直径约 5 mm,后方伴增强效应,考虑肝脏小囊肿可能

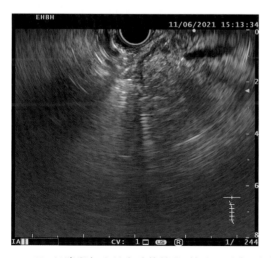
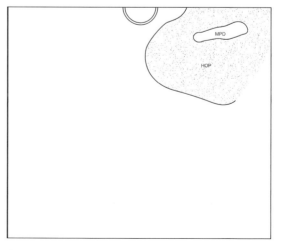

H. 经降段扫查见主胰管扩张,管壁无异常,腔内未见异常回声

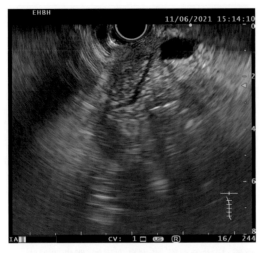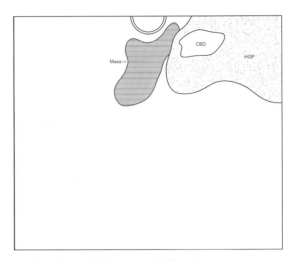

I. 胆总管末端轻度扩张,管壁未见异常,腔内未见异常回声影,壶腹部可见团块状回声

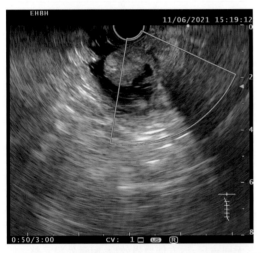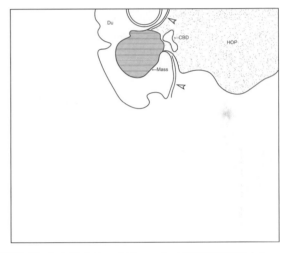

J. 十二指肠降段注水后乳头可见一低到等回声团块影,大小约 1.3 cm×2 cm,十二指肠壁完整(△)

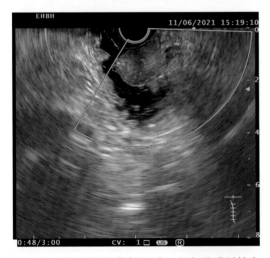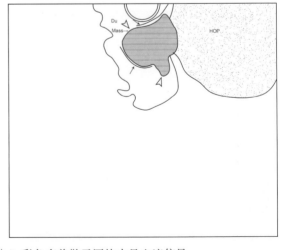

K. 团块局部黏膜完整(↑),局部黏膜层缺失(△),彩色多普勒示团块内见血流信号

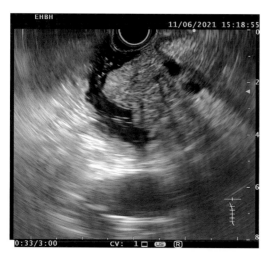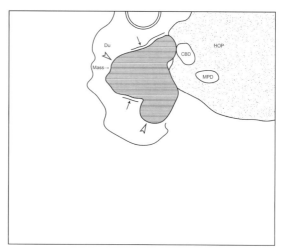

L. 团块局部黏膜完整（↑），局部黏膜层缺失（ʌ）

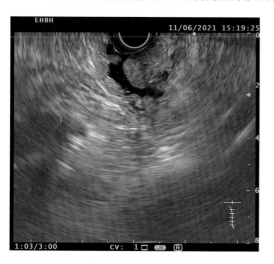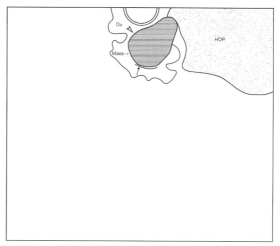

M. 团块局部黏膜完整（↑），局部黏膜层缺失（ʌ）

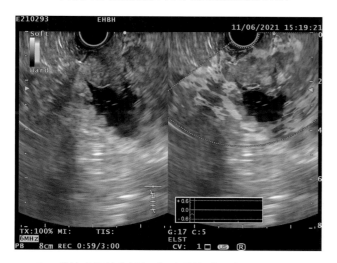

N. 弹性成像呈蓝绿色，提示肿块质地偏硬

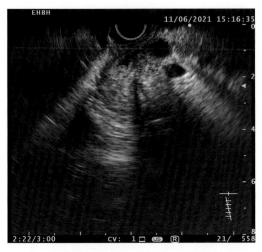
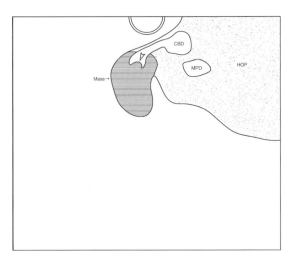

O. 壶腹共同通道末端见乳头状等回声影（∧），大小约 3 mm×4 mm，考虑肿瘤长入可能

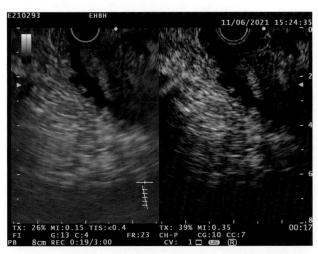

P. 声学造影见壶腹部团块在动脉前期呈较均匀轻度强化

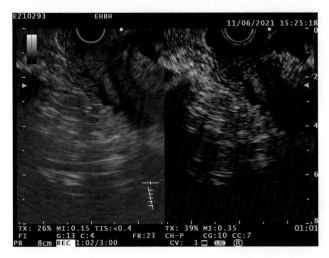

Q. 动脉后期强化稍减弱

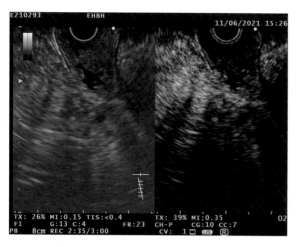

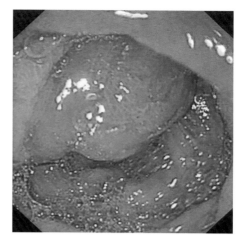

R. 静脉期逐渐消退,考虑肿瘤性病变

S. 内镜像见十二指肠乳头增大,表面充血,并呈结节状,考虑十二指肠乳头肿瘤,腺瘤可能性大

图 7-3-6 超声声像图及示意图

EUS 诊断

①十二指肠乳头占位:腺瘤恶变可能,累及共同通道;②胆囊息肉,胆囊腺肌症;③肝脏小囊肿。

治疗

行胰十二指肠切除术＋肝十二指肠韧带及后腹膜淋巴结清扫术。

病理

①(十二指肠乳头)绒毛-管状腺瘤,腺上皮低级别上皮内瘤变,部分区域高级别上皮内瘤变(图 7-3-7);②(胆囊)滤泡性胆囊炎。

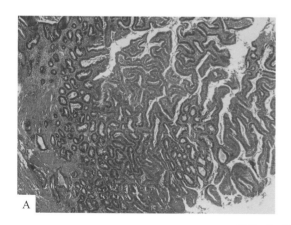

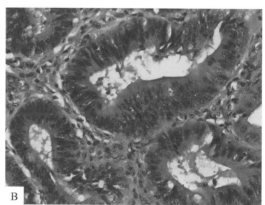

图 7-3-7 病理图

A. 4×,肿瘤组织排列呈绒毛状和管状;B. 40×,腺上皮低级别上皮内瘤变,局灶高级别上皮内瘤变

（王　瀚　高道键）

7.3.3 十二指肠壶腹癌 T1 期

病史简介

患者,女性,49 岁,尿色加深伴皮肤、巩膜黄染 1 月余,无腹痛、发热。外院 CT 及 MRCP 提示:肝外胆管扩张,胆总管下段占位性病变,结石待排。否认高血压、糖尿病、心脏病史。否认手术史。查体:全身皮肤及巩膜黄染,腹部无压痛,余均阴性。

实验室检查

血常规:CRP 1.28 mg/L, WBC 11.25×10^9/L, Hb 104 g/L, PLT 327×10^9/L。

肝功能:TB 163.2 μmol/L, DB 135.1 μmol/L, ALT 25 U/L, AST 34 U/L, AKP 214 U/L, γ-GT 29 U/L。

肿瘤标志物:AFP 2.2 μg/L, CEA 1.3 μg/L, CA19-9 14.1 U/ml。

IgG4 0.705 g/L。

影像学检查

胰腺 CT 增强:胆总管下段癌,肝门部及腹膜后淋巴结肿大。MRCP:胆囊增大,肝内外胆管明显扩张,建议行增强 CT 检查(图 7-3-8)。

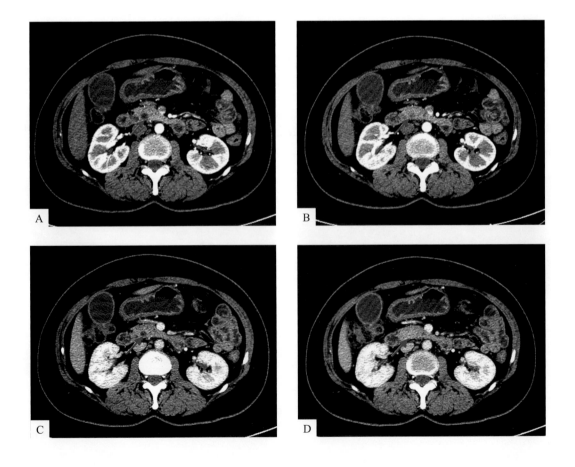

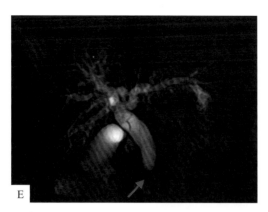

图 7 - 3 - 8 影像学检查

A、B. CT 示胆总管末端管壁稍增厚(↑),增强后动脉期可见轻度环形强化,胆管周围胰腺未见明确占位影;C、D. 门静脉期强化稍明显(↑);E. MRCP 示胆囊增大,肝内外胆管明显扩张,末端截断(↑),主胰管无扩张

EUS 扫查前影像学资料解读

MRCP 见肝内外胆管明显扩张,考虑胆总管下段占位性病变,但增强 CT 在胆总管下段未见明确病灶,仅见胆管壁稍增厚强化,故诊断尚不明确。

EUS 扫查目的

明确肝内外胆管扩张的原因,并进行病变的定位、定性。由于影像学资料显示可疑病变位于胆总管末端,靠近主乳头,故需要明确十二指肠主乳头情况。如为肿瘤性病变,需要明确浸润深度、范围及与周围组织的关系,为确定下一步治疗方法提供相关资料。

超声所见

超声声像图及其示意图见图 7 - 3 - 9,EUS 扫查见视频 7 - 3 - 3 和视频 7 - 3 - 4。

视频 7 - 3 - 3
EUS 扫查
请扫二维码观看

视频 7 - 3 - 4
EUS 扫查:
声学造影
请扫二维码观看

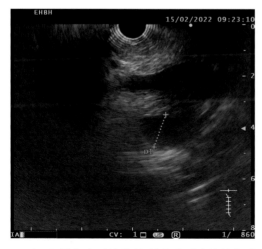

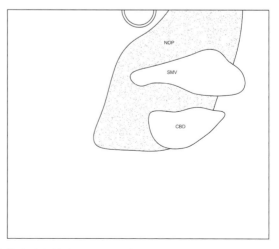

A. 经胃扫查可见胰颈、钩突实质未见异常,胆总管胰腺段扩张,肠系膜上静脉未见异常

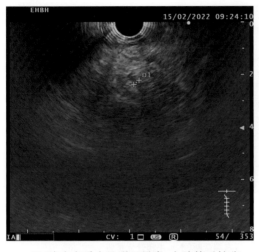

B. 胰头实质未见明显异常，主胰管无扩张

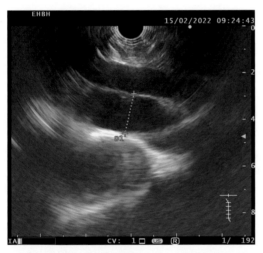

C. 肝总管扩张，直径约 17.6 mm

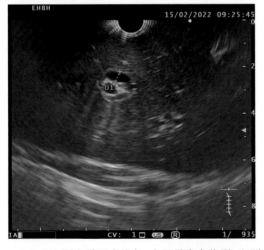
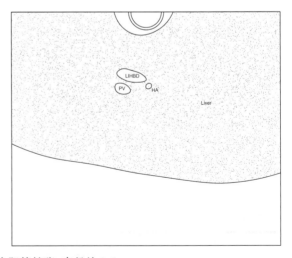

D. 左肝实质回声均匀，未见异常占位影，左肝内胆管扩张，直径约 5.1 mm

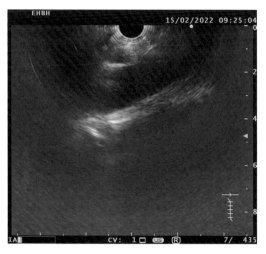
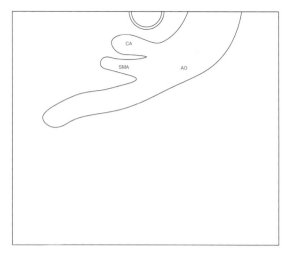

E. 腹腔干周围未见肿大淋巴结

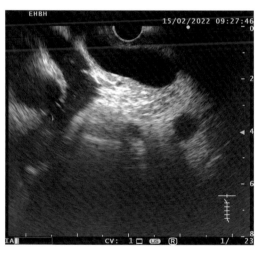
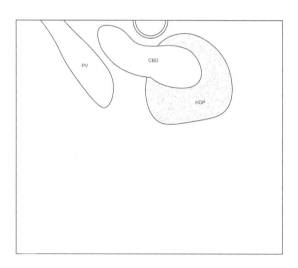

F. 经球部扫查,胆总管下段扩张

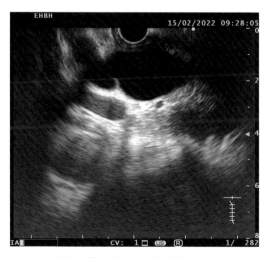
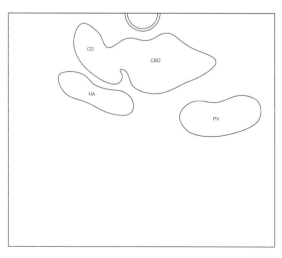

G. 沿胆总管继续向近端胆管扫查,可见胆囊管开口

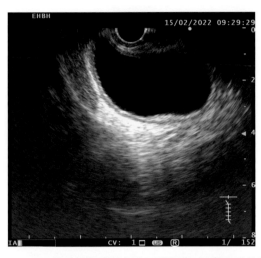
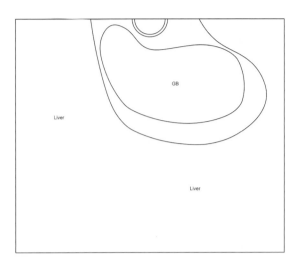

H. 继续沿胆囊管扫查可见胆囊,胆囊壁无异常增厚

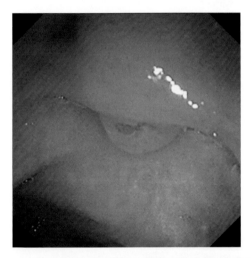

I. 超声内镜下的十二指肠主乳头像,主乳头外观未见异常,但口侧隆起增大

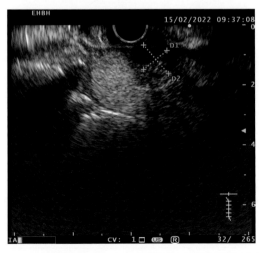
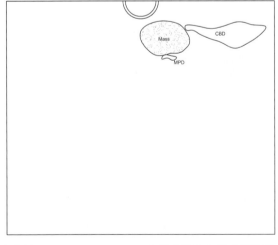

J. 经降段扫查,未注水时可见主乳头呈低回声,大小约 10.2 mm×12.9 mm,但无法明确主乳头及胆总管末端是否有占位

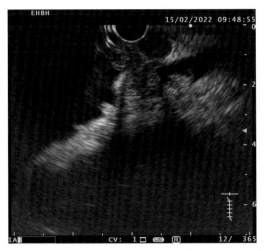
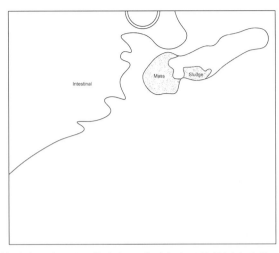

K. 在充分注水后上推大螺旋,使探头和肠壁保持适当距离,可比较清晰地看到壶腹区的低回声占位,大小约10.0 mm×13.0 mm,累及胆总管末端,较未注水时更为清晰。乳头括约肌蠕动僵硬。胆总管内见一偏高回声影,结构疏松,考虑胆泥

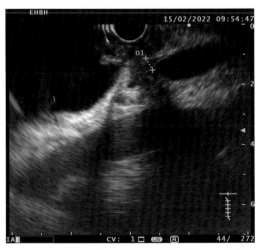
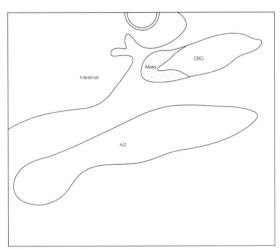

L. 胆总管末端管壁呈不对称增厚,最厚处约4.6 mm

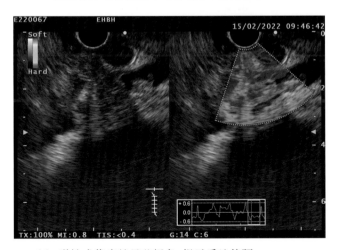

M. 弹性成像病灶呈蓝绿色,提示质地偏硬

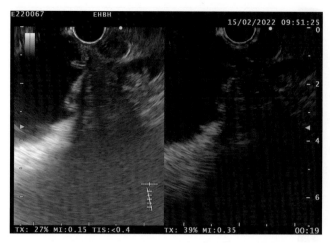

N. 声学造影见病灶在动脉期出现轻度强化,静脉期逐渐消退

图 7 - 3 - 9　超声声像图及示意图

EUS 诊断

①壶腹占位,恶性可能(T1N0);②胆管内胆泥形成。

治疗

行胰十二指肠切除术。

病理

①(胆总管下段)腺癌,中分化,侵犯十二指肠浆膜下层(图 7 - 3 - 10、图 7 - 3 - 11);②(胆囊)慢性胆囊炎。

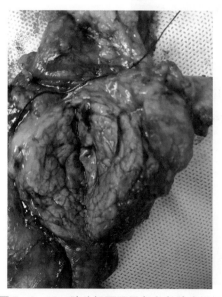

图 7 - 3 - 10　胰头切面可见灰白色肿瘤组织

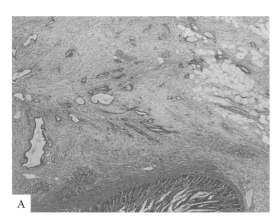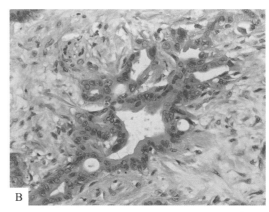

图 7-3-11　病理光镜图

A. 4×,癌组织累及十二指肠壁;B. 40×,癌细胞形态

（王　瀚　邢　铃）

7.3.4　十二指肠壶腹癌 T2 期

病史简介

患者,女性,68 岁,胆囊术后 8 个月,上腹部饱胀不适 2 周。8 个月前患者因胆囊结石、胆总管结石行腹腔镜下胆囊切除术＋腹腔镜下胆管切开取石术,术后病理:胆囊慢性炎伴胆囊腺肌症。2 周前患者出现上腹部饱胀不适。外院查 CA19-9 79.62 U/ml。MRCP:胆总管结石。PET/CT:胆总管下段结石伴肝内外胆管扩张,肝内多发结节,慢性肝脓肿,转移瘤不排除。否认吸烟、嗜酒史,否认高血压病、糖尿病病史。查体:阴性。

实验室检查

血常规:CRP<0.5 mg/L, WBC 4.98×10⁹/L, Hb 125 g/L, PLT 402×10⁹/L。

肝功能:TB 12 μmol/L, DB 5.2 μmol/L, ALT 52 U/L, AST 49 U/L, AKP 507 U/L, γ-GT 264 U/L。

凝血功能:PT 11.2 s, INR 0.93。

肿瘤标志物:AFP 6.2 μg/L, CEA 1.9 μg/L, CA19-9 107 U/ml。

IgG4 0.282 g/L。

影像学检查

PET/CT:肝内可见数枚结节影,放射性摄取增高,最大 SUV 值约 6.2,首先考虑炎性结节,需排除转移。MRCP:肝内多发结节状 T2 稍高信号影,T1 呈低信号影,胆管内见充盈缺损,乳头可见结节影,考虑十二指肠乳头癌伴肝内多发转移可能。上腹增强 CT:肝内见多发结节状稍低密度影,呈环形强化,十二指肠乳头见结节影,呈中度强化,考虑十二指肠乳头癌伴肝内多发转移可能(图 7-3-12)。

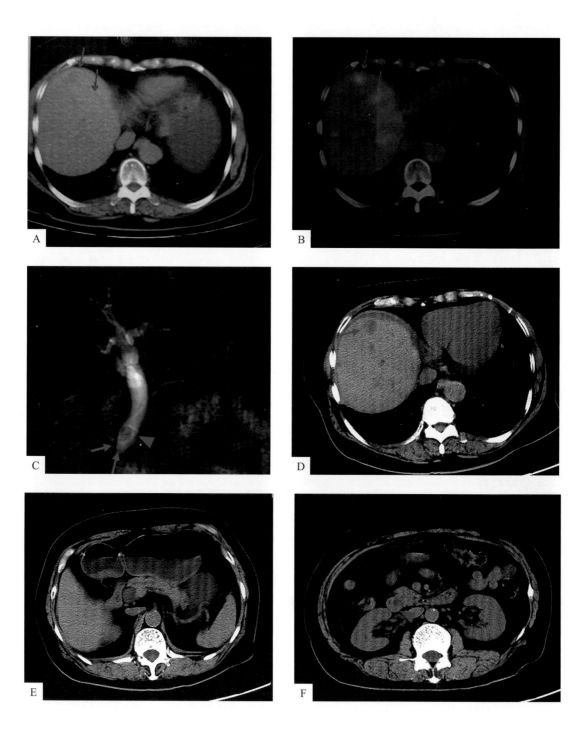

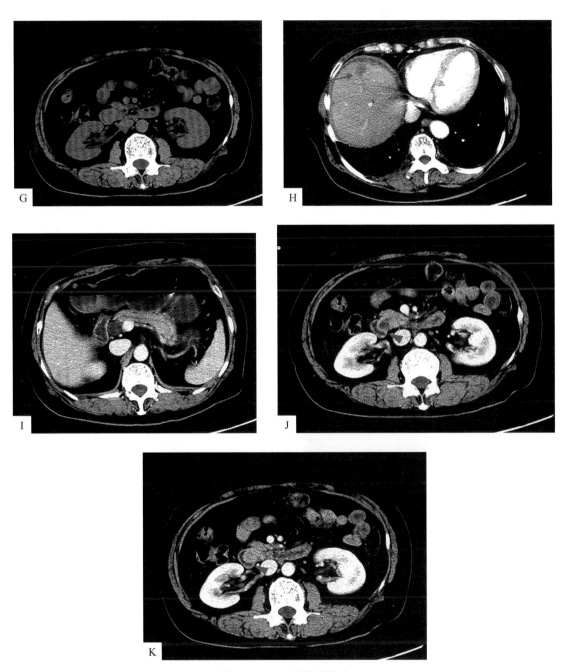

图 7 - 3 - 12　影像学检查

　　A、B. PEC/CT 见右肝两枚结节影,放射性摄取增高(↑);C. MRCP 见肝内外胆管,胆总管下段见类圆形充盈缺损(▲),壶腹部见结节影(↑),主胰管无扩张;D. 上腹 CT 示右肝见一类圆形低密度影(↑);E. 胆总管扩张、胰体尾部及主胰管未见明显异常;F、G. 十二指肠壶腹部见低密度结节影(▲);H. 增强后肝脏低密度灶呈环形强化(↑);I. 胆总管扩张,胰体尾轮廓正常,密度均匀,增强后均匀强化;J、K. 十二指肠壶腹部见低密度结节影,呈中度较均匀强化(▲)

EUS 扫查前影像学资料解读

影像学资料考虑十二指肠乳头癌伴肝转移可能性大,同时合并胆总管结石。壶腹部病灶未累及胰腺,但根据目前影像学资料无法判断是否累及十二指肠壁。

EUS 扫查目的

明确壶腹病灶性质,如为肿瘤,需了解肿瘤浸润深度;明确胆总管充盈缺损影的性质,同时扫查周围淋巴结,进行 TN 分期,为下一步治疗提供相关依据。

超声所见

超声声像图及其示意图见图 7-3-13,EUS 扫查见视频 7-3-5。

视频 7-3-5
EUS 扫查
请扫二维码观看

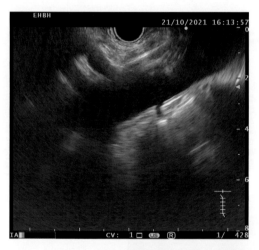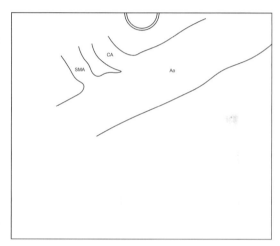

A. 经胃扫查,腹腔干动脉及肠系膜上动脉旁未见淋巴结

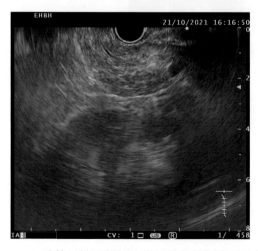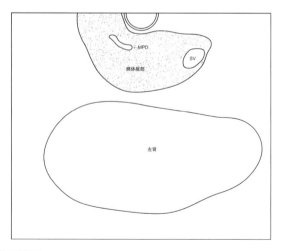

B. 胰体尾部回声均匀,未见异常占位影,主胰管无扩张

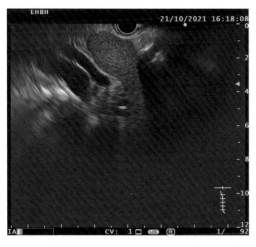
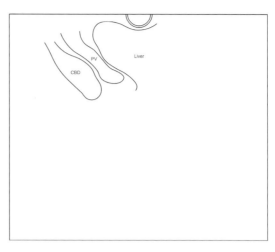

C. 门静脉主干未见异常,肝外胆管扩张,直径约 15 mm,其旁未见肿大淋巴结

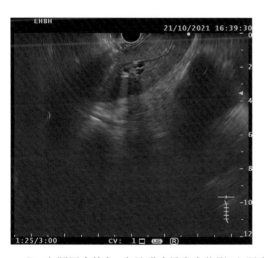
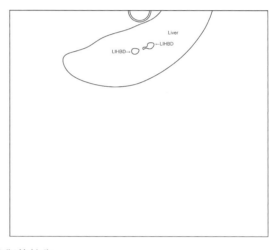

D. 左肝回声均匀,未见明确异常占位影,左肝内胆管扩张

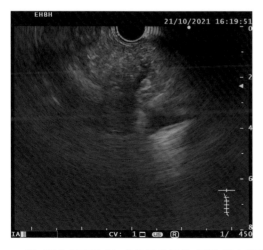
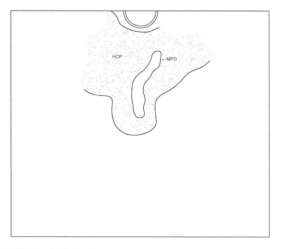

E. 胰头回声均匀,未见异常团块,胰头段主胰管无扩张,直径约 3 mm

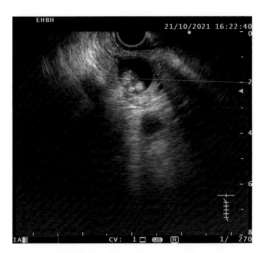
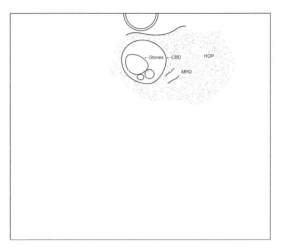

F. 经球部扫查,胆总管胰腺段扩张,直径约 15 mm,胆管三层结构存在,其内可见数枚类圆形高回声影,大者直径约 8 mm,后方伴淡声影,考虑结石,胰头回声均匀,未见异常占位影,胰头段主胰管无扩张

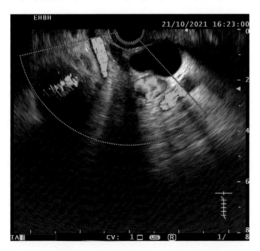
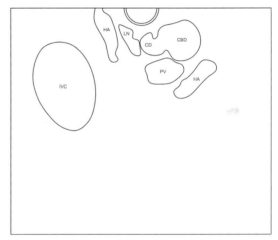

G. 沿胆总管向肝门部扫查,见胆囊管残端扩张,其内未见异常回声,胆管旁可见长条形淋巴结,回声不均,边界不清

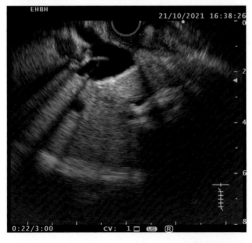
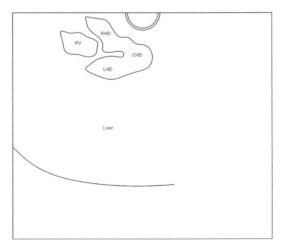

H. 进一步向肝门部扫查,见左、右肝管、肝总管扩张,胆管壁三层结构存在,其内未见异常回声

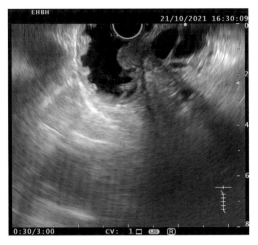
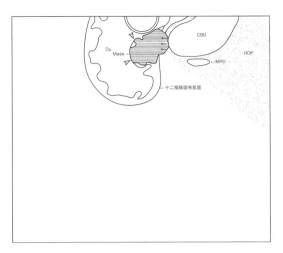

I. 经降段扫查,壶腹部见低回声团块,大小约 13 mm×16 mm,局部表面黏膜结构消失(Λ),其旁十二指肠壁正常结构消失(↑),其近端胆管扩张,胰管无扩张

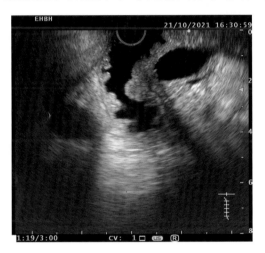
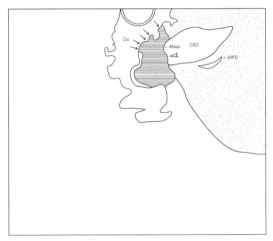

J. 局部黏膜结构消失,其旁十二指肠壁正常结构消失(↑),病灶局部凸向胆总管末端(Λ)

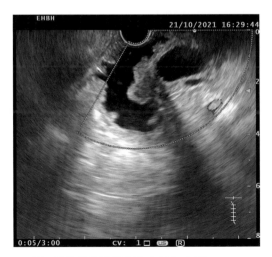
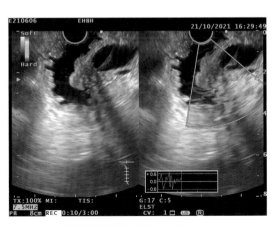

K. 彩色多普勒示病灶血流欠丰富　　　　　　L. 弹性成像呈蓝色,提示质地偏硬

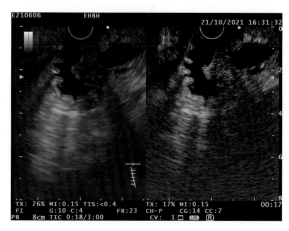
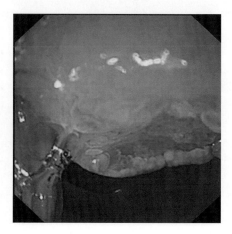

M. 声学造影见病灶在动脉期轻度强化,考虑 壶腹癌可能

N. 内镜像见主乳头明显增大,口侧隆起饱 满,乳头开口糜烂,开口不清,考虑乳头癌可能

图 7-3-13 超声声像图及示意图

EUS 诊断

①十二指肠壶腹占位:壶腹癌(T2N0);②胆总管多发结石。

治疗

行肝肿瘤切除活检术＋十二指肠乳头局部切除术＋十二指肠乳头成形术＋胆道探查取石、T 管引流术。

病理

①(十二指肠乳头)腺癌,中分化,胰胆管型,侵犯肠壁肌层;②(肝肿瘤)腺癌,中分化,结合病史及免疫组化,符合十二指肠乳头腺癌转移(图 7-3-14)。病理 TNM 分期:T2N0M1。

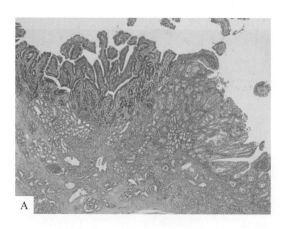
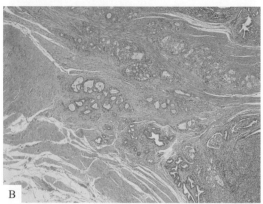

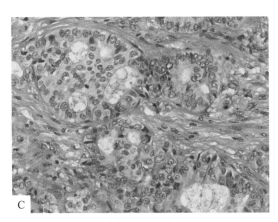
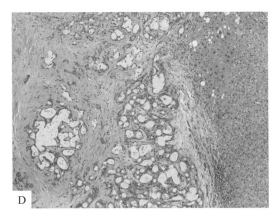

图 7 - 3 - 14　病理图

A. 4×,癌组织黏膜面;B. 4×,癌组织侵犯十二指肠肌层;C. 40×,癌细胞形态;D. 10×,肝转移

（王　瀚　高道键）

7.3.5　十二指肠壶腹癌 T3 期

病史简介

　　患者,女性,47 岁,体检发现胆红素升高 10 天。腹部增强 CT 示:肝内外胆管、主胰管扩张伴壶腹部结节影,壶腹癌可能。否认乙肝、高血压病、糖尿病病史,否认吸烟、饮酒史。查体:皮肤、巩膜黄染,浅表淋巴结未触及肿大,腹部无压痛,肝脾肋下未及,未及肿块,余均阴性。

实验室检查

　　血常规:CRP 0.52 mg/L, WBC 7.12×10⁹/L, Hb 113 g/L, PLT 373×10⁹/L。
$$血常规:CRP\ 0.52\ mg/L,\ WBC\ 7.12\times10^9/L,\ Hb\ 113\ g/L,\ PLT\ 373\times10^9/L。$$
　　肝功能:TB 106.8 μmol/L, DB 84.7 μmol/L, ALT 144 U/L, AST 82 U/L, AKP 266 U/L, γ - GT 564 U/L。
　　凝血功能:PT 11.3 s, INR 0.94。
　　肿瘤标志物:AFP 2.3 μg/L, CEA 3.2 μg/L, CA19 - 9 35.0 U/ml。
　　IgG4 0.492 g/L。

影像学检查

　　上腹增强 CT:右肝前叶近胆囊窝见一类圆形低密度灶,血管瘤可能;十二指肠乳头见团块状混杂稍低密度结节影,后腹膜多发淋巴结肿大,增强后不均匀强化,考虑十二指肠乳头癌伴后腹膜淋巴结转移可能。MRCP:肝内外胆管、主胰管扩张,胆胰管下端截断,壶腹部异常信号结节影,考虑十二指肠乳头癌可能(图 7 - 3 - 15)。

EUS 扫查前影像学资料解读

　　影像学资料考虑十二指肠乳头癌伴后腹膜淋巴结转移可能性大。壶腹部病灶邻近胰腺,但根据目前影像学资料无法判断是否累及胰腺及十二指肠壁。

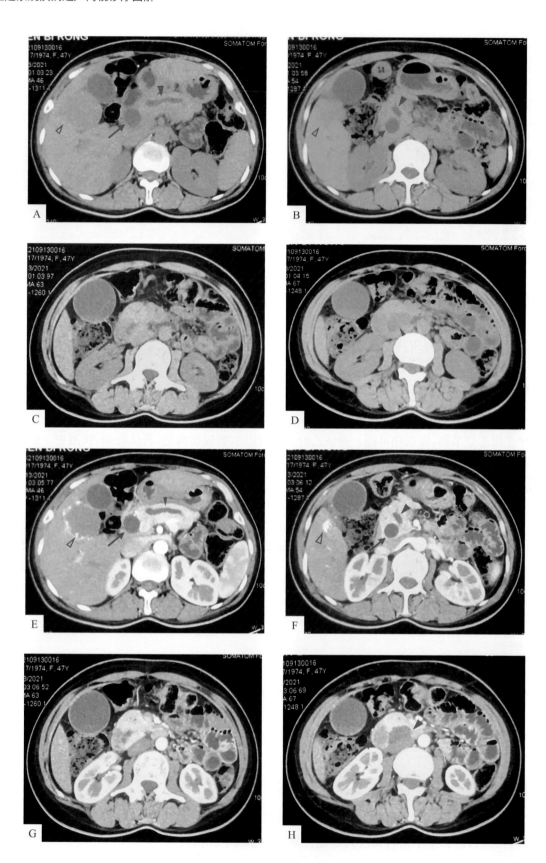

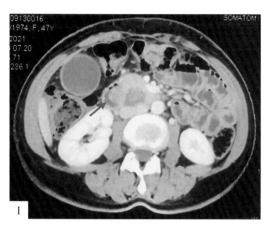
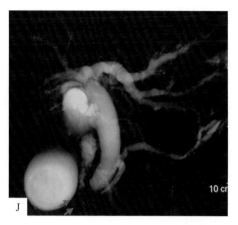

图 7-3-15　影像学检查

A、B. 上腹 CT 见胆总管(↑)与主胰管(▲)扩张,所见胰腺密度均匀,未见异常占位影;右肝前叶胆囊窝旁见类圆形低密度灶,边界欠清(△);C. 胆囊增大,壶腹部见混杂稍低密度结节影(↑);D. 壶腹部见混杂稍低密度结节影(↑),邻近壶腹部、下腔静脉前可见一类圆形低密度影(▲),考虑淋巴结可能;E、F. 胆总管(↑)与主胰管(▲)扩张,所见胰腺均匀强化;右肝前叶胆囊窝旁类圆形低密度灶增强后动脉期边缘明显强化(△);G、H. 壶腹部混杂稍低密度结节影不均匀强化(↑),紧贴胰腺,临近壶腹部、下腔静脉前类圆形低密度灶亦轻度强化(▲);I. 病灶突向十二指肠肠腔(↑);J. MRCP 示胆胰管扩张,壶腹部见异常信号影,突向十二指肠肠腔(↑)

EUS 扫查目的

明确壶腹病灶性质,了解病灶浸润深度,同时扫查周围淋巴结,初步判断淋巴结性质,并进行 TN 分期,为下一步治疗提供相关依据。

超声所见

超声声像图及其示意图见图 7-3-16,EUS 扫查见视频 7-3-6。

视频 7-3-6
EUS 扫查
请扫二维码观看

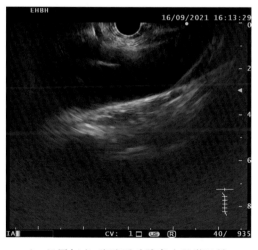
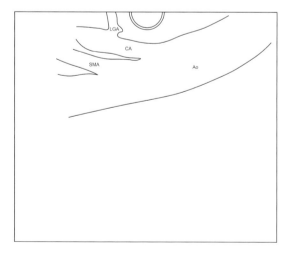

A. 经胃扫查,腹腔干动脉旁未见淋巴结

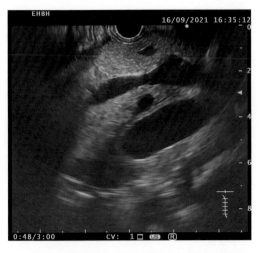
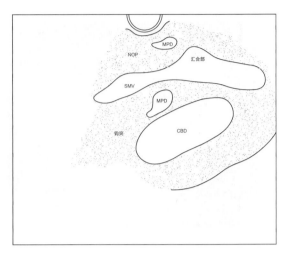

B. 胰颈回声均匀，未见异常占位影，胆总管扩张，其内未见异常回声，主胰管扩张，肠系膜上静脉未见异常

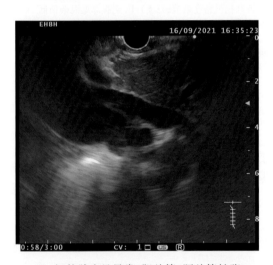
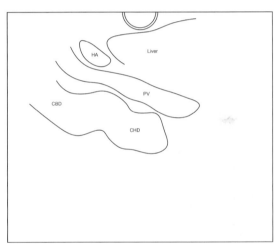

C. 门静脉未见异常，胆总管、肝总管扩张

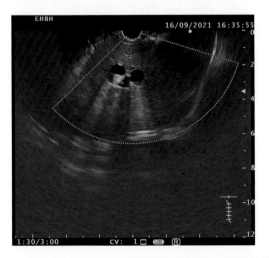
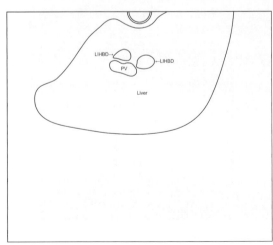

D. 左肝回声均匀，未见异常占位影，左肝内胆管扩张

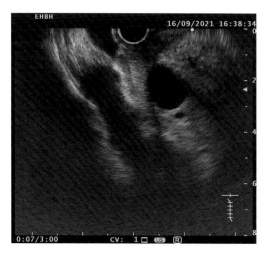
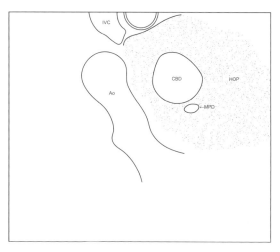

E. 经球部扫查见胆总管扩张,主胰管轻度扩张

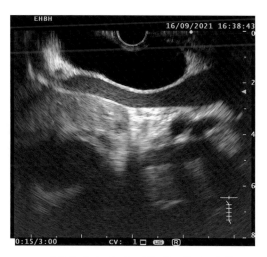
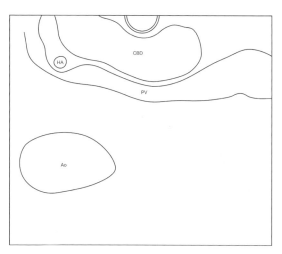

F. 向肝门部扫查,胆总管明显扩张,胆管壁三层结构存在,其内未见异常回声

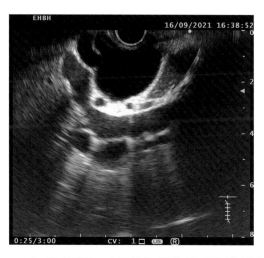
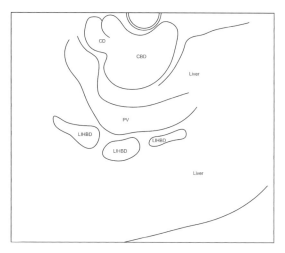

G. 胆囊管开口未见异常,胆总管、胆囊管、肝内胆管扩张

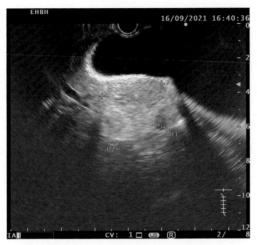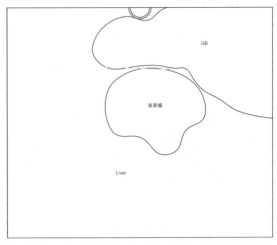

H. 胆囊增大,囊壁无增厚,壁毛糙,囊内可见少许胆泥样回声,右肝近胆囊可见一类圆形高回声影,边界欠清,其内呈网格样改变,肝血管瘤可能

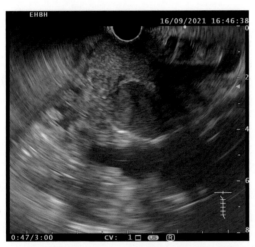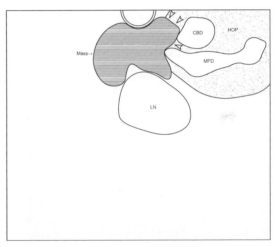

I. 经降段扫查,十二指肠乳头见一低回声团块,与胆管旁胰头分界不清(∧),胆总管扩张,主胰管轻度扩张,胰头旁可见一类圆形低回声团块,边界清,淋巴结可能

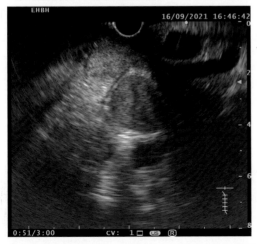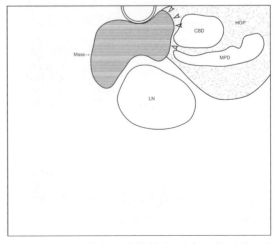

J. 谐波模式扫描,壶腹部低回声团块与胰头分界不清(∧),胆总管与主胰管扩张,未侵入胆总管及主胰管末端

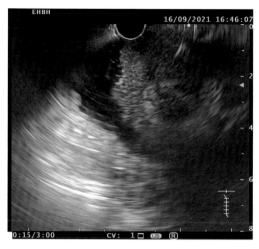
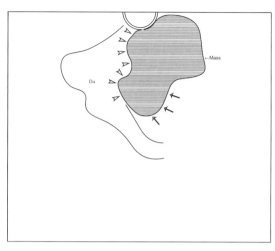

K. 注水后十二指肠乳头表面黏膜结构消失（Λ），未见明确十二指肠壁正常结构（↑）

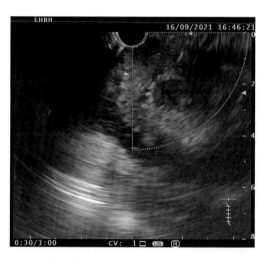
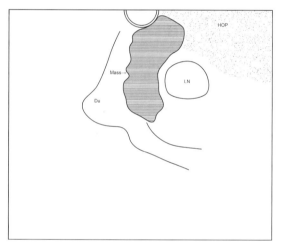

L. 病灶内可见点状及杆状血流信号，胰头旁淋巴结内未见明显血流信号

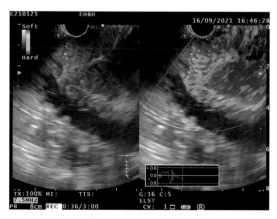

M. 弹性成像呈蓝色，提示质地偏硬

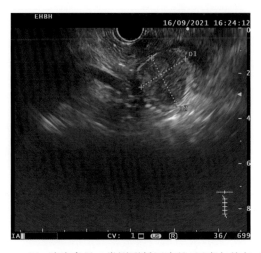
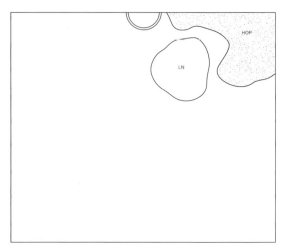

N. 胰头旁见一类圆形低回声灶,回声欠均匀,边界清

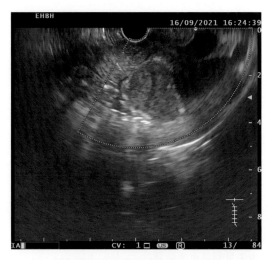

O. 其周围可见少许血流信号

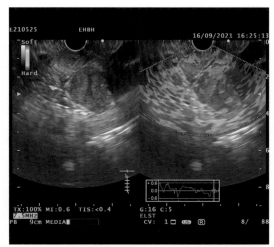

P. 弹性成像呈蓝色,提示质地偏硬

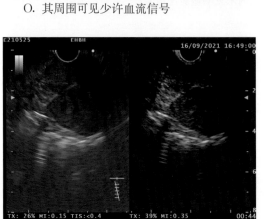

Q. 声学造影见十二指肠乳头病灶及胰头旁淋巴结在动脉后期轻度强化

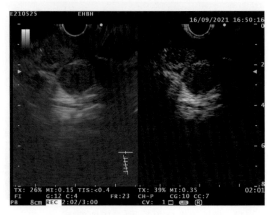

R. 在静脉期逐渐消退,考虑十二指肠乳头肿瘤性病变,胰头旁淋巴结转移可能

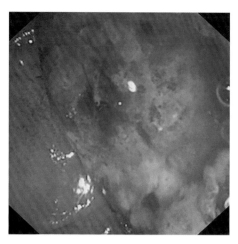

S. 内镜像见主乳头明显增大,表面糜烂出血,开口不清,考虑乳头癌可能

图 7-3-16 超声声像图及示意图

EUS 诊断

①十二指肠壶腹占位:壶腹癌(T3N1);②右肝血管瘤;③胆囊胆泥形成。

治疗

行胰十二指肠切除术+肝十二指肠韧带骨骼化清扫。

病理

①(十二指肠乳头)腺癌,中分化,侵犯十二指肠肌层及胰腺组织(图 7-3-17);②(淋巴结)未见肿瘤组织;③(胆囊)慢性胆囊炎。病理 TNM 分期:T3N0Mx。

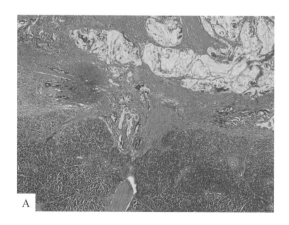

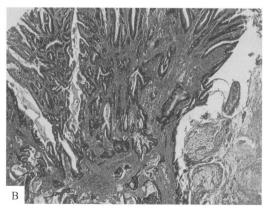

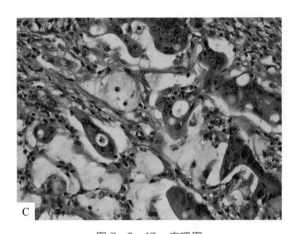

图 7 - 3 - 17　病理图

A. 4×,癌组织侵犯胰腺实质;B. 4×,癌组织黏膜面;C. 40×,癌细胞形态

（王　瀚　高道键）

讨论

壶腹肿瘤以腺瘤或癌为主,其中腺瘤占 57.0%～57.6%,腺癌占 16.3%～31.8%,两者共占 73.9%～88.8%,其他有增生性息肉、神经内分泌肿瘤、错构瘤、纤维腺瘤等。与结肠腺瘤相似,壶腹肿瘤也遵循腺瘤—癌转化过程。壶腹腺瘤恶变率为 35%～60%,且复发率高。

CT、MRI 及 EUS 已广泛用于壶腹肿瘤良、恶性鉴别和浸润深度的判断。在评估肿瘤大小、周围淋巴结转移、大血管浸润、胆胰管侵犯,判断肿瘤边界、肿瘤与十二指肠肠壁、胆总管和主胰管的关系上,EUS 均优于 CT。因为超声探头可置于离病灶较近的地方,进行实时高分辨率扫描来评价十二指肠壁,所以 EUS 检查被认为是壶腹肿瘤局部分期的最佳方式,可详细评估壶腹肿瘤的局部浸润深度。对于 CT 或 MRI 难以显示的小病变,EUS 可以更详细地显示病灶细节,肿瘤分期更准确。然而,由于扫查深度有限,EUS 无法扫及远处脏器转移和远处淋巴结转移。因此,壶腹肿瘤的正确分期需要互补的成像方式,例如 CT 和（或）MRI 检查结合 EUS 扫描。EUS 可提供关于壶腹肿瘤范围更详细和准确的信息,包括肿瘤大小、回声特点、是否侵犯十二指肠壁、可能的区域淋巴结形态等。EUS 检查结果有助于鉴别良性腺瘤和腺癌,为制定下一步最佳治疗方案提供帮助。对于壶腹腺瘤,内镜下切除已成为优于手术治疗的首选治疗方法。但内镜下切除仅适用于局限于黏膜层的早期病灶。因此,术前评估肿瘤的深度及范围对决定手术切除还是内镜切除至关重要。EUS 对壶腹肿瘤的总体 T 分期准确率为 56%～91%,N 分期准确率为 50%～81%。EUS 对不同分期十二指肠乳头肿瘤的诊断敏感性、特异性、阳性预测值、阴性预测值并不相同,T1 期分别为 50.0%、91.7%、33.3%和95.7%,T2 期分别为 81.8%、80.0%、75.0%和85.7%,T3 期分别为 75.0%、92.9%、90.0%和81.3%,提示 EUS 对十二指肠乳头肿瘤 T 分期有很好的应用价值。在 T 分期方面,EUS 比 CT 和 MRI 更准确（EUS vs CT:78% vs 24%, $P<$ 0.01;EUS vs MRI:78% vs 46%, $P=0.07$）,但 N 分期检出率相似(68% vs 59% vs 77%,

$P>0.05$)。

十二指肠乳头腺瘤、腺癌与十二指肠乳头神经内分泌肿瘤的超声声像图表现相似,单纯依赖超声较难鉴别。十二指肠乳头腺瘤内镜像表现为壶腹部隆起呈息肉样,表面呈结节状或菜花状,肿块通常较大,EUS表现为壶腹部低到等回声,少数可为高回声,肿瘤可长入胆管和(或)胰管末端。如EUS见肿块表面局部黏膜层缺失、糜烂或累及胰腺,通常要怀疑恶变可能,十二指肠乳头腺癌内镜像表现为乳头膨胀性增大,表面黏膜可完整光滑,但张力较高,乳头开口处可见新生物,口侧隆起也可见糜烂溃疡,EUS通常表现为壶腹部低回声团块,少数为等回声,回声可均匀或不均匀。特别需要提及的是T1期的小乳头癌,典型表现为在Oddi括约肌低回声影中见到更低回声团块影,若不仔细观察通常会漏诊,根据肿瘤进展不同可表现为十二指肠壁、胰腺甚至周围血管累及,亦可见周围肿大淋巴结。在声学造影方面,腺瘤与腺癌的病灶均可强化,腺癌通常强化更明显。十二指肠乳头神经内分泌肿瘤的内镜像与腺癌表现相似,通常质地较硬,声像图通常表现为起源于黏膜下层的低回声团块,与腺癌较难鉴别。目前仍无鉴别十二指肠乳头腺瘤、腺癌和神经内分泌肿瘤较有特异性的声像学改变,其最终诊断仍依赖于病理。

扫查体会

(1)经球部或降段扫查均可显示壶腹部与胰头,降段是显示十二指肠乳头病灶的最佳扫查站点。如要清晰显示乳头层次结构、十二指肠壁层次,可向十二指肠肠腔注水,使乳头、十二指肠壁位于超声探头的焦点,从而清楚地显示乳头病灶与十二指肠壁、胰头的关系。必要时可调高超声频率以更好地显示肠壁与乳头层次结构。

(2)如十二指肠蠕动较快、难以蓄水时,可静脉推注丁溴东莨菪碱20 mg,并加快注水速度,通常可以很好地显示乳头及其周围结构。

(3)经球部与降段扫查时,要充分评估胆胰管下段有无肿瘤长入,病灶周围血管有无受累,有无胰头周围、腹主动脉、下腔静脉旁淋巴结转移。在降段扫查时,可依次显示SMA/SMV、主胰管、胆总管、主乳头、腹主动脉、下腔静脉,具体操作如下:内镜进入降段后拉直内镜,使探头位于十二指肠水平段,up大转钮并右旋内镜找到SMA/SMV,然后逐渐左旋内镜,通常可依次显示上述结构。

(4)必要时可应用声学造影,了解病灶血供及增强模式以协助诊断。

(邢　铃　高道键)

参考文献

[1] Kang SH, Kim KH, Kim TN, et al. Therapeutic outcomes of endoscopic papillectomy for ampullary neoplasms: retrospective analysis of a multicenter study [J]. BMC Gastroenterol, 2017,17(1):69.

[2] Attila T, Parlak E, Alper E, et al. Endoscopic papillectomy of benign ampullary lesions: Outcomes from a multicenter study [J]. Turk J Gastroenterol, 2018,29(3):325-334.

[3] Wee E, Lakhtakia S, Gupta R, et al. The diagnostic accuracy and strength of agreement between endoscopic ultrasound and histopathology in the staging of ampullary tumors [J]. Indian J Gastroenterol, 2012,31(6):324-332.

[4] Cannon ME, Carpenter SL, Elta GH, et al. EUS compared with CT, magnetic resonance imaging, and angiography and the influence of biliary stenting on staging accuracy of ampullary neoplasms [J]. Gastrointest Endosc, 1999,50(1):27 - 33.

7.4 十二指肠乳头神经内分泌肿瘤

病史简介

患者,女性,51 岁,MRI 发现壶腹部占位 1 月余。外院腹部超声示:胆总管末端实性占位合并胆系扩张,胆囊增大伴沉积物。MRI＋MRCP 示:符合壶腹部肿瘤伴上游胆系扩张,胆囊结石伴胆囊炎。否认吸烟、嗜酒史,否认肝炎病史,否认高血压病、糖尿病病史。查体:皮肤、巩膜无黄染,浅表淋巴结未触及,右上腹按压不适感,右上腹可触及一肿块,长径约 5 cm,边缘光滑,无明显压痛,肝脾未触及,余均阴性。

实验室检查

血常规:CRP＜0.5 mg/L, WBC 4.22×10⁹/L, Hb 119 g/L, PLT 273×10⁹/L。

肝功能:TB 27.3 μmol/L, DB 12.5 μmol/L, ALT 203 U/L, AST 132 U/L, AKP 441 U/L, γ-GT 1 248 U/L, ALB 42.9 g/L。

凝血功能:PT 11.7 s, INR 0.97。

肿瘤标志物:AFP 1.7 μg/L, CEA 1.9 μg/L, CA19-9 9.3 U/ml。

影像学检查

MRCP:胆总管末端管腔狭窄伴近端肝内外胆管明显扩张,主胰管无明显扩张,考虑壶腹部占位可能。上腹增强 MRI:壶腹部见一结节状稍长 T1、稍短 T2 异常信号灶,边界清,大小约 2.7 cm×1.8 cm,增强后呈渐进性强化;近端肝内外胆管扩张,主胰管无扩张,考虑壶腹部肿瘤伴梗阻(图 7-4-1)。

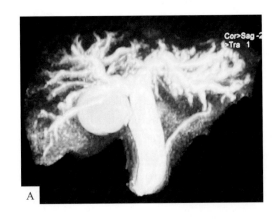
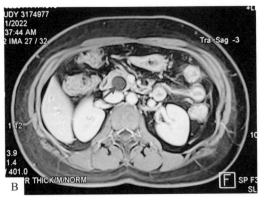

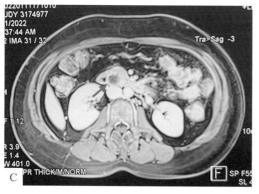
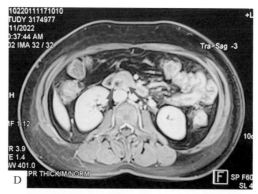
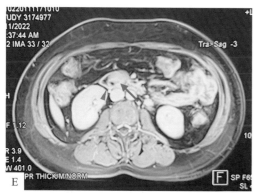
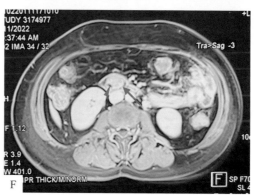
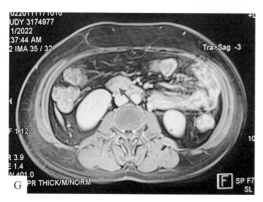

图 7-4-1 影像学检查

A. MRCP 见肝内外胆管、胆囊明显扩张,胆总管末端截断,主胰管走行未见异常,主胰管无扩张、狭窄;B. 上腹增强 MRI 示胆总管扩张,其内未见异常信号影(↑);C. 胆总管下端管腔渐狭窄,管壁轻度强化(↑);D、E、F. 壶腹部见一结节状异常信号影,轻度强化,边界清,突入十二指肠腔内(↑),结节内可见胆管管腔狭窄(▲);G. 病灶几乎完全堵塞肠腔(↑)

EUS 扫查前影像学资料解读

影像学资料考虑十二指肠乳头肿瘤性病变导致胆管末端梗阻、肝内外胆管扩张,但未导致胰管梗阻,故主胰管无扩张,病灶性质首先考虑壶腹癌可能性大。

EUS 扫查目的

明确壶腹病灶性质,了解壶腹病灶有无累及十二指肠、胆胰管末端及胰腺,同时扫查病灶周围淋巴结情况。

超声所见

超声声像图及其示意图见图 7-4-2,EUS 扫查见视频 7-4-1。

视频 7-4-1
EUS 扫查
请扫二维码观看

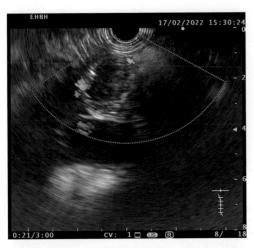 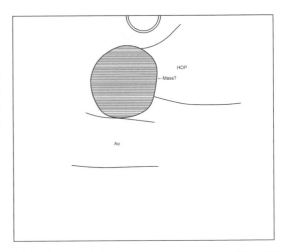

A. 经胃扫查壶腹区见一低回声团块，边缘被一圈高回声包绕，大小约 15.8 mm×20.1 mm，其内可见血流信号

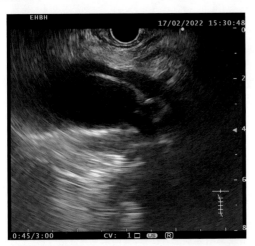 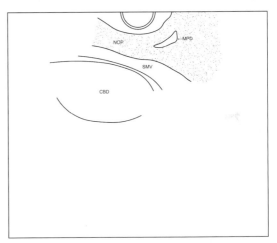

B. 沿病灶向近端胆管扫查可见胆总管扩张明显，直径约 20 mm，其内可见少许胆泥样回声，其旁可见肠系膜上静脉，血流通畅，外膜完整

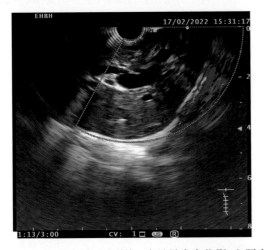 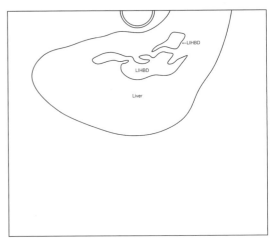

C. 左肝实质回声均匀，未见异常占位影，左肝内胆管扩张明显

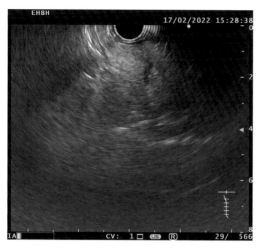
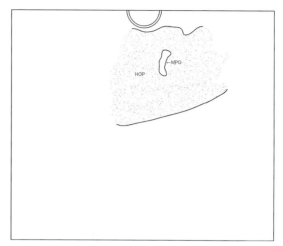

D. 胰头回声未见异常，主胰管无扩张

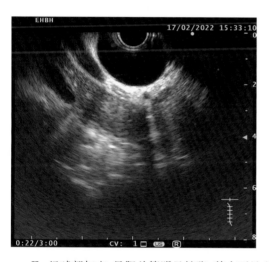
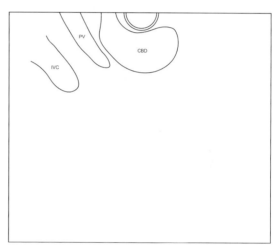

E. 经球部扫查，见胆总管明显扩张，其内可见少许胆泥样回声

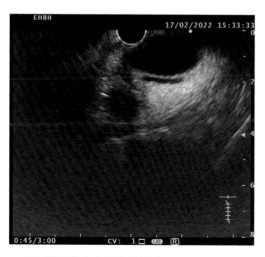
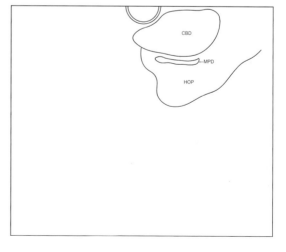

F. 胆总管旁主胰管无扩张

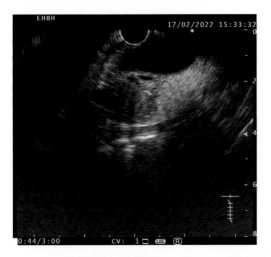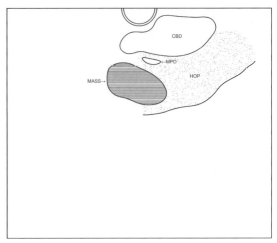

G. 壶腹部可见一类圆形低回声病灶,近端胆管扩张,主胰管无扩张

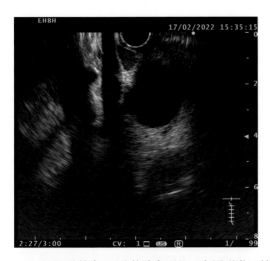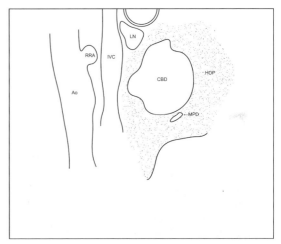

H. 胆总管旁、下腔静脉旁可见一卵圆形淋巴结,大小约 6 mm×9.5 mm,呈低回声,边界清

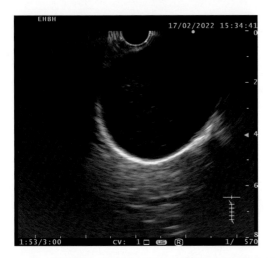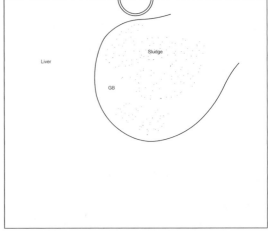

I. 胆囊增大,胆囊壁无增厚,囊壁欠光滑,其内可见胆泥样回声

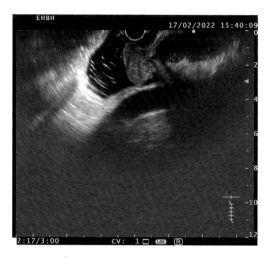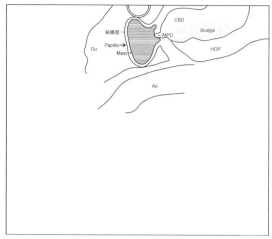

J. 经降段扫查壶腹部见一低回声团块,位于黏膜下层,回声尚均匀,大小约 1.5 cm×2.5 cm,黏膜层完整,未累及十二指肠,未累及胰管末端

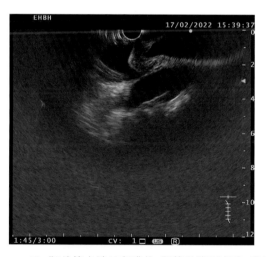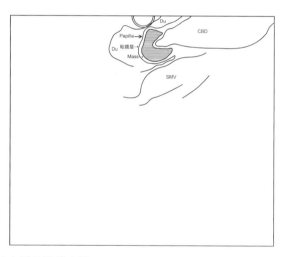

K. 胆总管末端呈鸟嘴状,胆管黏膜层完整,病灶未累及胆管末端

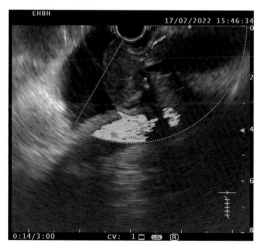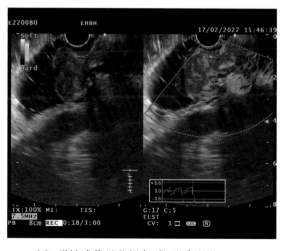

L. 彩色多普勒示病灶血流丰富   M. 弹性成像呈蓝绿色,提示质地硬

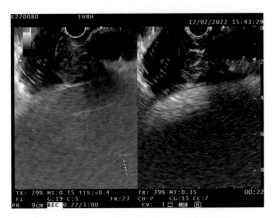
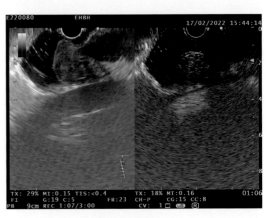

N. 声学造影示病灶在动脉前期强化明显　　　　　　O. 动脉后期亦强化明显

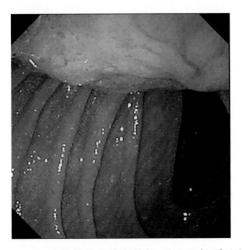

P. 内镜像见主乳头增大,开口不清,质地硬

图7-4-2　超声声像图及示意图

EUS 诊断

①十二指肠乳头占位:神经内分泌肿瘤可能(T1N0),胆胰管末端未受累;②胆囊、胆总管胆泥形成。

治疗

行十二指肠乳头活检。

病理

(十二指肠乳头)神经内分泌肿瘤,NET-G1(图7-4-3)。

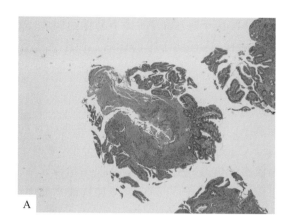
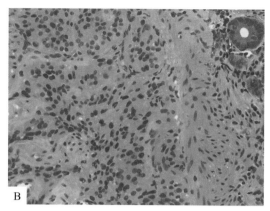

图 7-4-3 病理图

A.4×,肠壁黏膜下见肿瘤组织呈巢片状分布;B.40×,肿瘤细胞形态

讨论

神经内分泌肿瘤(neuroendocrine tumors，NETs)起源于胃肠道的内分泌细胞,这些肠嗜铬细胞来源于黏膜和黏膜下层的 Lieberkühn 隐窝,约 73.7％的 NETs 发生在胃肠道系统。壶腹部 NETs 极为罕见,发病率不到胃肠道 NETs 的 0.05％,男性略多见(1.7∶1),平均年龄为 54.6 岁。大部分壶腹部 NETs 表现为梗阻性黄疸(62％),少于 3％的患者表现为类癌综合征。约 45％的壶腹部 NETs 可伴淋巴结和(或)肝脏转移。

壶腹部 NETs 是一种黏膜深层或黏膜下层起源的低级别肿瘤,起源于黏膜深层时,黏膜改变明显,EUS 表现为黏膜层低回声团块;起源于黏膜下层的病变通常表现为圆形或卵圆形低回声团块,黏膜层完整,类似于黏膜下肿物,质地较硬。病灶亦会侵犯十二指肠肌层、胆胰管和胰腺。本例患者病灶表现为黏膜下低回声灶,病灶血流较丰富,弹性成像呈蓝绿色,提示质地硬,声学造影强化较明显。因极小的壶腹 NETs 也可伴跨壁侵袭和淋巴结转移,故扫查过程中要重视对周围淋巴结的扫查。通常胰腺 NETs 肿块内血流信号丰富,可呈"火焰征",且声学造影示病灶明显强化,但本例患者壶腹部病灶的血流信号并不是非常丰富,声学造影亦未见典型的强化,这与胰腺 NETs 有所不同。因壶腹部 NETs 转移率高达 45％,如果 EUS 怀疑为壶腹部 NETs,建议行肝脏增强 CT/MRI 检查或 PET/CT 检查排除转移可能。因壶腹部 NETs 罕见,目前对其声像图的特点认识不够,需积累更多的病例,找出其特征性改变。目前仍无鉴别十二指肠乳头腺瘤、腺癌与神经内分泌肿瘤较有特异性的声像学改变,其最终诊断仍依赖于病理。根据我们有限的经验,腺瘤、腺癌通常累及黏膜层,而壶腹部 NETs 一般以黏膜下肿块较多见,另外,壶腹部 NETs 血流信号较腺瘤或腺癌丰富,声学造影强化程度亦较明显。

CT 通常不能识别小的壶腹部 NETs,但可以显示肝脏或肠系膜转移的特征性表现:被脂肪和放射状软组织包绕的软组织肿块。EUS 诊断小的壶腹部 NETs 最敏感(高达100％),但 EUS 很大程度上依赖于医生的经验。MRI 对壶腹部肿瘤的灵敏度降至 33％。PET/CT 对有无转移有一定诊断价值。

据报道,壶腹部 NETs 的术前诊断准确率仅为 14％(10/71),因为只有在极少数情况下壶腹部 NETs 会出现黏膜溃疡性病变,大部分病灶通常位于黏膜下,活检不易抓到病灶,故如怀疑壶腹部 NETs,可行 EUS-FNA 或 ERCP 取活检,这有助于术前诊断。但本例患者通过深挖活检行病理学检查获得确诊。

扫查体会

(1) 经球部与经降段扫查均可显示壶腹部与胰头,但降段是显示十二指肠乳头病灶的最佳扫查站点。如要清晰显示乳头层次及病灶旁十二指肠壁层次来确定肿瘤分期,可向十二指肠降段注水,并使乳头、十二指肠壁位于超声探头的焦点,必要时可调高探头超声频率。如十二指肠蠕动较快、难以蓄水时,可静脉推注丁溴东莨菪碱 10~20 mg,并加快注水速度,通常能很好地显示乳头及其周围结构。

(2) 经球部及降段扫查时,要充分评估胆胰管下段有无肿瘤长入,病灶周围血管有无受累,有无胰头周围、腹主动脉、下腔静脉旁淋巴结转移。故在降段扫查时,依次显示 SMA/SMV、主胰管末端、胆总管末端、主乳头、腹主动脉、下腔静脉。具体操作如下:内镜进入降段后拉直内镜,使探头位于十二指肠水平段,up 大转钮并右旋内镜找到 SMA/SMV,然后逐渐左旋内镜,通常可依次显示上述结构。

(3) 必要时可应用声学造影,结合病灶血供及增强模式有助于诊断。

(王　瀚　高道键)

参考文献

[1] Kleinschmidt TK, Christein J. Neuroendocrine carcinoma of the ampulla of Vater: a case report, review and recommendations [J]. J Surg Case Rep, 2020, 2020(6):rjaa119.

[2] Raphael MJ, Chan DL, Law C, et al. Principles of diagnosis and management of neuroendocrine tumors [J/OL]. Cmaj, 2017, 189(10):E398-E404.

[3] Gilani N, Ramirez FC. Endoscopic resection of an ampullary carcinoid presenting with upper gastrointestinal bleeding: a case report and review of the literature [J]. World J Gastroenterol, 2007, 13(8):1268-1270.

[4] Hatzitheoklitos E, Büchler MW, Friess H, et al. Carcinoid of the ampulla of Vater. Clinical characteristics and morphologic features [J]. Cancer, 1994, 73(6):1580-1588.

[5] Hartel M, Wente MN, Sido B, et al. Carcinoid of the ampulla of Vater [J]. J Gastroenterol Hepatol, 2005, 20(5):676-681.

[6] Picus D, Glazer HS, Levitt RG, et al. Computed tomography of abdominal carcinoid tumors [J]. AJR Am J Roentgenol, 1984, 143(3):581-584.

胆总管及其周围病变

8.1　胆总管结石

8.1.1　胆总管结石、胆囊结石

病史简介

患者,女性,17岁,反复中上腹绞痛3个月,再发伴呕吐2周,无发热及尿黄。外院CT示:胆囊结石,左肝内胆管轻度扩张。MRCP示:胆总管结石、胆囊结石。经当地抗炎、解痉治疗后症状缓解。既往无腹痛、尿黄史,否认其他疾病史。查体:阴性。

实验室检查

血常规:CRP$<$0.5 mg/L, WBC 4.92$\times10^9$/L, Hb 120 g/L, PLT 175$\times10^9$/L。

肝功能:TB 7.6 μmol/L, ALT 91 U/L, AST 21 U/L, AKP 112 U/L, γ - GT 172 U/L。

肿瘤标志物:AFP 0.9 μg/L, CEA 0.9 μg/L, CA19 - 9 10.0 U/ml。

影像学检查

上腹CT:胆囊结石。MRCP:胆囊结石、胆总管结石(图8 - 1 - 1)。

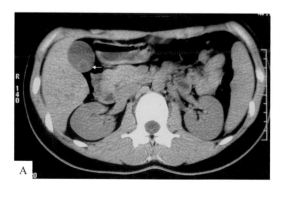
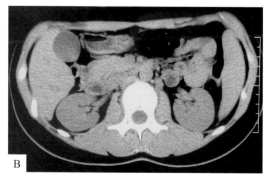

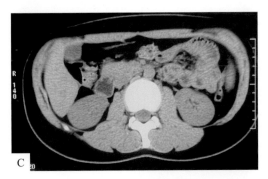 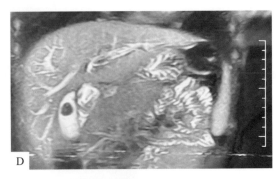

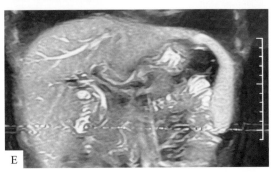

图 8-1-1 影像学检查

A. CT 见胆囊内一类圆形环形高密度影(↑),胆总管未见异常密度影;B、C. 胆总管未见异常密度影;D. MRCP 见胆囊内一类圆形低信号充盈缺损影;E. 胆总管下段见一低信号充盈缺损影,长径约 0.6 cm,肝内外胆管无扩张

EUS 扫查前影像学资料解读

影像学资料考虑胆囊结石、胆总管下段小结石。

EUS 扫查目的

根据患者影像学资料,结合患者典型上腹痛病史,胆囊结石、胆总管结石诊断明确。但患者治疗后无再次腹痛发作,且胆总管结石较小,不排除胆总管结石自行排石可能。此外,患者年仅 17 岁,应尽量保全乳头括约肌功能,故拟行 EUS 明确是否仍存在胆总管结石,若已排石,则可直接行腹腔镜下胆囊切除术,若仍有胆总管结石,可考虑 ERCP 取石,然后再行腹腔镜胆囊切除术。

超声所见

超声声像图及其示意图见图 8-1-2,EUS 扫查见视频 8-1-1。

EUS 诊断

胆总管结石,胆囊结石。

治疗

行 ERCP 取石术。

视频 8-1-1
EUS 扫查
请扫二维码观看

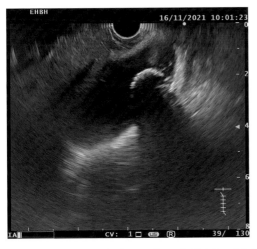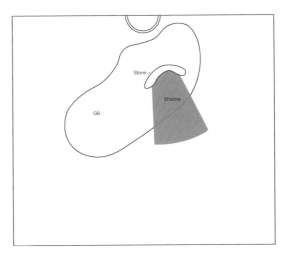

A. 经胃扫查胆囊内见一半月形强回声,后方伴声影,胆囊壁毛糙,考虑胆囊结石

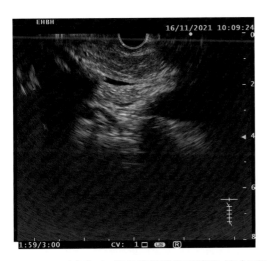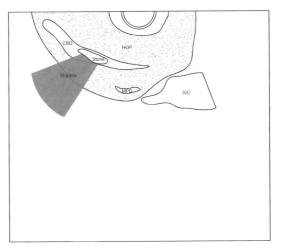

B. 经球部扫查,胆总管胰腺段无扩张,腔内可见一强回声,后方伴声影,考虑胆总管结石

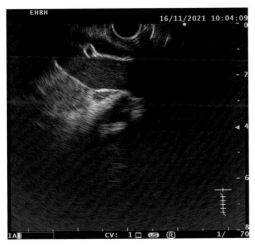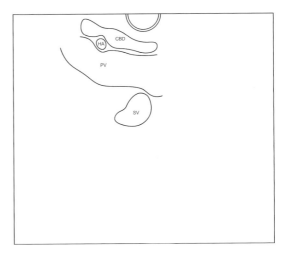

C. 胆总管中上段未见明显异常

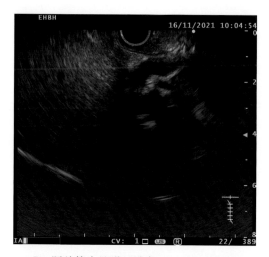

D. 肝总管未见明显异常

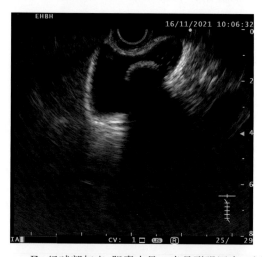
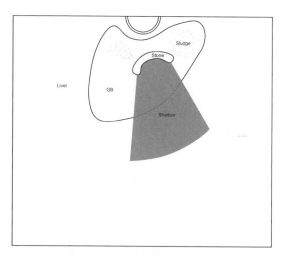

E. 经球部扫查,胆囊内见一半月形强回声,后方伴声影,胆囊壁毛糙,考虑胆囊结石

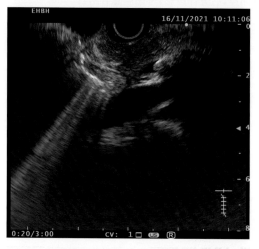
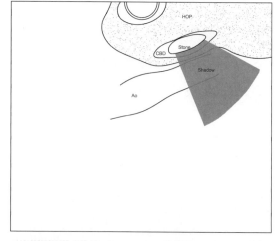

F. 经降段扫查见胆总管胰腺段无扩张,腔内可见一强回声,后方伴声影,考虑胆总管结石

图 8-1-2　超声声像图及示意图

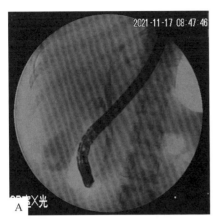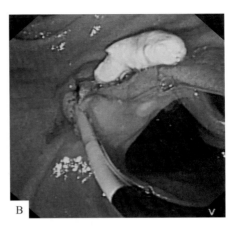

图 8-1-3　ERCP 取石术

A. 胆管造影见胆总管一卵圆形充盈缺损，胆囊内见一类圆形充盈缺损影；B. 球囊取出一颗黄色卵圆形结石

8.1.2　胆总管结石

病史简介

患者，男性，70 岁，中上腹饱胀不适伴发热 1 月余。外院 CT 示：胆总管下段癌可能。否认高血压、糖尿病及冠心病史。否认手术史。查体：全身皮肤及巩膜无黄染，腹软，右上腹轻压痛，余均阴性。

实验室检查

血常规：CRP 0.4 mg/L，WBC 4.38×10^9/L，Hb 133 g/L，PLT 272×10^9/L。
肝功能：TB 17.3 μmol/L，ALT 14 U/L，AST 14 U/L，AKP 101 U/L，γ-GT 138 U/L。
肿瘤标志物：AFP 3.1 μg/L，CEA 1.3 μg/L，CA19-9 11.6 U/ml。

影像学检查

CT：胆总管下段见结节状软组织密度影，考虑胆总管下段可疑占位。MRCP：肝内外胆管扩张，胆总管下端见软组织信号影，胆总管下段癌可能（图 8-1-4）。

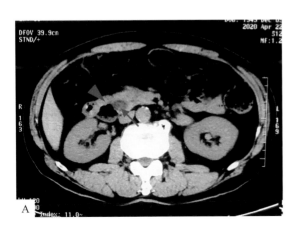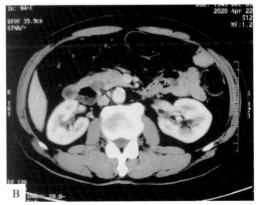

图 8-1-4　影像学检查

A. CT 示胆总管下段见一类圆形低密度影(↑),其旁可见憩室(▲);B. 增强后结节影轻度强化(↑);C. MRCP 见肝内外胆管扩张,胆总管下段可见一软组织信号影(↑)

EUS 扫查前影像学资料解读

影像学资料显示胆管内一处占位性病变,增强后轻度强化,考虑胆管占位可能性大。

EUS 扫查目的

明确胆总管内病变性质,鉴别结石或肿瘤性病变,帮助制定下一步治疗计划。

超声所见

超声声像图及其示意图见图 8-1-5,EUS 扫查见视频 8-1-2。

视频 8-1-2
EUS 扫查
请扫二维码观看

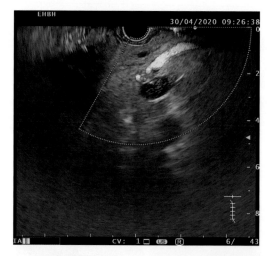
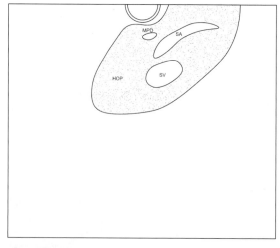

A. 经胃扫查,胰头、胰颈实质未见异常,主胰管无扩张,直径约 3.1 mm

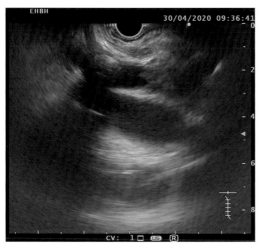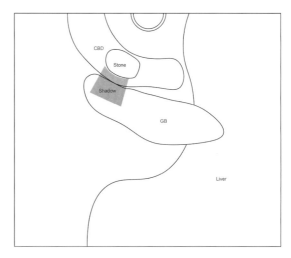

B. 胆总管中段见一偏高回声影,后方伴淡声影

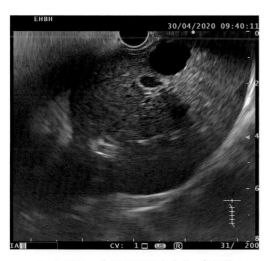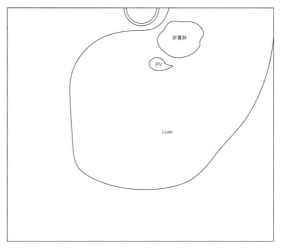

C. 左肝见一类圆形无回声占位,直径约 11.7 mm,后方伴增强效应,其内未见异常回声

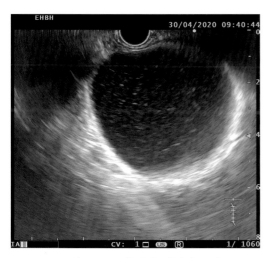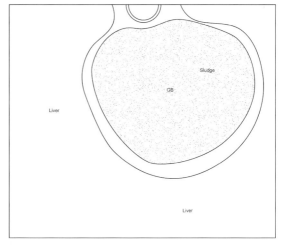

D. 经胃扫查见胆囊肿大,其内探及多发胆泥回声

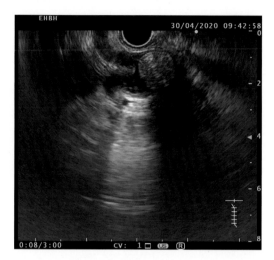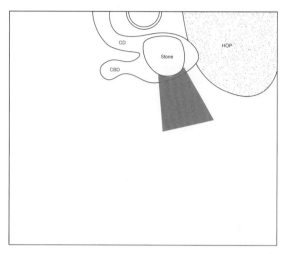

E. 经球部扫查,探及一圆形等到偏低回声占位影,位于胆总管内,与胆管壁有明显间隙,后方伴声影

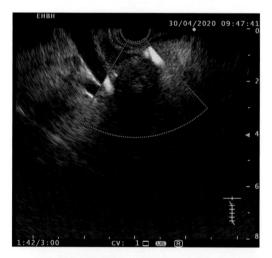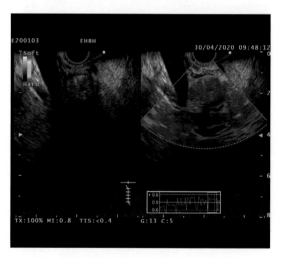

F. 彩色多普勒显示,病灶内未见明确血流信号   G. 弹性成像见病灶呈蓝色,提示质地硬

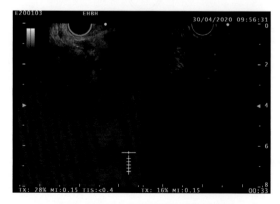

H. 声学造影见病灶在动脉期及静脉期均未出现强化

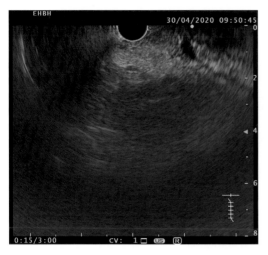 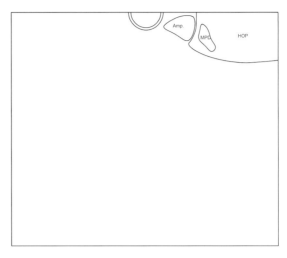

I. 经降段扫查，主胰管末端未见明显异常

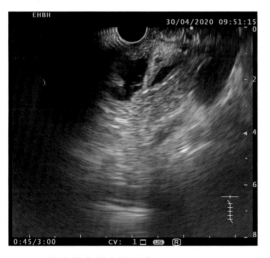 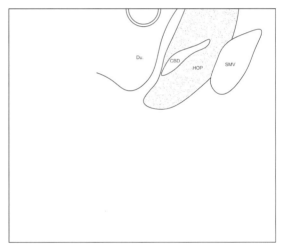

J. 胆总管末端未见异常

图 8-1-5　超声声像图及示意图

EUS 诊断

胆总管结石；胆囊内胆泥形成。

治疗

行 ERCP 取石术。

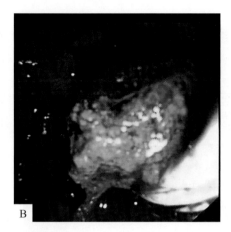

图 8-1-6 ERCP 取石术

行 ERCP 胆总管取石,取出较多黄色结石

（邢　铃）

讨论

胆总管结石是指存在于胆总管的圆形、类圆形或菱形的类似石头样的物质,大多数为胆色素结石或以胆色素为主的混合结石,好发于胆总管下端,其发病率约为 20.3%。小的胆总管结石可呈细沙状,大的长径可达 7~8 cm,甚至可达 10 cm。根据结石来源可分为原发性胆总管结石和继发性胆总管结石。在胆管内形成的结石称为原发性胆管结石,其形成与胆道感染、胆汁淤积、胆道蛔虫密切有关。来自胆囊者称之为继发性胆管结石,以胆固醇结石多见。胆总管结石的临床表现复杂多样,可以毫无症状,也可出现剧烈腹痛或黄疸,取决于结石有无阻塞胆管及阻塞的程度。

经腹超声、CT、MRCP 及 EUS 均能诊断胆总管结石。经腹超声诊断胆总管结石的特异性约为 95%,但因脂肪、肠道气体的干扰,对胆总管中下段显示极差,其诊断胆总管结石的敏感性仅为 25%~63%,所以对于疑诊胆总管结石的患者,如果经腹超声检查阴性,并不能排除胆总管结石。CT 诊断胆总管结石的敏感性为 70%~90%。EUS 诊断胆总管结石非常准确,其敏感性为 94%~98%,特异性为 94%~95%。而 MRCP 诊断胆总管结石的敏感性为 85%~92%,特异性为 93%~97%,EUS 和 MRCP 对胆总管结石的检出率相当。但对小于 6 mm 的胆总管小结石,MRCP 的诊断敏感性仅为 33%~71%。

胆总管结石的典型超声影像往往表现为胆管内半月形或弧形强回声伴声影,可伴或不伴胆管扩张,但如果结石较小或结石内含钙量低,结石回声呈中等回声或较弱回声,后方伴淡声影或无声影。如声像图呈低回声、无声影,并且与胆管壁紧贴,无法与胆道肿瘤鉴别时,可用探头按压胆管壁,观察扫查目标有无活动,必要时可改变体位来观察扫查目标有无移动。如病灶无移动,可用彩色多普勒观察病灶内有无血流信号,如有血流信号,说明是软组织,必要时可通过声学造影来鉴别。有时胆管内泥沙样结石与旁瓣伪像较难区分,尤其是胆管扩张较明显时,这时可用组织谐波成像技术来消除旁瓣伪像。一例患者同时有胆囊结石与胆总管结石,结合病史考虑胆总管继发性结石可能性大,但影像学检查通常无法鉴别原发性或继发性胆总管结石。另一例患者的结石在十二指肠球部扫查时形状为圆形,并且回声偏低,仅伴淡声影,与胆管肿瘤容易混淆,我们通过声学造影扫查发现病灶无强化,故考虑胆总管结石,最后经 ERCP 治疗证实为胆总管结石。

扫查体会

(1) 胆总管结石的 EUS 扫查相较于肿瘤容易,要从胃、球部、降段 3 个部位对胆管进行全面扫查。扫查胆总管时要连续、完整、系统地扫查,避免跳跃式扫查,只要做到胆总管的连续跟踪,一般不会漏诊。需要扫查肝外胆管的全程、左右肝内胆管起始部、胆囊管开口至胆囊。经胃或十二指肠球部主要扫查胆总管胰腺段直至肝门部胆管,特别是在十二指肠球部扫查更为清晰,也能够更全面地显示胆囊。经十二指肠降段主要扫查胆总管末端及壶腹。

(2) 谐波成像可过滤杂波,对鉴别泥沙样结石与旁瓣伪像有帮助。

(3) 对胆管内低到等回声的类圆形病灶不能轻易诊断为胆管结石,需与胆管内软组织鉴别。常规 EUS 扫查无法鉴别时,可进行声学造影检查来进一步帮助诊断。

(邢　铃　高道键)

参考文献

[1] Tazuma S. Gallstone disease: Epidemiology, pathogenesis, and classification of biliary stones (common bile duct and intrahepatic) [J]. Best Pract Res Clin Gastroenterol, 2006, 20(6): 1075 - 1083.

[2] Sugiyama M, Atomi Y. Endoscopic ultrasonography for diagnosing choledocholithiasis: a prospective comparative study with ultrasonography and computed tomography [J]. Gastrointest Endosc, 1997, 45(2): 143 - 146.

[3] Amouyal P, Amouyal G, Lévy P, et al. Diagnosis of choledocholithiasis by endoscopic ultrasonography [J]. Gastroenterology, 1994, 106(4): 1062 - 1067.

[4] Mitchell SE, Clark RA. A comparison of computed tomography and sonography in choledocholithiasis [J]. AJR Am J Roentgenol, 1984, 142(4): 729 - 733.

[5] Jeffrey RB, Federle MP, Laing FC, et al. Computed tomography of choledocholithiasis [J]. AJR Am J Roentgenol, 1983, 140(6): 1179 - 1183.

[6] Ang TL, Kwek ABE, Wang LM. Diagnostic Endoscopic Ultrasound: Technique, Current Status and Future Directions [J]. Gut Liver, 2018, 12(5): 483 - 496.

8.2 胆总管结石、残余胆囊管复发结石

病史简介

患者,男性,59 岁,胆囊切除术后 22 年余,反复上腹痛 3 周余,伴背部放射。外院 B 超示:胆囊切除术后,胆总管上段略宽,左右肝管略扩张。患者有高血压病史,否认糖尿病、冠心病病史。查体:右上腹可见陈旧手术瘢痕,腹平软,无压痛,肝脾未及,余均阴性。

实验室检查

血常规：CRP 2.99 mg/L，WBC 4.82×10⁹/L，Hb 149 g/L，PLT 117×10⁹/L。

肝功能：TB 13.3 μmol/L，DB 5.4 μmol/L，ALT 183 U/L，AST 42 U/L，AKP 178 U/L，γ-GT 1371 U/L。

肿瘤标志物：AFP 4.0 μg/L，CEA 0.8 μg/L，CA19-9 18.8 U/ml。

影像学检查

上腹 CT：肝外胆管轻度扩张，胆总管下段结构显示欠清，腔内可见稍高密度影，结石可能；胆囊未显示（图 8-2-1）。

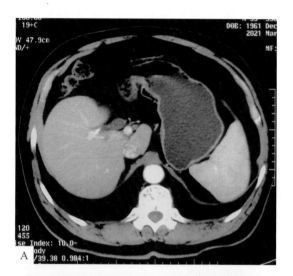
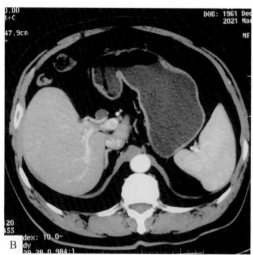
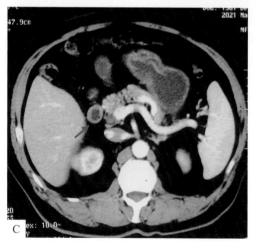
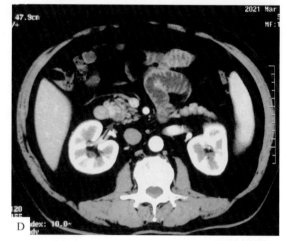

图 8-2-1　上腹 CT 图

A、B. 肝外胆管轻度扩张，其内未见异常密度影；C、D. 胆总管近胰腺段及胰腺段胆管腔内可见稍高密度影（↑）

EUS 扫查前影像学资料解读

CT 见肝外胆管轻度扩张,胆总管下段腔内可见稍高密度影,考虑结石可能性大。

EUS 扫查目的

明确胆总管扩张原因及胆总管下段稍高密度影性质,若为结石,可考虑 ERCP 取石或胆总管切开取石。

超声所见

超声声像图及其示意图见图 8-2-2,EUS 扫查见视频 8-2-1。

视频 8-2-1
EUS 扫查
请扫二维码观看

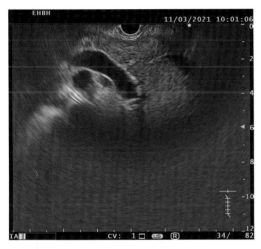 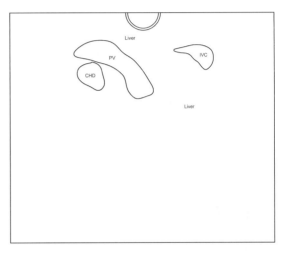

A. 经胃扫查,门静脉无异常,肝总管内未见异常回声影

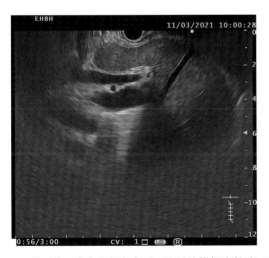 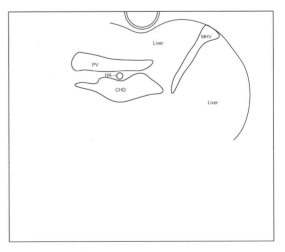

B. 进一步向肝门部扫查,见肝总管轻度扩张,腔内未见异常回声影

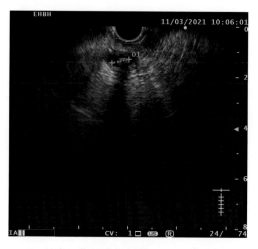
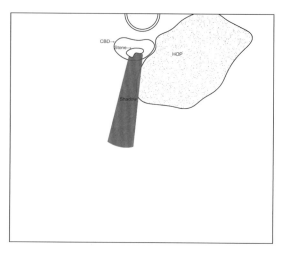

C. 经十二指肠球部扫查,见胆总管胰腺段无扩张,胆管壁无增厚,三层结构存在,腔内可见半月形强回声,直径约 7 mm,后方伴声影

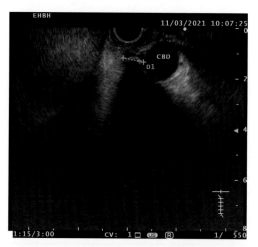
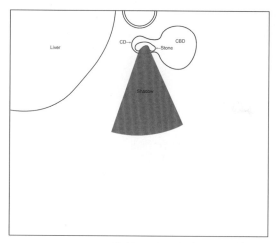

D. 向肝门部扫查,见胆总管轻度扩张,从胆总管向旁延伸出一管状无回声区,长度约 1.5 cm,其内可见半月形强回声,直径约 8.5 mm,后方伴声影,考虑胆囊管残端结石

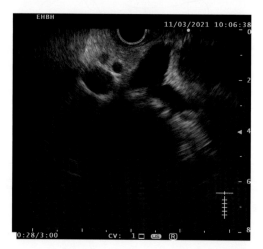
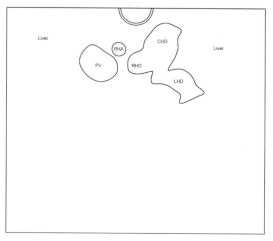

E. 进一步向肝门扫查,可见肝总管、左右肝管轻度扩张,管壁无增厚,腔内未见异常回声

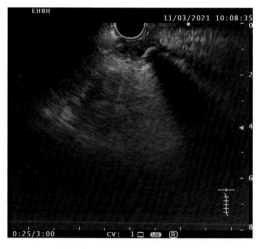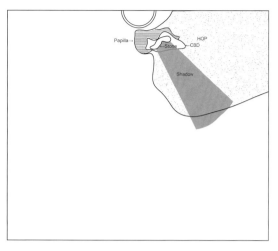

F. 经降段扫查,主乳头未见异常,胆总管末端见一枚半月形强回声,后方伴声影,考虑胆总管末端结石

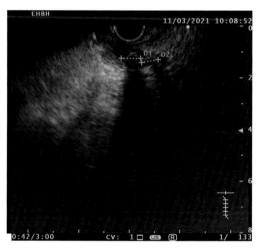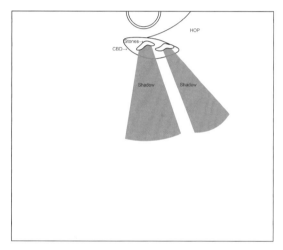

G. 胆总管下段两半月形强回声,后方伴声影,大者长径约 7.7 mm,考虑胆总管多发结石

图 8-2-2 超声声像图及示意图

EUS 诊断

①胆总管多发结石;②残余胆囊管复发结石;③胆囊切除术后。

治疗

行复杂腹腔粘连松解术+胆囊管残端切除术+胆总管切开胆道镜探查取石+T 管引流。

病理

(残余胆囊管)慢性胆管炎(图 8-2-3)。

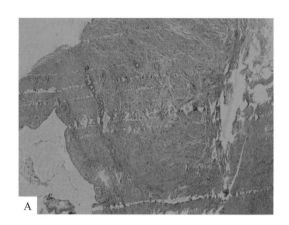 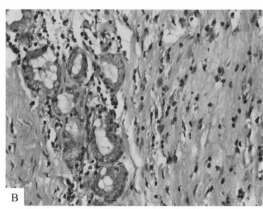

图 8-2-3 病理图

A. 4×,胆管壁炎细胞浸润;B. 40×,胆管壁内炎细胞浸润及无异型的管周腺体

讨论

如果胆囊切除术后胆囊管残留过长,超过1 cm,则称之为残余胆囊管,可伴或不伴胆囊管结石残留。部分胆囊切除术后综合征与残余胆囊管结石或残余胆囊管结石复发有关,术后数月到1年内发现结石通常诊断为残余胆囊管结石,而1年以后发现结石诊断为残余胆囊管复发结石。

残余胆囊管结石的诊断并不容易。腹部超声是诊断胆囊结石的金标准,但对残余胆囊管结石通常难以诊断,并经常漏诊。因为残余胆囊管较小,通常难以发现,此外,肠道填充原胆囊窝区,残余胆囊管被遮挡而不易发现。MRCP具有相当高的敏感性、特异性和准确性。然而,因残余胆囊管结构通常较小,故残余胆囊管结石诊断非常困难,经常会出现CT、ERCP、MRCP均未能发现残余胆囊管及结石的现象。这时,EUS是一种极有价值的诊断残余胆囊管结石的方法。EUS的超声探头插入胃、十二指肠,紧贴胆道系统显像,避免了胃肠气体的干扰,且探头频率高,提高了胆道疾病诊断的敏感度和特异度。经腹超声检查胆囊时,通常先找到胆囊,再沿胆囊结构扫查胆囊颈、胆囊管,而当胆囊切除术后,经腹超声在胃肠气的干扰下,如果无明显的胆道系统扩张,通常难以找到残余胆囊管,甚至肝外胆管。与经腹超声不同,EUS扫查时探头可沿胆总管下段找到胆囊管开口,最终完成对残余胆囊管的完整扫查。

对于近期行胆囊切除术的患者,残余胆囊管需与胆汁瘤或术区积液鉴别。残余胆囊管内通常可见Heister瓣的螺旋样结构,如里面见高或强回声灶伴声影,通常诊断为残余胆囊管结石,而胆汁瘤或术区积液内见不到螺旋样结构,甚至可能无完整的壁样结构。残余胆囊管结石亦需与胆囊管残端夹子相鉴别。夹子通常为条状高或强回声伴声影,通常在胆囊管末端被发现,而残余胆囊管结石通常在管腔样结构内见到半月形或弧形的高或强回声伴声影,如含钙量较少,可呈类圆形的高或等回声影。因腹腔镜胆囊切除术后胆囊管残端过长,尤其是胆囊管残端存在炎症时,胆汁在局部淤积,排泄不畅,易形成结石并排入胆总管,形成继发性胆总管结石。本例患者在胆总管见多发半月形的强回声伴声影,在肝总管处可见胆囊管开口,沿胆囊管开口追踪可完整显示残余胆囊管,并在其腔内见半月形强回声,后方伴声影,故诊断为胆囊管残端结石、胆总管结石。所以对胆囊切除术后有胆囊切除术后综合征表现的患者,在 EUS 扫查时不仅要注意对肝总管、胆总管的扫查,还要注意对残余胆囊管的追踪扫查,以免漏诊。

对于有胆囊切除术后综合征症状的残余胆囊管结石患者,通常建议再次手术治疗(腹腔镜或开腹)。本例患者行开腹胆囊管残端切除术＋胆总管切开取石＋T 管引流,术后恢复良好,并且临床症状消失,手术证实胆囊管残端结石、胆总管多发结石,手术病理提示残余胆囊管炎,符合 EUS 诊断。

扫查体会

(1) 经胃、球部或降段扫查均可探及胆囊,但对胆囊切除术后患者,因残余胆囊管结构小,经胃扫查胆囊管残端非常困难。球部是扫查残余胆囊管的最佳部位。经球部扫查胆囊管残端时,应沿着胆总管找到胆囊管开口,然后沿着胆囊管完成对残余胆囊管的完整扫查,避免跳跃式扫查与不完整扫查,以免漏诊。

(2) 对残余胆囊管内低到等回声的类圆形病灶,不能轻易诊断为残余胆囊管结石,需与残余胆囊管肿瘤鉴别,一方面可通过改变体位了解病灶能否移动,另外可行彩色多普勒检查有无血流信号,必要时可行声学造影,了解病灶有无血流及其增强模式以协助诊断。

(王　瀚　高道键)

参考文献

[1] Calhoun SK, Piechowiak RL. Recurrent cholecystitis and cholelithiasis in a gallbladder remnant 14 years after a converted cholecystectomy [J]. Radiol Case Rep, 2015,5(1):332.
[2] Hassan H, Vilmann P. Insufficient cholecystectomy diagnosed by endoscopic ultrasonography [J]. Endoscopy, 2004,36(3):236-238.

8.3　自身免疫性胰腺炎伴 IgG4 相关性胆管炎

病史简介

患者,男性,73 岁,反复皮肤、巩膜黄染 6 个月,加重 1 月余。经利胆治疗后可缓解,但反复发作,近 1 月来皮肤黄染进行性加重。外院腹部超声示:胆囊多发息肉,胆总管轻度扩张,胰腺体部稍增厚,回声欠均。腹部 CT:胰腺形态饱满,考虑炎症性改变,自身免疫性胰腺炎不除外,肝内外胆管扩张。否认糖尿病病史,吸烟 200 年支,否认嗜酒史。查体:皮肤、巩膜黄染,腹平软,无压痛,肝脾未及,未触及肿块,余均阴性。

实验室检查

血常规:CRP<0.499 mg/L, WBC 7.19×10^9/L, Hb 105 g/L, PLT 277×10^9/L。

　　肝功能:TB 44.3 μmol/L,DB 32.9 μmol/L,ALT 94 U/L,AST 81 U/L,AKP 807 U/L,γ-GT 198 U/L,ALB 29.8 g/L。

　　凝血功能:PT 9.7 s,INR 0.8。

　　血淀粉酶:69 U/L。

　　肿瘤标志物:AFP 1.8 μg/L,CEA 2.0 μg/L,CA19-9 91.1 U/ml。

　　免疫球蛋白:IgA 0.99 g/L,IgG 32.3 g/L,IgM 1.14 g/L,IgG4 31.4 g/L。

　　抗核抗体:弱阳性。

影像学检查

　　上腹增强 MRI 及 MRCP:全胰腺形态饱满,自身免疫性胰腺炎可能,肝外胆管扩张、管壁增厚伴胆总管胰腺段狭窄,IgG4 相关性胆管炎可能。PET/CT:胰腺弥漫性肿胀,FDG 代谢增高,胆总管管壁增厚伴 FDG 代谢增高,自身免疫性胰腺炎伴 IgG4 相关性胆管炎可能(图 8-3-1)。

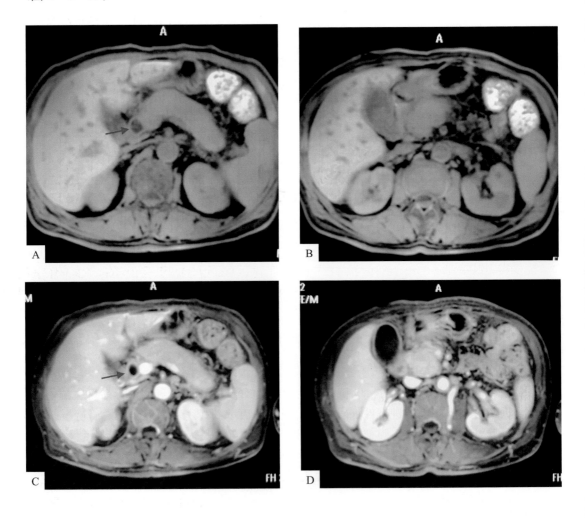

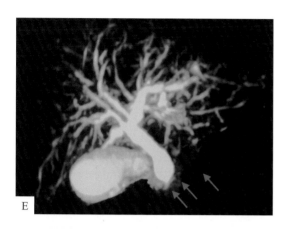
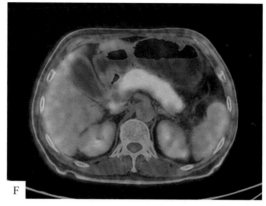
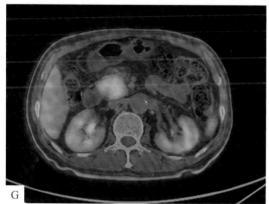

图 8-3-1 影像学检查

A. 上腹 MRI 见胰体尾部弥漫性肿大,主胰管无扩张,胆总管壁增厚伴胆管扩张(↑);B. 胰头饱满,胆囊内见斑片状异常信号影,T1WI 呈片状、絮状稍高信号;C. 增强后胰体尾部轻度均匀强化,胰周似见稍低信号影包绕,胆总管壁增厚并轻度强化,胆总管扩张(↑);D. 胰头亦轻度均匀强化;E. MRCP 见胆总管末端狭窄,狭窄段光滑、对称,其近端肝外胆管明显扩张,肝内轻度扩张,走行较僵硬,主胰管纤细,可见节段性狭窄(↑);F. PET/CT 见胰体尾部弥漫性肿胀,FDG 摄取增高,胰管未见扩张,胰腺边缘局部呈胶囊样改变,胆总管扩张,壁均匀增厚,FDG 代谢轻度增高(↑);G. 胰头亦增大,FDG 摄取增高,胰腺段胆总管狭窄

EUS 扫查前影像学资料解读

上腹增强 MRI、MRCP 及 PET/CT 示胰腺弥漫性增大伴 FDG 摄取增高,肝外胆管扩张、管壁均匀性增厚伴 FDG 摄取轻度增高,胆总管末端呈光滑、对称性狭窄,考虑自身免疫性胰腺炎伴 IgG4 相关性胆管炎。胆囊内絮状、斑片状异常信号影,考虑继发于胆管梗阻的胆汁淤积,胆泥形成。

EUS 扫查目的

明确胰腺有无占位性病变,排除胰腺占位可能,扫查胆总管末端及扩张段胆管壁有无局限性增厚,排除胆管占位可能,同时扫查胆囊,明确胆囊内斑片状、絮状影性质。若胰腺弥漫增大,且回声均匀,胆管壁均匀性增厚,则考虑自身免疫性胰腺炎伴 IgG4 相关性胆管炎。

超声所见

超声声像图及其示意图见图 8-3-2,EUS 扫查见视频 8-3-1。

视频 8-3-1
EUS 扫查
请扫二维码观看

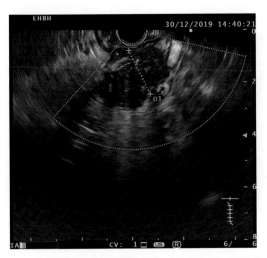
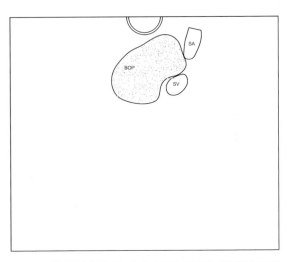

A. 经胃扫查见胰体稍增大,形态饱满,直径约 18.6 mm,实质回声降低,主胰管显示不清,胰腺外缘可见一胶囊样更低回声区,其内可见血流信号

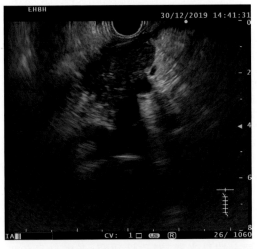
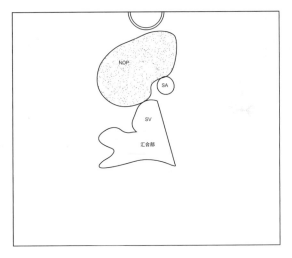

B. 胰颈回声亦较低,门静脉汇合部未见异常

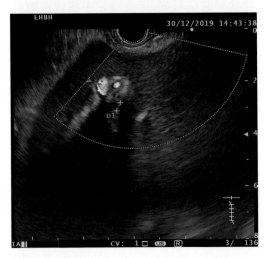
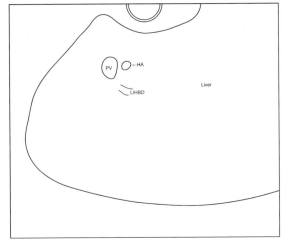

C. 肝内胆管轻度扩张,直径约 3.5 mm

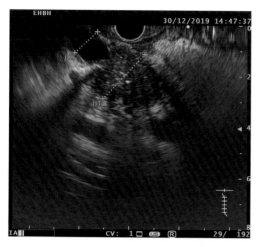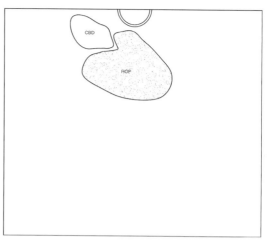

D. 经球部扫查,胰头形态饱满,直径约 24.2 mm,实质回声降低,主胰管显示不清,胰腺外缘可见一胶囊样更低回声区。胆总管扩张,直径约 12.4 mm,胆总管进入胰腺处呈"V"形狭窄,狭窄段光滑、对称,胆管壁均匀性增厚

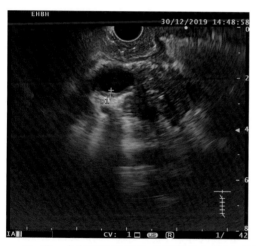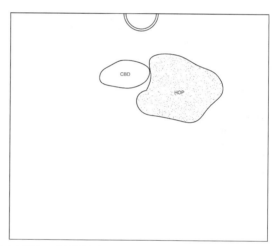

E. 进一步向肝门部扫查,胆管壁均匀增厚,呈同心圆样,三层结构存在,厚约 2.6 mm,胆管腔内未见异常回声

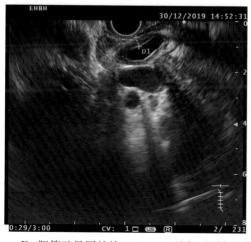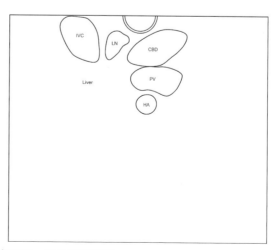

F. 胆管壁最厚处约 3.7 mm,呈同心圆样,胆管旁可见一三角形淋巴结

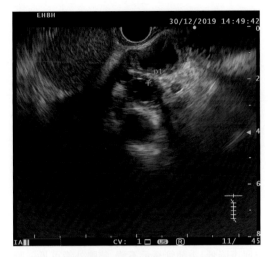
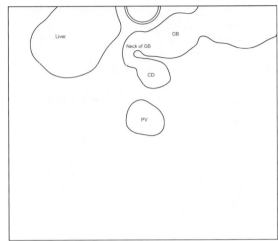

G. 近胆囊管处胆总管壁亦均匀性增厚

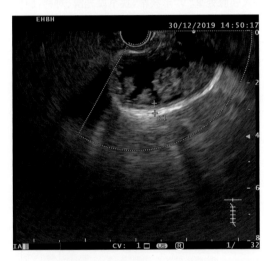
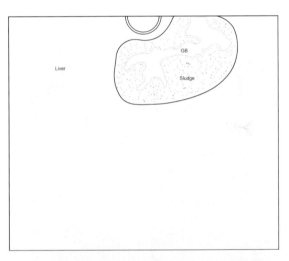

H. 胆囊壁三层结构存在,囊壁增厚约 3.8 mm,壁尚光滑,其内可见片状及絮状等回声影,后方无声影,其内未见血流信号

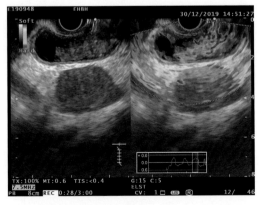
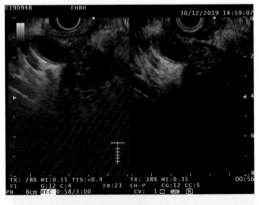

I. 弹性成像示絮状等回声影,呈红绿色,提示质地偏软,考虑胆泥可能

J. 声学造影见胰头实质在动脉后期均匀性轻度强化,胆总管壁亦轻度强化

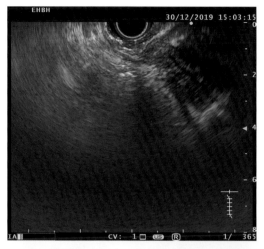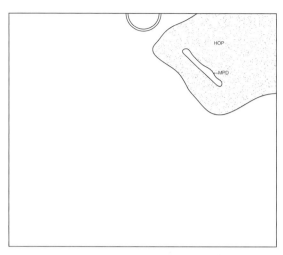

K. 降段扫查见胰头实质回声降低,主胰管无扩张

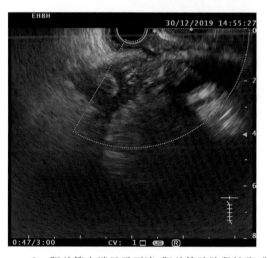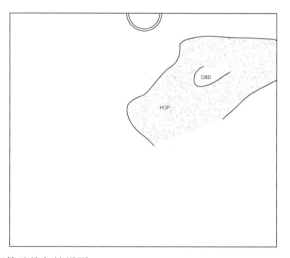

L. 胆总管末端显示不清,胆总管胰腺段扩张,胆管壁均匀性增厚

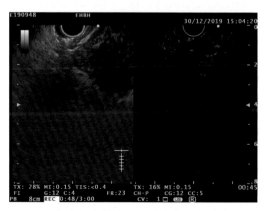

M. 在降段声学造影见胰头实质在动脉后期均匀性轻度强化

图 8-3-2 超声声像图及示意图

EUS 诊断

①自身免疫性胰腺炎伴胆总管末端狭窄；②IgG4 相关性胆管炎；③胆囊内胆泥形成。

治疗

泼尼松片 30 mg 口服，1 次/晨，维持 4 周；之后每 2 周减少 5 mg，逐渐减少到 5 mg/d 后维持治疗 3 年。

随访

1 个月后复查 IgG4 3.24 g/L，3 个月后 IgG4 1.80 g/L。复查胰腺 CT 及 MRCP 见胰腺大小恢复正常，胆总管无扩张（图 8-3-3）。

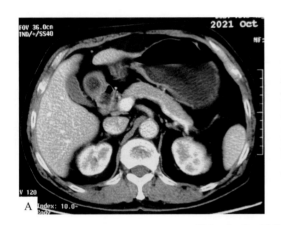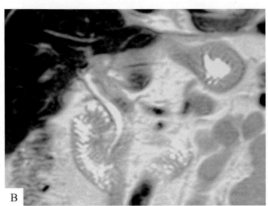

图 8-3-3　随访胰腺 CT 及 MRCP

A. 胰体尾大小正常，均匀强化，体积较前明显缩小；B. 胆总管无扩张，胆管末端狭窄已缓解

讨论

IgG4 相关性疾病是一种新近定义的累及多脏器的炎症性疾病。IgG4 相关性疾病可累及人体的每个脏器，IgG4 相关性胆管炎（IgG4-associated cholangitis，IAC）和自身免疫性胰腺炎（autoimmune pancreatitis，AIP）是 IgG4 相关性疾病最常见的表现之一。AIP 发病率为 1.4/10 万人，IgG4 相关性胆胰疾病大部分是 IAC 并发 AIP，仅 2% 为孤立性 IAC。

AIP 的典型 EUS 表现为胰腺低回声弥漫性肿胀，呈"香肠样"，伴胶囊样更低回声边缘；胰腺低回声区内伴有斑点状亮回声。主胰管可以穿透病变而不完全闭塞（导管穿透征），此外，主胰管狭窄可逐渐变细，其近端主胰管无明显扩张，主胰管亦可以表现为多个跳跃式狭窄。EUS 也可以表现为局灶孤立的低回声病灶，通常在胰头部，也可以侵犯胰管，使胰管壁增厚，上游胰管轻度扩张，或影响胰腺周围血管，或出现胆胰周围淋巴结增大，淋巴结直径通常大于 10 mm，呈低回声。肿块型 AIP 的声学造影可见 AIP 较周围胰腺实质呈富血供模式，这有别于胰腺癌较周围胰腺乏血供的表现。AIP 也可伴发 IgG4 相关性胆管炎，故可伴有胆管增厚，AIP 累及胆管的主要表现为肝外胆管壁和胆囊壁的增厚。胆管壁增厚可以表现为两种类型：一种是胆管壁呈高-低-高三层回声均匀性对称性增厚，其厚度＞1 mm，占

64.3%;第二种是整个胆管壁呈实性低回声改变,只剩下一条细窄的管腔,占35.7%。AIP累及胆管时,胆管走形规则,而不像恶性病灶导致的胆管扩张伴扭曲,胆管壁是回声均一的增厚,胆管内壁和外缘都是光滑的。胆管狭窄通常是长段的或节段性的,往往可累及胆囊管和胆囊。本例患者胰腺呈低回声腊肠样改变伴胶囊样更低回声区,主胰管狭窄伴胆管弥漫性均匀增厚,考虑AIP合并IAC,患者经激素治疗后胰腺恢复正常大小,胆胰管狭窄缓解,黄疸消退,故AIP合并IAC诊断明确。

在EUS、经腹超声和CT的比较中,EUS在显示淋巴结病变(检出率分别为72%、4%和8%;$P<0.001$)、导管穿透征(24%、4%、0%;$P<0.01$)方面明显较其他两种检查方法有优势。EUS在检出胰腺弥漫性低回声区和胆管壁增厚方面也优于其他方法。

AIP应与慢性胰腺炎、胰腺癌鉴别。慢性胰腺炎胰腺实质回声增强,分布不均,可见散在点状或条状高回声带,胰实质内可见钙化灶,表现为点状、簇状或斑片状高回声团伴声影,并可见囊性病灶,主胰管可不规则扩张,管径粗细不均,走行扭曲或呈串珠状,胰管内可见结石,胰管边缘呈高回声改变。而AIP胰腺实质及胰管内极少出现钙化或结石,并且极少出现胰周积液或假性囊肿。胰腺癌肿块呈不规则或分叶状低回声,边界不整,呈蟹足样浸润,其近端主胰管通常明显扩张。

IAC亦要与原发性硬化性胆管炎(primary sclerosing cholangitis,PSC)及胆管癌相鉴别。IAC患者的胆管壁在狭窄段或非狭窄段通常是均匀性增厚,而胆管癌的胆管壁仅在狭窄段不均匀增厚,局部胆管壁正常三层结构消失,可伴黏膜层及外膜层破坏,而非狭窄段胆管壁并不增厚。PSC的胆管壁明显增厚,回声明显增强,管腔内径狭窄,甚至闭塞,呈僵硬的强回声带。

单纯依赖EUS并不能确诊AIP,但EUS可以鉴别胆管癌、胰腺癌及PSC,并可通过超声内镜引导细针穿刺抽吸术(EUS-FNA)或超声内镜引导细针穿刺活检术(endoscopic ultrasound-guided fine needle biopsy,EUS-FNB)协助诊断。随着新型EUS专用穿刺针临床应用的增加,能够安全获得胰腺组织的能力将使得EUS成为诊断AIP的重要工具。

扫查体会

(1) 怀疑IgG4相关性胆胰病时,应对胆管、胆囊、胰腺进行全面、连续的扫查,通过全面扫查,才能更为准确地对AIP合并IgG4相关性胆管炎做出诊断。

(2) 应仔细扫查胰腺段胆总管,重点观察胆管壁厚度、胆管三层结构、胆管壁外有无肿物,这有助于鉴别胆管癌与胰头癌。

(3) 应重视对胆囊管、胆囊进行连续、全面的扫查,全面了解胆囊管、胆囊壁有无均匀性增厚,胆囊管、胆囊壁均匀增厚有助于IgG4相关性胆胰病的诊断。

(4) 鉴别肿块型AIP与胰腺癌时可进行声学造影检查,可根据肿块强化模式协助诊断。

(高道键)

参考文献

[1] Hubers LM, Beuers U. IgG4-related disease of the biliary tract and pancreas: clinical and experimental advances [J]. Curr Opin Gastroenterol, 2017,33(4):310-314.

[2] Kamisawa T, Zen Y, Pillai S, et al. IgG4-related disease [J]. Lancet, 2015,385(9976):1460-1471.

[3] Hubers LM, Maillette de Buy Wenniger LJ, Doorenspleet ME, et al. IgG4-associated cholangitis: a comprehensive review [J]. Clin Rev Allergy Immunol, 2015,48(2-3):198-206.

[4] Ghazale A, Chari ST, Zhang L, et al. Immunoglobulin G4-associated cholangitis: clinical profile and response to therapy [J]. Gastroenterology, 2008,134(3):706-715.

[5] Hori Y, Chari ST, Tsuji Y, et al. Diagnosing Biliary Strictures: Distinguishing IgG4-Related Sclerosing Cholangitis From Cholangiocarcinoma and Primary Sclerosing Cholangitis [J]. Mayo Clin Proc Innov Qual Outcomes, 2021,5(3):535-541.

[6] Lutz HH, Wasmuth HE, Streetz K, et al. Endoscopic ultrasound as an early diagnostic tool for primary sclerosing cholangitis: a prospective pilot study [J]. Endoscopy, 2012,44(10):934-939.

[7] Mesenas S, Vu C, Doig L, et al. Duodenal EUS to identify thickening of the extrahepatic biliary tree wall in primary sclerosing cholangitis [J]. Gastrointest Endosc, 2006,63(3):403-408.

[8] Feng Y, Zhang S, Zheng Z, et al. Biliary inflammation scoring for immunoglobulin G4-related sclerosing cholangitis: an endoscopic approach with endoscopic ultrasound [J]. Surg Endosc, 2021,35(12):7068-7073.

[9] Ishikawa T, Kawashima H, Ohno E, et al. Imaging diagnosis of autoimmune pancreatitis using endoscopic ultrasonography [J]. J Med Ultrason (2001), 2021,48(4):543-553.

8.4　胆管癌前病变

8.4.1　胆总管上皮内瘤变

病史简介

患者,男性,34 岁,无痛性黄疸 1 月余,外院 MRI＋MRCP 示:肝内外胆管扩张,胆总管壁增厚、管腔狭窄,胆总管下段呈鼠尾状狭窄,考虑胆总管中段肿瘤性病变,胆管细胞癌可能。否认高血压、2 型糖尿病、心脏病史,否认手术史。查体:皮肤及巩膜黄染,上腹部无压痛,余均阴性。

实验室检查

血常规:CRP 6.56 mg/L, WBC 10.01×10^9/L, Hb 122 g/L, PLT 329×10^9/L。

肝功能:TB 424 μmol/L, DB 337 μmol/L, ALT 337 U/L, AST 240 U/L, AKP 1 887 U/L, γ-GT 1 047 U/L。

肿瘤标志物:AFP 4.8 μg/L, CEA 1.3 μg/L, CA19-9 235 U/ml,异常凝血酶原 314 mAU/mL。

影像学检查

MRCP:胆总管中段截断性狭窄,其上段肝外胆管及肝内胆管扩张(图 8-4-1)。

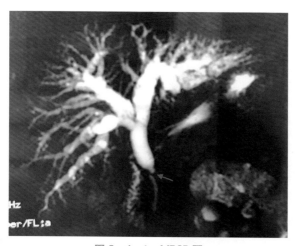

图 8-4-1　MRCP 图

胆总管中段可见一处环形狭窄(↑),狭窄段较短,狭窄远端
胆管无扩张,其内未见充盈缺损影,狭窄近端肝内外胆管扩张

EUS 扫查前影像学资料解读

影像学资料提示胆总管中段狭窄,其上段肝外胆管及肝内胆管扩张,似"软藤征"改变,但狭窄呈环形,长度较短,不能明确其为肿瘤性病变还是炎性病变。

EUS 扫查目的

明确胆总管狭窄的病变性质,鉴别是胆管肿瘤性狭窄、炎性狭窄,还是先天性病变。

视频 8-4-1
EUS 扫查
请扫二维码观看

视频 8-4-2
EUS 扫查:
声学造影
请扫二维码观看

超声所见

超声声像图及其示意图见图 8-4-2,EUS 扫查见视频 8-4-1 和视频 8-4-2。

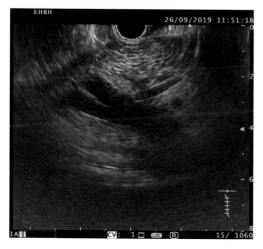

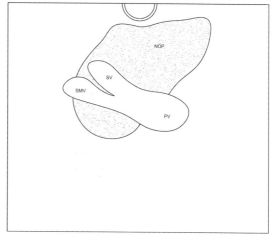

A. 经胃扫查,胰头未见明显异常,主胰管无扩张

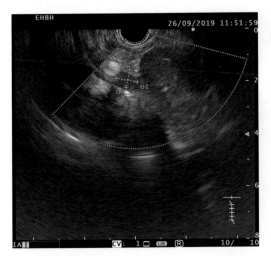
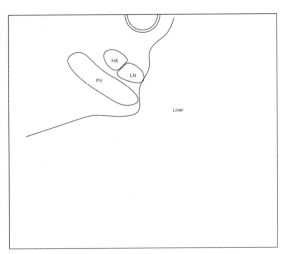

B. 肝动脉旁可见一处低回声、长条形淋巴结,大小约8.5mm×6.7mm,其内回声不均匀,边界清晰,考虑良性可能

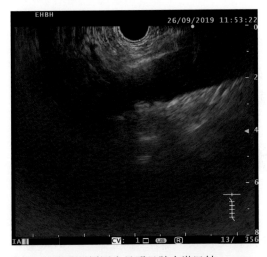
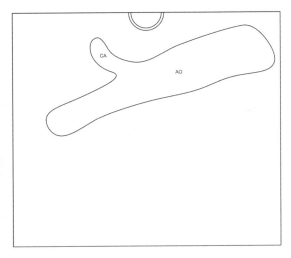

C. 腹腔干周围未见明显肿大淋巴结

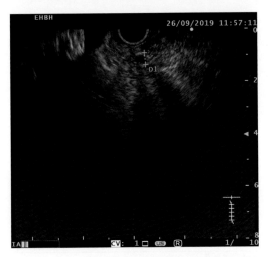
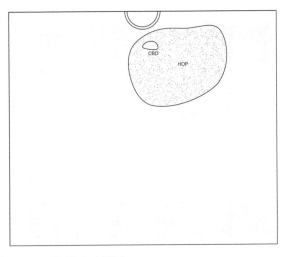

D. 经球部扫查,见胆总管胰腺段无扩张,直径约4.5mm,胆管壁无增厚

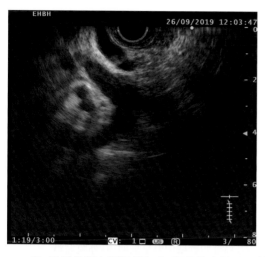
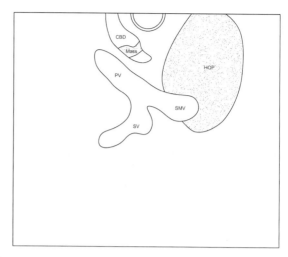

E. 沿胆总管向肝门部扫查,胆总管中段见一低回声团块影,大小约 5.3 mm×2.8 mm,病灶近端及远端胆管壁无增厚,胆管壁三层结构存在,病灶近端胆管扩张,直径约 9.2 mm

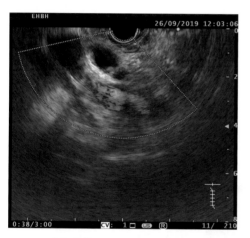
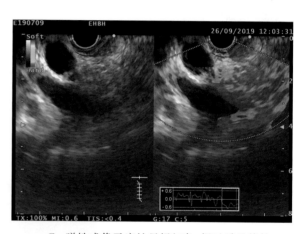

F. 彩色多普勒显示,病灶内血流信号不丰富   G. 弹性成像示病灶呈绿红色,提示质地偏软

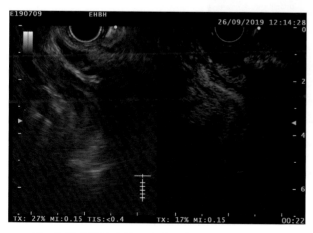

H. 声学造影见病灶于动脉后期出现不均匀强化,静脉期渐消退

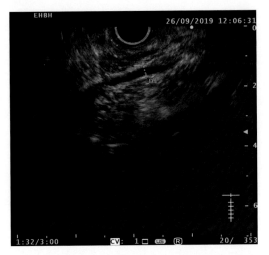 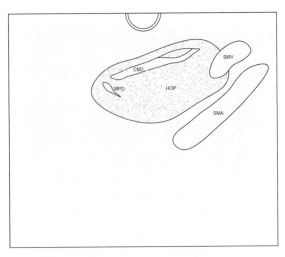

Ⅰ. 经降段扫查,可见胆总管下段无扩张,直径约 4.4 mm,局部胆管壁增厚呈低回声,外膜完整

图 8-4-2　超声声像图及示意图

EUS 诊断

胆管内占位性病变:胆管肿瘤可能。

治疗

(1) ERCP

患者行 ERCP(图 8-4-3、图 8-4-4)。胆管活检示:(胆总管黏膜)慢性炎症。胆管细胞刷示:未见肿瘤细胞,未见 DNA 倍体异常细胞。ERCP 诊断为:胆总管狭窄,恶性可能。

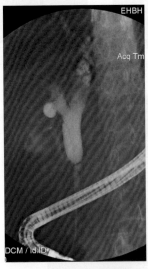

图 8-4-3　X 线透视

透视下胆总管中段呈环形狭窄,长约 0.5 cm,狭窄以上肝
外胆管明显扩张,最大径约 1.3 cm,肝内胆管呈软藤征改变

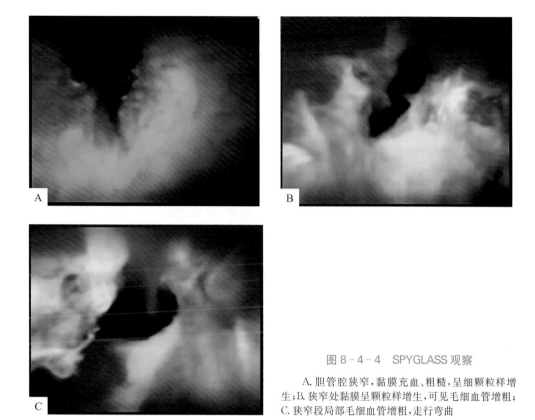

图 8‑4‑4 SPYGLASS 观察

A. 胆管腔狭窄,黏膜充血、粗糙,呈细颗粒样增生;B. 狭窄处黏膜呈颗粒样增生,可见毛细血管增粗;C. 狭窄段局部毛细血管增粗,走行弯曲

（2）手术

患者行胆囊及肝外胆管切除,胆肠吻合＋T 管引流术。

病理

①（肝外胆管）黏膜慢性炎,管周腺体增生活跃,局灶腺上皮低级别上皮内瘤变（图 8‑4‑5）；②（胆囊）慢性胆囊炎；③（淋巴结）反应性增生。

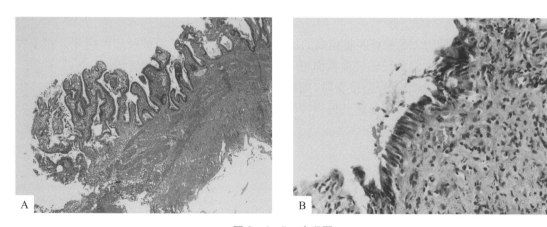

图 8‑4‑5 病理图

A. 4×,胆管壁炎细胞浸润；B. 40×,胆管上皮低级别上皮内瘤变

讨论

胆管癌(cholangiocarcinoma，CC)是肝脏第二常见的肿瘤，起源于胆道系统，在全球范围内发病率和病死率不断上升。其起病隐匿，发现时已处于晚期阶段，失去最佳治疗机会，如能早期发现，即在胆管癌早期或胆管癌癌前病变时就发现病灶，对治疗及预后均有大幅改善。胆管癌的癌前病变包括胆管上皮内瘤变(biliary intraepithelial neoplasia，BilIN)、胆管内乳头状肿瘤(intraductal papillary neoplasm of the bile duct，IPNB)、胆管黏液性囊性肿瘤、胆管腺瘤、胆管周围腺体错构瘤、胆管纤维腺瘤、von Meyenburg 复合体、导管板畸形、胆管周围腺体的囊性和微乳头状上皮改变等。BilIN 和 IPNB 是最常见的胆管癌癌前病变。本例患者的病理结果为胆管腺上皮低级别上皮内瘤变，属 BilIN。

BilIN 是指显微镜下胆管上皮扁平或微乳头状病变。这些扁平病变不能通过术前影像学或肉眼检查发现。BilIN 常好发于肝内胆管结石、原发性硬化性胆管炎(PSC)和胆管扩张症等，一般无任何临床症状，大多数在手术切除的胆管癌标本中偶然发现。作为一个特殊的实体性病变，BilIN 已经越来越被世界卫生组织认可。根据其显微镜下结构分化程度和非典型性，BilIN 分为低度(BilIN-1)、中度(BilIN-2)和重度(BilIN-3)不典型增生，BilIN-3 则称为原位癌。BilIN 可发生在肝内、肝外的大胆管中，外观扁平，可形成微乳头状突起进入管腔，高度一般小于 3 mm。

由于该病早期无任何症状，也不能被影像学识别，有的病例仅表现为胆管的轻度扩张，故缺乏总结 BilIN 超声声像图特点的经验。本病例的特殊性在于：从 Spyglass 的直视下表现来看，病变沿胆管管周环绕生长，而不是局限于一侧胆管壁，故导致了比较严重的梗阻性黄疸，其近端胆管扩张，病灶长度仅有 2.8 mm，符合 BilIN 的诊断。由于该病灶"较薄"，呈"隔膜样"，在行 EUS 检查时，胆管的先天性疾病需要考虑在内，但仔细询问病史，患者为首次发病，且既往无任何发热、腹痛、黄疸等不适，体检时行腹部彩超亦未提示胆管扩张的表现，故先天性疾病证据不足。EUS 在该病例的诊断中展现出了绝对的优势，它能够显示胆管长轴，可以非常直观地展示病灶及病灶近端、远端的胆管，同时还能进行声学造影检查帮助鉴别良恶性，为该类疾病的 EUS 声像图特点积累了临床经验。

扫查体会

(1) 该例体现了 EUS 扫查胆管疾病的优势，能进一步鉴别结石或肿瘤性病变。在十二指肠球部扫查时，显示胆管长轴较横截面更能了解狭窄长度、上下游胆管情况。

(2) 对病灶进行血流多普勒检查时，如病灶较小，未能显示病灶的血流情况，可进一步对病灶进行声学造影检查，以了解其血供情况。

(王 瀚 邢 铃 高道键)

参考文献

[1] Nakanuma Y, Sato Y, Harada K, et al. Pathological classification of intrahepatic cholangiocarcinoma based on a new concept [J]. World journal of hepatology, 2010, 2(12):419-427.

[2] Nakanuma Y, Tsutsui A, Ren XS, et al. What are the precursor and early lesions of peripheral

intrahepatic cholangiocarcinoma [J/OL]International journal of hepatology, 2014,2014:805973.

[3] Klöppel G, Adsay V, Konukiewitz B, et al. Precancerous lesions of the biliary tree [J]. Best Pract Res Clin Gastroenterol, 2013,27:285 – 297.

[4] Sato Y, Sasaki M, Harada K, et al. Pathological diagnosis of flat epithelial lesions of the biliary tract with emphasis on biliary intraepithelial neoplasia [J]. J Gastroenterol, 2014,49(1):64 – 72.

[5] Nakanuma Y, Uesaka K, Miyayama S, et al. Intraductal neoplasms of the bile duct. A new challenge to biliary tract tumor pathology [J]. Histol Histopathol, 2017,32(10):1001 – 1015.

[6] Ainechi S, Lee H. Updates on Precancerous Lesions of the Biliary Tract: Biliary Precancerous Lesion [J]. Arch Pathol Lab Med, 2016,140(11):1285 – 1289.

8.4.2 胆管腺瘤

8.4.2.1 胆总管腺瘤

病史简介

患者,男性,46 岁,右上腹疼痛不适 2 月余,无发热、黄疸等症状。外院 CT 示:胆总管下段异常强化结节,考虑肿瘤性病变可能。否认高血压、糖尿病及冠心病史,有阑尾切除手术史。查体:全身皮肤及巩膜无黄染,腹软,全腹无压痛及反跳痛,余均阴性。

实验室检查

血常规:CRP 0.5 mg/L, WBC 5.04×10⁹/L, Hb 154 g/L, PLT 172×10⁹/L。
肝功能:TB 14.1 μmol/L, ALT 25 U/L, AST 52 U/L, AKP 52 U/L, γ-GT 38 U/L。
肿瘤标志物:AFP 7.8 μg/L, CEA 1.8 μg/L, CA19-9 8.7 U/ml。

影像学检查

上腹部增强 CT:胆总管下段占位,恶性肿瘤可能。MRCP:胆总管下段占位,胆囊小结石(图 8-4-6)。

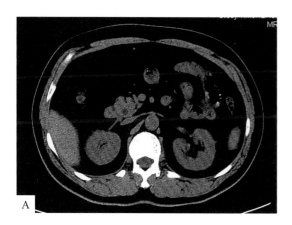
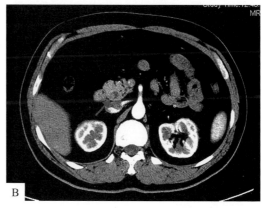

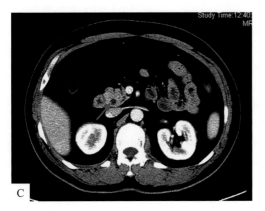
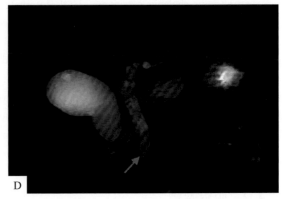

图8-4-6 影像学检查

A～C. CT示胆总管下段见低密度结节影(↑),边界不清,大小约1.1 cm×1.0 cm,增强后动脉期强化,门静脉期消退,未出现延迟强化,其近端肝内外胆管明显扩张;D. MRCP示胆囊增大,囊腔内见小结节状低信号影,肝内外胆管扩张,胆总管下段见小结节软组织信号影(↑)

EUS扫查前影像学资料解读

影像学资料考虑胆总管下段占位性病变可能性大,肿块位于胆总管内,未侵犯周围组织,良恶性尚不能确定。

EUS扫查目的

明确胆总管下段病灶性质,协助鉴别良恶性。

超声所见

超声声像图及其示意图见图8-4-7,EUS扫查见视频8-4-3和视频8-4-4。

视频8-4-3
EUS扫查
请扫二维码观看

视频8-4-4
EUS扫查:
声学造影
请扫二维码观看

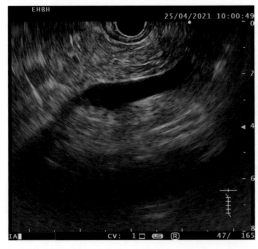
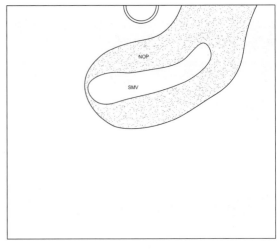

A. 经胃扫查,胰颈、钩突部未见异常占位,主胰管无扩张

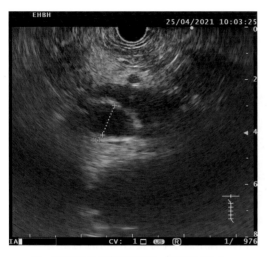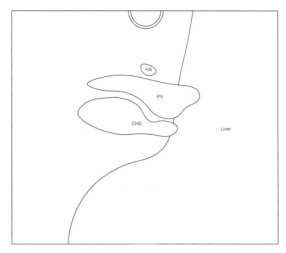

B. 探及肝总管轻度扩张，直径约 12.3 mm

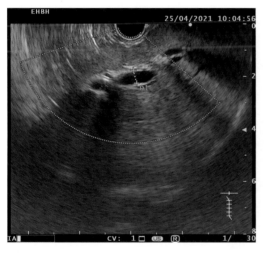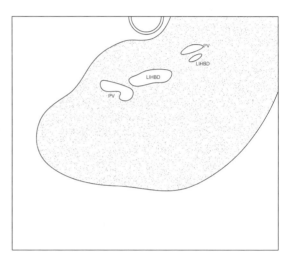

C. 左肝回声均匀，未见异常占位影，左侧肝内胆管扩张，直径约 5.1 mm

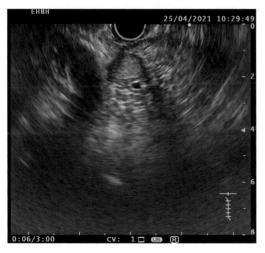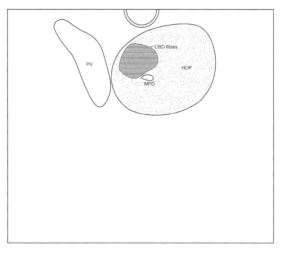

D. 经球部扫查，胆总管胰腺段探及一偏高回声占位影，大小约 11.3 mm×11.1 mm，病灶局限于胆管内，胆管外膜完整，该层面所见胆管壁无增厚，病灶远端和近端胆管直径无明显差异

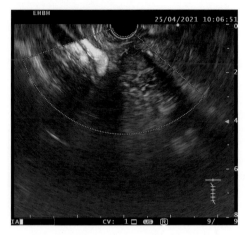
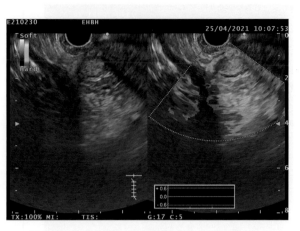

E. 彩色多普勒显示,病灶内血流信号不丰富

F. 弹性成像示病灶呈绿蓝色,提示质地偏硬

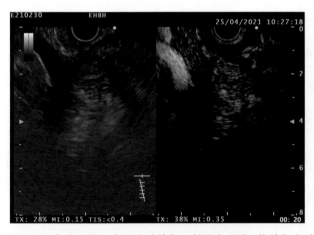

G. 声学造影见病灶在动脉期呈较均匀强化,静脉期渐消退

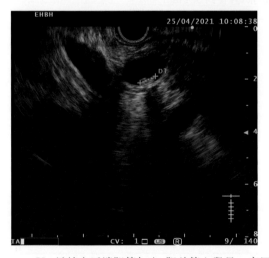
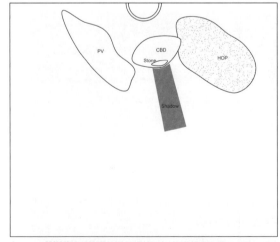

H. 继续向近端胆管扫查,胆总管上段见一高回声影,长径约 6.6 mm,后方伴声影,考虑结石

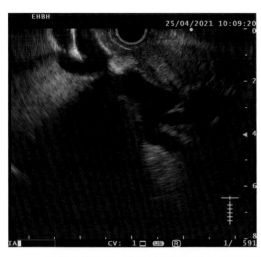
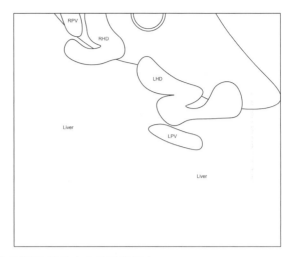

I. 继续左旋内镜,见肝门部胆管轻度扩张,管壁无增厚,管腔内未见异常回声

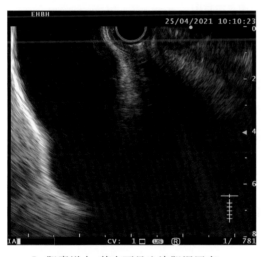
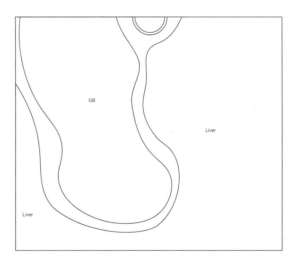

J. 胆囊增大,其内可见少许胆泥回声

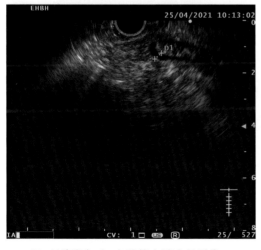
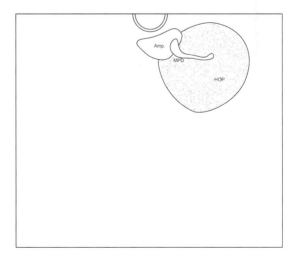

K. 经降段扫查,主胰管末端未见异常

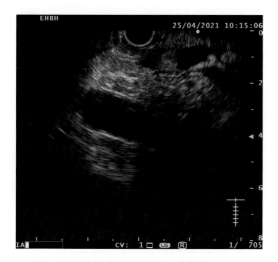
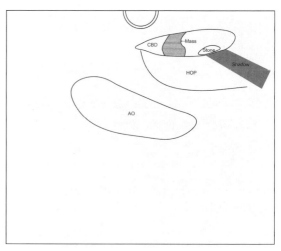

L. 经胆总管胰腺段可见上述病灶

图 8-4-7　超声声像图及示意图

EUS 诊断

①胆总管下段占位性病变:腺瘤可能;②胆总管结石;③胆囊内胆泥形成。

治疗

行胰十二指肠切除术+胆总管胆道镜探查+空肠造瘘术。

病理

①(胆总管下段)胆管内乳头状肿瘤,腺上皮低级别上皮内瘤变(图 8-4-8);②(胆囊)慢性胆囊炎。

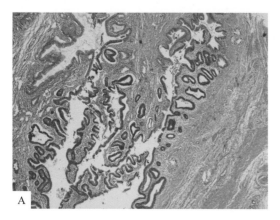
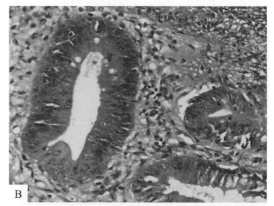

图 8-4-8　病理图

A.4×,肿瘤组织呈乳头状突入管腔,未见浸润性癌;B.40×,腺上皮低级别上皮内瘤变

（王　瀚　邢　铃）

8.4.2.2 肝门胆管腺瘤

病史简介

患者,男性,72岁,体检发现CA19-9升高1月余,最高达140U/ml,无皮肤、巩膜黄染,无尿黄,无腹痛、发热。既往有高血压、冠心病史。6年前行"腹腔镜下胆囊切除术"。母亲、一兄有"胆管癌"病史。查体:阴性。

实验室检查

血常规:CRP 12.3 mg/L, WBC 6.84×10⁹/L, Hb 140 g/L, PLT 103×10⁹/L。

肝功能:TB 8.1 μmol/L, DB 2.2 μmol/L, ALT 43 U/L, AST 29 U/L, AKP 109 U/L, γ-GT 158 U/L。

肿瘤标志物:AFP 6.0 μg/L, CEA 4.7 μg/L, CA19-9 118 U/ml。

IgG4 0.477 g/L。

影像学检查

上腹部CT增强:近肝门部病变,不排除肝外胆管细胞癌可能,建议进一步行MRI检查。MRCP:肝外胆管壁增厚伴充盈缺损影,考虑胆管癌或慢性炎症可能(图8-4-9)。

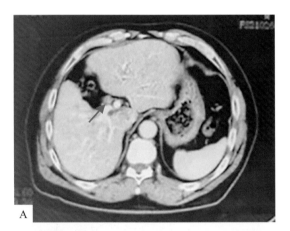
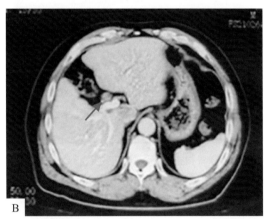
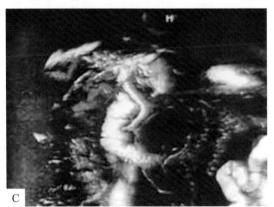

图8-4-9 影像学检查

A、B. CT见肝总管充盈缺损影(↑),增强后轻度强化;C. MRCP见肝门部胆管狭窄,狭窄长度较短(↑),左右肝内胆管轻度扩张

EUS 扫查前影像学资料解读

影像学资料考虑肝门部胆管肿瘤可能性大,但患者无明显临床症状,狭窄长度较短,肝内胆管仅轻度扩张,并且患者有腹腔镜下胆囊切除史,不能完全排除医源性狭窄。

EUS 扫查目的

明确肝门部胆管狭窄性质,鉴别肝门部胆管肿瘤和医源性狭窄。

超声所见

超声声像图及其示意图见图 8 - 4 - 10,EUS 扫查见视频 8 - 4 - 5 和视频 8 - 4 - 6。

视频 8 - 4 - 5
EUS 扫查
请扫二维码观看

视频 8 - 4 - 6
EUS 扫查:
声学造影
请扫二维码观看

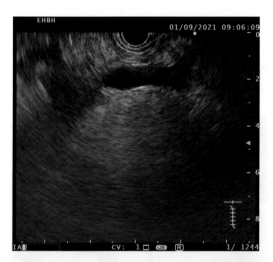
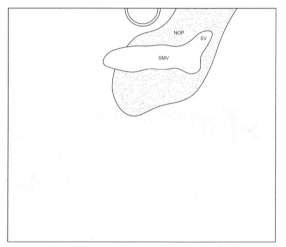

A. 经胃扫查,胰颈、钩突实质、肠系膜上静脉未见异常

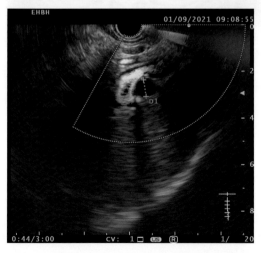
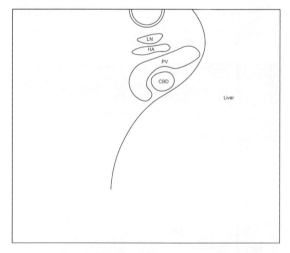

B. 经胃扫查,胆总管无扩张,直径约 7.8 mm;肝动脉前可见一偏低回声、长条形淋巴结,其内回声不均匀,边界尚清,考虑良性

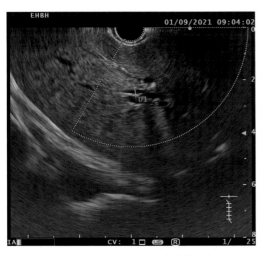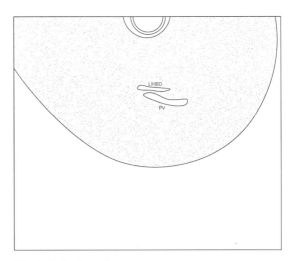

C. 左肝回声均匀,未见异常占位影,左侧肝内胆管轻度扩张,直径约 2.5 mm

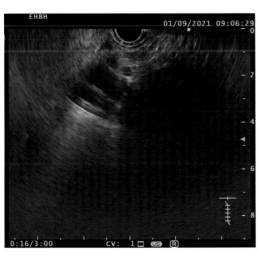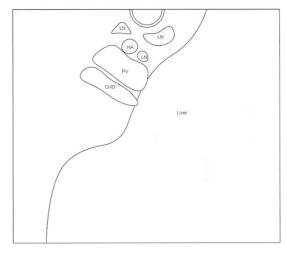

D. 经胃扫查肝门部胆管,由于探头距胆总管距离较远,无法清楚扫查胆管内情况;门静脉旁可见多发低回声、三角形淋巴结,其内回声不均匀,边界模糊,考虑良性

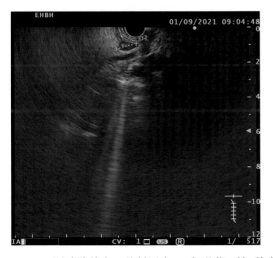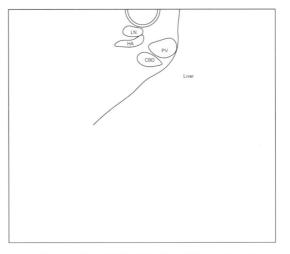

E. 肝动脉前有一处低回声、三角形淋巴结,其内回声不均匀,中间可见淋巴门,边界清晰,考虑良性

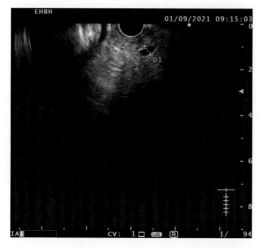
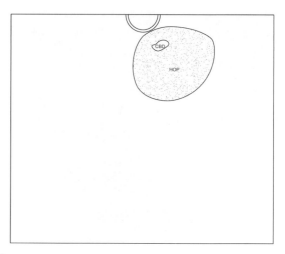

F. 经球部扫查，胆总管下段无扩张，管壁无增厚

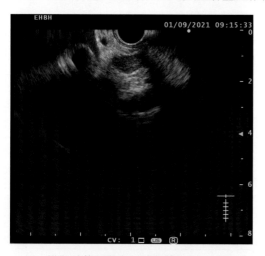
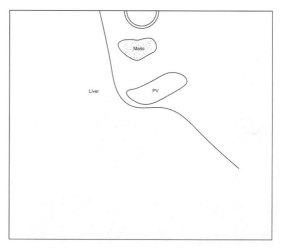

G. 沿胆总管下段向近端胆管扫查，于肝门部胆管（分叉以下）处可见腔内生长的低回声肿块，胆管外膜尚完整

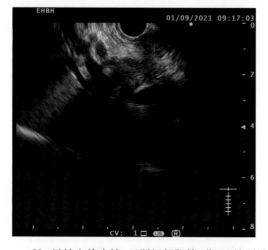
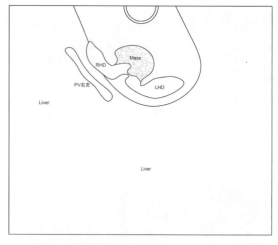

H. 继续左旋内镜，于肝门部胆管（分叉）处可见上述肿块及近端扩张的左右肝管

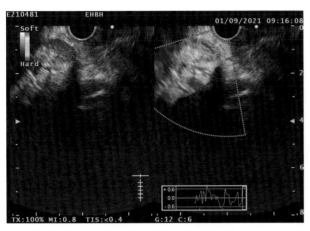

I. 弹性成像示肿块呈绿蓝色,提示质地偏硬

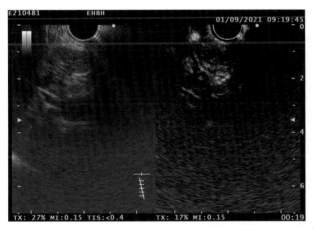

J. 声学造影见肿块在动脉期不均匀强化,静脉期逐渐消退

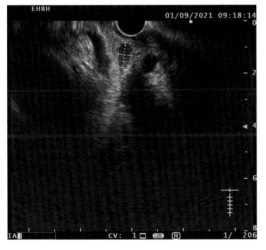

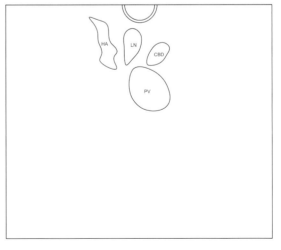

K. 胆总管旁见一低回声、长条形淋巴结,形变佳,边界清晰,考虑良性

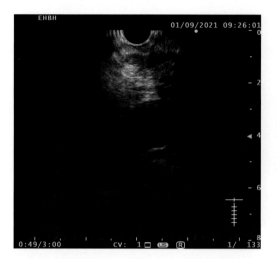
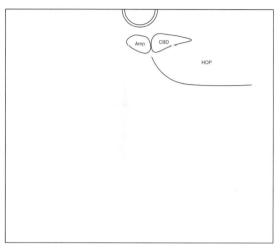

L. 经降段扫查,主乳头及胆总管末端未见异常

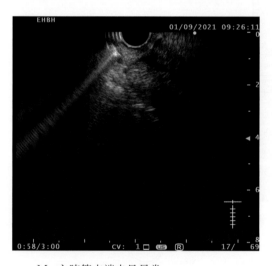
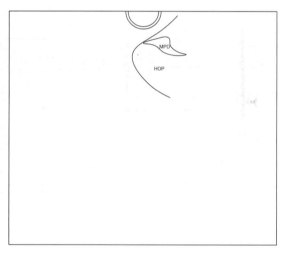

M. 主胰管末端未见异常

图 8-4-10　超声声像图及示意图

EUS 诊断

①肝门部胆管占位性病变(腺瘤？癌？);②胆囊切除术后。

治疗

行 ERCP 获取细胞学或病理学样本(图 8-4-11、图 8-4-12)。

病理

病理:(肝门部胆管)胆管内乳头状肿瘤,腺上皮低级别上皮内瘤变(图 8-4-13)。细胞刷:可见肿瘤细胞,可见 DNA 倍体异常细胞。

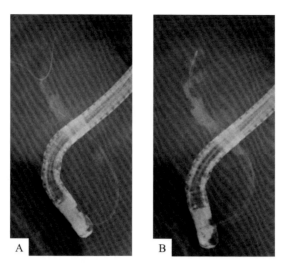

图 8 - 4 - 11　ERCP

ERCP造影见肝门部胆管偏心性狭窄,肝门部胆管内可见类圆形充盈缺损影,边缘毛糙

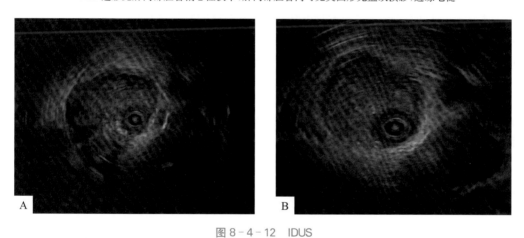

图 8 - 4 - 12　IDUS

IDUS见胆管腔内生长型、低回声病灶,胆管外膜完整,与EUS所见相符

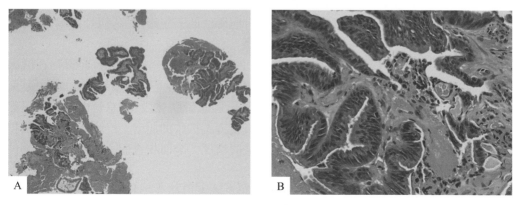

图 8 - 4 - 13　病理图

A.4×,肿瘤组织排列呈乳头状;B.40×,腺上皮低级别上皮内瘤变

（王　瀚　邢　铃）

讨论

肝外胆管良性肿瘤可分为上皮性肿瘤和非上皮性肿瘤。根据 WHO 分类，上皮性肿瘤分为 5 种：管状、乳头状（也称为乳头状瘤）、管状乳头状、囊腺瘤和乳头状瘤病。肝外胆管的良性肿瘤与恶性肿瘤相比罕见，仅占胆道手术的 0.1% 和所有肝外胆管肿块的 6%。胆管腺瘤约占胆管良性肿瘤的 2/3，一般在体检或胆囊切除术中偶然发现，可以发生在肝外胆管的任何位置，伴或不伴有胆总管扩张。该病好发于老年人，可无任何临床症状，亦可表现为上腹痛、黄疸、发热、皮肤瘙痒、肝功能异常等症状。经腹超声、CT、MRI 对其诊断敏感性参差不齐，并且诊断能力有限，EUS 能够很好地显示肝外胆管系统及胆管内肿块，是一种安全而有效的诊断方法。

EUS 下胆管腺瘤的表现一般为局限在胆管内的偏高回声软组织占位影，有蒂或无蒂，形态不规则，可见血流信号，声学造影检查示肿块在动脉期出现较为均匀的强化。ERCP 下表现为胆管内固定的充盈缺损影，伴局限性胆管狭窄，可通过胆管细胞刷获得细胞学样本，进一步明确诊断。该疾病具有恶性潜能，而且目前尚无统一的诊疗指南，国内外多为病例报道。手术切除是目前比较合适的治疗方法，仅内镜治疗的复发率较高。对于肿块较小、病灶局限的胆管腺瘤，可行局部切除。若肿块直径大于 2 cm，建议首选根治性切除。Loh KP 等报道了 3 名胆管腺瘤患者，随访期间在不同时间均发展为胆管癌，因此建议诊断为胆管腺瘤时应进行积极的手术干预和密切的术后监测。

本例患者在超声内镜下表现为胆管内偏高回声占位，边界清晰，未突破胆管壁，声学造影时在动脉期出现较为均匀的强化，考虑为胆管腺瘤可能性大。术后病理提示部分癌变，提示我们在临床工作中如在胆管内发现肿瘤性占位，即使无明显黄疸、发热等症状，也应及时、积极、尽早治疗，以预防疾病进展，改善疾病预后。

扫查体会

（1）胆管良恶性肿瘤的 EUS 鉴别主要根据病灶的回声、形态、胆管外膜完整性、病灶的远端及近端胆管情况等来鉴别。一般良性胆管肿瘤表现为较均匀的偏高回声，形态规则，病灶附近胆管壁无异常增厚，胆管外膜完整，病灶远端和近端的胆管直径无明显差异。恶性胆管肿瘤表现为不均匀的低回声，形态不规则，可有胆管壁的不规则增厚，病灶近端胆管扩张，可有胆管外膜的破坏。

（2）经胃、十二指肠球部、十二指肠降段均可扫查胆总管。一般来讲，经胃扫查时因探头距肝外胆管较远，有时受腹部脂肪影响，肝外胆管显示欠清，尤其当病灶较小时，更是无法清晰显示。在十二指肠球部扫查胆管可清晰地显示胆总管胰腺段、胆总管中段及肝门部胆管，显示整个肝外胆管是否有管壁增厚、肿块形成及近端扩张的胆管。经十二指肠降段扫查时，可较为清晰地显示胆总管末端、胰管末端及壶腹情况。全面扫查胆总管的每一个部位必不可少。

（3）肝门部病变的扫查相比于胆总管中段、胆总管下段病变的扫查较为困难，需要操作者有较强的控镜能力，能够连续跟踪、扫查肝外胆管至左、右肝内胆管起始段，并且需要扫查胆囊管和胆囊情况，因为很多肝门部胆管狭窄病变是胆囊管或胆囊颈病变累及所致。

（邢　铃）

参考文献

[1] Xu HX, Chen LD. Villous adenoma of extrahepatic bile duct: contrast-enhanced sonography findings [J]. J Clin Ultrasound, 2008,36(1):39 – 41.

[2] Tefas C, Tanău M, Szenftleben A, et al. Villous adenoma of the common hepatic duct: the importance of contrast-enhanced ultrasound and endoscopic retrograde cholangiopancreatography for relevant diagnosis. A case report and review of the literature [J]. Med Ultrason, 2015,17(4):553 – 536.

[3] Valerieva Y, Lutakov I, Golemanov B, et al. A Rare Case of Incidental Common Bile Duct Adenoma-Endoscopic Ultrasound Evaluation [J]. Balkan Med J, 2018,35(4):346 – 347.

[4] Loh KP, Nautsch D, Desilets D, et al. A rare cause of dilated bile duct incidentally detected on imaging [J/OL]. BMJ Case Rep, 2014,2014:bcr2014204014.

[5] Loh KP, Nautsch D, Mueller J, et al. Adenomas involving the extrahepatic biliary tree are rare but have an aggressive clinical course [J/OL]. Endosc Int Open, 2016,4(2):E112 – E117.

[6] Rafiq E, Alaradi O, Bawany M, et al. A combination of snare polypectomy and apc therapy for prolapsing common bile duct adenoma [J]. J Interv Gastroenterol, 2012,2(4):193 – 195.

[7] Ariche A, Shelef I, Hilzenrat N, et al. Villous adenoma of the common bile duct transforming into a cholangiocarcinoma [J]. Isr Med Assoc J, 2002,4(12):1149 – 1150.

8.5　胆管乳头状黏液性肿瘤恶变

8.5.1　胆总管乳头状黏液性肿瘤恶变

病史简介

患者,女性,64 岁,2018 年因"胆总管多发结石、肝内外胆管扩张"在我院行手术治疗,术后病理提示:(肝右叶)胆管导管内乳头状黏液性肿瘤,伴高级别上皮内瘤变。术后偶有发热。2021 年 1 月,患者出现皮肤及巩膜黄染伴发热。外院 MRCP 示:肝胆术后,不排除肝外胆管中上段局部恶变。患者有 2 型糖尿病史,未予药物治疗。否认高血压病、心脏病史。查体:右上腹压痛,未及肿块,余均阴性。

实验室检查

血常规:CRP 0.5 g/L, WBC 5.16×10⁹/L, Hb 122 g/L, PLT 214×10⁹/L。
肝功能:TB 16.9 μmol/L, ALT 41 U/L, AST 33 U/L, AKP 159 U/L, γ – GT 60 U/L。
肿瘤标志物:AFP 1.4 μg/L, CEA 4.3 μg/L, CA19 – 9 27.3 U/ml。

影像学检查

MRCP:肝胆术后,胆总管结石,不排除肝外胆管中上段局部恶变。肝 CT 增强:肝胆术后,不排除肝外胆管恶变,胆总管下段管壁增厚(图 8 – 5 – 1)。

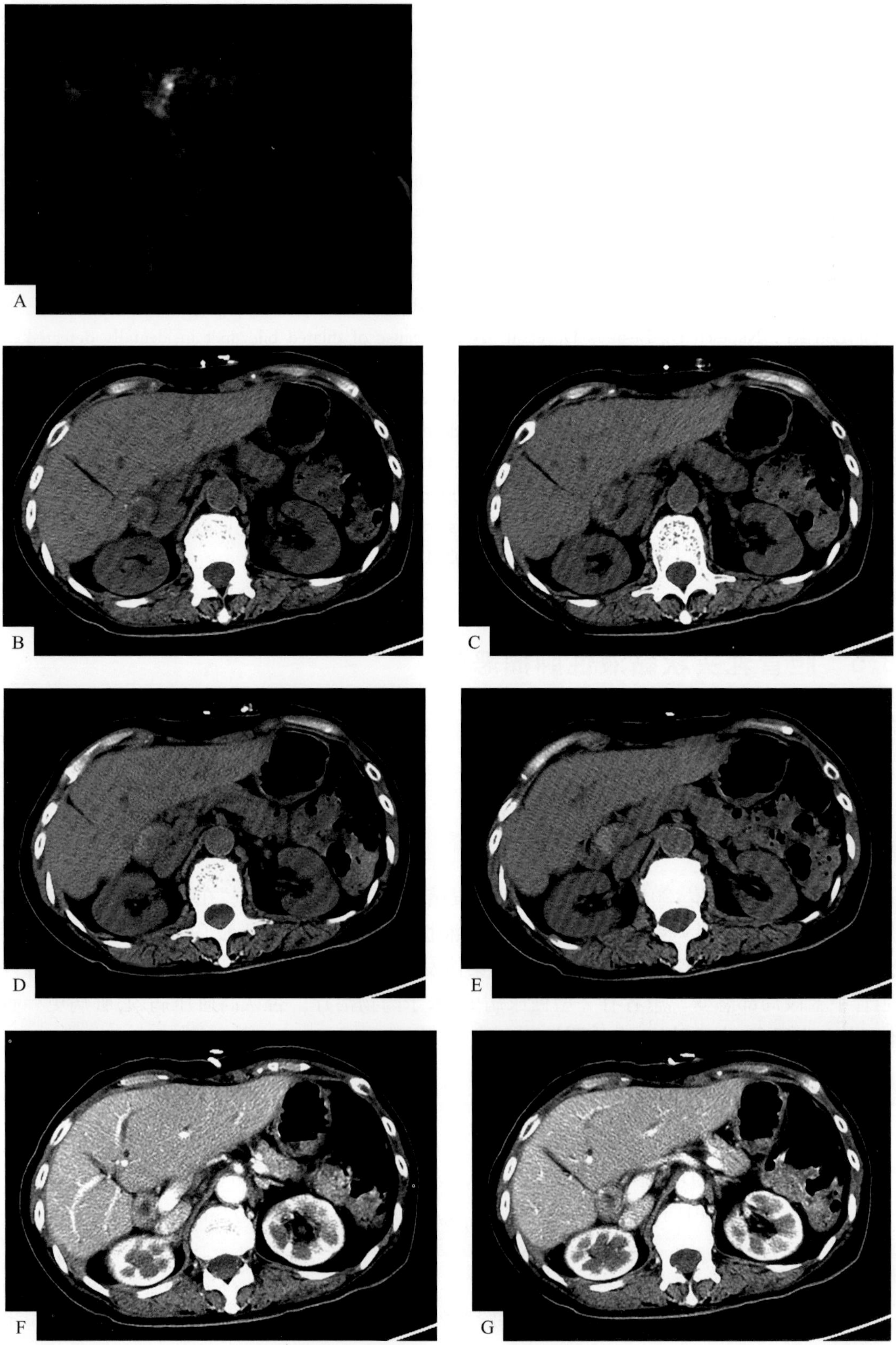
A
B
C
D
E
F
G

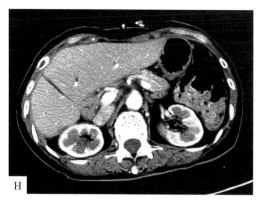
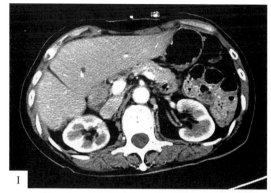

图 8-5-1 影像学检查

A. MRCP 示肝内外胆管明显扩张,肝外胆管中上段管壁增厚,见多发结节影;B～E. 肝 CT 示肝外胆管中上段管壁明显环形增厚、密度略增高;F～I. 增强扫描示轻中度持续强化,胆总管中下段管壁增厚

EUS 扫查前影像学资料解读

影像资料显示肝外胆管壁增厚,管腔内可见多发结节影,增强后持续强化,结合既往胆管内乳头状黏液性肿瘤(intraductal papillary mucinous neoplasm of the bile duct,IPMN-B)病史,首先考虑为肿瘤复发可能性大。

EUS 扫查目的

明确胆总管病灶性质,鉴别良性与恶性,明确病灶累及范围、周围血管情况等,为确定下一步治疗方法提供相关资料。

视频 8-5-1
EUS 扫查
请扫二维码观看

视频 8-5-2
EUS 扫查:
声学造影
请扫二维码观看

超声所见

超声声像图及其示意图见图 8-5-2,EUS 扫查见视频 8-5-1 和视频 8-5-2。

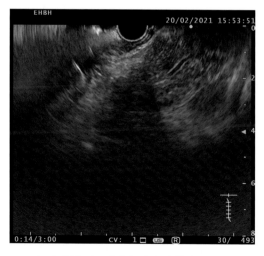
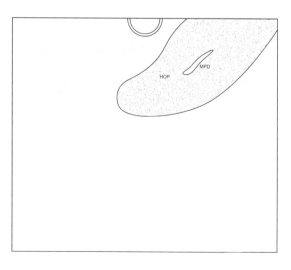

A. 经胃扫查,胰头部及主胰管未见明显异常

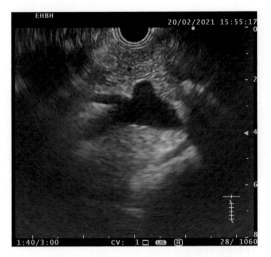 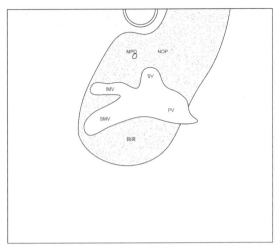

B. 胰颈、钩突部及肠系膜上静脉、门静脉、脾静脉、肠系膜下静脉均未见明显异常

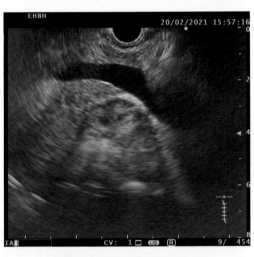 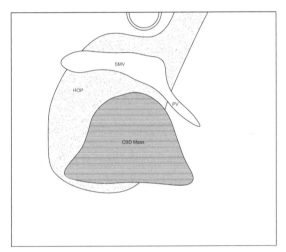

C. 胆总管内充满不均匀低回声团块

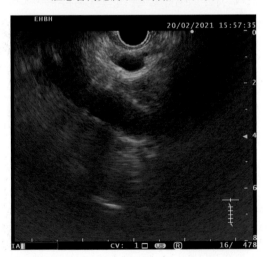 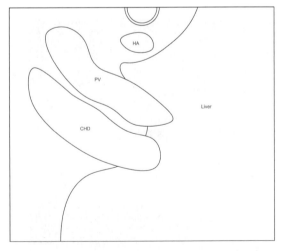

D. 沿胆总管向肝门部扫查,肝门部胆管似可见低回声影,由于距离较远,无法探查清楚;门静脉及肝动脉未见异常,未见肿大淋巴结

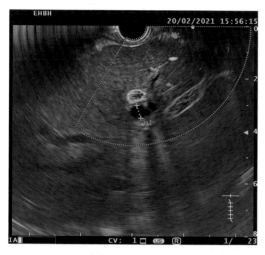
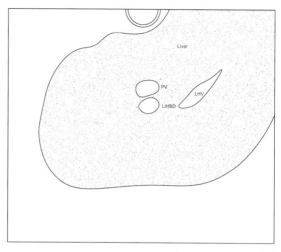

E. 左肝回声均匀,未见异常占位影,左肝内胆管扩张,直径约 5.2 mm,其内未见异常回声

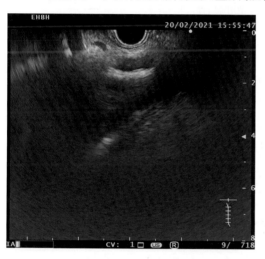
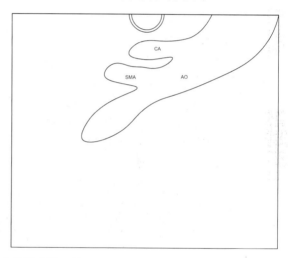

F. 腹腔干及肠系膜上动脉未见异常,腹腔干旁未见肿大淋巴结

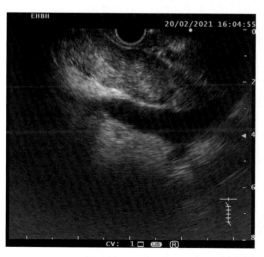
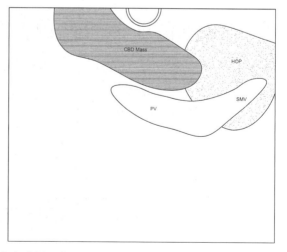

G. 经球部扫查,胆总管胰腺段及十二指肠后段内充满低回声团块,胆总管扩张,直径约 20 mm,胆管正常三层结构消失,但胆管外膜完整

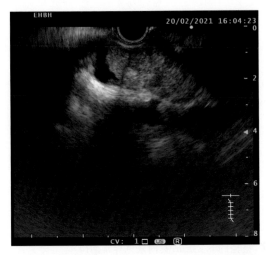
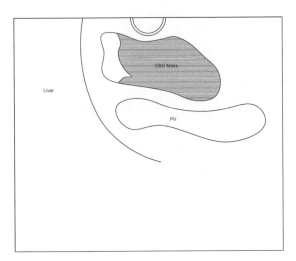

H. 继续向肝门部扫查，上述病灶从胆总管胰腺段延续至肝总管

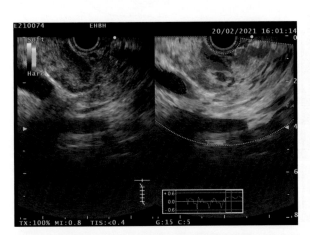
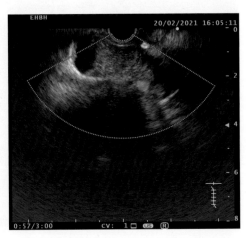

I. 弹性成像示病灶呈蓝绿色，提示质地偏硬

J. 彩色多普勒显示，病灶内可见血流信号

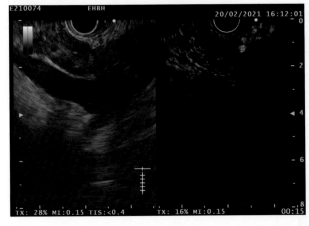

K. 声学造影显示，病灶在动脉早期即出现不均匀强化，静脉期逐渐消退

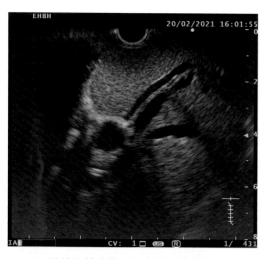
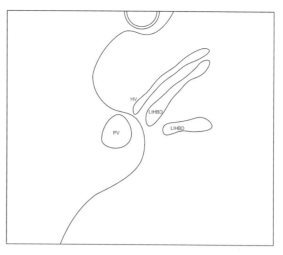

L. 继续左旋内镜可见左肝回声均匀,未见异常占位影,左肝内胆管扩张,其内未见异常回声

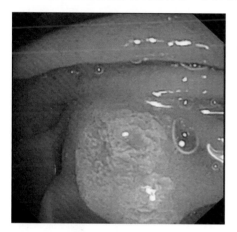

M. 内镜像可见主乳头

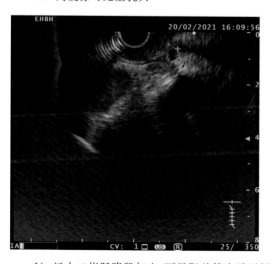
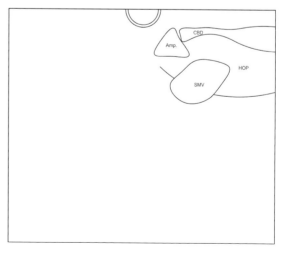

N. 经十二指肠降段扫查,可见胆总管末端无扩张,其内可见少许絮状回声

图 8-5-2 超声声像图及示意图

EUS 诊断

肝总管、胆总管占位性病变:胆总管乳头状黏液瘤(IPMN-B)复发伴恶变。

治疗

行肝外胆管切除+胆肠吻合术。

病理

(胆管)导管内乳头状黏液性肿瘤,伴高级别上皮内瘤变,局部癌变(图 8-5-3)。

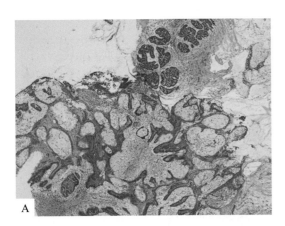 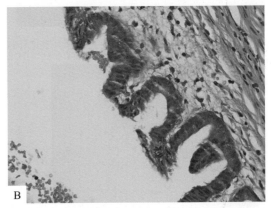

图 8-5-3 病理图

A. 4×,胆管内乳头状黏液性肿瘤;B. 40×,上皮内瘤变细胞形态

（王　瀚　邢　铃）

8.5.2 肝门胆管乳头状黏液性肿瘤恶变

病史简介

患者,男性,69 岁,上腹部疼痛不适 7 周,尿黄 1 周,外院 CT 示:左肝内胆管占位。患者有阑尾切除术史。否认高血压病、2 型糖尿病、心脏病史。吸烟 20 年,平均 6 支/日,已戒烟 10 年。饮酒 6 年,饮白酒 25 g/d,未戒酒。查体:右上腹按压不适感,未及肿块,余均阴性。

实验室检查

血常规:CRP 40 mg/L, WBC 8.21×10⁹/L, Hb 137 g/L, PLT 133×10⁹/L。

肝功能:TB 34.4 μmol/L, DB 23 μmol/L, ALT 49 U/L, AST 31 U/L, AKP 259 U/L, γ-GT 124 U/L。

肿瘤标志物:AFP 4 μg/L, CEA 2.5 μg/L, CA19-9>1 000 U/ml。

凝血功能:PT 12.2 s, APTT 28.5 s, INR 1.02。

IgG4 0.583 g/L。

影像学检查

　　MRCP:肝门部胆管狭窄,左侧肝内胆管扩张。上腹部增强 CT:肝门部胆管占位,恶性可能。影像学检查如图 8-5-4 所示。

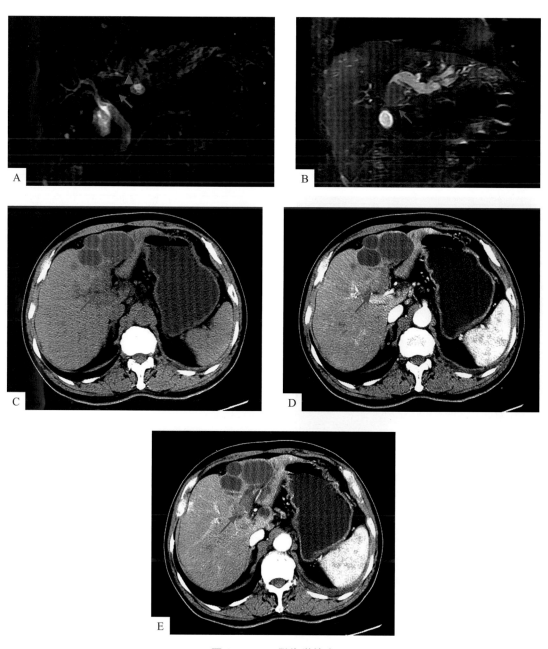

图 8-5-4　影像学检查

　　A. MRCP 示左肝管及肝内胆管起始段截断(↑),左肝内胆管扩张,其内见絮状物(▲),胆总管及右肝内胆管未见明显异常;B. MRCP 冠状面断层片可见左肝管一软组织信号影(↑),其近端肝内胆管扩张;C. CT 平扫示左肝管及左肝内胆管起始部见低密度影(↑),左肝内胆管明显扩张;D、E. CT 增强后低密度影出现不均匀强化(↑)

EUS 扫查前影像学资料解读

影像学资料显示左肝内胆管明显扩张,左肝管及左肝内胆管起始部可见一处软组织密度影,增强后可见强化,考虑肿瘤性病变可能性大。

EUS 扫查目的

明确左肝内胆管内病灶性质,鉴别良性与恶性,如为恶性,明确病灶累及范围、周围血管及淋巴结情况等,为确定下一步治疗方法提供相关资料。

超声所见

超声声像图及其示意图见图 8-5-5,EUS 扫查见视频 8-5-3 和视频 8-5-4。

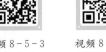

视频 8-5-3
EUS 扫查
请扫二维码观看

视频 8-5-4
EUS 扫查:
声学造影
请扫二维码观看

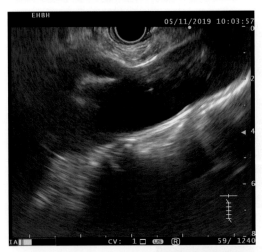
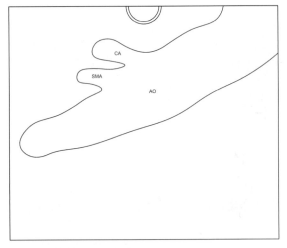

A. 经胃扫查,AO 及其发出腹腔干、SMA 均未见明显异常,腹腔干周围未见肿大淋巴结

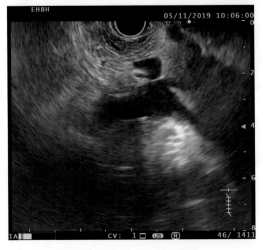
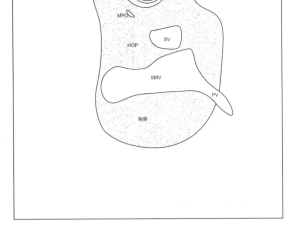

B. 胰颈部及主胰管未见明显异常

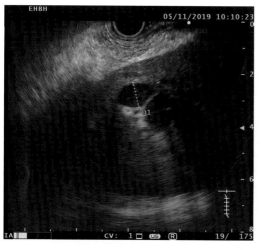
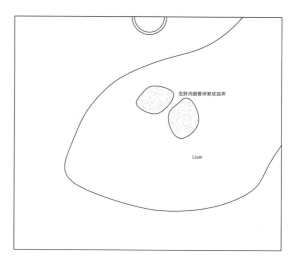

C. 左肝内胆管明显扩张，其内可见絮状回声

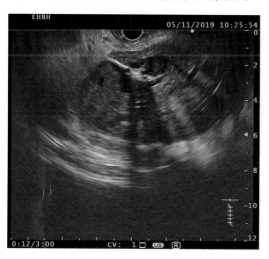
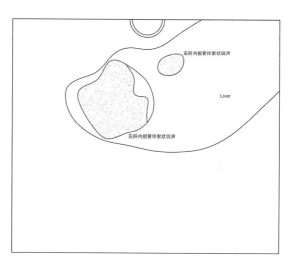

D. 部分左肝内胆管呈大小不等的囊状扩张，其内可见絮状回声，最大的囊状扩张胆管内探及不规则的等至偏低回声团块影

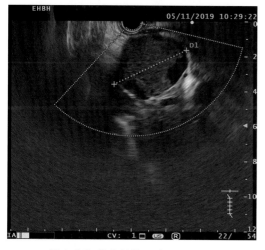

E. 最大的胆管囊状扩张直径约 40 mm，彩色多普勒显示其内未见明显血流信号

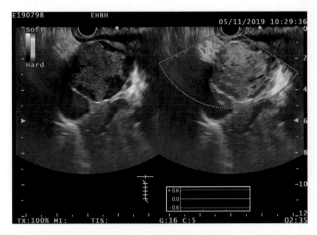

F. 弹性成像呈蓝绿色,提示质地偏硬

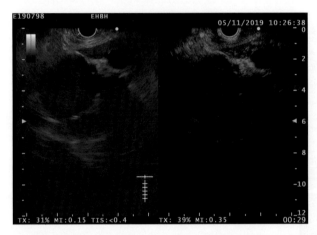

G. 声学造影示胆管内团块影在动脉期及静脉期均未出现强化,考虑为胆泥或黏液栓等其他非软组织物质可能

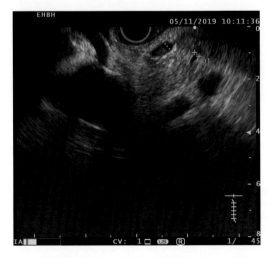
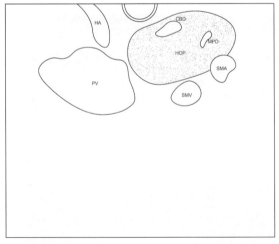

H. 经球部扫查,胰头、胆总管下段和主胰管未见明显异常

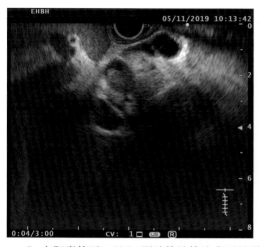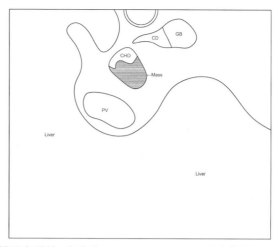

I. 在胆囊管开口以上、肝总管处管腔内可见稍低回声肿块,大小约 9.1 mm×6.2 mm,肝总管直径约 12.3 mm

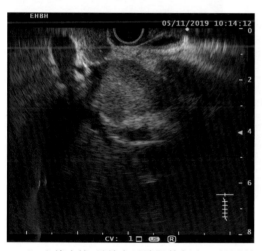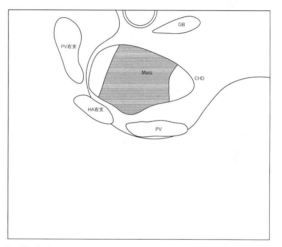

J. 左旋内镜,继续向近端胆管扫查,可见肝门部胆管处有一不规则低回声团块,大小约 29.7 mm× 24.4 mm;探头右下方可见胆囊,体积减小,壁呈均匀性增厚

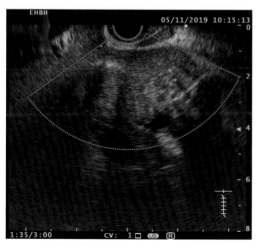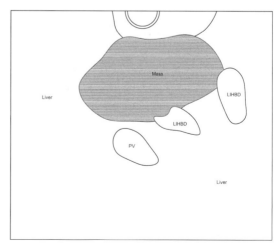

K. 继续左旋,同时轻度后拉内镜,可见上述不规则低回声团块一直延伸至左侧肝内胆管起始部,其后方肝内胆管扩张,团块内可见血流信号

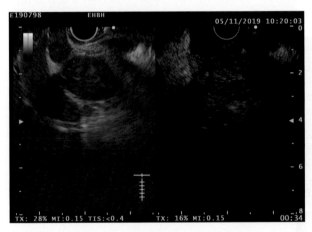

L. 弹性成像示团块呈蓝色,提示质地硬

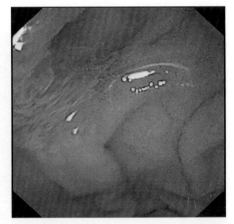

M. 声学造影见病灶在动脉期出现轻度强化,门静脉期强化逐渐明显,后逐渐消退

N. 十二指肠主乳头开口增大,可见胶冻样黏液

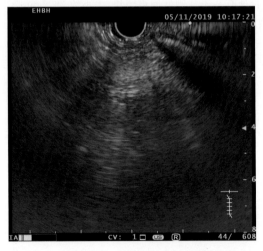

O. 经降段扫查,胆胰管末端未见异常

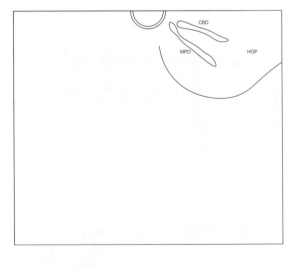

图 8 - 5 - 5 超声声像图及示意图

EUS 诊断

肝门部、左肝内胆管起始部占位性病变:胆管内乳头状黏液瘤(IPMN－B),恶变可能。

治疗

行左半肝及左尾叶、胆囊及肝外胆管切除＋肝门胰周淋巴结清扫＋胆肠 Roux-en-Y 吻合术。

病理

①(肝左叶)胆管内乳头状肿瘤,伴浸润性癌,胆管切缘(—)(图8－5－6);②(8、9、12、13 组淋巴结)未见肿瘤组织;③(胆囊)慢性胆囊炎,腺肌病。

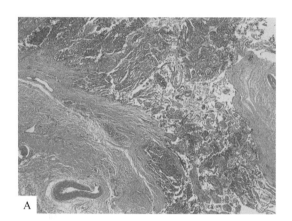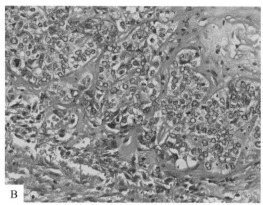

图8－5－6　病理图

A.4×,胆管内乳头状肿瘤;B.40×,肿瘤细胞形态

(王　瀚　邢　铃)

讨论

胆管内乳头状黏液性肿瘤(IPMN－B)通常是一种侵袭性较小的肿瘤,胆管内生长的乳头状或绒毛状肿瘤腺体伴有纤细的纤维血管柄,能够分泌大量黏液,主要表现为肝内或肝外胆管的严重扩张及胆道梗阻。IPMN－B的概念于2008年首次被提出,该病发病率低,国内外的相关文章多为病例报道,所以临床上缺乏对该疾病的认识。IPMN－B可生长在胆管系统的任何部位,肝内胆管是其最常见的部位(以左侧多见),约占所有IPMN－B的84%。肿瘤侵犯肝门部提示病情进展。但该病进展缓慢,少数可进展为恶性,占胆管癌总数的2.9%～8.9%,如胆管系统内发生多处病变,常常提示预后较差。大多数患者在早期无症状,晚期可出现黄疸、腹痛等胆道梗阻症状和体重减轻。

肿瘤标志物 CA19－9、CEA、CA242 有助于鉴别疾病的良性和恶性。文献报道,CA242 较 CEA 在鉴别良、恶性肿瘤中更敏感、更具特异性,但仍需要更大的样本量来证实。

IPMN－B 典型的 CT 或 MRI 表现为肝内或肝外胆管呈软藤样扩张改变,胆管壁多发结节,漂浮的黏液呈"浮云征"的特点,但随着疾病的进展可形成胆管内巨大肿块。胆管扩张的程度和范围与黏液的量有关,最初可表现为局限性胆管扩张,黏液会不断增多,充斥整个胆管树,从而导致肝内外胆管全系扩张,甚至可以出现胰管扩张。但与其他胆道肿瘤相比,CT或 MRI 对 IPMN - B 诊断的敏感性和特异性尚不清楚。EUS 下表现为胆管严重扩张,能辨认出 CT 和 MRI 都无法显示的胆管中的黏液,黏液的存在是诊断 IPMN - B 的重要依据。

手术为最推荐的治疗方案,但是只有 1/3 的患者能够接受外科手术达到治愈的目的。故早期诊断 IPMN - B 至关重要,良性的 IPMN - B 预后良好,手术切除后的恶性 IPMN - B 与良性 IPMN - B 相比,5 年生存率明显降低(36% vs 84%),且恶性的 IPMN - B 手术后复发率高达 62%。EUS 在 IPMN - B 的诊断优势尤为明显,尤其当病灶位于左侧肝管及左肝内胆管时,EUS 可探查左肝内胆管、肝外胆管扩张程度,胆管内是否存在黏液或乳头状瘤及部位,黏液的累及范围等,但如病灶位于右侧肝内胆管,因 EUS 无法完整扫查整个右肝,故可能无法扫及病灶。如 EUS 无法鉴别乳头状瘤或黏液,可借助声学造影检查来进一步诊断。所以 EUS 有望成为 IPMN - B 诊断和术前评估必不可少的检查方法。

扫查体会

(1) IPMN - B 的 EUS 表现与胆管肿瘤截然不同,回声不均匀,呈偏低回声或等回声,肿块形状不规则,因肿块有产黏液特性,故有云雾状回声表现,呈膨胀性,多充满整个胆管,胆总管扩张较为严重,故在胃内和球部扫查时均可显示。同时,需在胃内观察左侧肝内胆管情况,明确有无乳头样结节及胆管内云雾状回声表现。

(2) 十二指肠主乳头开口也是观察的重点,部分 IPMN - B 病例主乳头开口呈鱼嘴样及有黏液流出。

(3) 扫查时,应尽量明确肿块或乳头样结节部位、胆管累及范围,这样有利于手术方案的制定。

(4) 胆管内肿块的回声有时与黏液栓回声较难鉴别,声学造影有助于鉴别。

(5) 胆管明显扩张时,胆管内云雾状回声需与旁瓣伪像相鉴别,组织谐波成像有助于消除旁瓣伪像。

(邢　铃)

参考文献

[1] Gordon-Weeks AN, Jones K, Harriss E, et al. Systematic Review and Meta-analysis of Current Experience in Treating IPNB: Clinical and Pathological Correlates [J]. Ann Surg, 2016,263(4):656 - 663.

[2] Kubota K, Nakanuma Y, Kondo F, et al. Clinicopathological features and prognosis of mucin-producing bile duct tumor and mucinous cystic tumor of the liver: a multi-institutional study by the Japan Biliary Association [J]. J Hepatobiliary Pancreat Sci, 2014,21(3):176 - 185.

[3] Ramzi J, Feretis M, Hickman KE, et al. Preoperative diagnosis of intraductal papillary neoplasm of the bile duct with endoscopic ultrasound [J/OL]. Ann R Coll Surg Engl, 2021,103(2):e65 - e68.

[4] Hokuto D, Nomi T, Yasuda S, et al. Long-term observation and treatment of a widespread intraductal papillary neoplasm of the bile duct extending from the intrapancreatic bile duct to the

bilateral intrahepatic bile duct: A case report [J]. Int J Surg Case Rep, 2017,38:166 - 171.

[5] Ni XG, Bai XF, Mao YL, et al. The clinical value of serum CEA, CA19 - 9, and CA242 in the diagnosis and prognosis of pancreatic cancer [J]. Eur J Surg Oncol, 2005,31(2):164 - 169.

8.6 远端胆管癌

8.6.1 远端胆管癌病例 1

病史简介

患者,男性,67 岁,乏力、消瘦 40 余天,黄疸 2 周。外院 CT 示:胆总管下段癌,伴肝内外胆管扩张,胆囊肿大,肝囊肿。否认高血压、2 型糖尿病、心脏病史。否认手术史。查体:全身皮肤及巩膜黄染,全腹无压痛及反跳痛,余阴性。

实验室检查

血常规:CRP 12.18 mg/L, WBC 5.2×10⁹/L, Hb 103 g/L, PLT 155×10⁹/L。

肝功能:TB 86.7 μmol/L, DB 70.4 μmol/L, ALT 209 U/L, AST 184 U/L, AKP 632 U/L, γ - GT 1 504 U/L。

肿瘤标志物:AFP 4.8 μg/L, CEA 1.8 μg/L, CA19 - 9 278 U/ml。

IgG4 0.355 g/L。

影像学检查

MRCP:胆总管下段占位,肝内外胆管扩张。胰腺增强 CT:胆总管下段占位,胆囊肿大(图 8 - 6 - 1)。

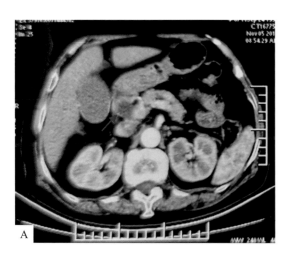
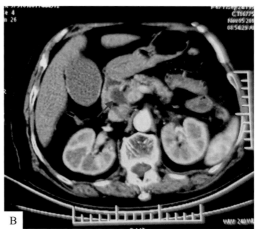

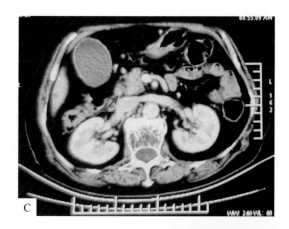
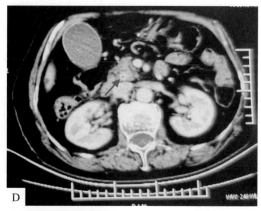
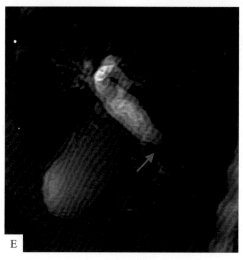

图 8-6-1　影像学检查

　　A、B. CT 示胆总管中上段扩张(↑),胆管壁无增厚;胆囊增大;C、D. 胆总管胰腺段管壁增厚,管腔狭窄,增强后可见强化(↑),周围胰腺组织密度均匀,未见异常密度影;E. MRCP 示胆总管胰腺段细线样狭窄(↑),近端胆管扩张,主胰管无扩张,胆囊肿大

EUS 扫查前影像学资料解读

　　影像学资料显示胆总管胰腺段肿瘤性病变可能性大,但根据现有影像学资料无法判断肿块有无累及胰腺实质。

EUS 扫查目的

　　明确胆总管下段病变性质,如为肿瘤性病变,需明确肿瘤的浸润深度、与周围组织关系等,为确定下一步治疗方法提供相关资料。

超声所见

　　超声声像图及其示意图见图 8-6-2,EUS 扫查见视频 8-6-1。

视频 8-6-1
EUS 扫查:
声学造影
请扫二维码观看

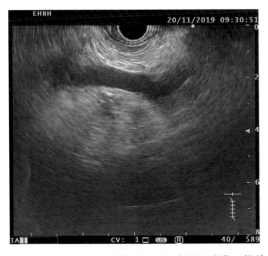
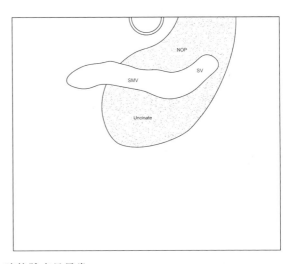

A. 经胃扫查,胰颈、钩突实质及肠系膜上静脉、脾静脉未见异常

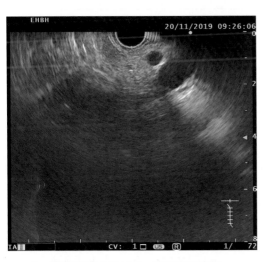
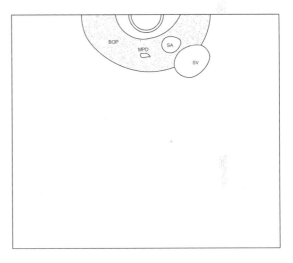

B. 胰体实质未见异常,主胰管无扩张

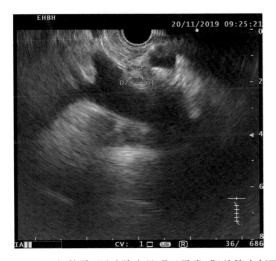
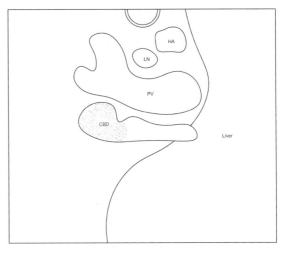

C. 门静脉、肝动脉未见明显异常,胆总管内似可见软组织影,门静脉旁可见一低回声淋巴结,其内回声不均匀,边界模糊,考虑良性

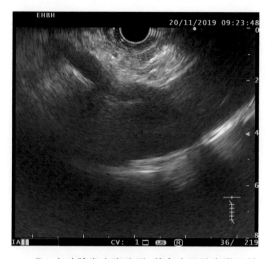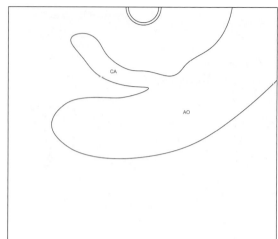

D. 主动脉发出腹腔干,其旁未见肿大淋巴结

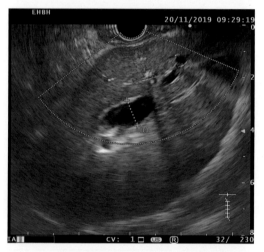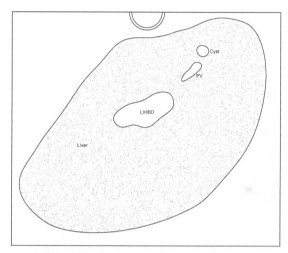

E. 左肝实质回声均匀,可见一类圆形无回声灶,直径约 0.4 cm,后方伴增强效应,考虑肝囊肿,左肝内胆管扩张,直径约 10.4 mm

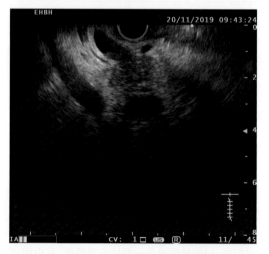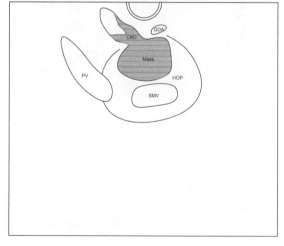

F. 经球部扫查,可见胆总管下段管壁不均匀增厚,呈低回声,肿块与胰头组织分界不清,并长入胰头内

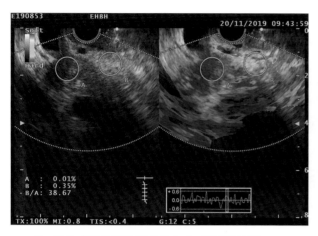

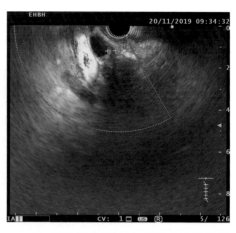

G. 弹性成像示病灶以蓝色为主,提示质地硬

H. 彩色多普勒显示,病灶内血流信号不丰富

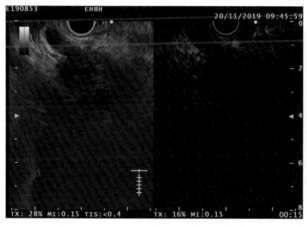

I. 声学造影见病灶在动脉期出现强化,静脉期渐消退

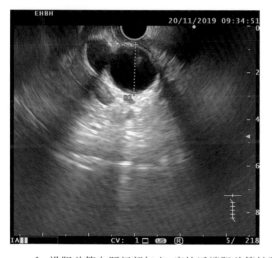

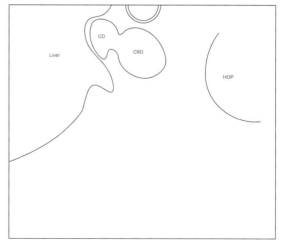

J. 沿胆总管向肝门部扫查,病灶近端胆总管扩张,直径约 20.7 mm,并可见胆囊管开口

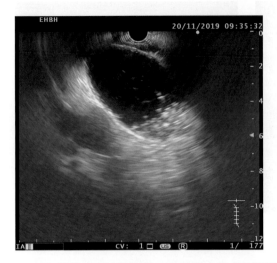
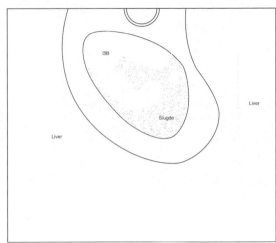

K. 沿胆囊管追踪胆囊,可见胆囊内较多松散胆泥回声

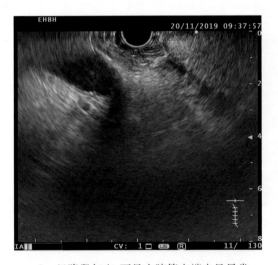
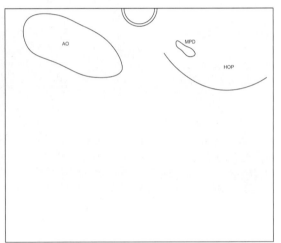

L. 经降段扫查,可见主胰管末端未见异常

图 8-6-2 超声声像图及示意图

EUS 诊断

①胆总管下段占位(T3N0),累及胰头;②胆囊内胆泥形成;③肝囊肿。

治疗

行胰十二指肠切除术。

病理

①(胆总管下段)腺癌,中分化,伴胰腺侵犯(图 8-6-3);②(胆囊)慢性胆囊炎,腺肌病。

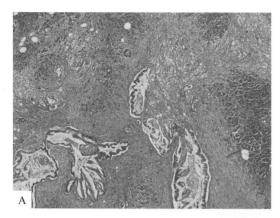
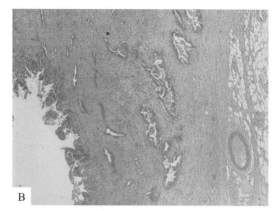
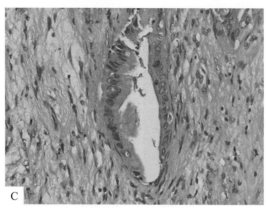

图 8 - 6 - 3　病理图

A. 4×,癌组织侵犯胰腺实质;B. 4×,胆管癌黏膜面;C. 40×,癌细胞形态

（王　瀚　邢　铃）

8.6.2　远端胆管癌病例 2

病史简介

患者,男性,56 岁,皮肤、巩膜黄染 8 天。外院腹部 CT 示:胆总管中上段局部管壁增厚,其近端肝外胆管扩张,胆囊增大,考虑胆总管恶性肿瘤。院外已行经皮肝穿刺胆道引流术(percutaneous transhepatic cholangiodrainage,PTCD)减黄。否认高血压、2 型糖尿病、心脏病史,否认手术史。查体:全身皮肤、巩膜黄染,全腹无压痛及反跳痛,余均阴性。

实验室检查

血常规:CRP 71.2 mg/L, WBC 9.61×10⁹/L, Hb 115 g/L, PLT 126×10⁹/L。
肝功能:TB 15 μmol/L, ALT 250 U/L, AST 125 U/L, AKP 36 U/L, γ - GT 77 U/L。
肿瘤标志物:AFP 1.7 μg/L, CEA 1.2 μg/L, CA19 - 9 6.5 U/ml。

影像学检查

肝脏 CT 增强:胆总管中下段占位,胆管癌可能(图 8 - 6 - 4)。MRCP:胆总管中段狭窄,中上段扩张。

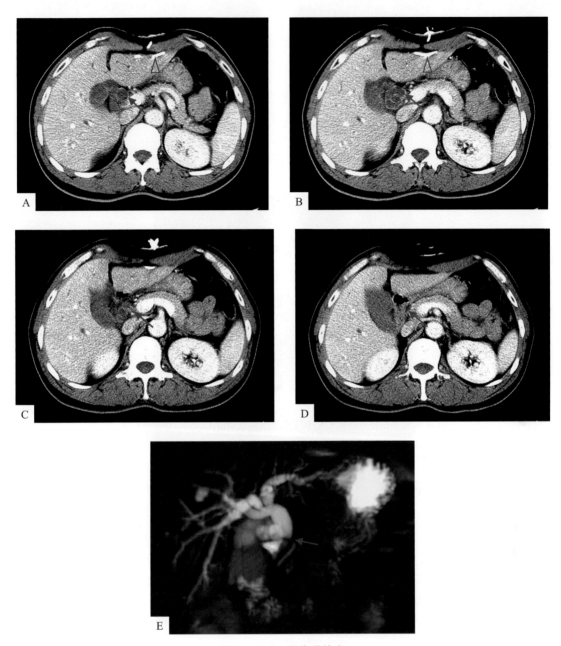

图 8-6-4　影像学检查

A、B. CT 示胆囊肿大,胆囊壁光滑,肝内外胆管扩张(↑),肝脏处可见导管影(△);C、D. 胆总管中下段管壁增厚,增强后轻度强化(↑);E. MRCP 示胆总管中段狭窄(↑),近端扩张,肝内胆管扩张

EUS 扫查前影像学资料解读

影像学资料考虑胆总管肿瘤性病变可能大,胆囊肿大,肿块似累及胆囊管开口。

EUS 扫查目的

明确胆总管病灶定性,鉴别胆管良性狭窄或肿瘤性病变。若为肿瘤性病变,需明确肿瘤起源、累及范围等信息,重点扫查病灶有无累及胆囊管开口,为确定下一步治疗方法提供相关资料。

超声所见

超声声像图及其示意图见图 8-6-5,EUS 扫查见视频 8-6-2 和视频 8-6-3。

视频 8-6-2
EUS 扫查
请扫二维码观看

视频 8-6-3
EUS 扫查:
声学造影
请扫二维码观看

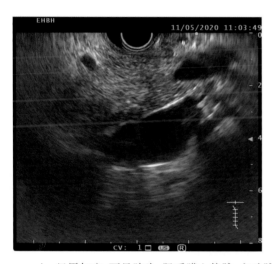
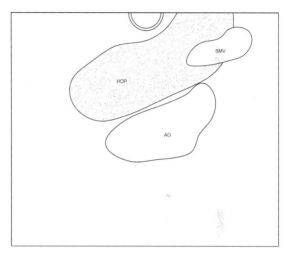

A. 经胃扫查,可见胰头、肠系膜上静脉、主动脉未见异常,主胰管无扩张

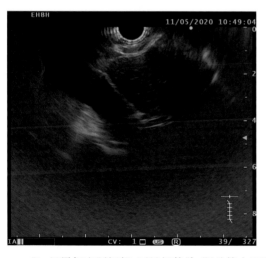
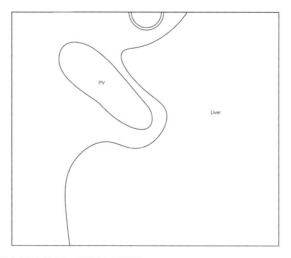

B. 经胃扫查肝门部,可见门静脉,胆总管由于距离探头较远,无法扫查清楚

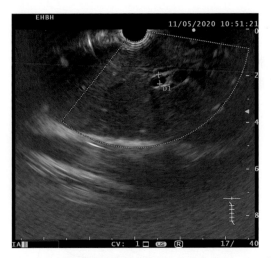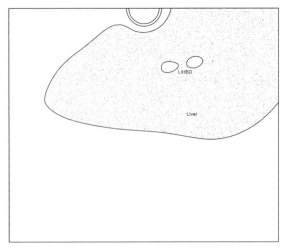

C. 左肝实质回声均匀,未见异常占位影,左肝内胆管扩张,直径约 4.0mm

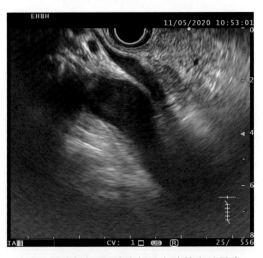

D. 经球部扫查,胰头部及主胰管未见异常

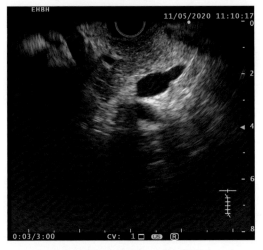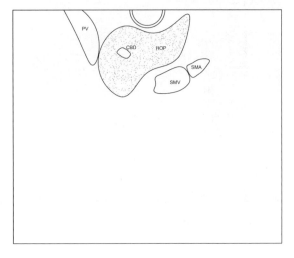

E. 经球部扫查,胆总管下段无扩张

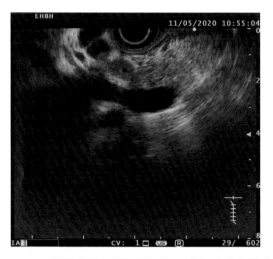

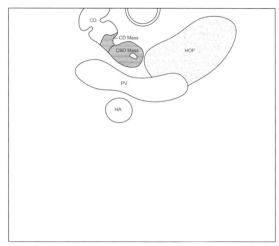

F. 沿胆总管向肝门部扫查，可见胆总管上段、胆囊管开口处胆总管管壁增厚，呈不对称性，管腔狭窄，病灶累及胆囊管开口；胆管壁层次结构消失，外膜毛糙，未累及周围组织，无血管侵犯

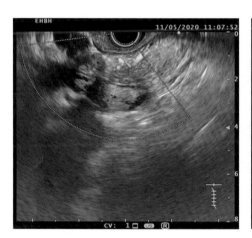

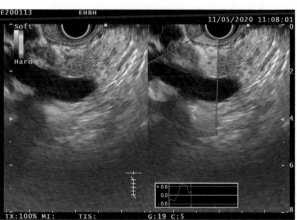

G. 彩色多普勒显示，病灶内可见少许血流信号

H. 弹性成像示病灶呈蓝色，提示质地硬

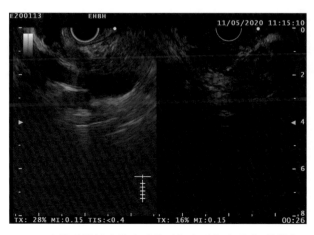

I. 声学造影见病灶在动脉后期出现轻度强化，静脉期逐渐强化明显，而后逐渐消退

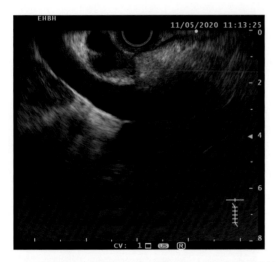 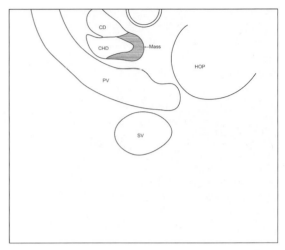

J. 沿胆总管继续向肝门部扫查,可见病灶近端扩张的肝总管和胆囊管,胆总管处可见管壁不规则增厚。

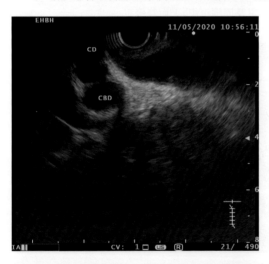 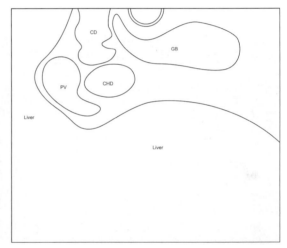

K. 继续扫查至肝门,仍可见胆总管、胆囊管及部分胆囊

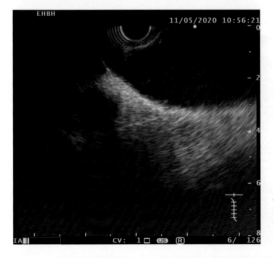 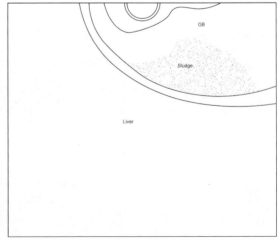

L. 继续沿胆囊管扫查,可见其后方增大的胆囊,胆囊内可见少许胆泥回声

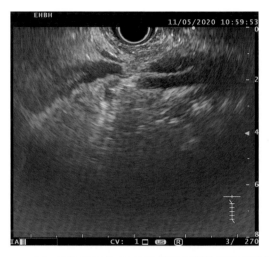
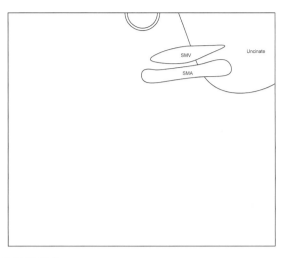

M. 经降段扫查,可见肠系膜上静脉及肠系膜上动脉无异常

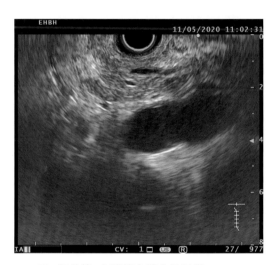
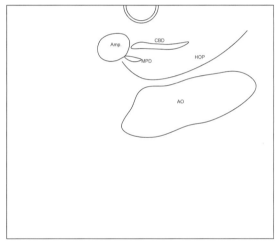

N. 胆总管、主胰管末端未见异常

图 8-6-5 超声声像图及示意图

EUS 诊断

①胆总管占位性病变:胆管癌可能(T2N0),累及胆囊管开口;②胆囊内胆泥形成。

治疗

行肝外胆管切除+胆囊切除+区域淋巴结清扫+胆肠吻合术。

病理

①(肝外胆管)腺癌,中-高分化,侵犯管周结缔组织(图 8-6-6);②(胆囊)慢性胆囊炎。

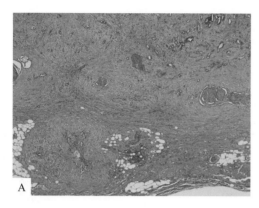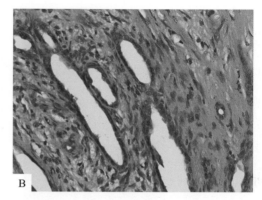

图 8-6-6　病理图

A. 4×,胆管癌累及管周结缔组织;B. 40×,癌细胞形态

（王　瀚　邢　铃）

8.6.3　远端胆管癌病例 3

病史简介

患者,女性,63 岁,反复右上腹胀痛不适 1 个月,伴尿色加深 15 天。外院腹部 CT 示:胆总管扩张,胆总管末端肿瘤可能。否认高血压、2 型糖尿病、心脏病史。有阑尾切除术史。查体:全身皮肤及巩膜黄染,右上腹压痛,无反跳痛,余均阴性。

实验室检查

血常规:CRP 0.5 mg/L, WBC 4.88×10⁹/L, Hb 135 g/L, PLT 262×10⁹/L。

肝功能:TB 41.7 μmol/L, DB 31.7 μmol/L, ALT 284 U/L, AST 453 U/L, AKP 134 U/L, γ-GT 314 U/L。

肿瘤标志物:AFP 3.8 μg/L, CEA 0.9 μg/L, CA19-9 33.2 U/ml。

影像学检查

MRI:胆总管下段狭窄,恶性肿瘤可能(图 8-6-7)。

EUS 扫查前影像学解读

影像学资料考虑胆总管中下段肿瘤性病变可能大,肿块未累及胆囊管开口,可能与胰腺实质分界不清。

EUS 扫查目的

明确胆总管中下段病灶性质,若为胆管癌,需明确肿瘤浸润深度、累及范围,包括与胆囊管、胰头实质的关系,为确定下一步治疗方法提供相关资料。

超声所见

超声声像图及其示意图见图 8-6-8,EUS 扫查见视频 8-6-4。

视频 8-6-4
EUS 扫查
请扫二维码观看

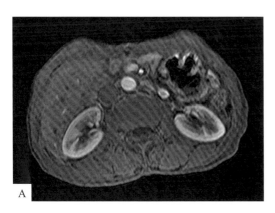
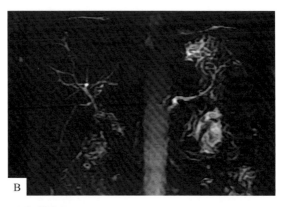

图 8-6-7 影像学检查

A. MRI 增强示胆总管下段管壁增厚,呈环形强化,考虑恶性肿瘤可能;B. MRCP 示胆总管下段狭窄

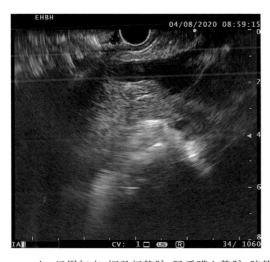
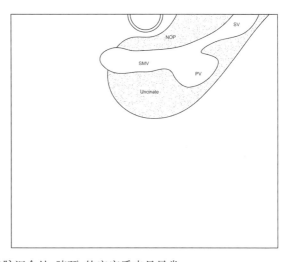

A. 经胃扫查,探及门静脉、肠系膜上静脉、脾静脉汇合处,胰颈、钩突实质未见异常

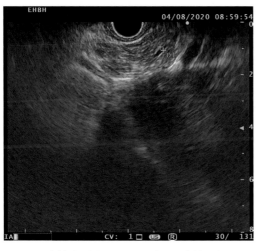
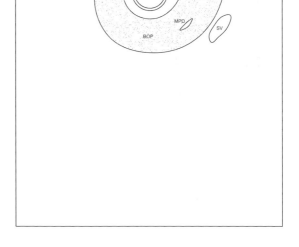

B. 胰体实质未见明显异常,主胰管无扩张

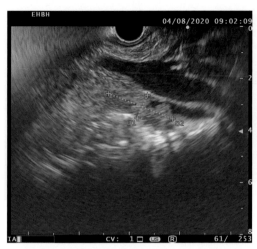
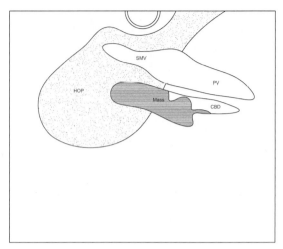

C. 胆总管胰腺段可见不规则占位性病变,呈低回声,长度约 27.3 mm,肿块突破胆管壁,胆管外膜层次结构消失,似与胰腺分界不清

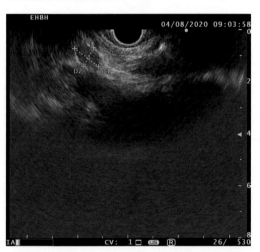
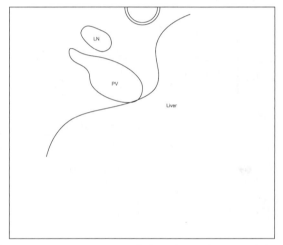

D. 门静脉旁可见一低回声淋巴结,呈长条形,大小约 11.9 mm×8.1 mm,其内回声不均匀,边界清晰,考虑良性淋巴结

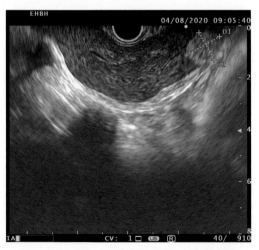
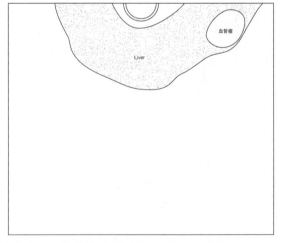

E. 左肝可见一处偏高回声区,大小约 14.5 mm×11.9 mm,边界清晰,其内呈网格状,考虑血管瘤

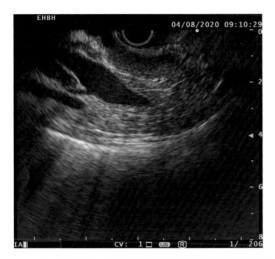
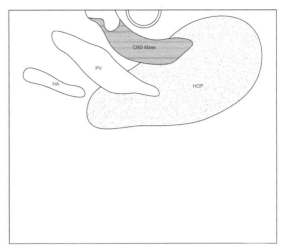

F. 经球部扫查,胆总管胰腺段可见低回声占位,长度约 28 mm,局部胆管外膜不完整,与胰腺实质分界不清

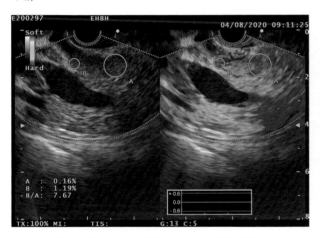
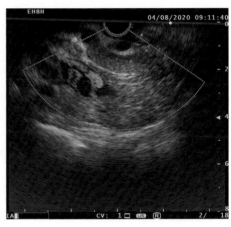

G. 弹性成像示病灶呈蓝绿色,提示质地偏硬

H. 彩色多普勒显示,病灶内可见少许血流信号

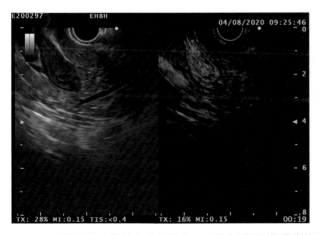

I. 声学造影见病灶在动脉期出现不均匀强化,静脉期渐消退

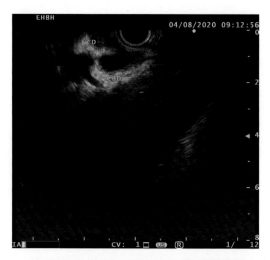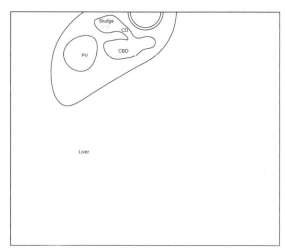

J. 沿胆总管向肝门部扫查,可见胆囊管开口无占位性病变,胆囊管内可见少许胆泥

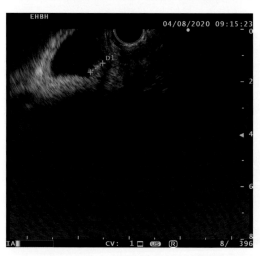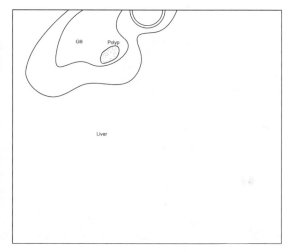

K. 从胆囊管追踪扫查胆囊,可见胆囊壁呈均匀性增厚,约 5.5 mm,囊壁上可见一偏高回声影,直径约 6 mm,后方无声影,考虑为息肉

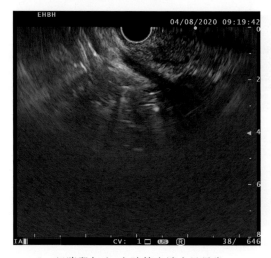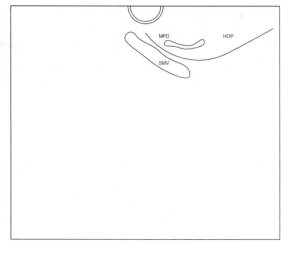

L. 经降段扫查,主胰管末端未见异常

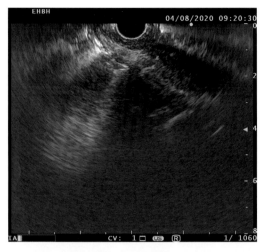
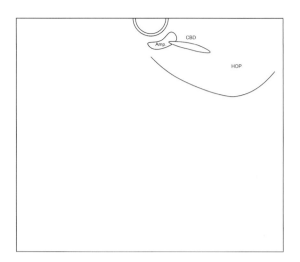

M. 胆总管末端亦未见异常

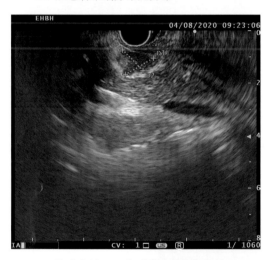
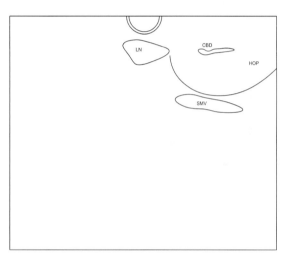

N. 胰头旁见一三角形淋巴结,大小约 12.6 mm×11.2 mm,呈不均匀低回声,边界清晰

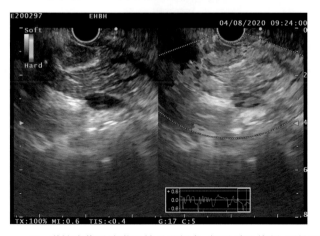

O. 弹性成像示该淋巴结呈蓝绿色,提示质地偏硬,恶性不能除外

图 8-6-8 超声声像图及示意图

EUS 诊断

①胆总管占位性病变：胆管癌可能（T3Nx），与胰腺分界不清，未累及胆囊管开口；②胆囊息肉；③左肝血管瘤可能。

治疗

行胰十二指肠切除术＋肝十二指肠韧带骨骼化清扫＋腹膜后淋巴结清扫。

病理

①（胆总管下段）腺癌，中分化；②（腹膜后淋巴结）见肿瘤组织（图8-6-9）。

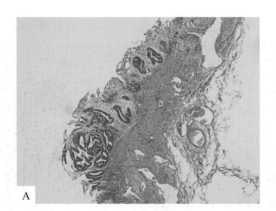
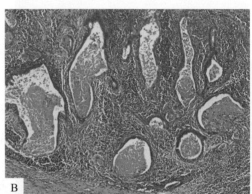
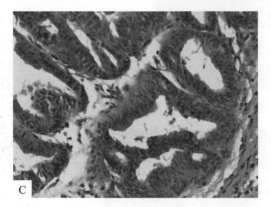

图8-6-9 病理图

A.4×，胆总管腺癌；B.10×，淋巴结转移；C.40×，癌细胞形态

（王 瀚 邢 铃）

8.6.4 远端胆管癌病例 4

病史简介

患者，男性，50岁，皮肤、巩膜黄染2周。外院CT示：胆总管占位，考虑胆管癌，近端胆总管及肝内胆管轻度扩张。患者有高血压病史10余年，口服药物治疗，否认2型糖尿病、心

脏病史,否认手术史。查体:全身皮肤及巩膜黄染,全腹无压痛及反跳痛,余均阴性。

实验室检查

血常规:CRP 3.97 mg/L, WBC 6.96×109/L, Hb 135 g/L, PLT 284×10^9/L。

肝功能:TB 312.1 μmol/L, DB 238.9 μmol/L, ALT 76 U/L, AST 66 U/L, AKP 290 U/L, γ-GT 1863 U/L。

肿瘤标志物:AFP 4.6 μg/L, CEA 2.2 μg/L, CA19-9 237 U/ml。

影像学检查

MRCP:胆总管中段截断性狭窄,其近段胆总管及肝内胆管扩张。肝脏 MRI 增强:胆总管下段占位,胆管癌可能(图 8-6-10)。

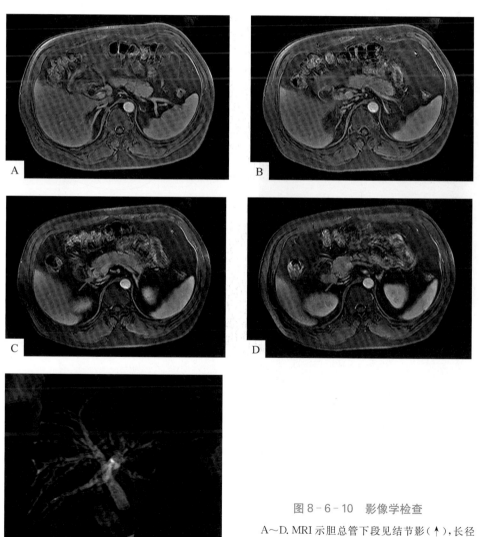

图 8-6-10　影像学检查

A~D. MRI 示胆总管下段见结节影(↑),长径约 1.0 cm,增强后见不均匀强化,肝内外胆管扩张;E. MRCP 示胆总管中段狭窄(↑),其近端肝内外胆管扩张

EUS 扫查前影像学资料解读

影像学资料显示胆总管中段狭窄,可见软组织占位影,增强后可见强化,考虑肿瘤性病变可能性大,肿块未累及胆囊管开口。

EUS 扫查目的

明确胆总管中段狭窄性质,鉴别肿瘤性病变或炎性狭窄。若为恶性肿瘤,需明确肿瘤浸润深度,重点扫查病灶与胰腺上缘距离,病灶有无累及胆囊管开口及周围门静脉、肝动脉,为确定下一步治疗方法提供相关资料。

超声所见

超声声像图及其示意图见图 8 - 6 - 11,EUS 扫查见视频 8 - 6 - 5、视频 8 - 6 - 6 和视频 8 - 6 - 7。

视频 8 - 6 - 5
EUS 扫查
请扫二维码观看

视频 8 - 6 - 6
EUS 扫查:
声学造影
请扫二维码观看

视频 8 - 6 - 7
EUS 扫查:胆囊
请扫二维码观看

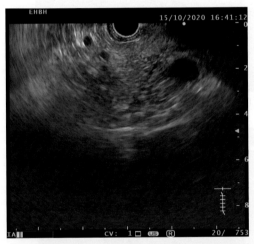

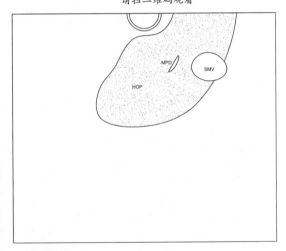

A. 经胃扫查,胰头回声均匀,未见异常占位,主胰管无扩张

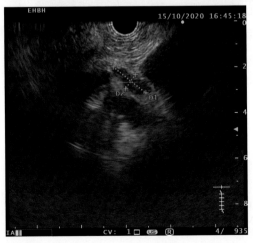

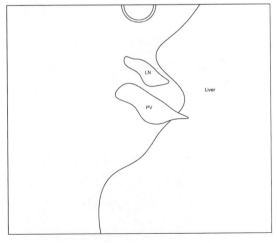

B. 门静脉旁可见一长条形淋巴结,大小约 18.6 mm×7.6 mm,其内回声不均匀,边界尚清,考虑良性

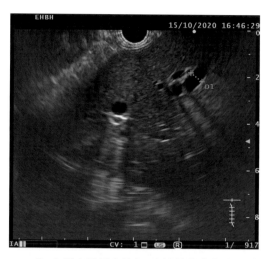
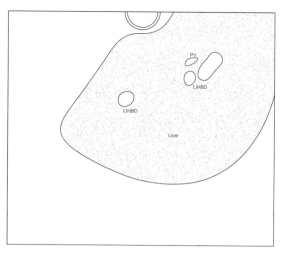

C. 左肝实质回声均匀,未见异常占位影,左侧肝内胆管扩张,直径约 6.1 mm

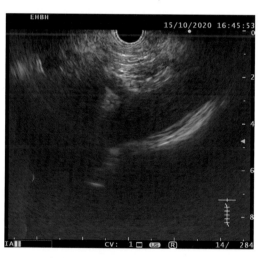
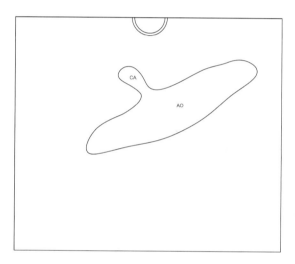

D. 腹腔干周围未见肿大淋巴结

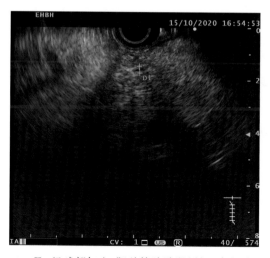
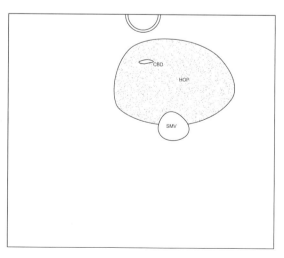

E. 经球部扫查,胆总管胰腺段纤细,直径约 2.6 mm

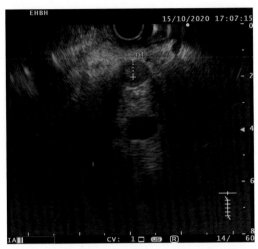
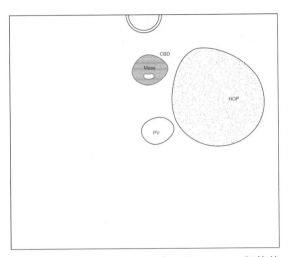

F. 沿胆总管向肝门部扫查,见胆总管胰腺上缘管壁增厚,呈不对称性,最厚处直径约 6.5 mm,胆管外膜完整

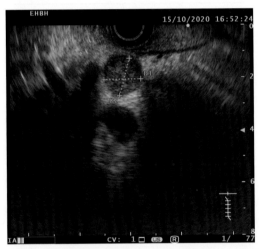
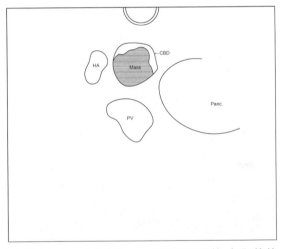

G. 胆总管壁增厚渐形成一低回声实性占位影,大小约 14.4 mm×14.7 mm,局限于胆总管,但胆管外膜消失

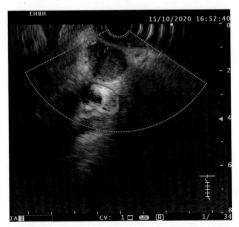
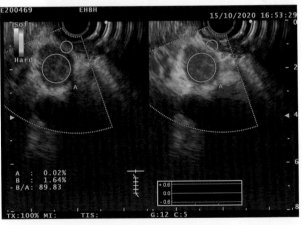

H. 彩色多普勒显示,病灶内可见少量血流信号

I. 弹性成像示病灶呈蓝色,提示质地硬

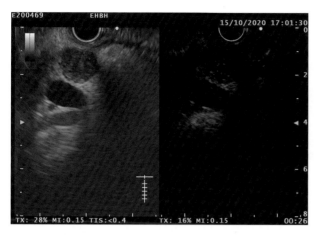

J. 声学造影见病灶在动脉期出现强化,静脉期渐消退

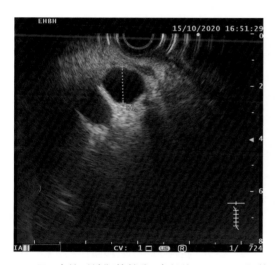

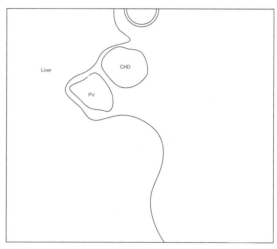

K. 病灶近端胆管扩张,直径约 13.8 mm,胆管壁无增厚,管腔内未见异常回声

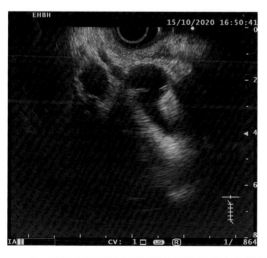

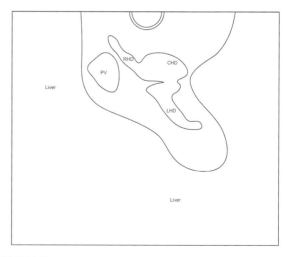

L. 继续向肝门部扫查,可见肝总管及左右肝管轻度扩张

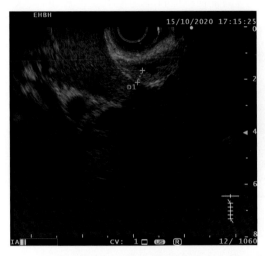
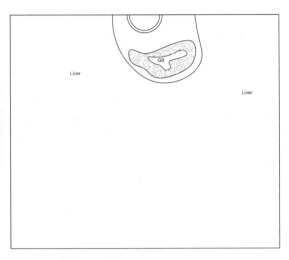

M. 沿胆囊管扫查至胆囊,胆囊壁增厚,直径约 4.9 mm,胆囊内可见胆泥

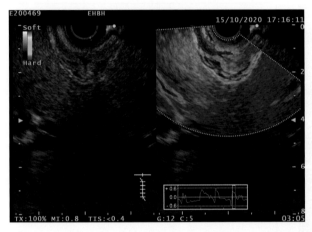

N. 弹性成像胆囊壁为红黄色,提示质地软,无肿瘤性增厚。经十二指肠降段扫查,胆胰管末端无扩张,亦无合流异常

图 8 - 6 - 11　超声声像图及示意图

EUS 诊断

①胆总管占位性病变:胆管癌可能性大(T2N0);②胆囊内胆泥形成。

治疗

行胰十二指肠切除术。

病理

①(胆总管下段)腺鳞癌,中分化,鳞癌成分为主(图 8 - 6 - 12);②(胆囊)慢性结石性胆囊炎。

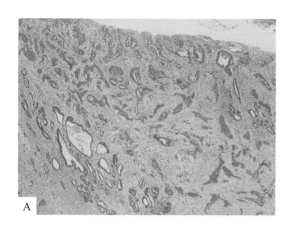
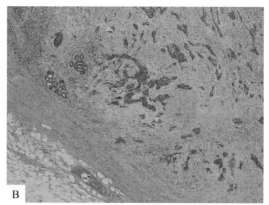
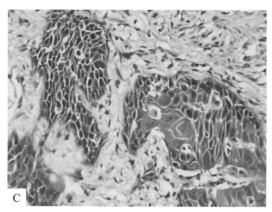

图 8-6-12　病理图

A. 4×，腺鳞癌；B. 4×，癌组织侵犯胆管壁，未至管周结缔组织；C. 40×，鳞癌细胞形态

（王　瀚　邢　铃）

讨论

胆管癌是起源于肝内或肝外胆管上皮的恶性肿瘤，分为肝内胆管癌（intrahepatic cholangiocarcinoma，ICC）和肝外胆管癌（extrahepatic cholangiocarcinoma，ECC），其中肝外胆管癌又分为肝门胆管癌（hilar cholangiocarcinoma，HCC）和远端胆管癌（distal cholangiocarcinoma，DCC）。ICC 占胆管癌总数的 5%～10%，起源于肝内胆管周围的肝实质。ECC 中 60%～70% 为 HCC，剩下的为 DCC。

胆管癌可根据其宏观特征进一步分为肿块形成型、胆管壁周围浸润型和管内生长型。胆管壁周围浸润型是最常见的，其特征是胆管周围组织的浸润和纤维化以及胆管不对称性环形增厚。这种形态学分型与放射影像相关，与 EUS 图像亦密切相关，表现为低回声、不均匀的肿块或管壁不对称增厚。95% 以上的胆管癌组织学类型为腺癌，但亦有其他少见类型，如鳞癌、腺鳞癌等，本组病例中就有 1 例腺鳞癌，但仅根据 EUS 图像通常无法判断病灶组织学类型。

胆管癌的临床表现主要取决于肿瘤的部位，一般 ECC 主要表现为胆道梗阻的症状，如无痛性黄疸、皮肤瘙痒、白陶土样便和尿色深黄。体重减轻、上腹痛出现时往往提示患者已处于晚期阶段。ICC 通常无症状，一般在体检发现肝酶升高或影像学检查时发现，后期可能出现上腹痛、乏力、体重下降等非特异症状，黄疸和胆管炎少见。

虽然该恶性肿瘤相对罕见，起病隐匿，但确诊时已处于晚期阶段，预后差，病死率高，3年生存率不足 5%。手术切除是胆管癌患者的唯一根治方法，对于早期阶段的患者获益更大，如能早期发现并进行外科手术，其 5 年生存率可提高到 21%～63%。肝移植适用于无淋巴结转移的 HCC 或 ICC 患者，其 5 年生存率达 75%。所以胆管癌的早期诊断对生存预后尤为重要。由于大多数胆管癌沿着胆管壁纵向生长，经腹超声、CT 和 MRI 等成像技术对胆管癌的检测灵敏度有限。内镜逆行胆胰管造影术（ERCP）是评估恶性胆管狭窄的首选方法，尽管 ERCP 下细胞刷或活检能够获得细胞学或组织学诊断，并且特异性高达 100%，但其敏感性仅为 48%～55%，并且 ERCP 为有创检查，存在一定的不良事件发生率。而 EUS 为无创性检查，能够扫查整个肝外胆管、左肝和胆管周围血管、淋巴结等，并可通过细针穿刺（fine needle aspiration，FNA）获取细胞或病理学诊断，在鉴别胆管良恶性狭窄、胆管癌的术前分期中具有独特的优势，优于 CT 和 MRI/MRCP。精确的术前分期对手术方案的制定和患者的预后至关重要。

胆管癌的 TNM 分期主要涉及肿瘤的范围，是否存在淋巴结转移、血管浸润、肝叶萎缩和远处转移等。在胆管肿瘤的检出方面，多篇文献报道，EUS 的敏感性均在 90% 以上，其诊断能力优于 CT、MRI 和经腹超声；在评估淋巴结转移方面，EUS 也具有较好的诊断效能。淋巴结转移是预后不良的信号，远处淋巴结转移则失去了手术切除的机会。恶性淋巴结的 EUS 表现为直径增大（>1 cm）、圆形、边界清晰、均匀低回声。以上 4 项同时存在时，诊断恶性淋巴结的准确性高达 80%。

需要注意的是，原发性硬化性胆管炎（PSC）表现为胆管树多节段的狭窄，易与胆管癌相混淆。

EUS 也存在一定的局限性，当有胆管支架存在或经皮肝穿刺胆道引流术（PTCD）后时，会影响 EUS 的诊断效能，胆管支架的声影导致无法清晰显示胆管内肿块；PTCD 后胆管变细、胆管壁增厚，导致扫查难度增大，可能会与胆管恶性增厚相混淆，无法明确诊断。但PTCD 所致的胆管壁增厚通常较均匀，并且为全胆管壁增厚，而胆管恶性增厚通常为局部不对称性增厚，这一特点有助于鉴别诊断。

扫查体会

（1）远端胆管癌的扫查较肝内或肝门部胆管癌容易，扫查方法依然是全程、连续的跟踪扫查，胃内、球部、降段均是观察部位，能从不同角度观察胆管内肿块的特点。肝动脉、门静脉、胰头、胆囊管开口、胆管旁周围淋巴结也是观察的重点。

（2）扫查时，明确胆管肿块与胰腺边缘的距离也至关重要，这关系到患者是否需要进行胰十二指肠切除术。

（3）对于远端胆管癌，在球部扫查时，可采用胆管长轴扫查法，即将超声探头置于球部上角处，明确肿块或狭窄的长径或长度，如采用横截面扫查法，即将超声探头通过球部上角，置于球降交界处，则仅能扫查到病变位置，不能显示其狭窄长度。两种方法各有优缺点，扫查时可仔细体会。

（4）累及胰腺组织的胆管癌,单用 EUS 扫查很难区分到底是胆管癌累及胰腺还是胰腺癌累及胆管,声学造影可帮助鉴别,但也不是绝对可靠,仍需病理学诊断。

（邢　铃）

参考文献

[1] Levy MJ, Heimbach JK, Gores GJ. Endoscopic ultrasound staging of cholangiocarcinoma [J]. Curr Opin Gastroenterol, 2012,28(3):244 – 252.

[2] snaola NF, Meyer JE, Karachristos A, et al. Evaluation and management of intrahepatic and extrahepatic cholangiocarcinoma [J]. Cancer, 2016,122(9):1349 – 1369.

[3] Weber A, Schmid RM, Prinz C. Diagnostic approaches for cholangiocarcinoma [J]. World J Gastroenterol, 2008,14(26):4131 – 4136.

[4] Strongin A, Singh H, Eloubeidi MA, et al. Role of endoscopic ultrasonography in the evaluation of extrahepatic cholangiocarcinoma [J]. Endosc Ultrasound, 2013,2(2):71 – 76.

[5] Heimbach JK, Gores GJ, Haddock MG, et al. Liver transplantation for unresectable perihilar cholangiocarcinoma [J]. Semin Liver Dis, 2004,24(2):201 – 207.

[6] Mohamadnejad M, DeWitt JM, Sherman S, et al. Role of EUS for preoperative evaluation of cholangiocarcinoma: a large single-center experience [J]. Gastrointest Endosc, 2011,73(1):71 – 78.

[7] Gleeson FC, Rajan E, Levy MJ, et al. EUS-guided FNA of regional lymph nodes in patients with unresectable hilar cholangiocarcinoma [J]. Gastrointest Endosc, 2008,67(3):438 – 443.

[8] Nakagawa T, Kamiyama T, Kurauchi N, et al. Number of lymph node metastases is a significant prognostic factor in intrahepatic cholangiocarcinoma [J]. World J Surg, 2005,29(6):728 – 733.

8.7　胰头癌伴胆管侵犯

病史简介

患者,女性,51 岁,上腹部胀闷 2 周,皮肤黄染、瘙痒 10 余天。外院腹部超声示:胆总管扩张,胰头部偏低回声团块,胆囊肿大,脂肪肝。患者有高血压病、糖尿病病史,否认吸烟、嗜酒史。查体:皮肤、巩膜黄染,浅表淋巴结未及,腹平软,无压痛及反跳痛,腹部未及肿块,余均阴性。

实验室检查

血常规:CRP<0.5 mg/L, WBC 4.47×10⁹/L, Hb 129 g/L, PLT 313×10⁹/L。

肝功能:TB 54.3 μmol/L, DB 40.4 μmol/L, ALT 349 U/L, AST 89 U/L, AKP 306 U/L, γ-GT 1 566 U/L, ALB 42.7 g/L。

凝血功能:PT 10.3 s, INR 0.85。

肿瘤标志物:AFP 6.7 μg/L, CEA 3.8 μg/L, CA19-9 139.0 U/ml。

影像学检查

MRCP:肝内外胆管扩张,胰管无扩张,胆总管下端梗阻。上腹增强 MRI:肝内外胆管扩张,考虑胰头钩突占位,胰头癌可能(图 8-7-1)。

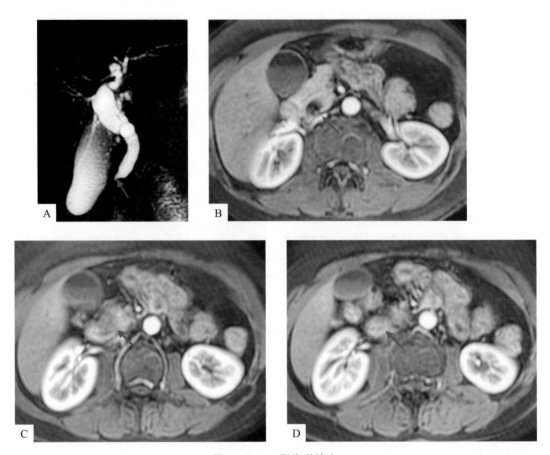

图 8-7-1 影像学检查

A. MRCP 见胆囊增大,肝外胆管明显扩张,胆总管末端呈鸟嘴样狭窄(↑);B. 上腹 MRI 见胆总管扩张(↑),胰腺未见异常;C、D. 钩突部可见一低信号区,强化不明显,大小约 17 mm×22 mm(↑)

EUS 扫查前影像学资料解读

影像学资料考虑胰腺钩突癌累及胆总管末端,未见血管累及与淋巴结转移。

EUS 扫查目的

进一步明确胰腺钩突占位性质,了解肿瘤浸润深度,重点扫查病灶有无累及邻近组织、周围血管,有无淋巴结转移,明确是否有手术指征。

超声所见

超声声像图及其示意图见图 8-7-2,EUS 扫查见视频 8-7-1。

视频 8-7-1
EUS 扫查
请扫二维码观看

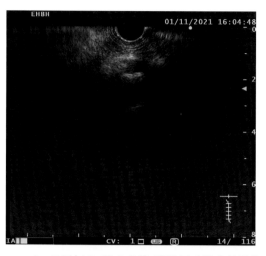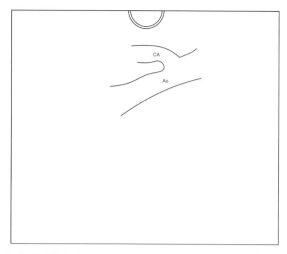

A. 经胃扫查,腹主动脉、腹腔干动脉未见异常,腹腔干动脉旁未见肿大淋巴结

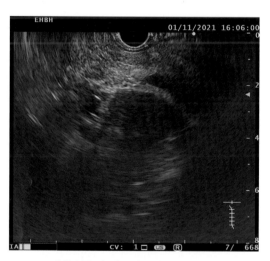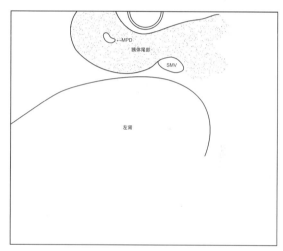

B. 胰体尾部实质回声均匀,未见异常占位影,胰体尾部主胰管无扩张

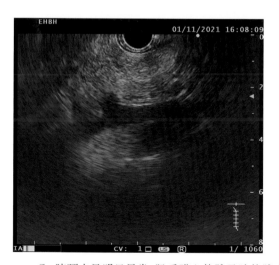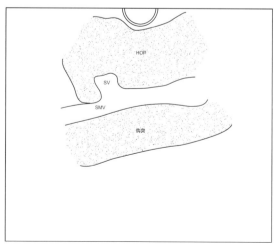

C. 胰颈未见明显异常,肠系膜上静脉及脾静脉未见异常

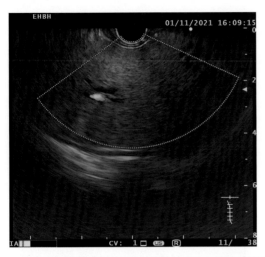
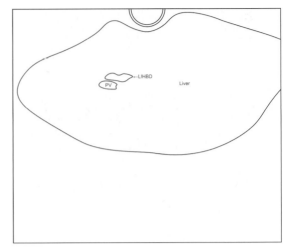

D. 左肝回声均匀,未见异常回声,左肝内胆管轻度扩张

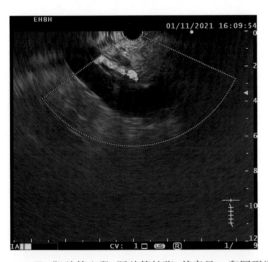
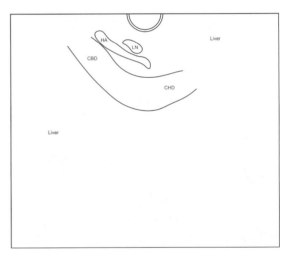

E. 胆总管上段、肝总管扩张,其旁见一卵圆形淋巴结

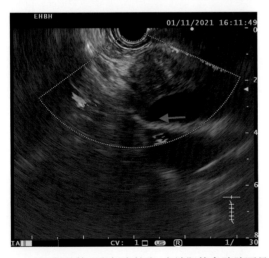
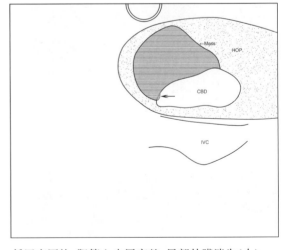

F. 胆总管下段轻度扩张,末端胆管旁胰腺可见一低回声团块,胆管上皮层完整,局部外膜消失(↑)

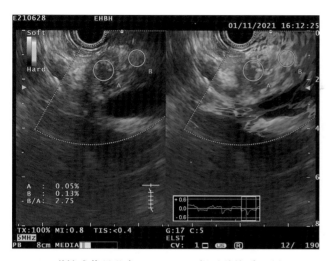

G. 弹性成像呈蓝色,SR=2.75,提示肿块质地硬

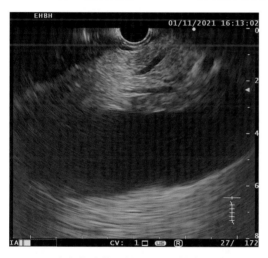

H. 胰头主胰管无扩张,下腔静脉未见异常

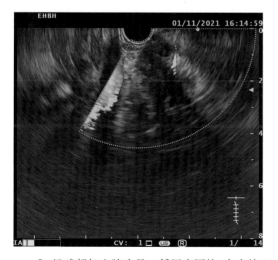
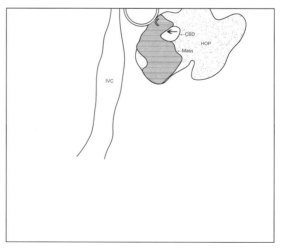

I. 经球部扫查胰头见一低回声团块,大小约 14.3 mm×20 mm,与十二指肠壁(空箭头)及一侧胆管壁(↑)分界不清

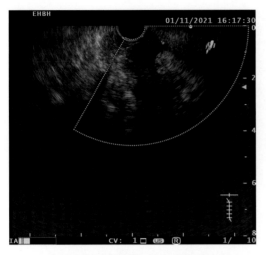
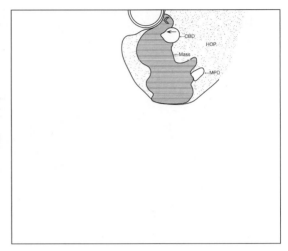

J. 病灶亦邻近主胰管，但主胰管无扩张

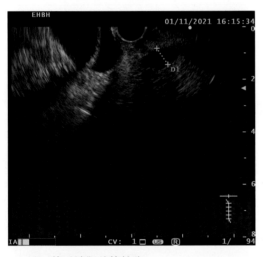
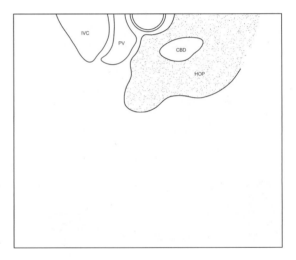

K. 其近端胆总管扩张

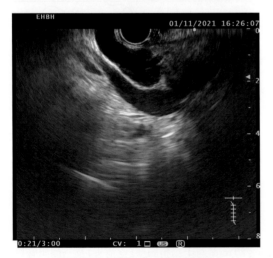
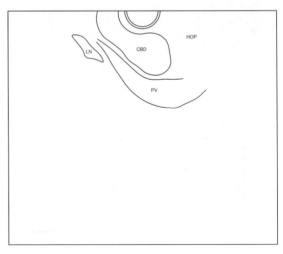

L. 胆总管明显扩张，胆管外膜完整

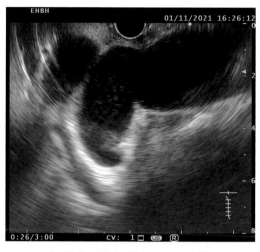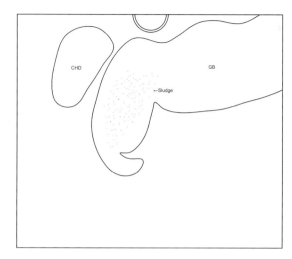

M. 胆囊明显增大,其内可见胆泥样回声

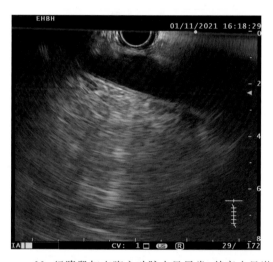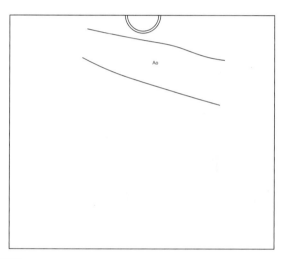

N. 经降段扫查腹主动脉未见异常,其旁未见淋巴结

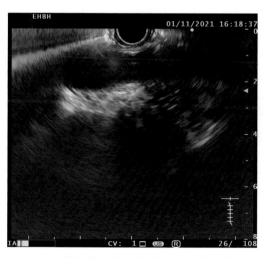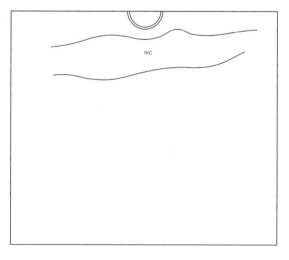

O. 下腔静脉未见异常,其旁未见淋巴结

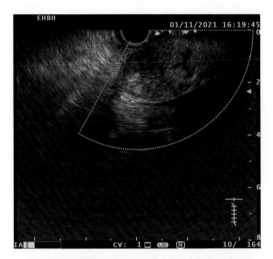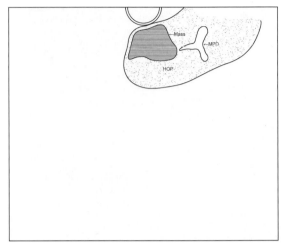

P. 主胰管无扩张,其旁可见一低回声团块,此处十二指肠壁尚完整

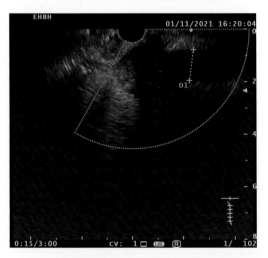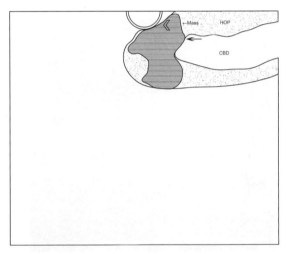

Q. 近壶腹部胰腺钩突见低回声团块,大小约 13.2 mm×24.7 mm,与十二指肠壁(空箭头)及胆管壁(↑)分界不清,其近端胆总管扩张

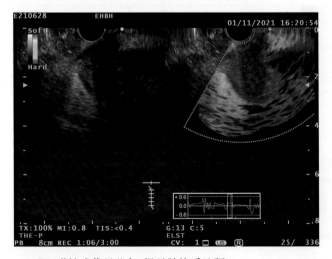

R. 弹性成像呈蓝色,提示肿块质地硬

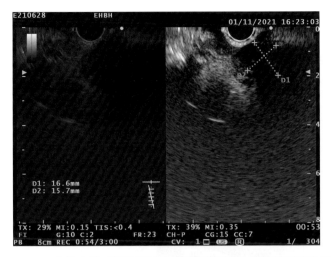

S. 声学造影可见该团块在动脉期稍强化,但较周围胰腺组织强化明显弱

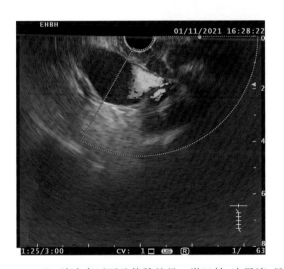
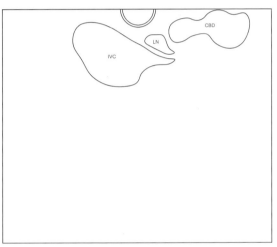

T. 胰头旁近下腔静脉处见一淋巴结,边界清,呈低回声,转移可能

图 8 - 7 - 2　超声声像图及示意图

EUS 诊断

①胰腺钩突占位:胰腺癌伴胆总管末端压迫及胰周淋巴结转移(T2N1);②胆囊内胆泥形成。

治疗

行胰十二指肠切除术＋肝十二指肠韧带骨骼化清扫＋腹膜后淋巴结清扫。

病理

①(胰头)导管腺癌,中分化;②(胰周淋巴结)见肿瘤组织;③(胆囊)慢性胆囊炎(图 8 - 7 - 3)。病理 TNM 分期:T1cN1Mx。

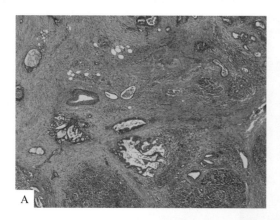
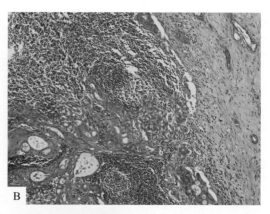
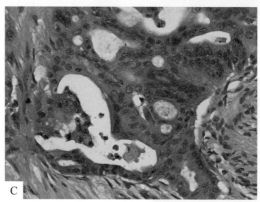

图 8-7-3　病理图

A. 4×，癌组织于胰腺实质中浸润性生长；B. 10×，淋巴结转移；C. 40×，癌细胞形态

讨论

60%～70%的胰腺肿瘤发生于胰头，表现为胆道梗阻和胰腺外分泌功能不足。腹部超声诊断胆道扩张的敏感性很高，但诊断胰腺肿块的敏感性很低。多排螺旋 CT 是初步评估疑似胰腺肿块和肿瘤分期的标准检查方法，但对长径小于 2 cm 的胰腺肿块，CT 的敏感性仅约 50%。EUS 提高了胰腺癌诊断的敏感性和特异性，可检出长径小于 1 cm 的胰腺癌，结合 EUS-FNA 成为目前胰腺癌定位和定性诊断最准确的方法。CT 对胰腺肿瘤的诊断敏感性为 76%～92%，特异性为 67%，但 CT 对淋巴结转移诊断的敏感性仅为 19%～37%，特异性为 60%～92%。MRI 诊断胰腺癌的敏感性为 84%～93%，特异性为 82%～89%。EUS 对胰腺癌的检测敏感性高达 91%～100%，特异性为 97%。EUS 如未发现胰腺肿块，就能可靠地排除胰腺癌，其阴性预测值达 100%。EUS 预测胰腺肿瘤的可切除性敏感度达 90%。对于临床高度怀疑胰腺占位而首次影像学检查未发现的患者，针对其病灶周围血管侵犯和淋巴结转移情况，EUS 能够提供更多信息，可作为 CT 和 MR 的重要补充。单纯 EUS 诊断胰腺癌的敏感性、特异性、诊断优势比分别为 86%、59%和 8.3，而声学造影诊断胰腺癌的敏感性、特异性、诊断优势比分别为 93%、80%和 57.9，EUS 声学造影诊断胰腺癌的优势比是常规 EUS 的 2.98 倍（$P=0.03$）。

胰腺癌的超声表现为胰腺实质内不规则或分叶状低回声团块，呈均匀或不均匀回声，边界呈蟹足样浸润,血流信号欠丰富,可伴或不伴周围血管侵犯及淋巴结转移,声学造影时肿块呈轻度强化,但较周围正常胰腺组织弱。胰头癌通常会累及胆胰管,导致胆胰管扩张(即双管征),如果病灶紧邻胆总管,则可能仅累及胆总管,引起梗阻性黄疸。本例患者胰头病灶紧邻胆总管,EUS 提示病灶累及胆总管与十二指肠壁,但未累及胰管,故仅表现为胆总管扩张。声学造影见病灶轻度强化,符合胰腺癌的强化模式。胰头旁见一低回声淋巴结,考虑转移可能。根据 EUS 扫查所见,TN 分期为 T2N1,与病理学 TN 分期符合。

胰头癌伴胆管累及需与胆总管癌、壶腹癌相鉴别。典型胆管癌的 EUS 表现为胆管壁增厚,正常三层结构消失,可伴胆管外膜累及,甚至累及胰腺,或表现为胆管壁突向腔内的低回声软组织影,少数可呈不均匀高回声。胆总管癌累及胰腺,胰腺病灶通常较胆管病灶小,而胰腺癌侵犯胆总管,胰腺病灶通常较胆管病灶明显大。壶腹癌通常乳头明显肿大,表面糜烂,EUS 可见十二指肠乳头部位低回声肿块,肿块突入十二指肠腔内,乳头区十二指肠壁有一层或多层层次不清或消失,可累及十二指肠固有肌层甚至胰腺。肿块亦可侵入胆总管或胰管末端,堵塞胆胰管,引起胆胰管扩张,但部分病例仅阻塞胆管开口,只引起胆管扩张。

扫查体会

(1) 要完整显示胰腺,需要经胃、球部和降段三站对胰腺进行全面、连续的扫查,以避免漏诊。

(2) 如果病灶靠近乳头及十二指肠壁,或怀疑十二指肠壁、乳头受累,可向十二指肠降段注水,保持乳头、十二指肠壁位于超声探头的焦点,就能更清晰地显示十二指肠壁、乳头的层次,必要时可调高超声频率以更好地显示肠壁、乳头的层次与结构。

(3) 经球部和降段扫查能最佳显示乳头、胰头、钩突,并能清楚显示肝动脉、门静脉、腹主动脉、下腔静脉及其旁淋巴结。如要显示下腔静脉、腹主动脉和血管旁淋巴结,可左旋内镜,并将大转钮从 up 位置慢慢调到中立位,可先后显示腹主动脉和下腔静脉。

(4) 常规超声扫描难以鉴别病灶性质时可应用声学造影,了解病灶血供及病灶增强模式以协助诊断。

(王　瀚　高道键)

参考文献

[1] Shi C, Klein AP, Goggins M, et al. Increased Prevalence of Precursor Lesions in Familial Pancreatic Cancer Patients [J]. Clin Cancer Res, 2009,15(24):7737 - 7743.

[2] Singh A, Faulx AL. Endoscopic Evaluation in the Workup of Pancreatic Cancer [J]. Surg Clin North Am, 2016,96(6):1257 - 1270.

[3] Akahoshi K, Chijiiwa Y, Nakano I, et al. Diagnosis and staging of pancreatic cancer by endoscopic ultrasound [J]. Br J Radiol, 1998,71(845):492 - 496.

[4] Agarwal B, Abu-Hamda E, Molke KL, et al. Endoscopic ultrasound-guided fine needle aspiration and multidetector spiral CT in the diagnosis of pancreatic cancer [J]. Am J Gastroenterol, 2004,99(5): 844 - 850.

[5] Zakaria A, Al-Share B, Klapman JB, et al. The Role of Endoscopic Ultrasonography in the Diagnosis and Staging of Pancreatic Cancer [J]. Cancers (Basel), 2022,14(6):1373.

［6］Yamashita Y, Shimokawa T, Ashida R, et al. Comparison of endoscopic ultrasonography with and without contrast enhancement for characterization of pancreatic tumors: a meta-analysis ［J/OL］. Endosc Int Open, 2022,10(4):e369－e377.

8.8　胰头癌、胆管塑料支架置入术后

病史简介

　　患者,女性,74 岁,皮肤、巩膜黄染伴食欲缺乏、消瘦 2 个月。外院 MRI 示:肝内外胆管扩张、主胰管扩张,壶腹周围癌可能。曾在外院行 ERCP:胆总管胰腺段恶性狭窄,胰头癌可能,先后置入鼻胆管与胆管塑料支架。否认吸烟、嗜酒史。有高血压病,否认糖尿病病史。查体:皮肤、巩膜轻度黄染,全身浅表淋巴结未触及,腹平软,无压痛,肝脾未触及,腹部未及肿块,余均阴性。

实验室检查

　　血常规:CRP<0.5 mg/L, WBC 3.15×10⁹/L, Hb 125 g/L, PLT 152×10⁹/L。
　　肝功能:TB 44.8 μmol/L, DB 37.7 μmol/L, ALT 27 U/L, AST 34 U/L, AKP 126 U/L, γ-GT 158 U/L, ALB 34.7 g/L。
　　凝血功能:PT 12.8 s, INR 1.07。
　　肿瘤标志物:AFP 2.2 μg/L, CEA 8.4 μg/L, CA19-9<2 U/ml。

影像学检查

　　MRCP:胆囊增大,肝内外胆管扩张、主胰管扩张,胆总管下段、主胰管胰头段截断,胰头癌可能。上腹增强 CT:胰头低密度灶,轻度强化,胰头癌可能(图 8-8-1)。

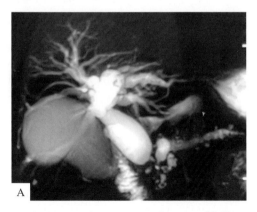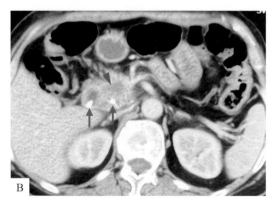

图 8-8-1　影像学检查

　　A. MRCP 见胆囊明显增大,肝内外胆管明显扩张,主胰管扩张呈双管征,胆总管下段及主胰管胰腺段截断,考虑胰头癌可能;B. 上腹增强 CT:胰头见类圆形低密度灶,边界不清,轻度强化,病灶尚未累及周围动脉,考虑胰头癌可能(▲);胆管及十二指肠腔见圆形高密度灶,鼻胆管置入术后改变(↑)

EUS 扫查前影像学资料解读

影像学资料考虑胰头肿瘤性病变可能性大，病灶已累及胆胰管，但周围血管间关系尚清，亦未见到明确肿大淋巴结。

EUS 扫查目的

进一步明确胰腺钩突占位性质，了解肿瘤浸润深度，重点扫查病灶有无累及邻近组织、周围血管，有无淋巴结转移，明确是否有手术指征。

视频 8-8-1
EUS 扫查
请扫二维码观看

超声所见

超声声像图及其示意图见图 8-8-2，EUS 扫查见视频 8-8-1。

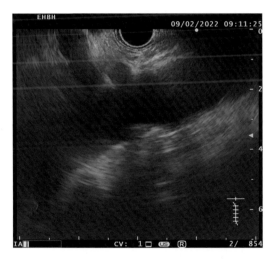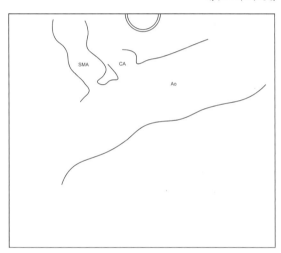

A. 经胃扫查，腹腔干及肠系膜上动脉旁未见淋巴结

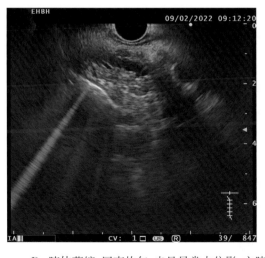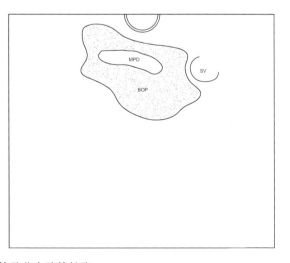

B. 胰体萎缩，回声均匀，未见异常占位影，主胰管及分支胰管扩张

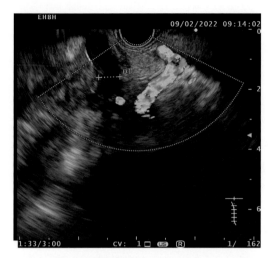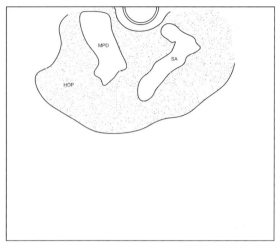

C. 胰头部主胰管明显扩张,其远端可见主胰管梗阻,脾静脉血流通畅,未见异常

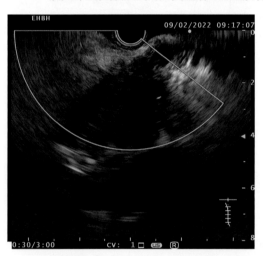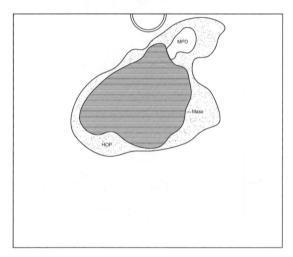

D. 胰头部可见一低回声团块,大小约 30.5 mm×32.9 mm,边缘呈蟹爪样,其内可见少许血流信号,近端主胰管扩张

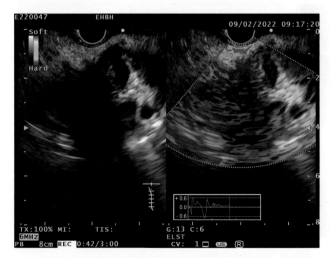

E. 弹性成像呈蓝绿色,提示质地偏硬

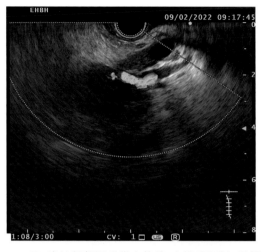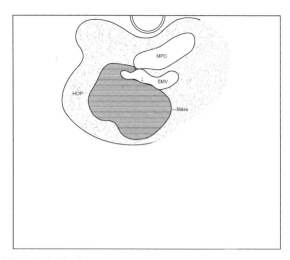

F. 病灶紧邻肠系膜上静脉，血流尚通畅，局部血管外膜欠清（↑）

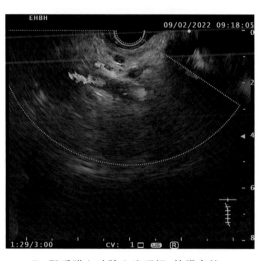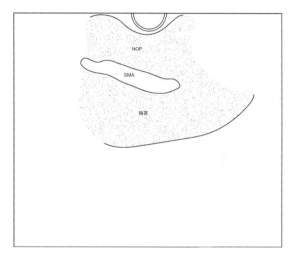

G. 肠系膜上动脉血流通畅，外膜完整

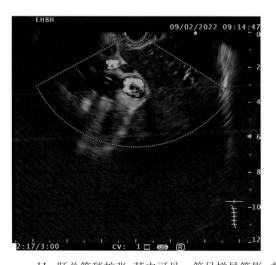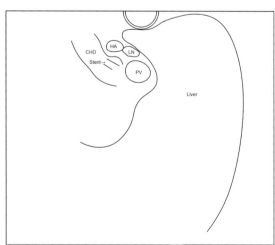

H. 肝总管稍扩张，其内可见一等号样导管影，考虑支架置入术后改变

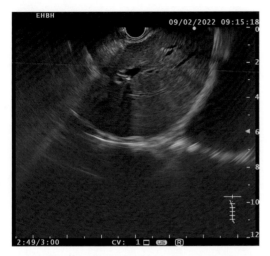
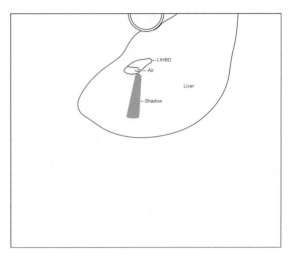

I. 左肝内胆管轻度扩张,其内可见强回声,后方伴慧尾征,考虑肝内胆管积气

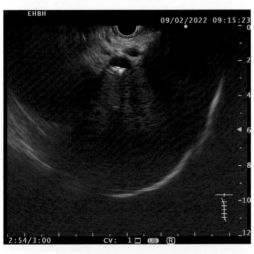
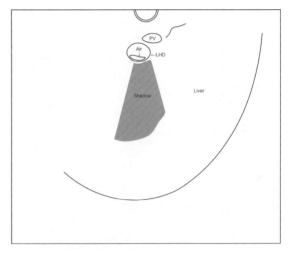

J. 左肝管轻度扩张,其内见多发强回声,后方伴慧尾征,考虑胆管局部积气

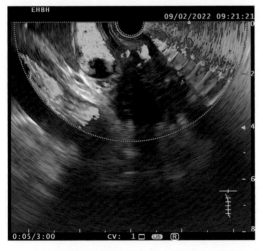
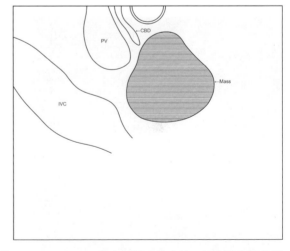

K. 经球部扫查,胰头可见一低回声团块,大小约 29 mm×30 mm,其内可见少许血流,病灶压迫胆总管末端,其近端胆管壁均匀轻度增厚,近端胆管壁三层结构存在

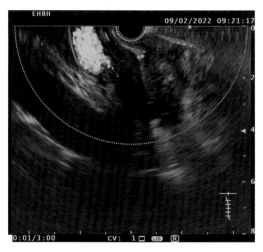
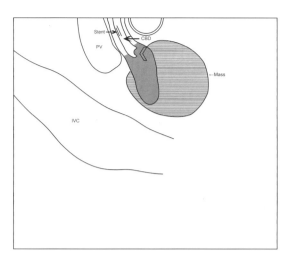

L. 病灶旁胆管壁局部增厚,三层结构消失(空箭头),考虑胰腺病灶累及可能,其近端胆管壁三层结构存在,胆管腔内可见等号样导管影,考虑支架置入术后改变

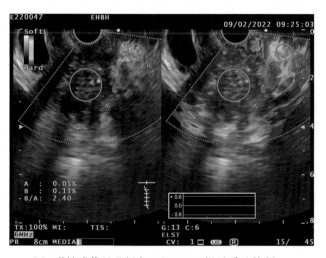

M. 弹性成像呈蓝绿色,SR=2.4,提示质地偏硬

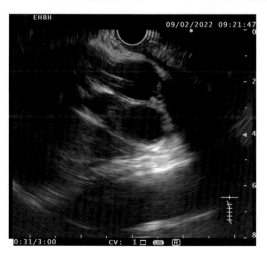
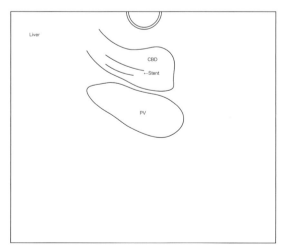

N. 继续向肝门部扫查,肝外胆管扩张,其内见等号样导管影

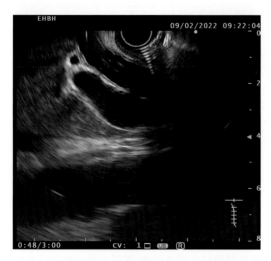
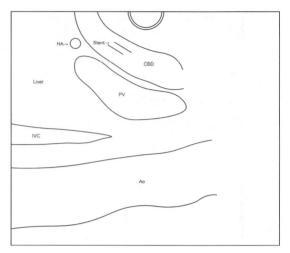

O. 胆管壁均匀性增厚,厚约 3 mm,胆管三层结构存在,胆管腔内见等号样导管影,并可见多发点状胆泥样回声

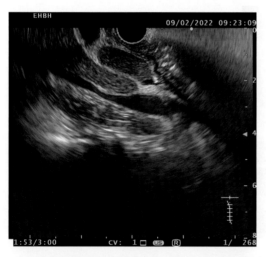
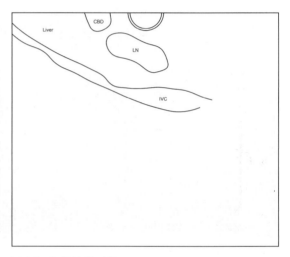

P. 胆总管可见卵圆形淋巴结影,呈均匀低回声,边界清,考虑转移可能

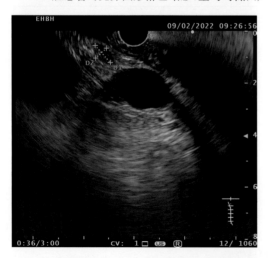
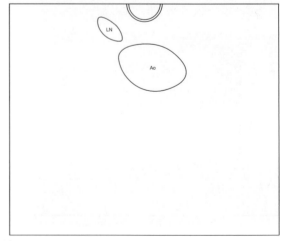

Q. 经降段扫查,主动脉血流通畅,其旁可见一类圆形淋巴结,回声不均,边界模糊

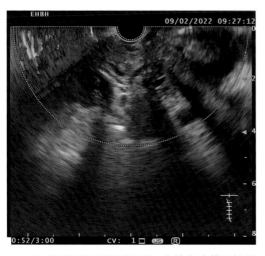
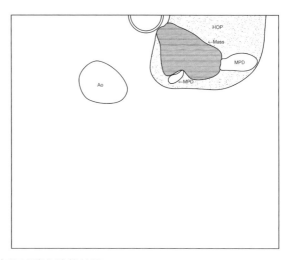

R. 胰头可见低回声团块,末端主胰管无扩张,病灶近端主胰管扩张

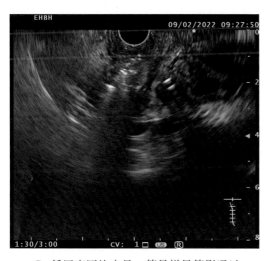
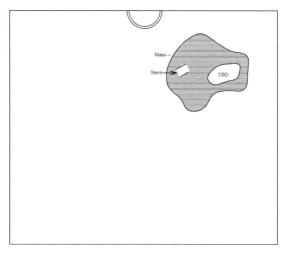

S. 低回声团块内见一等号样导管影通过

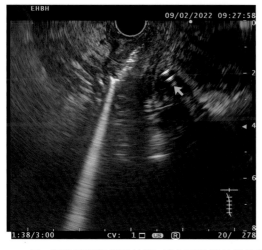
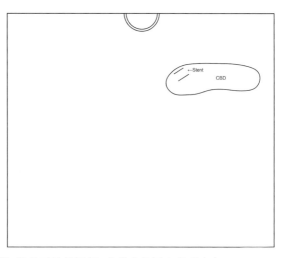

T. 病灶近端胆管稍扩张,其内可见等号样导管影,其后可见慧尾征,考虑支架置入术后改变

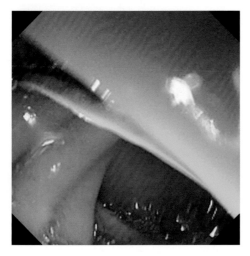

U. 内镜下可见乳头口一根塑料支架在位

图 8-8-2　超声声像图及示意图

EUS 诊断

胰头癌(T2N1 可能),胆管塑料支架置入术后。

治疗

剖腹探查见胰头可扪及明显质硬肿块,范围较大,边界无法摸清,肿瘤侵犯胃十二指肠动脉及门静脉下段,胰腺后隧道无法通过,考虑肿瘤侵犯血管,无法行根治性切除,故行胆囊切除＋肝外胆管切除＋胆肠吻合术。

病理

(胆囊)慢性胆囊炎,如图 8-8-3 所示。

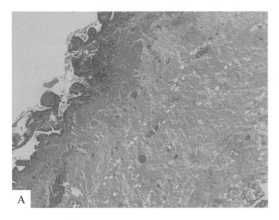
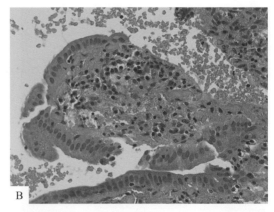

图 8-8-3　病理图

A. 4×,胆囊壁炎细胞浸润;B. 40×,腺上皮细胞无异型

讨论

腹部超声诊断胆道扩张的敏感性很高,但诊断胰腺肿块的敏感性很低。EUS 在早期发现胰腺病变和胰腺肿瘤分期方面优于 CT、MRI 和 PET/CT,EUS 提高了胰腺癌诊断的敏感性和特异性,可检出长径小于 1 cm 的胰腺癌,对小胰腺癌诊断的价值极高,故 EUS 结合 EUS - FNA 已成为目前胰腺癌定位、定性诊断最准确的方法,并且 EUS 结果对胰腺癌患者的临床处理决策有显著影响。

对以无痛性黄疸和(或)胆管炎为首发临床表现的胰腺癌,何时最适合行 EUS 尚未明确。尽管胰腺肿块伴梗阻性黄疸并不需要立即行 ERCP 和胆管支架植入,但临床上通常很早就行 ERCP、置入胆道支架来缓解胆道梗阻。尽管及时引流了胆汁,但由于 ERCP 在检查胰腺实质及周围结构方面的局限性,通常难以确诊。因此 ERCP 后通常仍需 EUS 进行鉴别诊断和分期。

较大的肿瘤和肿瘤周围炎症会导致超声衰减,影响远场显示,从而影响 T 和 N 分期的准确性。研究认为,胆道支架可以干扰壶腹癌和壶腹周围癌的 EUS 分期。胰头癌未置入胆道支架者与置入胆道塑料支架者超声内镜 T 分期的准确率分别为 85% 与 47%,但两组 N 分期正确率无显著差异。也有研究认为,胆道支架置入患者发生 T 分期错误的可能性是未置入支架患者的 6.55 倍,发生 N 分期错误的可能性是未置入支架患者的 3.71 倍。EUS 对胰头癌金属支架组和未置入支架组的正确分期率分别为 52% 和 46%,但两组无显著性差异。塑料支架组和无支架组的诊断敏感性(88.9% vs 85.9%)、特异性(两组均为 100%)和准确性(89.3% vs 86.5%)均无显著差异。通常认为胆道支架影响 EUS 的准确性,但胆道支架并不影响胰头肿块 EUS - FNB 组织取样量、诊断的准确性以及并发症发生率。但也有报道认为,胆道支架可降低 EUS - FNA 的诊断准确性。

本例患者曾行经内镜胆道内支架放置术,EUS 扫查经胃、球部及降段均能扫及胰头低回声团块,但亦扫及支架影与声影、肝内外胆管积气征,这些均影响胰腺肿块的成像质量,从而部分影响对肿瘤、周围血管和淋巴结的扫查。另外,肝外胆管壁均匀性轻度增厚,考虑为支架置入后引起胆管壁炎症水肿所致,故应与 IgG4 相关性胆管炎或胆管肿瘤相鉴别。

扫查体会

(1) 为规避支架及声影造成对肿块的不完整扫查,我们需从胃、球部和降段三站对胰腺进行全方位的连续扫查,最后拼接成完整的肿块声像图。

(2) 操作过程中尽可能少注气,避免过多气体进入胆管而影响成像质量。若怀疑十二指肠壁或乳头受累,可向十二指肠降段注水,保持乳头、十二指肠壁位于超声探头的焦点可更清晰地显示十二指肠壁、乳头的层次,必要时可调高超声频率以更好地显示肠壁和乳头的层次和结构。

(3) 行 EUS - FNA/FNB 时,应尽量在支架附近的胰腺肿块进行穿刺,因为胆管受压往往是肿瘤生长、浸润所致,可提高阳性率,但应避免直接穿到支架。在胰腺肿块显示不清的情况下,支架可作为指示牌来指导 EUS - FNA/FNB。

(4) 常规超声扫描难以鉴别病灶性质时可应用声学造影,病灶血供情况与增强模式有助于鉴别诊断。

(王　瀚　高道键)

参考文献

［1］ Singh A, Faulx AL. Endoscopic Evaluation in the Workup of Pancreatic Cancer ［J］. Surg Clin North Am, 2016, 96(6):1257 - 1270.

［2］ Soriano A, Castells A, Ayuso C, et al. Preoperative staging and tumor resectability assessment of pancreatic cancer: prospective study comparing endoscopic ultrasonography, helical computed tomography, magnetic resonance imaging, and angiography ［J］. Am J Gastroenterol, 2004, 99(3): 492 - 501.

［3］ Agarwal B, Abu-Hamda E, Molke KL, et al. Endoscopic ultrasound-guided fine needle aspiration and multidetector spiral CT in the diagnosis of pancreatic cancer ［J］. Am J Gastroenterol, 2004, 99(5): 844 - 850.

［4］ Ainsworth AP, Rafaelsen SR, Wamberg PA, et al. Is there a difference in diagnostic accuracy and clinical impact between endoscopic ultrasonography and magnetic resonance cholangiopancreatography ［J］. Endoscopy, 2003, 35(12):1029 - 1032.

［5］ Mortensen MB, Pless T, Durup J, et al. Clinical impact of endoscopic ultrasound-guided fine needle aspiration biopsy in patients with upper gastrointestinal tract malignancies. A prospective study ［J］. Endoscopy, 2001, 33(6):478 - 483.

［6］ Nakaizumi A, Uehara H, Iishi H, et al. Endoscopic ultrasonography in diagnosis and staging of pancreatic cancer ［J］. Dig Dis Sci, 1995, 40(3):696 - 700.

［7］ Cannon ME, Carpenter SL, Elta GH, et al. EUS compared with CT, magnetic resonance imaging, and angiography and the influence of biliary stenting on staging accuracy of ampullary neoplasms ［J］. Gastrointest Endosc, 1999, 50(1):27 - 33.

［8］ Chen CH, Tseng LJ, Yang CC, et al. Preoperative evaluation of periampullary tumors by endoscopic sonography, transabdominal sonography, and computed tomography ［J］. J Clin Ultrasound, 2001, 29 (6):313 - 321.

［9］ Fusaroli P, Manta R, Fedeli P, et al. The influence of endoscopic biliary stents on the accuracy of endoscopic ultrasound for pancreatic head cancer staging ［J］. Endoscopy, 2007, 39(9):813 - 817.

［10］ Bao PQ, Johnson JC, Lindsey EH, et al. Endoscopic ultrasound and computed tomography predictors of pancreatic cancer resectability ［J］. J Gastrointest Surg, 2008, 12(1):10 - 16.

［11］ Antonini F, Fuccio L, Giorgini S, et al. Biliary plastic stent does not influence the accuracy of endoscopic ultrasound-guided sampling of pancreatic head masses performed with core biopsy needles ［J］. Dig Liver Dis, 2017, 49(8):898 - 902.

［12］ Kim JJ, Walia S, Lee SH, et al. Lower yield of endoscopic ultrasound-guided fine-needle aspiration in patients with pancreatic head mass with a biliary stent ［J］. Dig Dis Sci, 2015, 60(2):543 - 549.

8.9　胰头混合性腺-神经内分泌癌伴胆胰管侵犯

病史简介

患者，男性，56岁，尿黄、皮肤巩膜黄染2周。外院腹部CT示：胰头部占位，肿瘤可能，伴肝内外胆管明显扩张。吸烟400年支，否认饮酒史。否认糖尿病病史。查体：皮肤、巩膜黄染,腹平软,无压痛,肝脾未触及,未触及肿块,余均阴性。

实验室检查

血常规:CRP 0.88 mg/L,WBC 8.14×10⁹/L,Hb 122 g/L,PLT 371×10⁹/L。

肝功能:TB 214.4 μmol/L,DB 168.5 μmol/L,ALT 165 U/L,AST 78 U/L,AKP 364 U/L,γ-GT 414 U/L,ALB 43.5 g/L。

凝血功能:PT 11.2 s,INR 0.93。

肿瘤标志物:AFP 3.8 μg/L,CEA 1.3 μg/L,CA19-9 121 U/ml。

IgG4 0.984 g/L。

影像学检查

上腹增强 CT:胰头部见一稍低密度影,轻度强化,胆总管和主胰管扩张,考虑胰头癌可能,胆囊壁增厚,壁内见多发类圆形低密度影,考虑胆囊腺肌症可能(图 8-9-1)。MRCP:胆总管下段、胰头段主胰管狭窄,近端胆胰管扩张呈双管征。

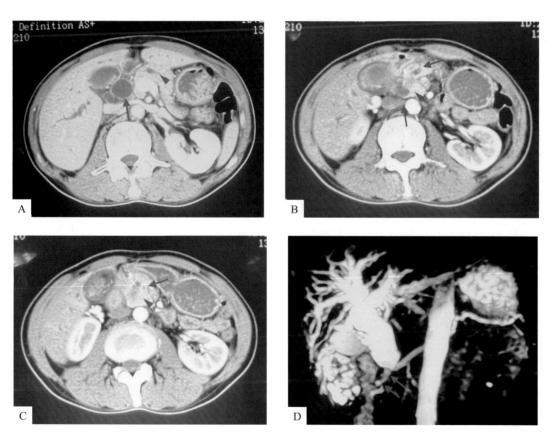

图 8-9-1 影像学检查

A. 腹部增强 CT 可见胆总管明显扩张(↑),肝内胆管扩张,胆囊增大,其内可见胆泥,胰体部主胰管扩张(▲),所见胰体尾未见异常占位;B、C. 胰头可见一类圆形低密度灶,轻度强化(▲),其旁可见胆总管与主胰管扩张(↑);胆囊壁增厚,轻度强化,其内可见多发类圆形低密度影;D. MRCP 示胆总管胰腺段与胰头段主胰管狭窄(↑),长约 1.5 cm,其近端胆胰管扩张

EUS 扫查前影像学资料解读

上腹增强 CT 见胰头轻度强化的低密度灶,其近端胆胰管扩张,MRCP 可见典型"双管征",故考虑胰头癌伴胆胰管侵犯可能。病灶未累及肠系膜血管。

EUS 扫查目的

扫查胰腺及胆管系统,了解引起胆胰管梗阻病灶的位置、性质、与胆胰管的关系,明确病灶原发于胰腺还是胆总管。同时扫查胆胰管旁淋巴结与血管情况,明确有无淋巴结转移、有无 SMA 或 SMV 累及。

视频 8-9-1
EUS 扫查
请扫二维码观看

超声所见

超声声像图及其示意图见图 8-9-2,EUS 扫查见视频 8-9-1。

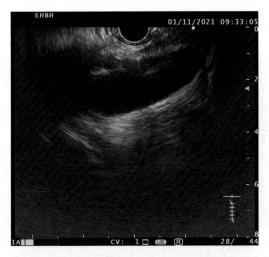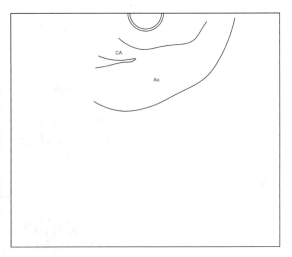

A. 经胃扫查腹腔干动脉未见异常,其旁未见异常肿大淋巴结

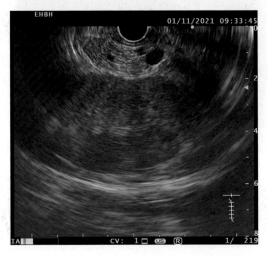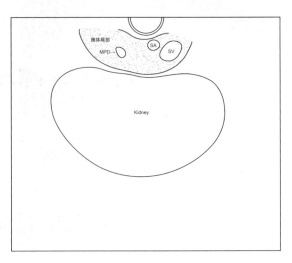

B. 胰体尾部实质回声均匀,未见异常占位影,体尾部主胰管无扩张,脾动脉及脾静脉未见异常

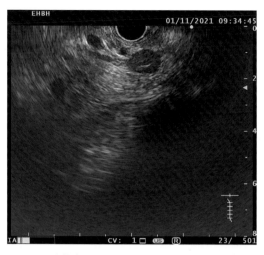
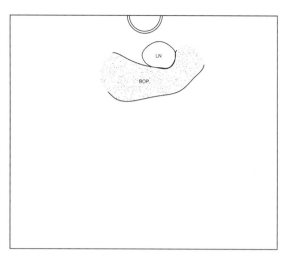

C. 胰体旁可见一类圆形淋巴结,呈低回声,边界清,大小约 1 cm×1.2 cm,考虑转移可能性大

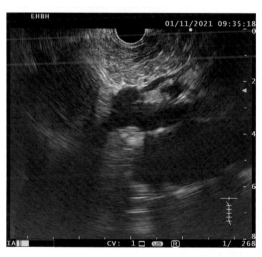
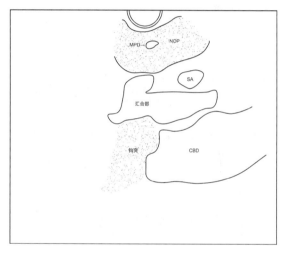

D. 胰颈回声未见异常,门静脉汇合部未见异常,胆总管明显扩张,远端梗阻呈楔形

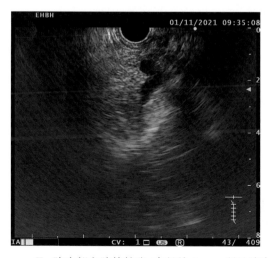
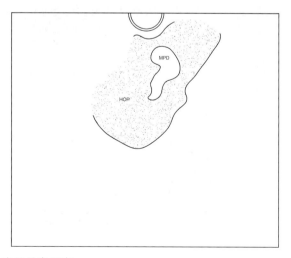

E. 胰头部主胰管扩张,直径约 6 mm,所见胰头未见异常回声

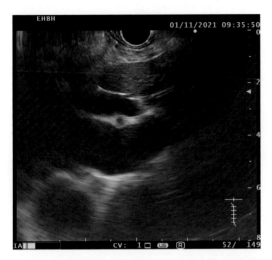 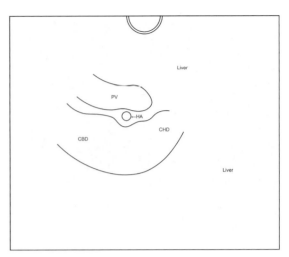

F. 门静脉、肝动脉未见异常,胆总管、肝总管扩张明显

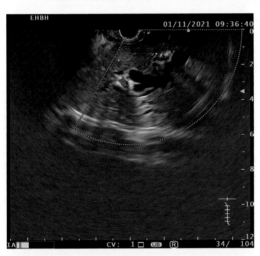 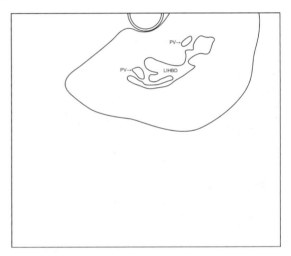

G. 左肝实质回声均匀,未见异常占位影,左肝内胆管扩张

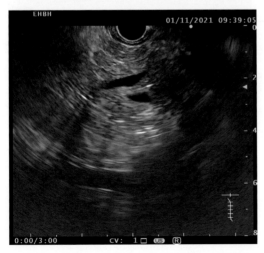 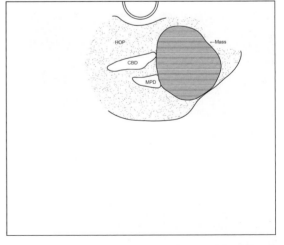

H. 经胃窦扫查,胰头可见一类圆形低回声占位,边界尚清,大小约 1.5 cm×2 cm,病灶压迫胆胰管,病灶远端胆胰管无扩张

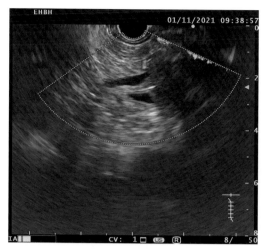

I. 彩色多普勒见病灶无明显血流

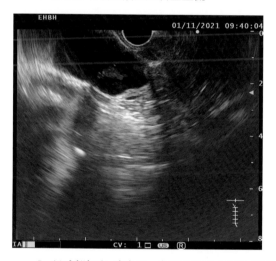
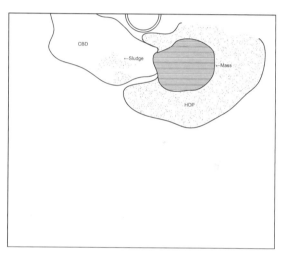

J. 经球部扫查,胰头见一类圆形低回声占位,其近端胆总管扩张明显,直径约2 cm,其内可见胆泥样回声

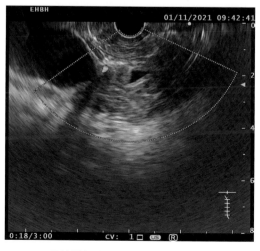
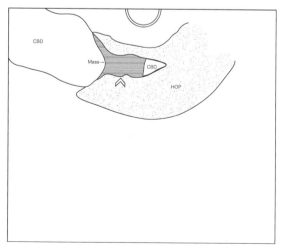

K. 稍偏转探头,可见胆总管胰腺段胆管腔内一低回声占位,局部胆管外膜消失(空箭头),与胰腺分界不清,其远端胆总管壁未见异常,紧邻占位的近端胆管壁轻度增厚,胆管明显扩张,彩色多普勒可见少许血流信号

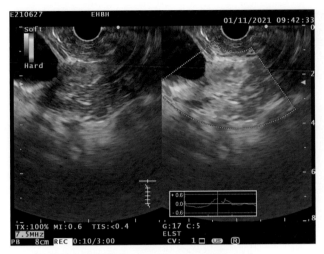

L. 弹性成像呈蓝绿色,提示质地偏硬

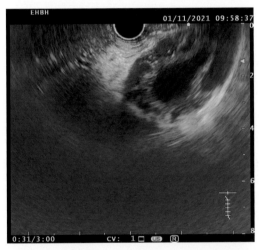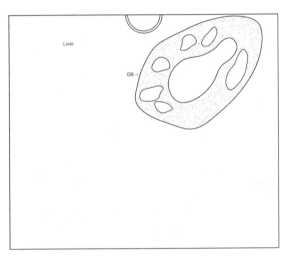

M. 胆囊壁增厚,其内可见多发类圆形无回声区,胆囊壁毛糙,胆囊外膜完整,考虑胆囊腺肌症可能

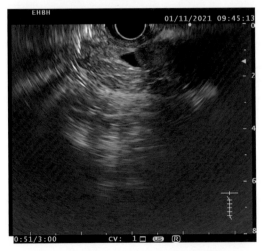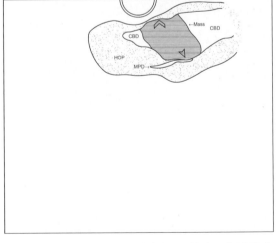

N. 经降段扫查,见胰头胆总管胰腺段胆管腔内一低回声占位,局部胆管外膜消失(空箭头),与胰腺分界不清(△),其远端胆总管壁未见异常,近端胆管明显扩张,其旁可见胰管通过,局部胰管狭窄

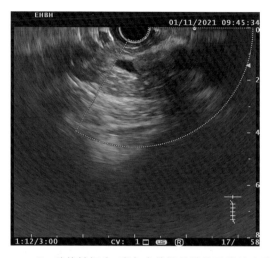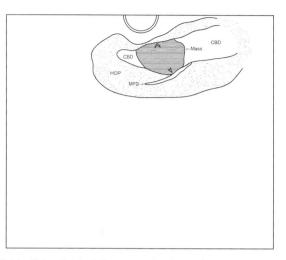

O. 稍偏转探头,彩色多普勒见肿块无明显血流信号,其旁可见主胰管通过,局部受压狭窄

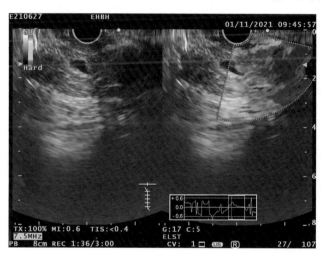

P. 弹性成像呈蓝绿色,提示质地偏硬

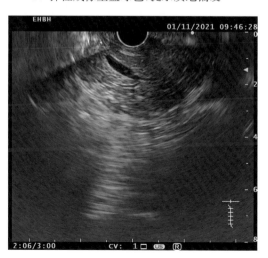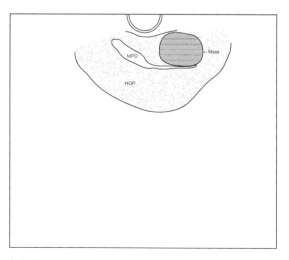

Q. 再右旋探头,胰头可见一类圆形低回声灶,回声欠均,压迫主胰管,局部主胰管狭窄,末端主胰管未见异常

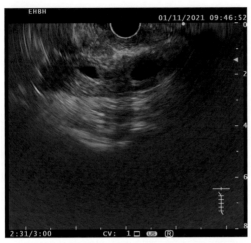
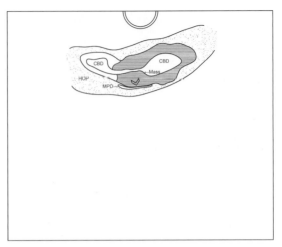

R. 经降段扫查,见胆总管胰腺段胆管腔内一低回声占位,局部胆管外膜消失,与胰腺分界不清(空箭头),其远端胆总管壁未见异常,邻近占位的近端胆管壁轻度增厚,胆管内膜存在,近端胆管明显扩张,其旁胰管局部受压狭窄,近端胰管无狭窄

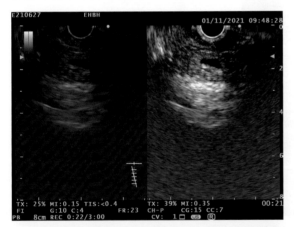

S. 声学造影见病灶在动脉期轻度强化,但较其旁正常胰腺强化弱

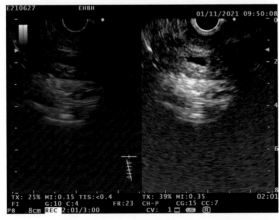

T. 病灶在静脉期亦轻度强化,较其旁正常胰腺强化弱

图 8-9-2 超声声像图及示意图

EUS 诊断

①胰头占位伴胆胰管狭窄:胰头癌累及胆胰管可能,胰腺旁淋巴结转移可能;②胆囊腺肌症;③胆总管、胆囊内胆泥形成。

治疗

行胰十二指肠切除术＋胆囊切除术＋区域淋巴结(肝十二指肠韧带、胰头后、肝总动脉旁、腹腔动脉旁)清扫术。

病理

①(胰头)小细胞癌伴腺癌成分,腺癌占比约 10%(图 8 - 9 - 3);②(淋巴结)未见肿瘤组织;③(胆囊)慢性胆囊炎,腺肌症。病理 TNM 分期:T1cN0Mx。

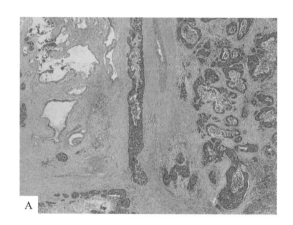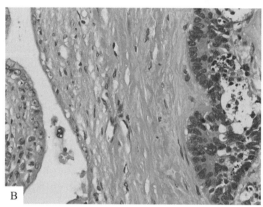

图 8 - 9 - 3　病理图

A. 4×,癌组织于胰腺实质中浸润性生长;B. 40×,腺癌细胞和小细胞癌细胞形态

讨论

大多数胰腺癌可分为四类:胰腺导管上皮腺癌、导管内乳头状黏液性肿瘤伴浸润性癌、胰腺腺泡细胞癌和胰腺神经内分泌肿瘤。胰腺腺泡细胞癌远比胰腺导管上皮腺癌罕见,约占所有胰腺癌的 1%。世界卫生组织定义混合性神经内分泌-非神经内分泌肿瘤(mixed neuroendocrine-non-neuroendocrine neoplasm, MiNEN)是胰腺外分泌和内分泌肿瘤的混合物。大约 1/3 的胰腺腺泡细胞癌会表达神经内分泌标志物,故需神经内分泌细胞占总肿瘤细胞数目的 30% 以上才能诊断为 MiNEN。胰腺导管上皮腺癌的超声表现为胰腺实质内不规则或分叶状低回声团块,呈均匀或不均匀回声,边界呈蟹足样浸润,病灶近端主胰管通常明显扩张,如果肿块位于胰头,可浸润或压迫胆总管,导致其近端胆管扩张,表现为"双管征",其内血流信号欠丰富,可伴或不伴周围血管浸润及淋巴结转移,声学造影时肿块呈低强化,但较周围正常胰腺组织弱。胰腺神经内分泌肿瘤表现为胰腺实质内圆形或类圆形占位,形态较规整,边界清晰,有时可见包膜回声,肿块多呈均匀的低回声或无回声,彩色多普勒示肿块内部血流信号丰富,可表现为"火焰征",声学造影多为高强化。导管内乳头状黏液性肿

瘤伴浸润性癌呈低回声结构,与胰管相通,可见节段性或弥漫性胰管扩张,胰管内常可见点状强回声及增厚的间隔样结构,如伴梗阻性黄疸、囊壁增厚、囊腔内出现强化壁结节或主胰管≥10 mm 往往提示恶变可能。

MiNEN 罕见,迄今为止,英文文献报道仅为 40 例余例,故对其超声声像图的表现认识甚少,其声像图通常表现为胰腺实质低回声团块,边界不清,肿瘤边缘无胶囊样低回声结构,肿块中央可出现无回声坏死区,彩色多普勒示肿瘤内无血流信号。本例患者表现为胰头一类圆形低回声占位,边界尚清,累及胆胰管,其内无血流信号,声学造影示病灶在动脉期及静脉期轻度强化,但较其旁正常胰腺强化弱,与胰腺导管上皮腺癌无明显差别,故需积累更多的病例了解其声像学改变。在胰腺肿瘤的鉴别诊断时,应想到 MiNEN,但其最终诊断仍依赖于病理。

MiNEN 只占所有胰腺肿瘤的 0.000 6%,由于病例数量有限,术前诊断非常困难,诊断方法也存在争议。病理检查对 MiNEN 的诊断至关重要。EUS - FNA 诊断胰腺癌的敏感性为 89%,特异性为 100%,准确率为 90%,对神经内分泌癌的敏感性为 77%~93%。Niiya 等人报道了 14 例术后确诊为 MiNEN 的患者,他们在术前均接受了 EUS - FNA,其中 8 例诊断为 MiNEN,其余 6 例未诊断为 MiNEN(1 例诊断为胰腺腺泡细胞癌,5 例胰腺神经内分泌肿瘤),这说明 EUS - FNA 对诊断 MiNEN 存在局限性。8 例确诊病例均对腺泡和神经内分泌标志物进行了免疫组化染色,而未诊断为 MiNEN 的 6 例病例仅对腺泡或神经内分泌标记物进行了免疫组化染色。若 EUS 怀疑胰腺 MiNEN,在行 EUS - FNA/FNB 时要对获取的标本进行腺泡和神经内分泌标志物免疫组化染色。

有时 EUS 很难区分胰头占位伴胆总管侵犯和胆总管占位累及胰腺。通常胰头占位累及胆胰管表现为双管征,而胆总管占位累及胰腺通常不会累及胰管。本例患者在 EUS 检查经球部和降段扫查时,某些切面声像图表现为胆管腔内低回声占位,局部胆管外膜消失,与胰腺分界不清,其远端胆总管壁未见异常,近端胆管明显扩张,故需考虑胆总管占位累及胰腺,但经全面扫查,发现病灶主要位于胰腺并累及胆总管和胰头段主胰管,且胆总管近端和远端管壁无增厚,应首先考虑病灶起源于胰腺并累及胆总管和胰头段主胰管,手术病理亦考虑病灶来源于胰腺,证实了我们的判断。

扫查体会

(1) 若要完整显示胰腺,通常需要经胃、球部和降段三站对胰腺进行全面、连续的扫查,以避免漏诊。

(2) 经胃扫查能清晰地显示胰颈、胰体、胰尾,并可评价胰腺肿物是否累及腹腔干、脾动静脉、肠系膜上血管及胰周淋巴结。经胃扫查也可显示胰头钩突,但探头距胰头较远,所以显示的胰头图像质量较差。经球部及降段扫查能最佳显示胰头、钩突,并能清楚显示肝动脉、门静脉、腹主动脉和下腔静脉及周围淋巴结。

(3) 常规超声扫描难以鉴别病灶性质时可应用声学造影,了解病灶有无血供及增强模式以协助诊断。

(王　瀚　高道键)

参考文献

［1］ Klimstra DS, Adsay V. Acinar neoplasms of the pancreas-A summary of 25 years of research ［J］. Semin Diagn Pathol, 2016,33(5):307 - 318.

［2］ Ohno E, Hirooka Y, Itoh A, et al. Intraductal papillary mucinous neoplasms of the pancreas: differentiation of malignant and benign tumors by endoscopic ultrasound findings of mural nodules ［J］. Ann Surg, 2009,249(4):628 - 634.

［3］ Hiroi S, Yamamoto R, Hamaoka M, et al. Mixed neuroendocrine non-neuroendocrine neoplasm: a case report and review ［J］. Clin J Gastroenterol, 2022,15(1):244 - 255.

［4］ Niiya F, Takano Y, Azami T, et al. A case of pancreatic mixed acinar-neuroendocrine carcinoma successfully diagnosed with endoscopic ultrasound-guided fine needle aspiration ［J］. Clin J Gastroenterol, 2020,13(5):951 - 958.

［5］ Iemoto T, Sawa H, Sakai H, et al. A case of pancreatic mixed acinar-endocrine carcinoma suggested by preoperative ultrasound-guided fine needle aspiration ［J］. Nihon Shokakibyo Gakkai Zasshi, 2014, 111(8):1609 - 1617.

［6］ Agarwal B, Krishna NB, Labundy JL, et al. EUS and/or EUS-guided FNA in patients with CT and/ or magnetic resonance imaging findings of enlarged pancreatic head or dilated pancreatic duct with or without a dilated common bile duct ［J］. Gastrointest Endosc, 2008,68(2):237 - 242,334,335.

9 肝门胆管及周围病变

9.1 肝门胆管良性狭窄

病史简介

患者,女性,57 岁,胆囊切除术后 22 个月,反复尿黄 17 个月,再发 2 周。患者 22 个月前曾因胆囊结石、胆总管结石行腹腔镜下胆囊切除+胆总管切开取石术,术后恢复良好。患者 17 个月前出现尿色加深,胆红素升高,MRCP 示肝总管环形狭窄伴近端胆管扩张,在我院行 ERCP,诊断为肝总管良性狭窄,于狭窄段置入全覆膜金属支架。6 个月后于 ERCP 下拔除金属支架,造影见狭窄段已缓解。2 周前,患者再次出现尿色加深伴皮肤瘙痒,外院 MRCP 示:肝总管起始段环形狭窄。否认乙肝史。查体:皮肤、巩膜轻度黄染,上腹部见手术瘢痕,上腹部按压不适感,余阴性。

实验室检查

血常规:CRP 4.12 mg/L, WBC 5.17×10⁹/L, Hb 133 g/L, PLT 152×10⁹/L。

肝功能:TB 41 μmol/L, DB 32.3 μmol/L, ALT 49 U/L, AST 155 U/L, AKP 390 U/L, γ-GT 1 367 U/L。

肿瘤标志物:AFP 3.7 μg/L, CEA 1.1 μg/L, CA19-9 58.1 U/ml。

乙型肝炎血清学标志物(以下简称乙肝三系):阴性。

影像学检查

多次 MRCP:肝总管狭窄伴肝内外胆管扩张,胆囊缺如。ERCP:肝总管环形狭窄,结合病史考虑胆道损伤,肝总管良性狭窄(图 9-1-1)。

EUS 扫查前影像学资料解读

患者第一次 MRCP 及 ERCP 均见肝总管环形狭窄,结合胆道手术病史,考虑胆道手术损伤胆管引起胆管良性狭窄,经内镜治疗后狭窄缓解。本次再次出现症状,复查 MRCP 结果与第一次 MRCP 相似,仍考虑肝总管良性狭窄。

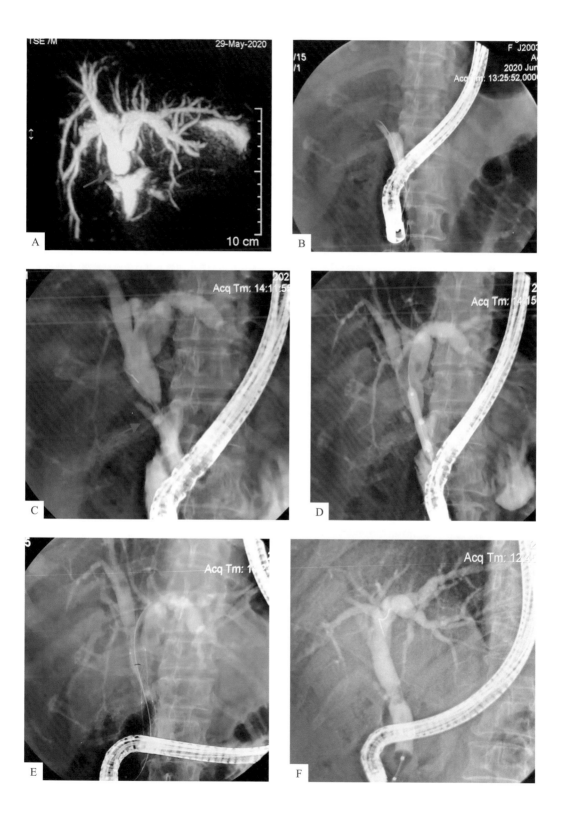

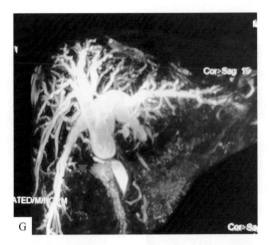

图 9-1-1　影像学检查

A. 第一次 MRCP:肝总管处可见一环形狭窄,长度约 0.2 cm(↑),其近端肝内胆管及肝总管明显扩张,主胰管未见明显异常;B. 第一次 ERCP 见胆总管无扩张,其内未见充盈缺损,肝总管处截断,其旁可见一管状物,考虑胆囊管残端可能(↑);C. 肝总管起始段可见一环形狭窄,长度约 0.3 cm,其旁可见胆囊管残端(↑),近端肝总管及肝内胆管明显扩张;D. 柱状气囊扩张狭窄段;E. 置入一根可回收的全覆膜金属支架,近端位于肝总管近分叉处,远端位于胆总管;F. 6 个月后再次行 ERCP,可见原狭窄段较前明显缓解;G. 第二次 MRCP:原狭窄缓解处再次可见环形狭窄,长度约 0.2 cm,其旁可见胆囊管残端(↑)

EUS 扫查目的

通过 EUS 明确胆管狭窄性质,鉴别狭窄良恶性,若为恶性,需进一步明确肿瘤浸润深度与范围,有无累及肝门分叉处及周围脏器。

超声所见

超声声像图及其示意图见图 9-1-2,EUS 扫查见视频 9-1-1。

视频 9-1-1
EUS 扫查
请扫二维码观看

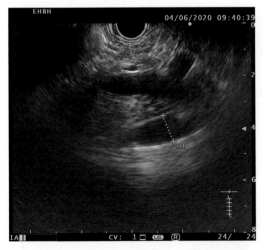
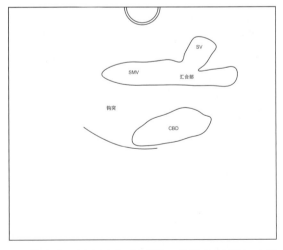

A. 经胃扫查见胆总管下段轻度扩张,直径约 11 mm,其内未见异常回声,肠系膜上静脉血流通畅,未见异常

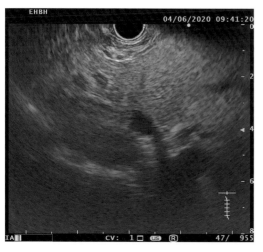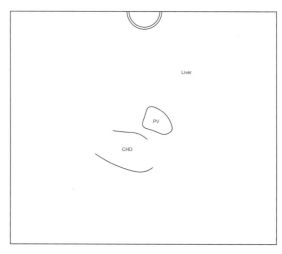

B. 肝总管扩张,直径约 16 mm,其内未见异常回声

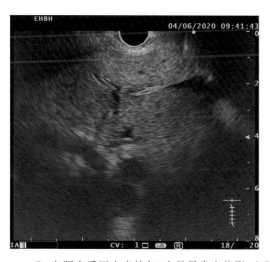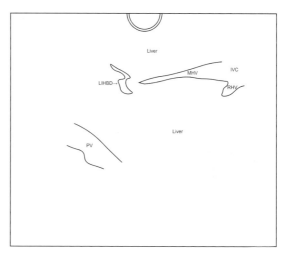

C. 左肝实质回声尚均匀,未见异常占位影,左肝内胆管扩张

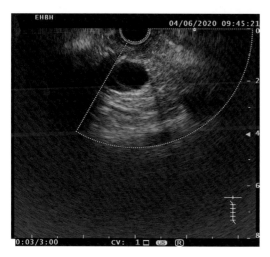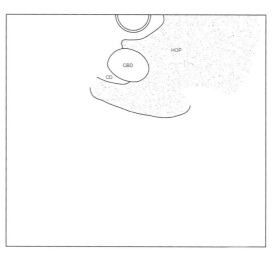

D. 经球部扫查见胆总管轻度扩张,其内未见异常回声,其旁可见胆囊管残端

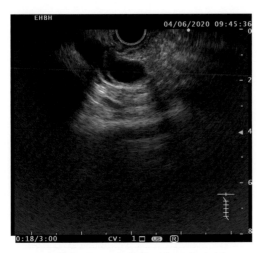
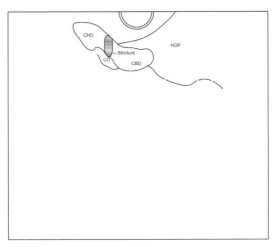

E. 胆管内可见一条状等到高回声区,厚0.2~0.3 cm,局部胆管外膜消失,考虑良性狭窄可能,其旁可见胆囊管残端

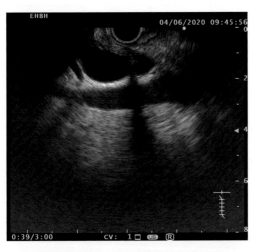
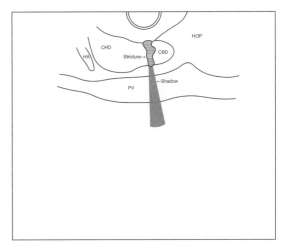

F. 胆管内可见一条状等到高回声区,厚0.2~0.3 cm,远场可见声影,胆管外膜消失,其近端及远端胆管壁无增厚,胆管壁正常结构存在,肝总管扩张,考虑良性狭窄可能

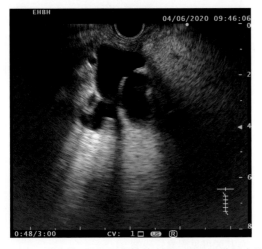
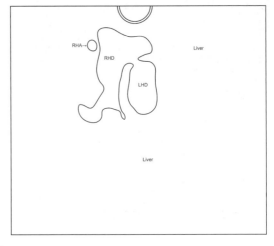

G. 肝总管、左右肝管扩张,其内未见异常回声影

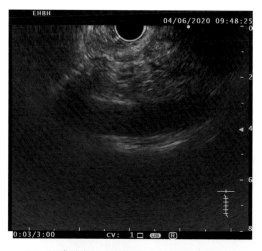
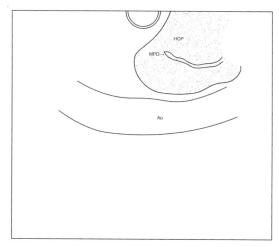

H. 经降段扫查，主胰管未见明显异常

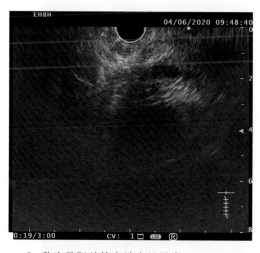
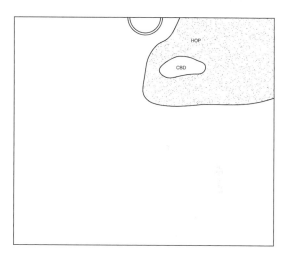

I. 乳头及胆总管末端未见异常

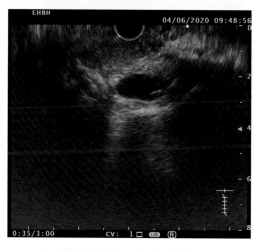
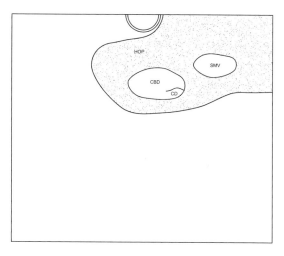

J. 胆总管轻度扩张，可见胆囊管开口

图 9 - 1 - 2　超声声像图及示意图

EUS 诊断

肝总管良性狭窄,胆囊切除术后。

治疗

ERCP 下行可回收性全覆膜金属支架置入术(图 9 - 1 - 3)。

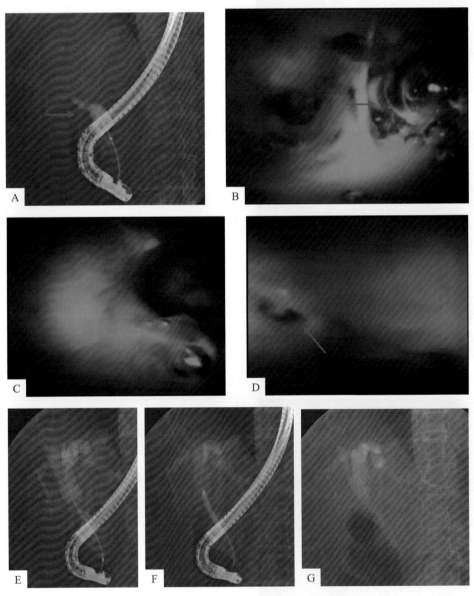

图 9 - 1 - 3　ERCP 下可回收性全覆膜金属支架置入术

A. 胆管造影见肝总管环形狭窄,近端肝总管见少许造影剂显影,狭窄旁可见胆囊管残端(↑);B. 胆道镜见肝总管狭窄及胆囊管(↑);C. 狭窄段呈环形,见导丝超选后胆管损伤出血,其旁黏膜光滑,未见新生物;D. 似可见狭窄处通往肝总管开口(↑),考虑胆管良性狭窄;E. 导丝及切开刀通过狭窄段后造影见肝总管起始段一环形狭窄,长度约 0.2 cm,近端肝总管及肝内胆管明显扩张;F. 柱状气囊扩张狭窄段;G. 置入一根可回收性全覆膜金属支架,近端位于肝门分叉处,远端位于胆总管远端

讨论

胆管狭窄分为良性狭窄与恶性狭窄。良性胆管狭窄常由原发性硬化性胆管炎、IgG4 相关性硬化性胆管炎、胆管缺血相关性狭窄或胆管医源性损伤引起。胆管恶性狭窄是胆管原发性恶性肿瘤或继发性恶性肿瘤累及肝内或肝外胆管所致。

医源性胆管损伤约占所有胆管良性狭窄的 95%。腹腔镜胆囊切除术是医源性胆管损伤最常见的原因之一,其发生率为 0.4%~0.6%。病史对胆管良恶性狭窄的鉴别诊断非常重要,医源性胆管狭窄有明确的手术史,详细询问手术过程往往有助于诊断。CA19-9 升高并不总是见于胆管恶性狭窄,胆管良性狭窄也可引起 CA19-9 升高。

EUS 的优点是能够提供胃肠道和邻近器官的实时图像,由于超声探头在十二指肠部位靠近胆管,故 EUS 可对肝外胆道系统(胆树)进行详细检查。除此之外,EUS 还可以进行细针穿刺获取组织病理。EUS 诊断胆管狭窄的总体敏感性为 0.88,特异性为 0.90。但对于非肿块性的胆管狭窄,EUS 下细针穿刺和 ERCP 细胞刷检的价值有限,此时诊断更依赖于 EUS 的特征。如 EUS 发现胆管狭窄部位旁见外压性肿块;肿块边缘不规则,呈低回声或混合回声模式;胆管壁正常两层或三层结构破坏;肿块呈低回声边缘及内部不均回声;肿块侵及邻近结构等表现,提示胆管恶性狭窄。另有研究发现,EUS 中恶性胆管狭窄长度显著较良性胆管狭窄长(14.1 mm *vs* 7.9 mm),胆管恶性狭窄还可见病灶周围淋巴结肿大等特征性改变。

对于胆囊切除导致的胆管良性狭窄,其病理基础为胆管损伤致局部瘢痕组织增生,在超声图像上表现为损伤局部胆管正常三层结构消失,呈等到高回声,其近端及远端胆管壁正常三层结构存在。本例患者的 EUS 表现为胆管狭窄段呈条状等到高回声,回声均匀,厚 2~3 mm,其近端与远端胆管壁无增厚,正常三层结构存在,狭窄段近端胆管明显扩张。病灶局部无低回声团块、周围组织侵犯等恶性狭窄表现。结合患者发病前胆囊切除术史,MRCP 示肝总管环形狭窄,经 ERCP 下全覆膜金属支架治疗后缓解,但拔除金属支架后约 6 个月再次出现症状,EUS 考虑胆管良性狭窄。EUS 检查后,ERCP 示肝总管环形狭窄,胆道镜见肝总管狭窄呈环形,局部黏膜光滑,未见新生物,亦证实为良性狭窄。

扫查体会

(1)胆管旁肿块及胆管病灶周围是否累及是鉴别胆管良、恶性狭窄的重要表现之一,所以在扫查胆管狭窄的患者时,对胆管周围结构亦要做全面、仔细的扫查,如肝动脉、门静脉或周围胰腺组织有无异常,有无胆管旁异常肿大淋巴结。

(2)除仔细观察狭窄局部外,还需对病灶近端及远端胆管壁做仔细扫查,观察胆管三层结构是否正常,这亦有助于鉴别良、恶性狭窄。

(高道键)

参考文献

[1] Vachhani PG, Copelan A, Remer EM, et al. Iatrogenic hepatopancreaticobiliary injuries: a review [J]. Semin Intervent Radiol, 2015,32(2):182-194.

［2］Saad N, Darcy M. Iatrogenic bile duct injury during laparoscopic cholecystectomy［J］. Tech Vasc Interv Radiol, 2008,11(2):102 - 110.

［3］McPartland KJ, Pomposelli JJ. Iatrogenic biliary injuries: classification, identification, and management［J］. Surg Clin North Am, 2008,88(6):1329 - 1343, ix.

［4］MacFadyen BV Jr, Vecchio R, Ricardo AE, et al. Bile duct injury after laparoscopic cholecystectomy. The United States experience［J］. Surg Endosc, 1998,12(4):315 - 321.

［5］Bowlus CL, Olson KA, Gershwin ME. Evaluation of indeterminate biliary strictures［J］. Nat Rev Gastroenterol Hepatol, 2017,14(12):749.

［6］Saifuku Y, Yamagata M, Koike T, et al. Endoscopic ultrasonography can diagnose distal biliary strictures without a mass on computed tomography［J］. World J Gastroenterol, 2010,16(2):237 - 244.

［7］Topazian M. Endoscopic ultrasonography in the evaluation of indeterminate biliary strictures［J］. Clin Endosc, 2012,45(3):328 - 330.

9.2 肝门胆管癌

9.2.1 肝门胆管癌Ⅰ型

病史简介

患者,男性,62 岁,腹痛伴皮肤黄染、尿黄 2 周,发热 3 天。外院腹部超声示:胆总管上段实质性占位伴近端胆管扩张。否认乙肝病史。有 2 型糖尿病病史 1 年余,血糖控制不佳,否认高血压病、冠心病病史。饮白酒 30 年,250 g/天,否认吸烟史。查体:皮肤、巩膜轻度黄染,浅表淋巴结未触及,右上腹按压不适感,肝肋下一指,边缘钝,质偏硬,未及肿块,余均阴性。

实验室检查

血常规:CRP 33.19 mg/L, WBC 20.19×10^9/L, Hb 143 g/L, PLT 297×10^9/L。

肝功能:TB 63.0 μmol/L, DB 56.1 μmol/L, ALT 499 U/L, AST 320 U/L, AKP 1791 U/L, γ-GT 1116 U/L。

凝血功能:PT 10.6 s, INR 0.87。

肿瘤标志物:AFP 0.73 μg/L, CEA 2.46 μg/L, CA19-9 82.15 U/ml。

IgG4 0.280 g/L。

影像学检查

MRCP:肝总管处见一充盈缺损影,大小约 12 mm×25 mm,肝门胆管癌可能。上腹增强MRI:肝总管见软组织团块,增强后轻度强化,肝门胆管癌可能(图 9-2-1)。

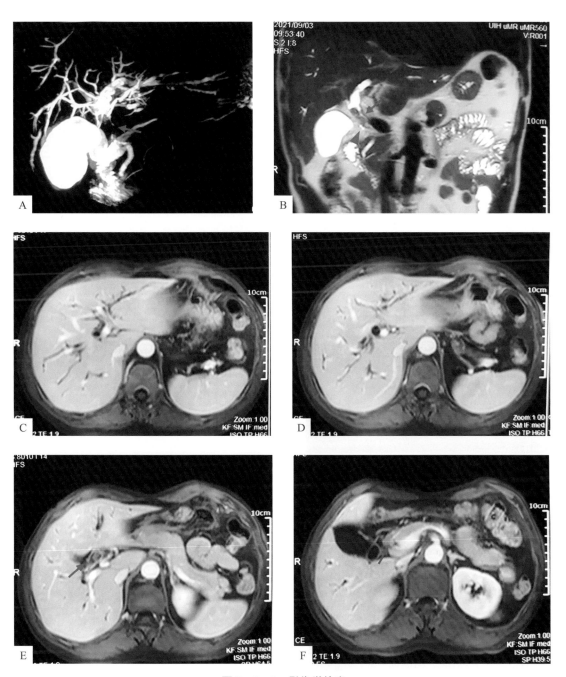

图 9-2-1　影像学检查

A. MRCP 见肝总管截断,其内见充盈缺损(↑),近端肝内胆管扩张,胆总管未见异常,主胰管未见异常,胆囊无明显扩张;B. 上腹 MRI 示肝总管内见卵圆形充盈缺损(↑),呈低信号,夹杂稍高信号,病灶未累及肝门胆管分叉处,胆囊管未见异常(▲);C、D. 肝内胆管、近分叉处肝总管扩张,胆管壁无增厚;E、F. 肝总管内见软组织团块,增强后轻度强化(↑),胆囊未见明显异常

EUS 扫查前影像学资料解读

根据 MRCP 及上腹增强 MRI 结果,考虑肝门胆管癌,病灶未累及汇合部,Bismuth 分型为 I 型可能,肿瘤未累及胆囊、周围肝脏,亦未见明确淋巴结肿大。

EUS 扫查目的

明确肝门胆管病灶性质,了解肿瘤浸润胆管深度,并进行 Bismuth 分型。重点扫查病灶是否累及肝动脉和门静脉,同时评估局部淋巴结情况。

超声所见

超声声像图及其示意图见图 9-2-2,EUS 扫查见视频 9-2-1。

视频 9-2-1
EUS 扫查
请扫二维码观看

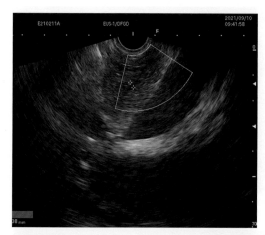
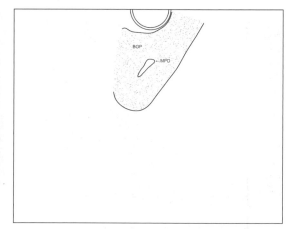

A. 经胃扫查,胰体回声未见异常,主胰管无扩张

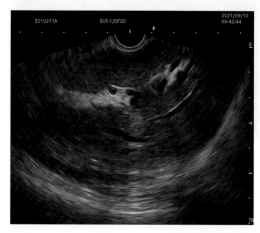
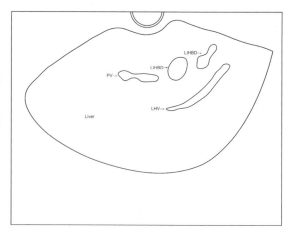

B. 左肝回声均匀,其内未见异常占位影,左肝内胆管扩张

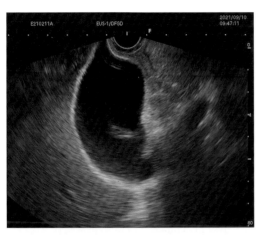
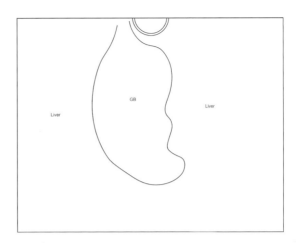

C. 经胃窦扫查,胆囊无增大,囊壁无增厚,壁毛糙,透声可

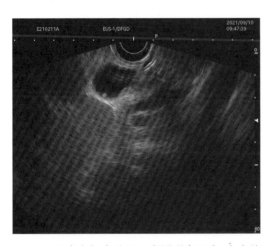
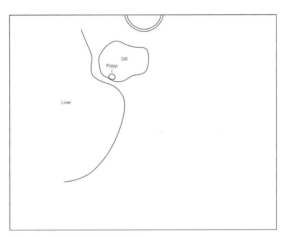

D. 胆囊底部囊壁见一类圆形高回声,大小约 2.6 mm,后方无声影,考虑胆囊息肉

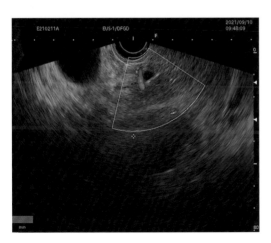
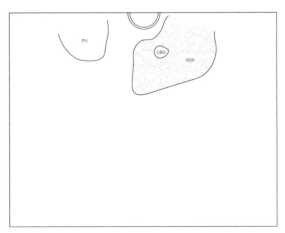

E. 经球部扫查,胰头回声均匀,未见异常团块影,胆总管下段未见明显异常

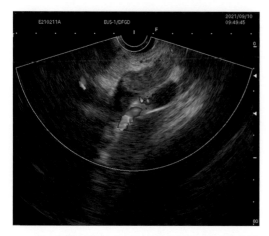
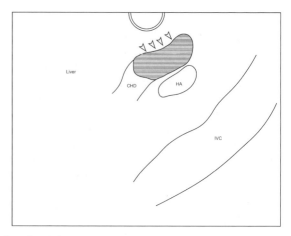

F. 向肝门部扫查,肝总管内可见一卵圆形低回声团块,大小约 11.4 mm×24.7 mm,正常胆管三层结构消失,外膜消失(△),其内可见少许点状血流信号,近端胆管扩张,其内可见胆泥样回声

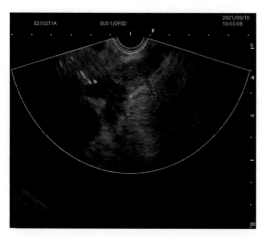
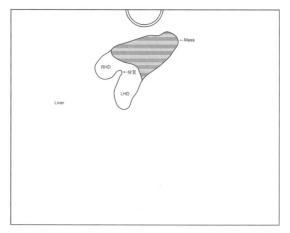

G. 进一步向肝门部扫查,见病灶近端邻近肝门胆管分叉处,但未累及分叉处,左、右肝管扩张,其内见胆泥样回声

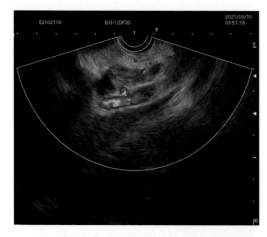
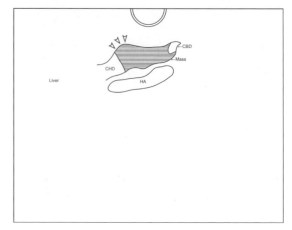

H. 稍调整扫查切面,肝总管内低回声团块见血流信号,局部胆管外膜消失(△),占位远端胆总管无扩张,其近端胆管扩张,病灶旁可见肝动脉血流通畅,病灶与肝动脉间分界清

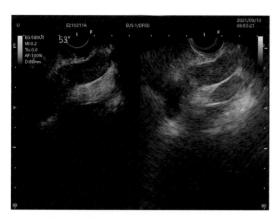
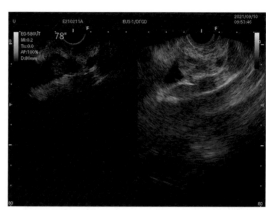

I. 声学造影见病灶在动脉期轻度强化

J. 病灶强化不均匀

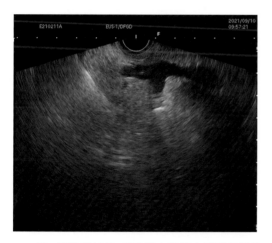
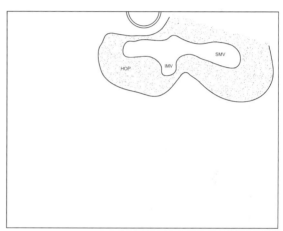

K. 经降段扫查,肠系膜上静脉未见明显异常

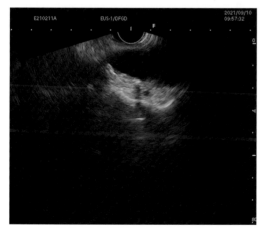
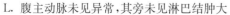
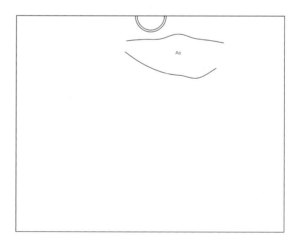

L. 腹主动脉未见异常,其旁未见淋巴结肿大

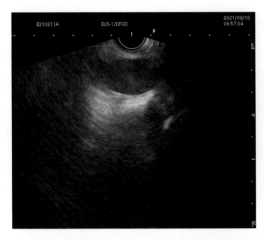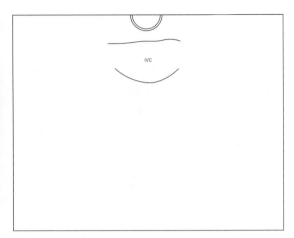

M. 下腔静脉亦未见异常,其旁未见淋巴结肿大

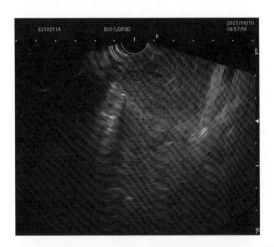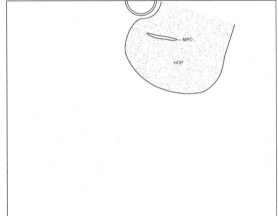

N. 胰头钩突回声均匀,未见异常占位影,主胰管未见异常

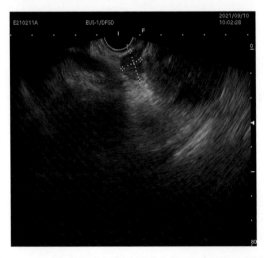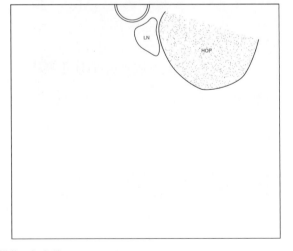

O. 胰头旁见一类圆形淋巴结,回声不均,边界模糊,大小约 9 mm×13 mm

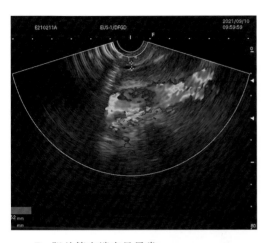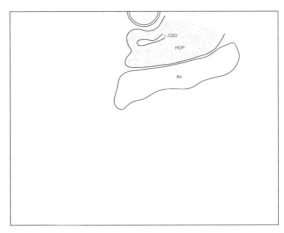

P. 胆总管末端未见异常

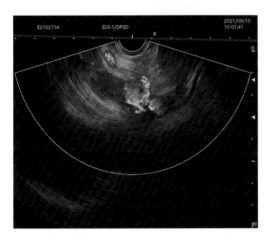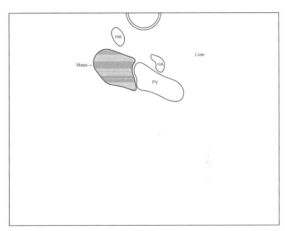

Q. 肝总管内见类圆形低回声团块,胆管三层结构消失,外膜消失,病灶与门静脉相邻

图 9 - 2 - 2 超声声像图及示意图

EUS 诊断

①肝门胆管占位:胆管癌可能,Ⅰ型(T2aN0);②胆囊息肉。

治疗

行胆囊及肝外胆管切除＋肝十二指肠韧带骨骼化清扫＋肝门胆管整形＋胆管空肠 Roux-en-Y 吻合术。

病理

①(肝门部)胆管内乳头状肿瘤,伴浸润性癌,中分化,侵犯胆管壁全层(图 9 - 2 - 3); ②(淋巴结)未见肿瘤组织;③(胆囊)慢性胆囊炎。病理 TNM 分期:T2aN0Mx。

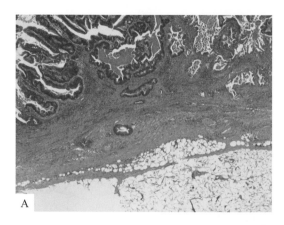

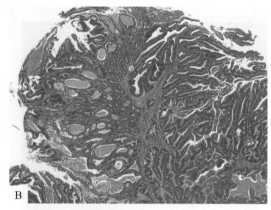

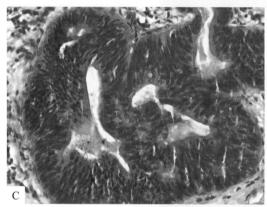

图 9-2-3 病理图

A. 4×，癌组织侵犯胆管壁；B. 4×，肿瘤组织黏膜面，呈乳头状排列；C. 40×，癌细胞形态

（王　瀚　高道键）

9.2.2　肝门胆管癌Ⅱ型

病史简介

　　患者，男性，64岁，上腹饱胀1月余，伴尿黄半月余。外院MRCP示：肝总管占位，胆囊炎。否认乙肝史，有高血压病史。吸烟120年支，否认饮酒史。查体：皮肤、巩膜黄染，浅表淋巴结未触及，腹平软，无压痛、反跳痛，肝脾未触及，未触及肿块，余均阴性。

实验室检查

　　血常规：CRP 15.43 mg/L，WBC 11.63×10^9/L，Hb 110 g/L，PLT 422×10^9/L。

　　肝功能：TB 242.1 μmol/L，DB 192.0 μmol/L，ALT 45 U/L，AST 118 U/L，AKP 680 U/L，γ-GT 680 U/L。

　　凝血功能：PT 12.8 s，INR 1.07。

　　肿瘤标志物：AFP 1.9 μg/L，CEA 3.9 μg/L，CA19-9＞1 000 U/ml。

　　IgG4 2.86 g/L。

影像学检查

MRCP:肝总管截断,其近端肝内胆管明显扩张,肝门胆管癌可能(Ⅱ型)。上腹增强CT:胆总管上段管壁增厚、肝总管及汇合部见软组织团块,增强后轻度强化,肝门胆管癌可能(图9-2-4)。

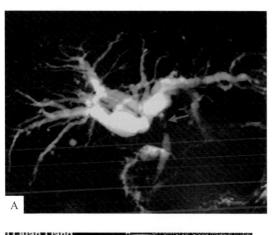
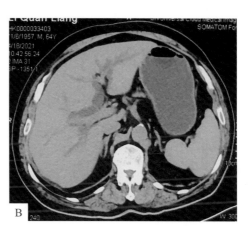
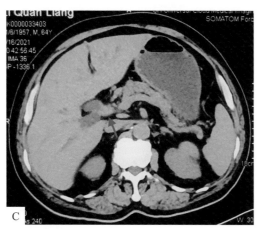
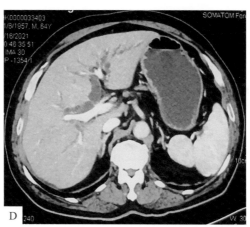
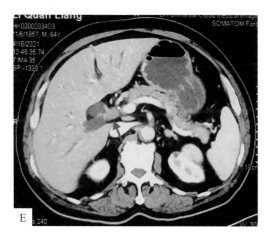
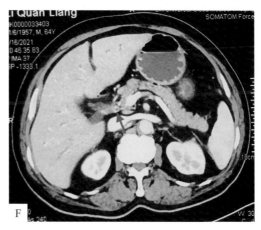

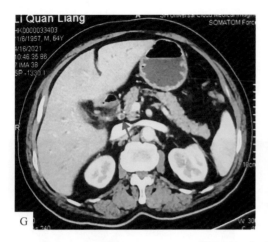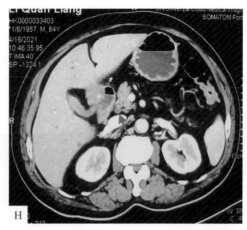

图 9-2-4　影像学检查

A. MRCP 见肝总管截断,长约 15 mm(↑),近端肝内胆管扩张,胆总管未见异常,主胰管未见异常;B. CT 平扫示肝实质未见明显异常,肝内胆管明显扩张;C. 肝总管见软组织影(↑),病灶紧邻肝门胆管分叉处,左、右肝管扩张,其内未见软组织团块;D. CT 增强示肝实质未见明显异常,肝内胆管明显扩张;E. 肝总管软组织团块轻度强化(↑),紧邻病灶处胆管壁增厚伴轻度强化,病灶紧邻肝门胆管分叉处;左、右肝管扩张,其内未见软组织团块;F、G. 胆总管上段管壁不均匀增厚,增强后轻度强化(↑);H. 胆总管胰腺段未见明显异常(↑),胆囊缩小

EUS 扫查前影像学资料解读

根据 MRCP 及上腹增强 CT 结果考虑肝门胆管癌,病灶可能累及汇合部,Bismuth 分型为 Ⅱ 型可能,肿瘤未累及胆囊、周围肝脏,亦未见明确淋巴结肿大。

EUS 扫查目的

明确肝门胆管病灶性质,了解肿瘤浸润胆管深度,并进行 Bismuth 分型。重点扫查病灶是否累及肝动脉与门静脉,同时评估局部淋巴结情况。

超声所见

超声声像图及其示意图见图 9-2-5,EUS 扫查见视频 9-2-2。

视频 9-2-2
EUS 扫查
请扫二维码观看

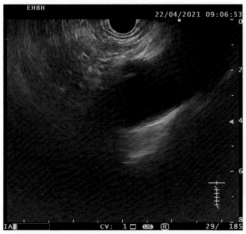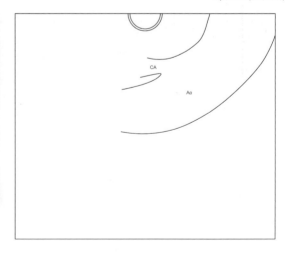

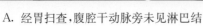

A. 经胃扫查,腹腔干动脉旁未见淋巴结

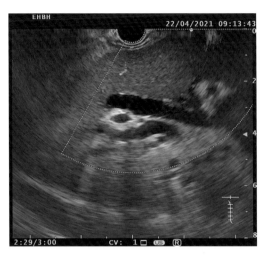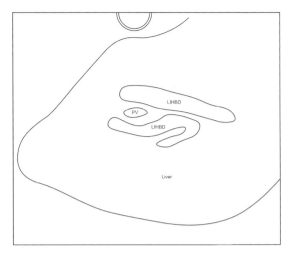

B. 左肝回声均匀,其内未见异常占位影,左肝内胆管明显扩张

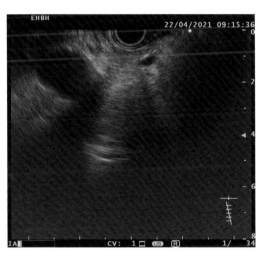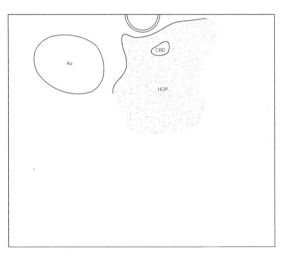

C. 经球部扫查,胰头回声均匀,未见异常占位影,胆总管下段未见明显异常

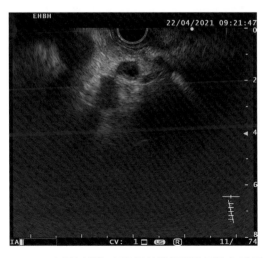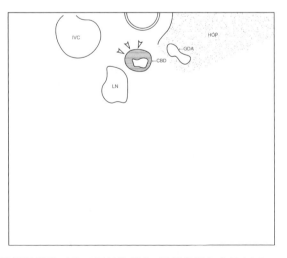

D. 向肝门部扫查见肝总管胆管壁不均匀增厚,局部胆管壁正常三层结构消失,局部外膜欠完整(Λ)

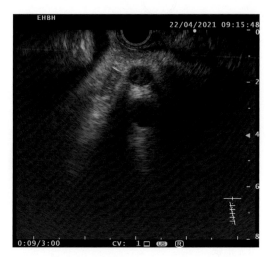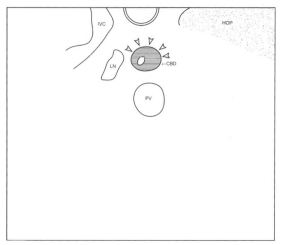

E. 肝总管胆管壁不均匀增厚进一步加剧,胆管正常三层结构消失,呈低回声,外膜欠完整,胆管腔狭窄(∆)

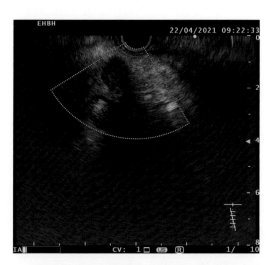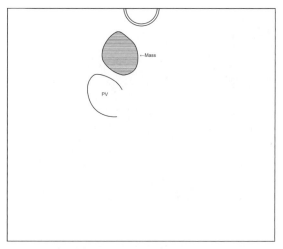

F. 管壁增厚,渐形成类圆形低回声团块,外膜消失,其内未见明显血流信号,病灶与血管间关系清

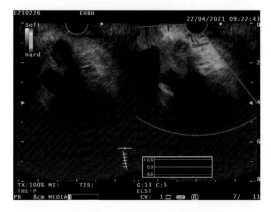

G. 弹性成像呈蓝绿色,提示质地偏硬

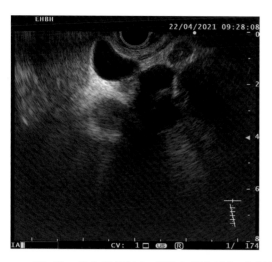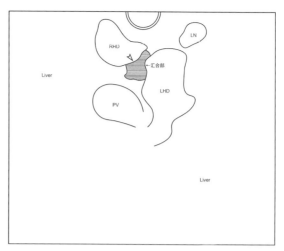

H.　进一步向肝门扫查,病灶上端临近左、右肝管汇合处局部胆管壁增厚(∧),左、右肝管扩张,左、右肝管尚交通,肝管旁可见一类圆形淋巴结,回声不均,边界欠清

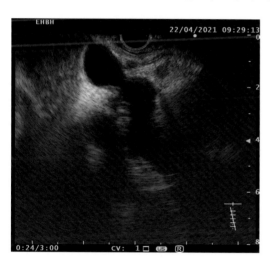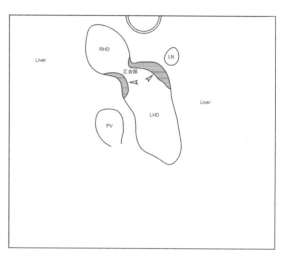

I.　进一步向肝门扫查,病灶上端临近左、右肝管汇合处局部胆管壁增厚(∧),左、右肝管扩张,左、右肝管尚交通,肝管旁可见一类圆形淋巴结,回声不均,边界欠清

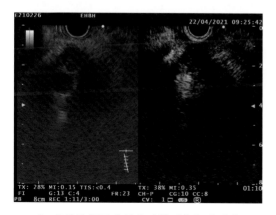

J.　声学造影示病灶在动脉后期轻度强化

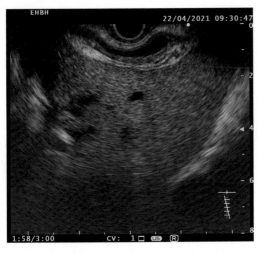
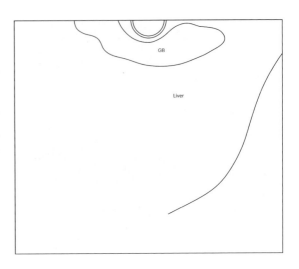

K. 胆囊缩小,胆囊壁增厚,壁毛糙,透声佳

图 9-2-5 超声声像图及示意图

EUS 诊断

①肝门胆管占位:胆管癌可能,Ⅱ型(T2aN0);②慢性胆囊炎。

治疗

行胆囊、肝外胆管切除+肝十二指肠韧带骨骼化、后腹膜淋巴结清扫+肝门部胆管整形、胆管空肠 Roux-en-Y(结肠后)吻合+T 管引流术。

病理

①(肝门部)胆管癌,中-低分化,侵犯管壁全层及神经组织(图 9-2-6);②(胆囊)慢性胆囊炎;③(后腹膜淋巴结)未见肿瘤组织。病理 TNM 分期:T2aN0Mx。

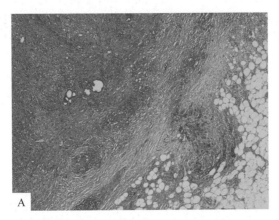
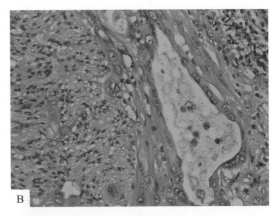

图 9-2-6 病理图

A. 4×,癌组织侵犯管周结缔组织;B. 40×,癌细胞形态

(王 瀚 高道键)

9.2.3　肝门胆管癌Ⅲ型

病史简介

患者,男性,58 岁,反复上腹闷胀不适伴皮肤黄染 20 天。MRCP:肝门胆管占位,不排除恶性可能,肝门区多发淋巴结显示。腹部增强 CT:肝门部胆管癌可能。否认乙肝病史,高血压病史 10 年,血压控制可,否认糖尿病病史。否认吸烟、饮酒史。查体:皮肤、巩膜黄染,肝脾未触及,未触及肿块,余均阴性。

实验室检查

血常规:CRP 35.5 mg/L, WBC 7.0×10^9/L, Hb 121 g/L, PLT 237×10^9/L。

肝功能:TB 108.2 μmol/L, DB 91.6 μmol/L, ALT 88 U/L, AST 124 U/L, AKP 608 U/L, γ - GT 786 U/L。

肿瘤标志物:AFP 1.3 μg/L, CEA 2.3 μg/L, CA19 - 9 324.0 U/ml。

凝血功能:PT 12.4 s, INR 1.04。

乙肝三系:HBsAb(＋), HBeAb(＋), HBcAb(＋)。

IgG4 0.289 g/L。

影像学检查

MRCP:肝门部见结节状软组织信号影,肝内胆管扩张,肝门胆管癌可能。上腹增强 CT:肝内胆管扩张,肝门区见软组织密度影,增强后明显强化,肝门胆管癌可能(图 9 - 2 - 7)。

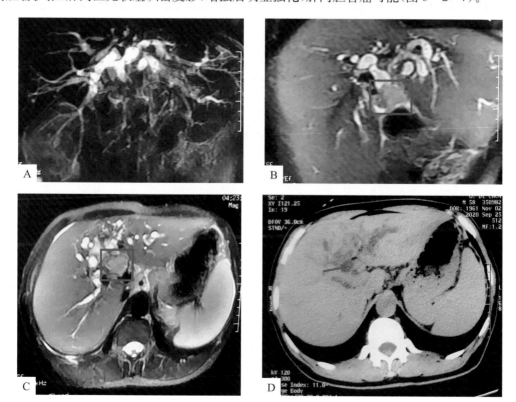

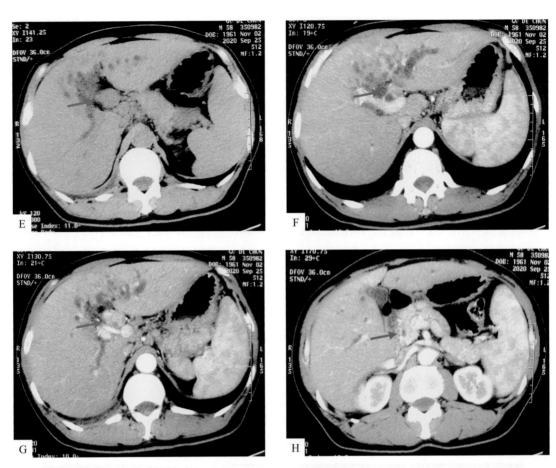

图9-2-7 影像学检查

A. MRCP示肝内胆管扩张呈软藤征,肝门显示不清(↑);B、C.冠状面及横断面在T2加权呈等、稍高信号软组织影,边界较清(方框内);D、E.肝内胆管扩张,肝门区见类圆形软组织影,边界较清(↑);F、G.动脉期病灶轻度强化,病灶靠近肝动脉与门静脉(↑);H.远端胆总管无扩张,腔内未见异常密度影(↑)

EUS扫查前影像学资料解读

影像学资料考虑肝门胆管肿瘤性病变可能性大,病灶靠近肝动脉和门静脉,但两者间脂肪间隙尚存,应未累及周围大血管。

EUS扫查目的

明确肝门胆管病灶性质,并需明确肿瘤浸润胆管深度,重点扫查病灶是否累及肝动脉和门静脉,同时评估局部淋巴结情况,若肝门部扫查发现声窗较理想,应进行Bismuth分型。

超声所见

超声声像图及其示意图见图9-2-8,EUS扫查见视频9-2-3。

视频9-2-3
EUS扫查
请扫二维码观看

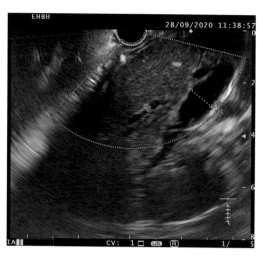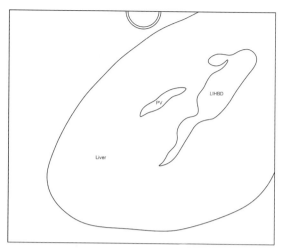

A. 经胃扫查，左肝实质回声均匀，未见异常占位影，左肝内胆管明显扩张

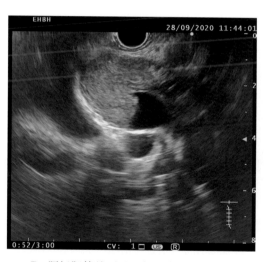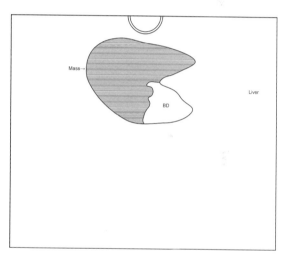

B. 肝门胆管处可见一低回声团块，胆管外膜完整

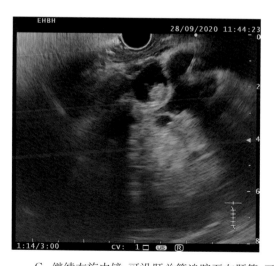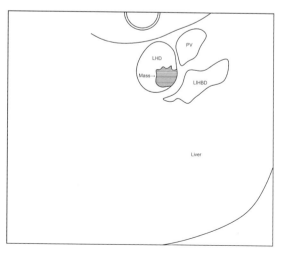

C. 继续左旋内镜，可沿肝总管追踪至左肝管，可见左肝管扩张，其内亦可见低回声团块，胆管外膜完整

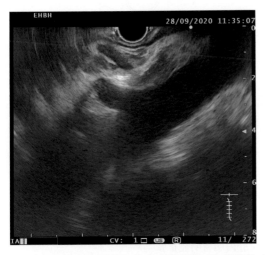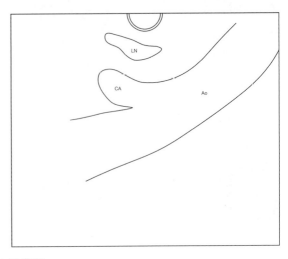

D. 腹腔干旁可见一长条形淋巴结,回声偏低,边界模糊

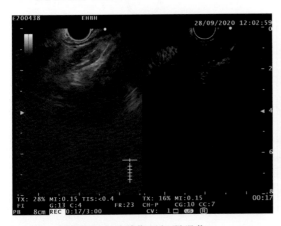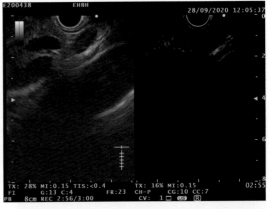

E. 声学造影在动脉期见极弱强化

F. 静脉期亦无明显强化,不考虑转移性淋巴结

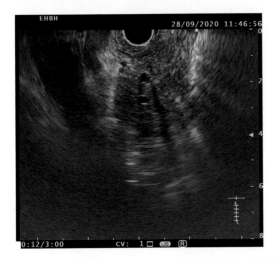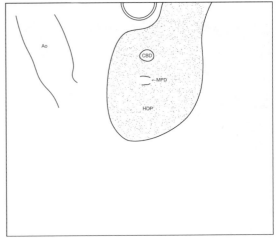

G. 经球部扫查,胰头、胆总管胰腺段及主胰管未见明显异常

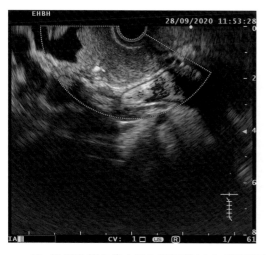
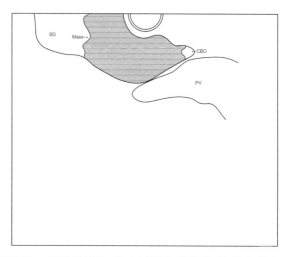

H. 沿胆总管左旋内镜向肝门部扫查,肝门胆管处见一低回声团块,其内可见血流信号,胆管外膜完整,近端胆管扩张,病灶紧邻门静脉

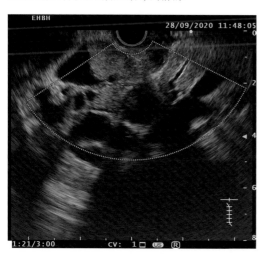
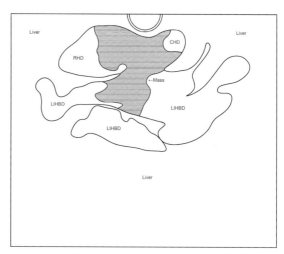

I. 继续追踪肝总管向近端胆管扫查,见病灶长入右肝管起始段、左肝管近左内/左外胆管分叉处

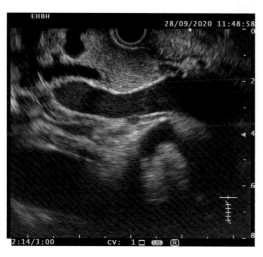
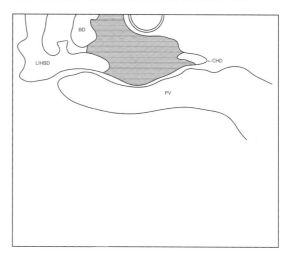

J. 病灶紧邻门静脉,血管壁完整

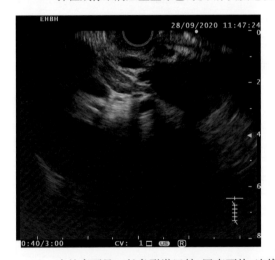
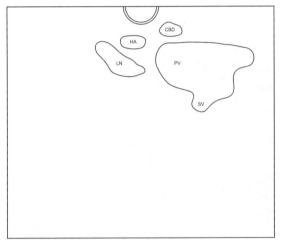

K. 弹性成像示病灶呈蓝绿色，提示肿块质地硬

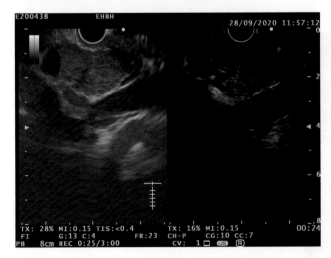

L. 病灶旁可见一长条形淋巴结，回声不均，边缘模糊，考虑良性可能

M. 声学造影见病灶在动脉期呈不均匀轻度强化

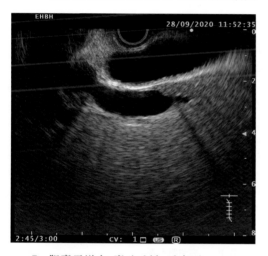

N. 在静脉后期强化渐消失,考虑肿瘤性病变

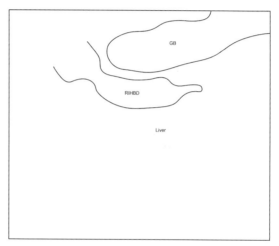

O. 胆囊无增大,囊壁毛糙,透声可

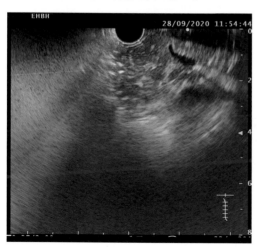

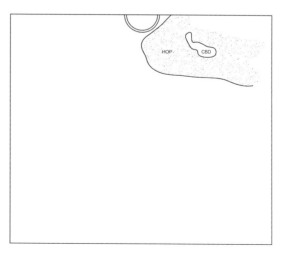

P. 经降段扫查,乳头及胆总管未见明显异常

图9-2-8　超声声像图及示意图

EUS 诊断

肝门胆管占位,肝门胆管癌可能,Ⅲ型(T1N0)。

治疗

行左半肝、胆囊、肝外胆管切除＋肝十二指肠韧带淋巴结清扫＋胆管空肠 Roux-en-Y 吻合术。

病理

①(肝门部)胆管内乳头状肿瘤,伴浸润性癌,中-低分化;②(肝左叶)腺癌,中-低分化,形态同肝门部肿瘤;③(胆囊)慢性胆囊炎;④(肝十二指肠韧带淋巴结)未见肿瘤组织(图 9-2-9)。病理 TNM 分期:T2bN0Mx。

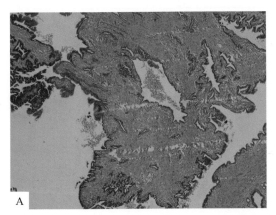 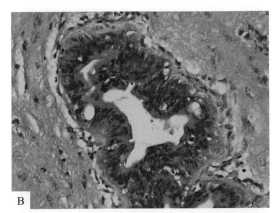

图 9-2-9 病理图

A. 4×,肿瘤组织呈乳头状突入管腔;B. 40×,癌细胞形态

(王 瀚 高道键)

9.2.4 肝门胆管癌Ⅳ型

病史简介

患者,男性,62 岁,皮肤黄染、尿黄 1 个月,伴皮肤瘙痒。CT 示:肝门胆管占位,恶性可能。有高血压病史 10 年,血压控制可。否认乙肝病史,否认糖尿病病史。吸烟 900 年支,否认饮酒史。查体:全身皮肤、巩膜明显黄染,见多处皮肤抓痕,浅表淋巴结未触及,肝脾肋下未及,未及肿块,余均阴性。

实验室检查

血常规:CRP<0.499 mg/L, WBC 6.36×10⁹/L, Hb 126 g/L, PLT 429×10⁹/L。

肝功能:TB 122.5 μmol/L, DB 96.4 μmol/L, ALT 261 U/L, AST 107 U/L, AKP 376 U/L, γ-GT 1 184 U/L, ALB 36.0 g/L。

凝血功能:PT 9.8 s, INR 0.81。

肿瘤标志物:AFP 2.8 μg/L, CEA 2.4 μg/L, CA19 - 9 34.5 U/ml。

IgG4 1.08 g/L。

影像学检查

MRCP:肝内胆管明显扩张,肝门胆管壁增厚,管腔狭窄,肝门胆管癌可能。上腹增强 CT:肝内胆管明显扩张,肝门部胆管壁不规则增厚,增强后轻度强化,肝门胆管癌可能(图 9 - 2 - 10)。

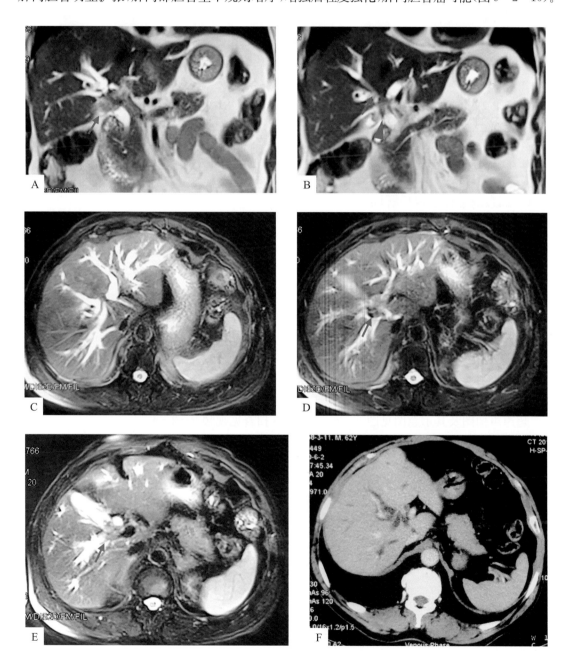

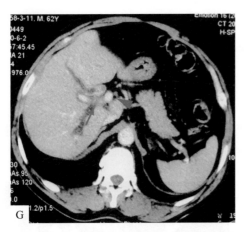 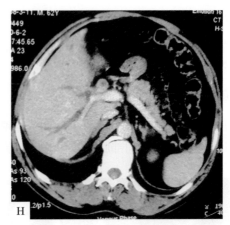

图 9-2-10 影像学检查

A. MRCP 见肝门部胆管壁增厚,堵塞管腔,大小约 1.2 cm×1.5 cm(↑),累及右前、右后肝内胆管,肝内胆管扩张明显;肝外胆管轻度扩张;B. 胆管壁增厚明显(▲),累及左肝管、右肝管及右前肝内胆管(↑);C. 横断面左肝管、右前、右后肝内胆管受累,互不相通,近端肝内胆管明显扩张;D、E. 肝门部胆管可见 T2 稍高信号软组织影(↑),胆囊无增大;F. CT 示右前、右后肝内胆管受累,互不相通,近端肝内胆管明显扩张;G. 肝门胆管见软组织影,轻度强化(↑),病灶邻近肝动脉(▲);H. 肝总管胆管壁增厚明显,轻度强化,此处病灶与门静脉间脂肪间隙存在

EUS 扫查前影像学资料解读

影像学资料考虑肝门胆管癌,Bismuth 分型为 Ⅲ～Ⅳ 型可能,肿瘤未累及胆囊、周围肝脏,亦未见明确淋巴结肿大。

EUS 扫查目的

明确肝门胆管病灶性质,并需明确肿瘤浸润胆管深度,重点扫查病灶是否累及肝动脉和门静脉,同时评估局部淋巴结情况,若肝门部扫查发现声窗较理想,应进行 Bismuth 分型。

视频 9-2-4
EUS 扫查
请扫二维码观看

超声所见

超声声像图及其示意图见图 9-2-11,EUS 扫查见视频 9-2-4。

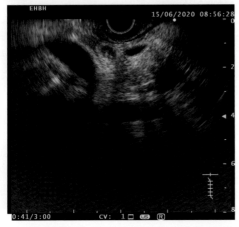 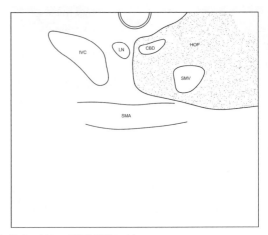

A. 经球部扫查,胆总管胰腺段未见明显异常,胆管旁可见一椭圆形淋巴结

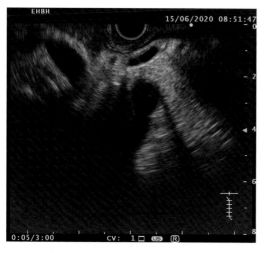
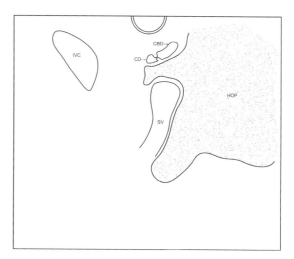

B. 胆总管及胆囊管开口未见异常

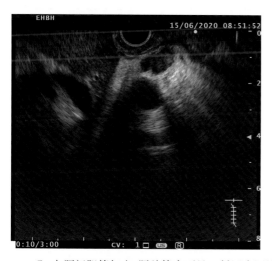
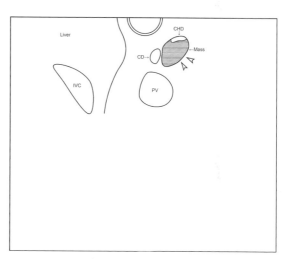

C. 向肝门胆管扫查,肝总管内可见一低回声团块,大小约 0.8 cm×1.1 cm,局部胆管壁三层结构消失(∧)

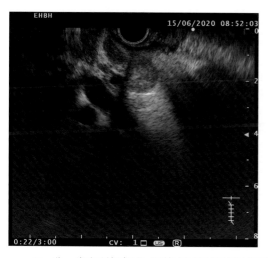
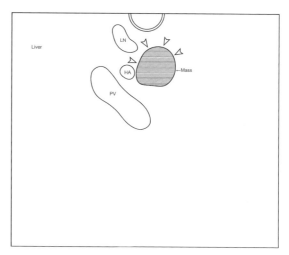

D. 进一步向肝门扫查,胆管内可见类圆形低回声团块,胆管外膜消失(∧),其旁可见长条形淋巴结

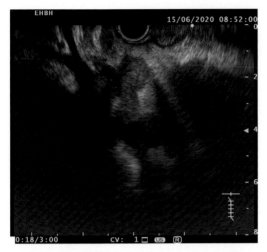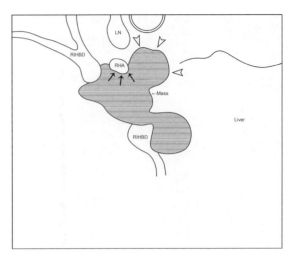

E. 病灶累及右肝管及右前与右后肝内胆管分叉处,胆管外膜消失(△),与右肝动脉间关系欠清(↑)

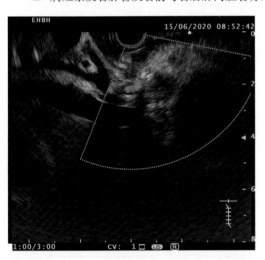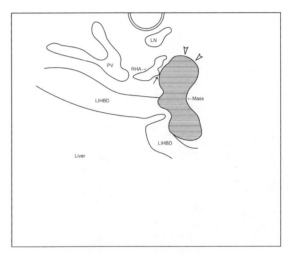

F. 病灶紧邻肝动脉,累及左肝管及左肝内胆管,胆管外膜消失(△),与左肝动脉间关系欠清(↑),近端胆管扩张

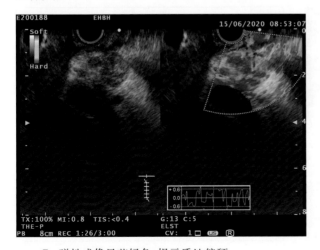

G. 弹性成像呈蓝绿色,提示质地偏硬

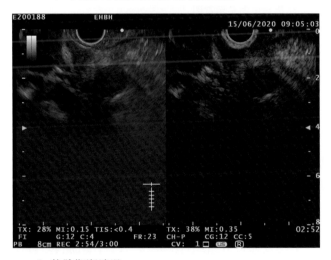

H. 声学造影示病灶在动脉期轻度强化

I. 静脉期渐消退

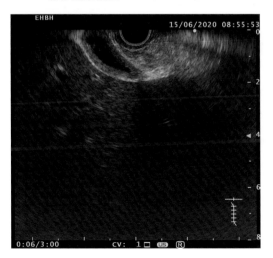

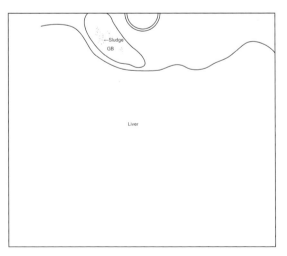

J. 胆囊壁稍增厚,壁毛糙,三层结构存在,胆囊内可见胆泥样回声

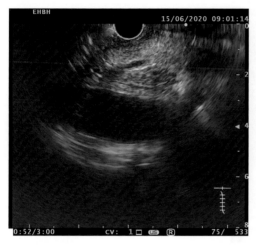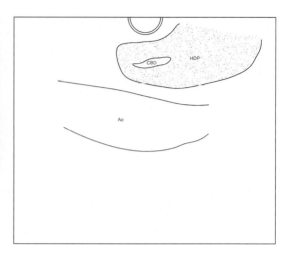

K. 经降段扫查,胆总管末端未见明显异常

图 9-2-11 超声声像图及示意图

EUS 诊断

①肝门胆管占位性病变:胆管癌可能,Ⅳ型(T4N0),胆囊管开口及胆囊管未受累;②胆囊内胆泥形成。

治疗

行 PTCD 及右侧门脉栓塞术后择期行右半肝及尾状叶、胆囊及肝外胆管切除+区域淋巴结(肝十二指肠韧带、胰头后、肝总动脉旁、腹腔动脉旁)清扫术+胆肠 Roux-en-Y 吻合术。

病理

①(肝门部)胆管癌,中分化,侵犯管壁全层及邻近肝组织(图 9-2-12);②(胆囊)慢性胆囊炎;③(8、9、12、13 组淋巴结)未见肿瘤组织。病理 TNM 分期:T2bN0Mx。

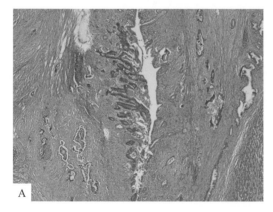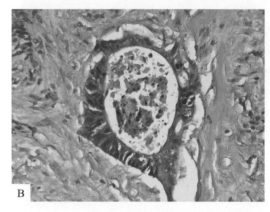

图 9-2-12 病理图

A. 4×,癌组织起源于肝门部胆管;B. 40×,癌细胞形态

(王 瀚 高道键)

讨论

肝门胆管癌(hilar cholangiocarcinoma，HCC)是指原发于胆囊管开口以上肝总管与左、右二级肝管起始部之间，主要侵犯肝总管、肝总管分叉部和左、右肝管的胆管癌。HCC 根据胆管肿瘤浸润的水平和范围分为 4 型，即 Bismuth-Corlette 分型：Ⅰ型(肿瘤累及左、右肝管汇合部以下的肝总管)、Ⅱ型(肿瘤累及肝总管及汇合处)、Ⅲ型(肿瘤累及肝总管、汇合处及一侧肝管；Ⅲa 型累及右肝管，Ⅲb 型累及左肝管)和Ⅳ型(肿瘤侵犯肝总管、汇合部，并同时侵犯左、右肝管)。

对于肝门胆管癌的诊断和分期，目前还没有一种影像学方法具有足够的准确性。经腹超声、CT、MRI 及 EUS 等已广泛应用于 HCC 的诊断。没有形成明显肿块时，经腹超声对胆管扩张、梗阻水平的诊断准确性很高，但通常无法提供病灶的细节，诊断 HCC 的敏感性仅为 10%。增强 CT 诊断 HCC 的敏感性为 75%～79%，特异性为 79%～80%，但预测肿瘤可切除性较差，因为 CT 经常低估肿瘤沿胆管浸润生长的范围。MRI 和 MRCP 诊断 HCC 的敏感性和特异性分别为 88%～89% 和 75%～85%，是鉴别胆管狭窄标准的无创检查方法。胆管腔内超声诊断胆管癌的敏感性为 98%，特异性为 98%，准确性为 92%，但成像深度有限，通常无法诊断胆管旁淋巴结累及，并且是有创性、高风险操作。EUS 能够显示胆管原发病灶和局部分期，评估肿瘤邻近组织、淋巴结和血管浸润情况，使其成为诊断和术前分期非常有价值的诊断工具。EUS 对肝外胆管癌的检出率约为 94%，其中对 HCC 的检出率约为 83%，但对远端胆管癌的检出率高达 100%。而增强 CT 对肝门部胆管癌的检出率仅为 30%($P<0.001$)，MRI 为 42%($P=0.07$，与 EUS 相比)。EUS 对胆管肿瘤局部分期的准确性为 66%～81%，局部淋巴结分期的准确性为 64%～81%，预测门静脉浸润的准确度为 88%～100%。

EUS-FNA 有助于诊断与分期。EUS-FNA 诊断胆管恶性肿瘤的敏感性为 25%～89%，特异性为 29%～100%。然而肝门胆管癌 EUS-FNA 的技术较复杂，其在肝门胆管癌中的应用较少。EUS-FNA 的总体诊断准确率为 91%，敏感性、特异性和阳性预测值分别为 89%、100% 和 100%，但阴性预测值仅为 67%。EUS-FNA 对胆管肿瘤和周围异常淋巴结的诊断效果优于 ERCP 下细胞刷和活检。EUS-FNA 虽然风险很小，但可能导致肿瘤播散。

HCC 的 EUS 扫查通常可发现肝门部胆管占位、胆管壁局限性增厚或胆管壁增厚并逐渐形成占位。肝门部胆管占位的 EUS 声像图通常表现为胆管腔内类圆形低回声团块，边界清晰或模糊，无声影，位置固定，胆管壁的正常三层结构消失，有时在对侧胆管壁与肿块间可见到弧形细线样无回声条带。胆管壁局限性增厚的声像图表现为胆管壁不均匀、不对称性增厚，胆管壁的正常三层结构消失，管腔逐渐狭窄或完全闭塞，梗阻段上下缘可呈"V"字形。亦有病灶表现为胆管壁局限性增厚并逐渐形成低回声团块影，这类声像图可同时有上述两种表现。彩色多普勒可见少许点状或线状血流信号，弹性成像通常呈蓝绿色。EUS 能够清晰地显示胆管壁的层次结构，能较好地判断肿瘤的浸润深度，胆管壁外膜完整或不完整。超声亦可提供 HCC 是否侵犯血管的信息。如果病灶附近血管外膜消失，往往提示病灶累及血管。通过 EUS，我们可对肝门胆管癌进行 Bismuth 分型，但前提条件是能完成对肝总管、左右肝管的完整连续扫查。对Ⅰ型 HCC，EUS 可见肝总管病灶，但肝总管上段及汇合部胆管壁无异常;而Ⅱ型HCC病灶累及汇合部;Ⅲ型和Ⅳ型单纯依赖EUS诊断有时较困难,因为EUS对右肝管的显示较差,如果扫查过程中无法完整显示右肝管,则无法判断Ⅲ型或Ⅳ型。对大部分病例,EUS能完整地显示左肝管,故对左肝管是否累及能较好判断。EUS若能完整显示左、右肝管,则可完成对Ⅲ型或Ⅳ型的诊断。

　　HCC要与肝门部胆管结石嵌顿、良性胆管狭窄及继发性肝门胆管恶性狭窄等相鉴别。如肝门部胆管结石没有声影,且嵌顿后不随体位移动,则很难与肝门胆管癌鉴别,但通常局部胆管壁结构层次清楚,外膜完整,彩色多普勒没有血流信号,必要时可行声学造影,结石在声学造影中无强化,可与胆管癌鉴别。对Mirizzi综合征所致肝门胆管狭窄,EUS可见肝门胆管狭窄段旁胆囊颈或胆囊管内高或强回声伴声影,胆管狭窄段呈"C"形。良性胆管狭窄常见于胆管手术损伤、肝移植术后、IgG4相关性胆管炎、原发性硬化性胆管炎等。胆管手术损伤、肝移植术后吻合口狭窄者有明确的手术病史,胆管狭窄段较短,长度通常在8 mm以下,狭窄段呈等到高回声,其内无明显血流信号。IgG4相关性胆管炎的胆管壁在狭窄段或非狭窄段通常呈均匀性增厚,呈同心圆样,通常伴胆囊管壁和胆囊壁的均匀性增厚。IgG4相关性胆管炎通常合并自身免疫性胰腺炎,可伴典型自身免疫性胰腺炎的声像图改变。硬化性胆管炎狭窄呈多节段、跳跃式,管壁明显增厚(>5 mm),回声明显增强,管腔内径狭窄甚至闭塞,呈僵硬的强回声带。继发性肝门胆管恶性狭窄常见于肝门淋巴结转移、肝脏或胆囊恶性肿瘤累及肝门胆管或胆管瘤栓。肝门淋巴结转移压迫肝门胆管时可见胆管壁外膨胀性类圆形、边界清晰的均匀性低回声影,病灶压迫胆管呈"C"形或反"C"形狭窄,根据淋巴结对胆管壁累及程度的不同,胆管壁层次结构可清晰或不清晰。HCC或ICC累及肝门胆管时通常在肝门胆管狭窄段旁可见肝脏低回声病灶。肝门胆管癌栓的声像图表现为胆管腔内膨胀性类圆形低回声团块,回声通常均匀,癌栓阻塞部位的胆管内径通常大于1 cm,其内可见血流信号,大多数病例的局部胆管壁完整、层次清楚,但少部分患者的胆管壁可受累,致胆管壁完整性和层次被破坏,仔细扫查病灶周围,若在肝脏或胆囊等处找到原发灶则有助于诊断。但是仅凭借EUS有时并不能完成肝门胆管狭窄的诊断和鉴别诊断,最终诊断仍依赖细胞学或病理学检查。

▌扫查体会

　　(1)球部离肝总管及左、右肝管较近,是扫查肝门胆管与胆囊的最佳位置。

　　(2)左旋内镜角度越大,能显示肝门胆管的位置越高,适用于高位的肝门部胆管癌、左侧肝内胆管细胞癌的扫查。在追踪胆总管至肝门胆管的过程中,内镜可能需左旋至检查床水平,甚至到检查床以下。

　　(3)显示肝门胆管病灶时,如果远场显示不清,可调低超声频率,通常可更好地显示肝门胆管结构。

　　(4)扫查胆管时,首先应使用旋转内镜和调节大小转钮的方法来追踪胆管。通过此法仍无法追踪目标胆管时,可再微微退镜或进镜以更好地追踪胆管,但退镜或进镜可能会导致探头滑动而失去扫查目标。

　　(5)肝门胆管癌患者的远端胆管充盈度通常较差、胆管直径细小。扫查过程中应避免探头压迫导致远端胆管闭塞而无法显示。如反复查找仍无法找到远端胆管,可从胆总管胰腺段开始扫查,即将探头置入十二指肠乳头上方或乳头水平,可在胰头部找到胆总管胰腺段,然后左旋内镜,沿胆总管胰腺段向肝门部胆管追踪,追踪过程应避免探头过度压迫胆管。

　　(6)肝门胆管癌有时会累及胆囊管和胆囊,故应对胆囊管、胆囊进行完整、连续的扫查。

　　(7)EUS 对左肝管的显示通常较右肝管好。

　　(8)常规超声扫查难以鉴别病灶性质时,可应用声学造影了解病灶血供及增强模式以协助诊断。

(王　瀚　高道键)

参考文献

［1］Blechacz B, Komuta M, Roskams T, et al. Clinical diagnosis and staging of cholangiocarcinoma ［J］. Nat Rev Gastroenterol Hepatol, 2011, 8(9):512 - 522.

［2］Hennedige TP, Neo WT, Venkatesh SK. Imaging of malignancies of the biliary tract- an update ［J］. Cancer Imaging, 2014, 14(1):14.

［3］Charatcharoenwitthaya P, Enders FB, Halling KC, et al. Utility of serum tumor markers, imaging, and biliary cytology for detecting cholangiocarcinoma in primary sclerosing cholangitis ［J］. Hepatology, 2008, 48(4):1106 - 1117.

［4］Saluja SS, Sharma R, Pal S, et al. Differentiation between benign and malignant hilar obstructions using laboratory and radiological investigations: a prospective study ［J］. HPB (Oxford), 2007, 9(5): 373 - 382.

［5］Vilgrain V. Staging cholangiocarcinoma by imaging studies ［J］. HPB (Oxford), 2008, 10(2):106 - 109.

［6］Meister T, Heinzow HS, Woestmeyer C, et al. Intraductal ultrasound substantiates diagnostics of bile duct strictures of uncertain etiology ［J］. World J Gastroenterol, 2013, 19(6):874 - 881.

［7］Mohamadnejad M, DeWitt JM, Sherman S, et al. Role of EUS for preoperative evaluation of cholangiocarcinoma: a large single-center experience ［J］. Gastrointest Endosc, 2011, 73(1):71 - 78.

［8］Beyna T, Gerges C. Clinical Management of Bile Duct Diseases: Role of Endoscopic Ultrasound in a Personalized Approach ［J］. J Pers Med, 2020, 11(1):1.

［9］Fritscher-Ravens A, Broering DC, Knoefel WT, et al. EUS-guided fine-needle aspiration of suspected hilar cholangiocarcinoma in potentially operable patients with negative brush cytology ［J］. Am J Gastroenterol, 2004, 99(1):45 - 51.

［10］DeWitt J, Misra VL, Leblanc JK, et al. EUS-guided FNA of proximal biliary strictures after negative ERCP brush cytology results ［J］. Gastrointest Endosc, 2006, 64(3):325 - 333.

［11］Heimbach JK, Sanchez W, Rosen CB, et alJ. Trans-peritoneal fine needle aspiration biopsy of hilar cholangiocarcinoma is associated with disease dissemination ［J］. HPB (Oxford), 2011, 13(5):356 - 360.

［12］El Chafic AH, Dewitt J, Leblanc JK, et al. Impact of preoperative endoscopic ultrasound-guided fine needle aspiration on postoperative recurrence and survival in cholangiocarcinoma patients ［J］. Endoscopy, 2013, 45(11):883 - 889.

9.3 肝门胆管癌栓、门静脉癌栓

病史简介

患者,男性,64 岁,尿黄 1 个月。外院上腹部 CT:右肝叶肝癌伴门静脉右支癌栓,肝内胆管扩张,胆总管下段、十二指肠乳头显示欠清,肝硬化、脾大。有乙肝病史 20 年。抽烟 400 年支,否认嗜酒史。查体:慢性肝病面容,皮肤、巩膜黄染,腹饱满,肝脏未及,脾肋下 2 指,未触及肿块,移动性浊音(一),余阴性。

实验室检查

血常规:CRP 10.43 mg/L,WBC 5.38×10⁹/L,Hb 129 g/L,PLT 90×10⁹/L。

肝功能:TB 40.5 μmol/L,DB 30.7 μmol/L,ALT 111 U/L,AST 123 U/L,AKP 603 U/L,γ-GT 987 U/L。

乙肝三系:HBsAg(+),HBeAb(+),HBcAb(+)。

凝血功能:PT 11.0 s,INR 0.91。

HBV-DNA 71.9 IU/mL。

肿瘤标志物:AFP>1 210 μg/L,CEA 5.1 μg/L,CA19-9 137.0 U/ml。

影像学检查

上腹增强 CT:肝右叶见片状低密度影,范围约 5.9 cm×3.5 cm,增强呈"快进快出"模式;门静脉右支内见低密度充盈缺损影;肝门胆管见低密度影,近端肝内胆管扩张,考虑原发性肝癌伴门静脉癌栓、胆管癌栓可能。MRCP:肝右叶见 T1 低信号、T2 较高信号影,范围约 5.5 cm×3.5 cm,肝门部胆管低信号充盈缺损影伴近端胆管扩张,考虑原发性肝癌伴胆管癌栓可能(图 9-3-1)。

EUS 扫查前影像学资料解读

影像学资料考虑肝右叶原发性肝癌,病灶累及肝管和门静脉,形成门静脉癌栓、胆管癌栓可能。

EUS 扫查目的

明确肝门胆管内充盈缺损影性质,如可能,了解胆管内病灶与肝右叶病灶间的关系。同时扫查门静脉,明确门静脉内充盈缺损的性质。

超声所见

超声声像图及其示意图见图 9-3-2,EUS 扫查见视频 9-3-1。

视频 9-3-1
EUS 扫查
请扫二维码观看

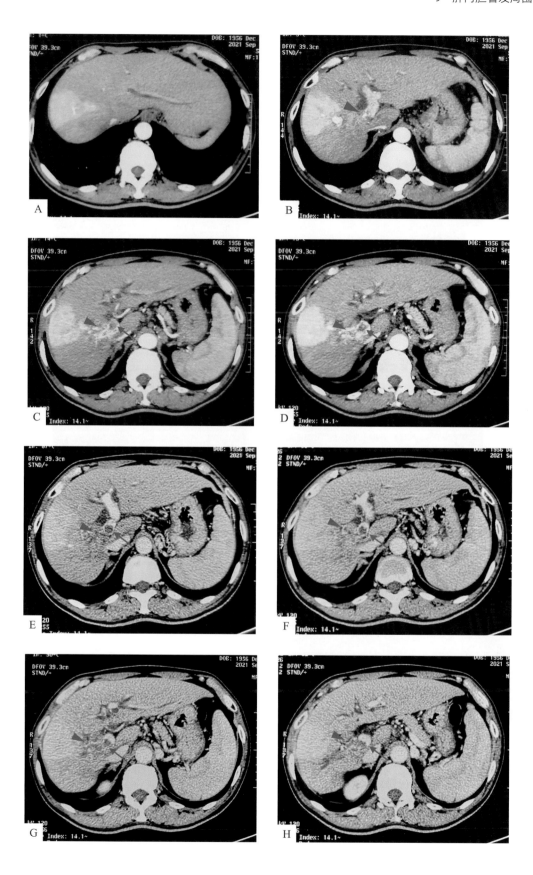

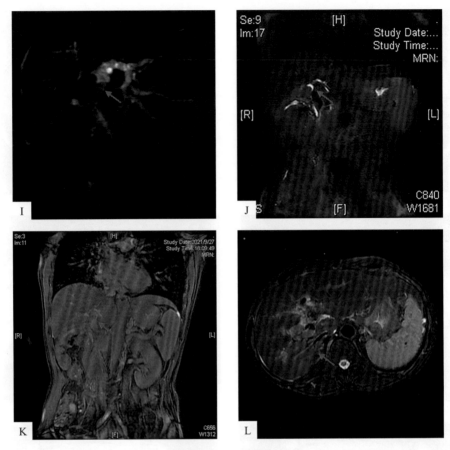

图 9-3-1 影像学检查

A～D. 上腹 CT 示肝右叶可见一片状低密度影,动脉期病灶明显强化,门静脉右支见低密度充盈缺损影,长径约 1 cm (↑),肝门胆管可见低密度影,与肝脏分界欠清,动脉期轻度强化(▲),近端肝内胆管扩张;E～H. 静脉期右肝病灶减退,门静脉右支见低密度充盈缺损影,长径约 1 cm(↑),考虑门静脉癌栓可能,肝门胆管低密度影,在静脉期强化减退(▲),考虑胆管癌栓可能;I. MRCP 见肝门胆管处一膨胀性充盈缺损影(↑),大小约 1.2 cm×3.5 cm,近端肝内胆管扩张;J、K. 冠状面断层示左肝管、肝总管、胆总管上段见一膨胀性充盈缺损影(↑);L. 横断面右肝内胆管、肝门胆管见一膨胀性充盈缺损影(↑),考虑胆管癌栓可能

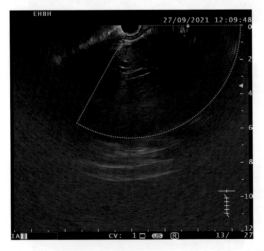

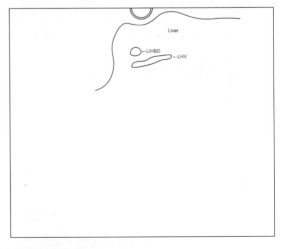

A. 经胃扫查,左肝回声均匀,未见占位影,左肝内胆管轻度扩张

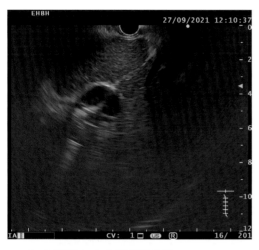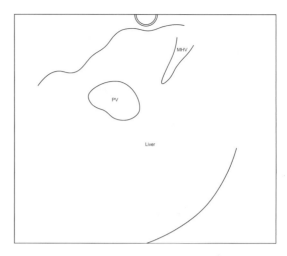

B. 门静脉左支未见明显异常

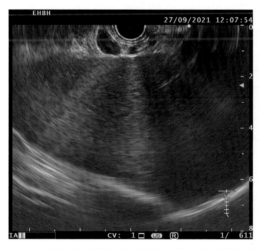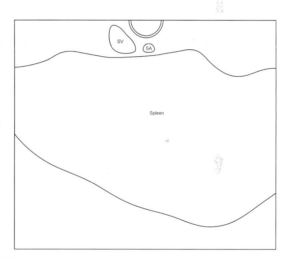

C. 脾脏明显增大,回声均匀,其内未见异常占位影

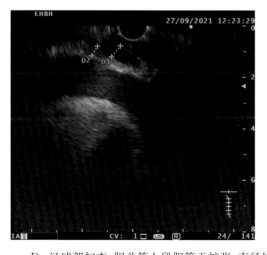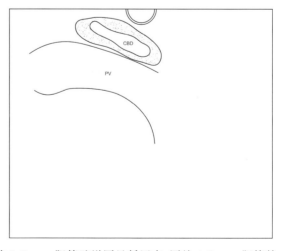

D. 经球部扫查,胆总管上段胆管无扩张,直径约 5.5 mm,胆管壁增厚呈低回声,厚约 4.3 mm,胆管外膜存在

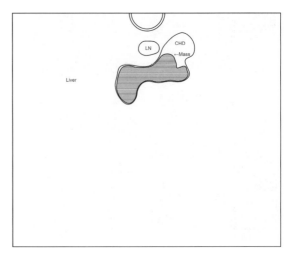

E. 继续向肝门部扫查,肝总管管腔内可见低回声团块,大小约 9.4 mm×20.9 mm,胆管外膜存在,其内可见少许点状血流信号,胆管瘤栓可能,胆管旁可见一类圆形低回声淋巴结,边界清

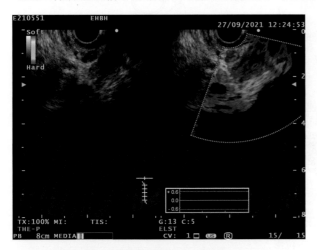

F. 弹性成像呈蓝绿色,提示质地偏硬

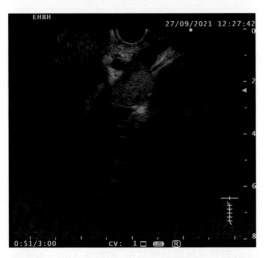

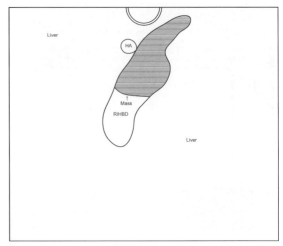

G. 延续扫查至肝总管、右肝管仍可见低回声团块影,其近端胆管稍扩张

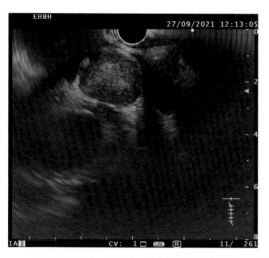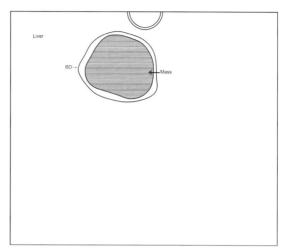

H. 横断面扫查可见一类圆形低回声团块,回声尚均匀,团块边缘光滑,胆管壁尚完整,管壁结构存在,外膜完整

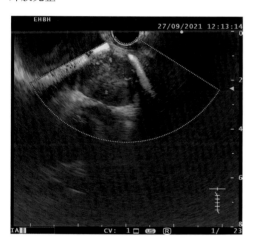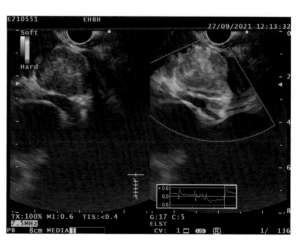

I. 彩色多普勒病灶内可见点状血流信号　　　　　J. 弹性成像呈蓝绿色,提示质地偏硬,考虑胆管瘤栓

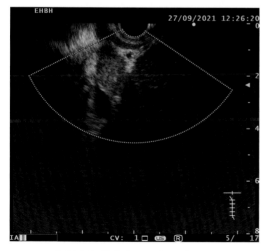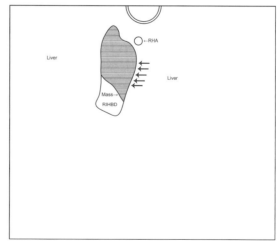

K. 右肝内胆管内亦可见低回声团块,局部与胆管壁分界不清(↑),其近端胆管轻度扩张;其远场显示不清,考虑胆管瘤栓

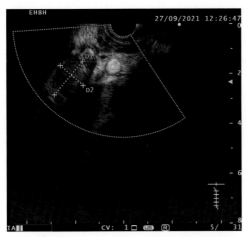
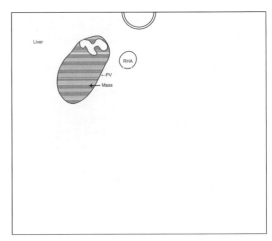

L. 门静脉右支可见低回声团块,其内可见点状血流,其旁可见血流环绕,大小约 12.3 mm×17.7 mm,考虑门静脉瘤栓可能

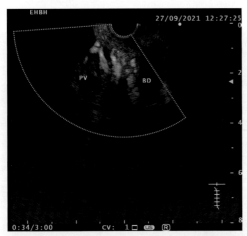
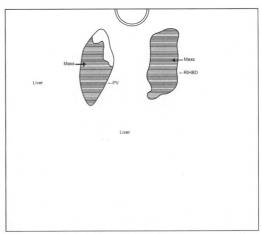

M. 调整扫查切面,可同时扫及门静脉右支和右肝内胆管。门静脉右支可见低回声团块,其内可见点状血流,其旁可见血流环绕,门静脉壁与肿块间分界不清;右肝内胆管内亦可见低回声团块,与胆管壁分界不清,远场显示不清

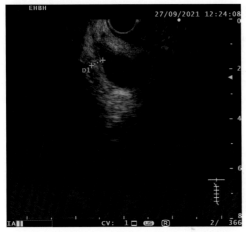
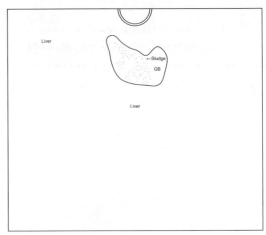

N. 胆囊无增大,囊壁增厚,囊壁三层结构存在,厚约 5.1 mm,囊壁毛糙,囊内可见散在点状胆泥样回声

图 9-3-2 超声声像图及示意图

EUS 诊断

①肝门胆管内占位:癌栓可能;②门静脉右支占位:癌栓可能;③慢性胆囊炎。

治疗

行右半肝切除＋胆囊切除＋胆总管切开取栓及 T 管引流＋门脉癌栓取出术。

病理

(门静脉及胆管取出物)结合免疫组化特点,符合肝细胞癌,粗梁型,Ⅳ级(图 9 - 3 - 3)。

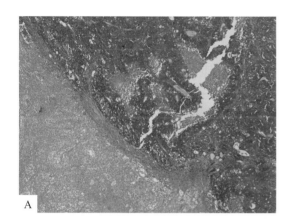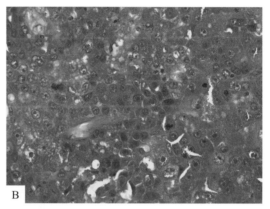

图 9 - 3 - 3 病理图

A. 4×,癌组织排列呈梁索状伴大片凝固性坏死;B. 40×,癌细胞形态

讨论

与原发性肝细胞癌相关的梗阻性黄疸并不常见,占原发性肝细胞癌患者的 0.5%～13%,这种类型的肝细胞癌又称黄疸型肝细胞癌。原发性肝细胞癌出现黄疸的主要原因有肝硬化失代偿、肿瘤浸润肝实质、肿瘤伴胆道出血坏死、原发性肝细胞癌或转移性淋巴结压迫胆管或原发性肝细胞癌侵犯胆管形成胆管癌栓等。胆管癌栓是黄疸型肝细胞癌的主要原因。原发性肝细胞癌伴胆管癌栓的原因包括原发性肝细胞癌直接浸润胆管并向远端胆管进行性生长,占据肝外胆管,或原发性肝细胞癌脱落的肿瘤碎片进入肝外胆管,形成种植转移。临床可表现为胆绞痛、瘙痒、黄疸及胆管癌栓出血相关的症状,即腹痛、发热和黑便。

胆管癌栓的 EUS 声像图表现为胆管腔内等到低回声团块影,团块边缘光滑,有时团块回声可表现为"结节内结节征"。尽管胆管壁会呈现局灶性增厚和变形,但胆管壁完整性通常存在,伴病灶近端胆管扩张。但在原发性肝细胞癌侵入胆管的部位,胆管壁完整性可受破坏,与肝脏分界不清。彩色多普勒可见结节内血流信号。声学造影可见病灶在动脉期强化,静脉期逐渐消退。患者肝脏表现为实质回声变粗、肝脏边缘不光滑、脾肿大等肝硬化的声学改变,也可见肝脏内实质性占位,并且占位紧邻某处胆管。胆管癌栓要与胆管结石伴嵌顿、胆管出血伴血凝块形成及胆管内乳头型胆管癌鉴别。典型的胆管结石伴嵌顿 EUS 声像图表现为胆管内高回声或强回声团块伴声影,伴近端胆管扩张。如果结石含钙量较少,也可表现为等到低回声团块,亦无声影,但彩色多普勒示团块内无血流信号,声学造影亦无强化。胆管出血伴血凝块形成的声像图与胆管癌栓较相似,表现为低到等回声团块,边缘光滑,胆管壁完整,但血凝块内无血流信号,声学造影亦无强化。胆管癌,尤其是息肉型胆管癌有时与胆管癌栓较难鉴别。息肉型胆管癌的声像图大多数表现为等到高回声,肿块边缘不光滑,一般呈分叶状或小结节状,局部胆管壁增厚,并且胆管壁完整性通常受到破坏,表现为局部胆管壁的正常三层结构消失,外膜不完整或消失等,彩色多普勒可见血流信号,声学造影可出现轻度强化,但较胆管癌栓要弱。本例患者的 EUS 表现为胆管内低回声团块,边缘光滑,胆管壁完整性存在,结合患者乙肝病史多年,AFP 明显升高,考虑胆管癌栓。

门静脉及其分支是原发性肝细胞癌最常见的侵犯部位,31.4%～34%的原发性肝细胞癌患者存在门静脉癌栓。我们在本例患者胆管旁的门静脉右支里发现类圆形低回声团块,其内可见点状血流,其旁可见血流环绕,故首先考虑门静脉癌栓而非血栓。结合病史资料,本例患者首先考虑原发性肝细胞癌伴胆管癌栓及门静脉癌栓,最后经手术病理证实。该患者肝脏病灶位于Ⅵ、Ⅶ段,靠近肝包膜处,扫查门静脉和胆管病灶时远场显示不佳,加之 EUS 对肝脏右叶的扫查范围有限,无法完整扫及,故该患者在行 EUS 检查时未能扫及右肝的原发性病灶。

扫查体会

(1)经胃扫查通常仅能显示肝总管、左肝管、左肝内胆管及门静脉主干、门静脉左支和门静脉右支分叉起始部。若病灶位于右肝管或门静脉右支,需经球部扫查。

(2)显示近肝门部肝内胆管病灶时,如果远场显示较差,可将超声的频率调低,通常可更好地显示远场结构。如果病灶距探头较远,即使调低频率亦无法清晰地显示远场。如怀疑远场存在病变,需及时行 CT 或 MRI,协助诊断。

(3)EUS 对左肝、左肝管的显示通常较右肝、右肝管更佳。经胃扫查时右旋内镜可扫及右肝Ⅴ、Ⅵ、Ⅶ、Ⅷ肝段,经球部扫查可扫及Ⅴ段,可沿胆管找到胆囊,经胆囊可扫查Ⅵ段。但 EUS 无法显示整个肝脏右叶,故 EUS 不适用于所有右肝病灶的诊断。

(王　瀚　高道键)

参考文献

[1] Qin LX, Tang ZY. Hepatocellular carcinoma with obstructive jaundice: diagnosis, treatment and prognosis [J]. World J Gastroenterol, 2003,9(3):385 - 391.

[2] Kew MC, Paterson AC. Unusual clinical presentations of hepatocellular carcinoma [J]. Trop Gastroenterol, 1985,6(1):10 - 22.

[3] Huang JF, Wang LY, Lin ZY, et al. Incidence and clinical outcome of icteric type hepatocellular carcinoma [J]. J Gastroenterol Hepatol, 2002,17(2):190 - 195.

[4] Long XY, Li YX, Wu W, et al. Diagnosis of bile duct hepatocellular carcinoma thrombus without obvious intrahepatic mass [J]. World J Gastroenterol, 2010,16(39):4998 - 5004.

[5] Lee YC, Wang HP, Huang SP, et al. Obstructive jaundice caused by hepatocellular carcinoma: detection by endoscopic sonography [J]. J Clin Ultrasound, 2001,29(6):363 - 366.

10

肝内胆管及其周围病变

10.1 肝内外胆管结石

病史简介

患者,男性,58 岁,右肝内胆管癌术后 5 年余,体检发现胆管结石 1 周。患者 5 年前被诊断为肝门胆管癌侵犯右后叶胆管可能,行右肝后叶切除＋胆囊切除＋胆总管切开取栓＋T管引流术。术后诊断:右肝内胆管癌伴胆总管癌栓形成。病理:(胆管)腺癌,中分化。3 年前 PET/CT 示术区 FDG 代谢增高,行肝左尾叶及残余右后叶切除＋T 管引流。术后病理:(肝左尾叶)肝内胆管癌,中度分化。术后定期复查无明显异常。1 周前患者复查 MRCP:左肝内胆管多发充盈缺损伴扩张,结石可能,肝门部胆管显示欠清。外院腹部超声示:左肝内胆管扩张伴强回声,肝内胆管结石可能。患者有 2 型糖尿病、高血压病史 9 年,慢性肾功能衰竭 1 年,控制可。否认吸烟、饮酒史。查体:慢性肾病面容,皮肤、巩膜无黄染,全身淋巴结未触及肿大,心肺(一),腹部饱满,可见手术瘢痕,无压痛,肝脾未及,未及肿块,余均阴性。

实验室检查

血常规:CRP 2.96 mg/L, WBC 6.03×10^9/L, Hb 67 g/L, PLT 117×10^9/L。

肝功能:TB 6.5 μmol/L, DB 0.7 μmol/L, ALT 12 U/L, AST 16 U/L, AKP 33 U/L, γ - GT 46 U/L, ALB 30.3 g/L。

凝血功能:PT 11.5 s, INR 0.95。

肿瘤标志物:AFP 3.1 μg/L, CEA 4.0 μg/L, CA19 - 9 55.1 U/ml。

乙肝三系:HBsAb(＋), HBeAg(＋), HBcAb(＋)。

影像学检查

MRCP:左肝内胆管扩张,其内可见多发低信号充盈缺损,肝门胆管显示欠清,似可见一卵圆形充盈缺损,考虑左肝内胆管扩张伴结石,肝门胆管充盈缺损,考虑结石或癌栓可能(图10 - 1 - 1)。

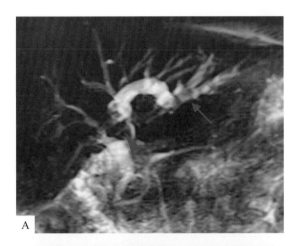

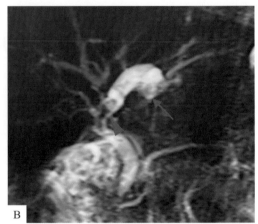

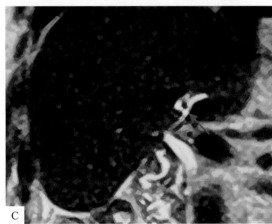

图 10 - 1 - 1　MRCP 图

A. 左肝内胆管扩张，其内可见类圆形充盈缺损影（↑），肝门胆管处直径相对狭窄，似可见充盈缺损（▲），胆总管扩张，其内未见充盈缺损；右肝内胆管无扩张；B. 左肝内胆管见类圆形充盈缺损影（↑），肝门胆管相对狭窄，可见卵圆形充盈缺损（▲），胆总管扩张，其内未见充盈缺损，主胰管未见异常；C. 冠状面断层示左肝管可见一类圆形充盈缺损影（↑），考虑结石

EUS 扫查前影像学资料解读

根据 MRCP，胆总管轻度扩张，其内未见狭窄及充盈缺损。左肝内胆管充盈缺损考虑结石可能，肝门胆管处相对狭窄，可见卵圆形充盈缺损，肝管周围肝脏未见异常信号，故考虑结石可能性大，但因患者原有肝内胆管癌伴胆总管癌栓行手术切除及胆总管切开取栓史，故不能排除癌栓。

EUS 扫查目的

明确肝门胆管相对狭窄处性质，同时鉴别肝门区充盈缺损及左肝内胆管充盈缺损性质，若怀疑癌栓，可行 EUS 声学造影，明确充盈缺损有无血流，鉴别结石与癌栓，从而为制定下一步治疗方案提供依据。

超声所见

超声声像图及其示意图见图 10 - 1 - 2，EUS 扫查见视频 10 - 1 - 1。

视频 10 - 1 - 1
EUS 扫查
请扫二维码观看

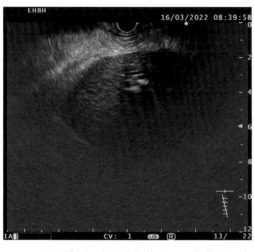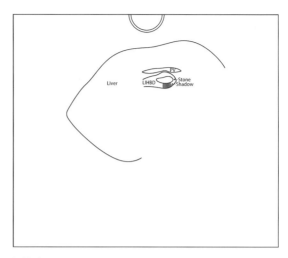

A. 经胃扫查,左肝内胆管可见一条状强回声,后方伴声影

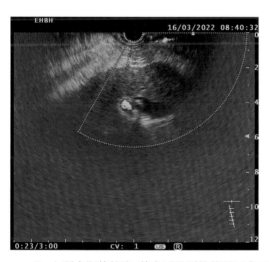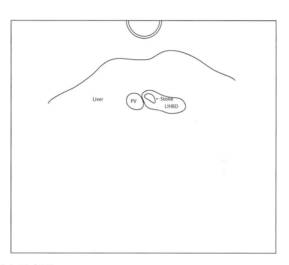

B. 左肝内胆管扩张,其内可见颗粒状强回声,后方无声影

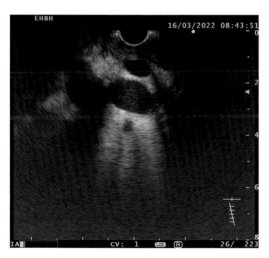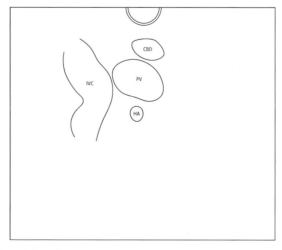

C. 经球部扫查,可见胆总管无明显扩张,其内未见异常回声

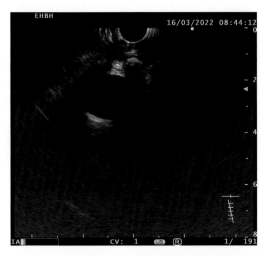
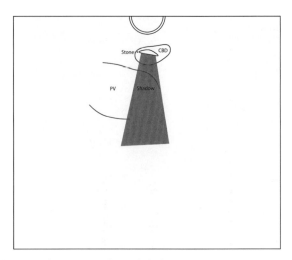

D. 向肝门部扫查，可见肝总管管壁无增厚，其内可见一半月形强回声，后方伴声影

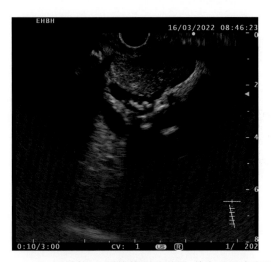
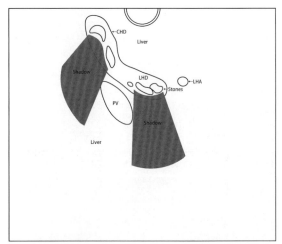

E. 肝总管、左肝管管壁无增厚，其内可见多发强回声，后方伴声影

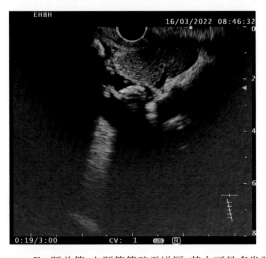
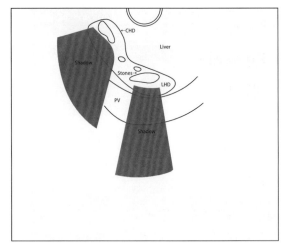

F. 肝总管、左肝管管壁无增厚，其内可见多发强回声，后方伴声影

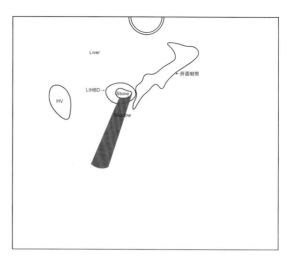

G. 左肝管轻度扩张,其内可见一颗粒状强回声,后方伴声影

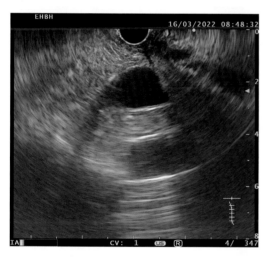

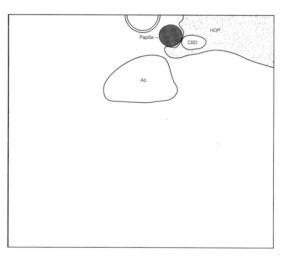

H. 经降段扫查,主乳头未见异常占位,胆总管末端未见异常回声

图 10 - 1 - 2　超声声像图及示意图

EUS 诊断

①肝总管、左肝管结石;②左肝内胆管扩张伴结石;③胆囊切除术后。

治疗

行 ERCP 取石术(图 10 - 1 - 3)。

讨论

肝内胆管结石是指左、右肝管汇合部以上各分支胆管内的结石。肝内胆管结石常合并肝外胆管结石,亦可单独存在。肝内胆管结石病因复杂,与胆道感染、胆管狭窄、胆道蛔虫等

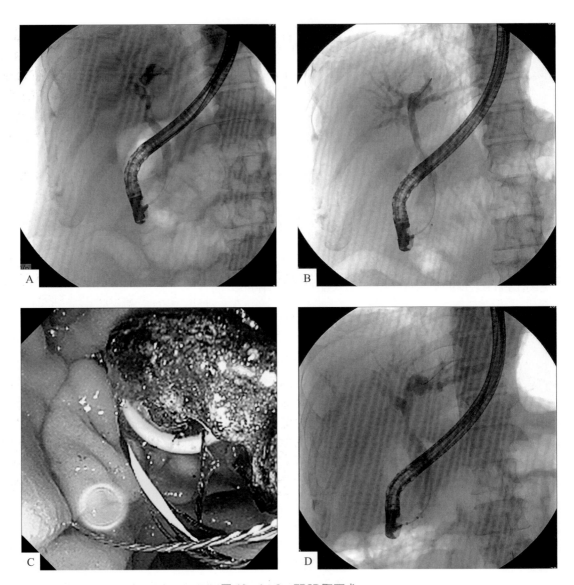

图 10-1-3　ERCP 取石术

　　A. 胆总管未见异常，右肝管、肝总管无扩张，其内可见卵圆形充盈缺损，大者直径约 0.6 cm；左肝管相对狭窄，其内可见条状充盈缺损影，大小约 0.4 cm×1.2 cm；左肝管扩张，其内可见多发类圆形充盈缺损，大者直径约 0.4 cm；B. 球囊扩张左肝管；C. 取石篮取出黄褐色结石；D. 球囊堵塞造影在肝内外胆管未见充盈缺损

　　因素有关，而肝内胆管结石又可诱发局部感染及继发胆管狭窄，使结石难以自行排出，病情迁延不愈。肝内胆管结石可弥漫存在于肝内胆管系统，或局限于某肝叶或肝段胆管，且左叶明显多于右叶。

　　不管是经腹超声还是 EUS，肝内胆管结石的超声声像图是相同的，表现为沿胆管走行分布，肝内胆管内呈圆形、斑点状、条索状或边界不规则的片状强回声，后方伴声影。如结石阻塞胆管，其近端肝内胆管呈囊状或多叉状扩张，结石以上小胆管扩张与伴行的门静脉分支构成肝内平行管征。经腹超声为无创性检查，方便易行，是肝内胆管结石诊断的首选方法，其诊断准确率为 80%～95%，但对是否合并胆总管结石的诊断帮助较小，其敏感性小于 50%。

与经腹超声相比，EUS的缺点是侵入性检查，优点是可同时完成对胆总管的全程扫查，诊断胆总管结石的灵敏性为94%～98%，特异性为94%～95%，远较经腹超声高。

肝内胆管结石要与肝内钙化灶、胆道积气相鉴别。肝内钙化灶亦表现为强回声灶伴声影，但无近端小胆管阻塞扩张及胆汁淤积，无伴行的门静脉，且多为孤立性存在。肝内胆管积气亦可见条带状或串状强回声伴声影，有时与结石难以鉴别，但典型的胆道积气征可见慧尾征，如难以鉴别，可通过改变体位来帮助诊断，在改变体位时，胆道积气的强回声影会移动。

EUS扫查对左肝显示较好，虽然经胃及经球部可扫查右肝，但因EUS无法扫查整个肝右叶，故EUS对右侧肝内胆管结石的诊断较左肝差。肝内胆管结石常合并肝外胆管结石，故在扫查时应对肝外胆管进行全程连续的扫查，避免漏诊。此外，肝内胆管狭窄可导致肝内胆管结石，而肝内胆管结石亦可导致继发胆管狭窄，且长期肝内结石可导致胆汁性肝硬化、肝萎缩、肝脓肿，甚至肝内胆管癌，故在超声扫查时，其目的不仅在于诊断肝内胆管结石，还应详细评估结石的精确位置，是否合并胆管狭窄、局限性肝硬化、肝萎缩，以及有无诱发肝内胆管癌。扫查过程中，若怀疑合并肝内胆管癌，需进一步检查，如行声学造影以协助诊断，此外需及时行CT或MRI以协助诊断，避免漏诊或误诊。

扫查体会

（1）肝内胆管结石常合并肝外胆管结石，故要从胃、球部、降段3个部位对胆管进行全面扫查，以免遗漏导致漏诊。

（2）在胃与球部扫查时，要重视对右肝的扫查，尽量避免漏诊右肝病灶。

（3）当发现肝内胆管结石时，应对结石上下游的胆管进行连续扫查，明确有无胆管狭窄、胆管壁局部有无增厚或胆管局部软组织增生。同时要对周围肝脏进行仔细扫查，了解是否合并胆汁性肝硬化、肝萎缩、肝脓肿，甚至肝内胆管癌，如需要，可行声学造影以协助诊断。

（高道键）

参考文献

［1］ Ang TL, Kwek ABE, Wang LM. Diagnostic Endoscopic Ultrasound: Technique, Current Status and Future Directions ［J］. Gut Liver, 2018,12(5):483 - 496.

［2］ Dilek ON, Atasever A, Acar N, et al. Hepatolithiasis: clinical series, review and current management strategy ［J］. Turk J Surg, 2020,36(4):382 - 392.

10.2 左肝内胆管癌

10.2.1 左肝内胆管癌(胆管内生长型)

病史简介

患者，男性，71岁，右上腹部闷胀、隐痛不适2周。外院腹部超声示：左肝管内实质性肿块伴左肝内胆管扩张,考虑胆管肿瘤伴周围肝实质浸润合并左肝管梗阻。否认肝炎病史,否认胆囊结石或胆囊息肉病史。嗜烟 400 年支,嗜酒 100 g/天×50 年。有高血压病病史。查体:皮肤、巩膜无黄染,浅表淋巴结未触及,腹平软,无压痛,腹部未及肿块,余均阴性。

实验室检查

血常规:CRP 8.44 mg/L, WBC 5.01×10⁹/L, Hb 136 g/L, PLT 228×10⁹/L。

肝功能:TB 11 μmol/L, DB 3.6 μmol/L, ALT 39 U/L, AST 25 U/L, AKP 173 U/L, γ-GT 241 U/L, ALB 40.6 g/L。

凝血功能:PT 10.9 s, INR 0.90。

肿瘤标志物:AFP 2.7 μg/L, CEA 2.8 μg/L, CA19-9 84.5 U/ml。

影像学检查

MRCP:肝左叶近肝门部胆管局部扩张,其内见 T1 呈低信号、T2 呈高低混杂信号结节状充盈缺损影,考虑肝左叶肝内胆管癌可能。上腹增强 CT:左肝管处见软组织肿块影,增强后软组织影轻度强化,其近端左肝内胆管扩张,考虑肝门胆管癌可能(图 10-2-1)。

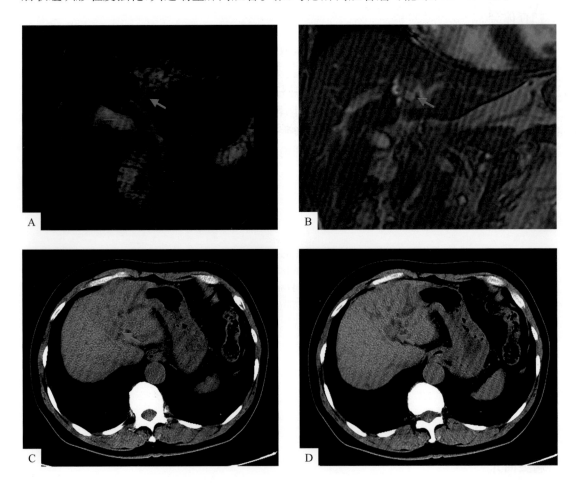

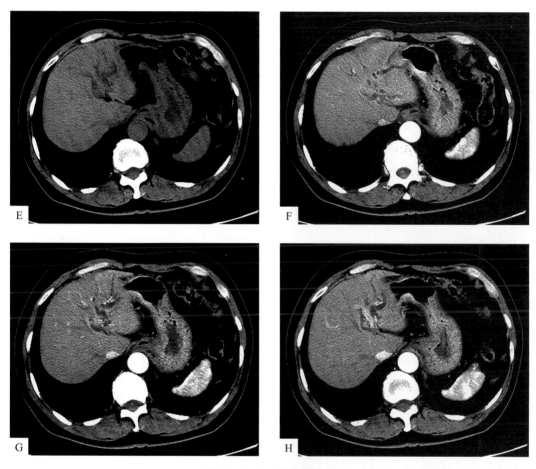

图 10-2-1 影像学检查

A. 左肝内胆管近左肝管处见一类圆形充盈缺损(↑),其近端肝内胆管扩张,右肝内胆管、肝总管及胆总管未见异常;B. 冠状断面见左内、左外肝内胆管近左肝管处见一类圆形充盈缺损(↑);C、D、E. CT 平扫见左肝管近左内、左外肝内胆管处一低密度软组织肿块(↑),其近端肝内胆管扩张;F、G、H. 增强后可见肝门部软组织肿块轻度强化(↑)

EUS 扫查前影像学资料解读

根据 MRCP 及上腹增强 CT 所见,考虑肝门胆管或左肝内胆管肿瘤性病变,MRCP 和上腹 CT 对肿块位置的判断稍有不同,MRCP 考虑肿块位于左肝内胆管,而 CT 判断肿块位于左肝管近左内、左外肝内胆管处,未累及右肝管、肝总管及胆总管。

EUS 扫查目的

明确肝门胆管占位性质、肿块位置,有助于判断为肝内胆管癌或肝门胆管癌。了解病灶侵及胆管的深度和范围、是否累及周围血管及肝脏,并对周围淋巴结进行扫查,了解有无淋巴结转移。

超声所见

超声声像图及其示意图见图 10-2-2,EUS 扫查见视频 10-2-1。

视频 10-2-1
EUS 扫查
请扫二维码观看

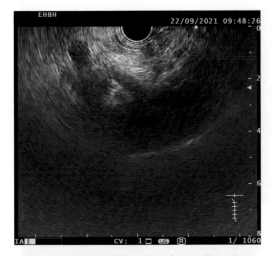

A. 经胃扫查,腹腔干动脉旁未见淋巴结

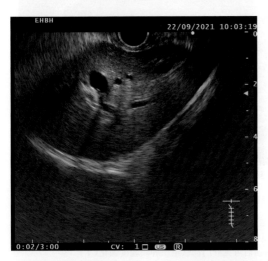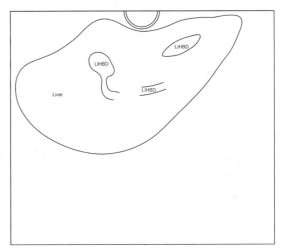

B. 左肝实质回声均匀,未见异常占位影,左肝内胆管明显扩张,其内未见异常回声

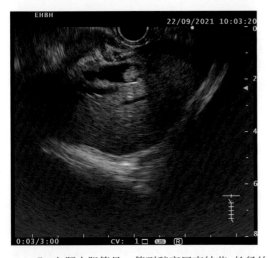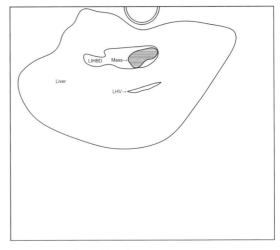

C. 左肝内胆管见一等到稍高回声结节,长径约7mm,边界尚清,胆管壁完整

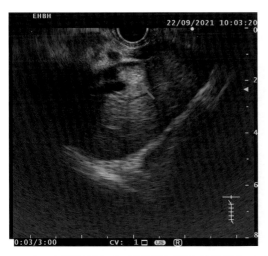
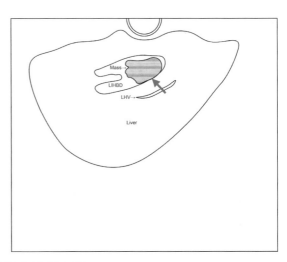

D. 向肝门部扫查,见局部胆管壁外膜消失,与肝脏分界不清(↑)

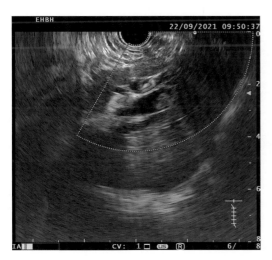
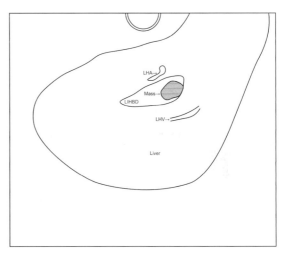

E. 彩色多普勒示胆管内结节未见明显血流信号

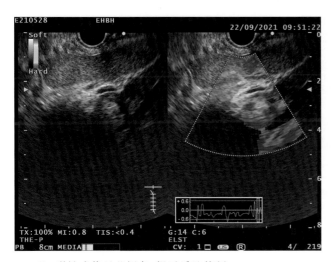

F. 弹性成像呈蓝绿色,提示质地偏硬

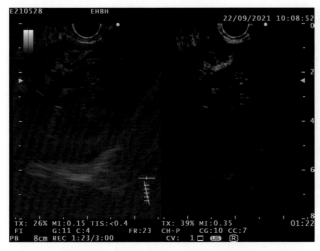

G. 声学造影见病灶轻度强化,但较胆管壁弱

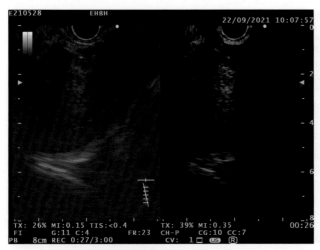

H. 病灶旁肝脏亦轻度强化

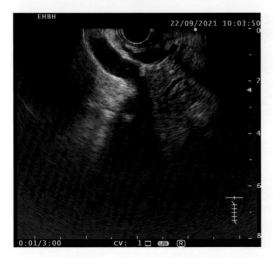

I. 经球部扫查,胰头、胆总管胰腺段未见明确异常,主胰管亦未见异常

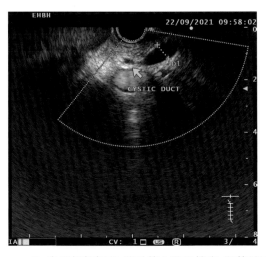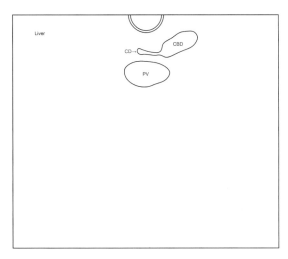

J. 向肝门部扫查,胆总管上段无扩张,胆管壁无增厚,管腔内未见异常回声,胆囊管亦未见异常

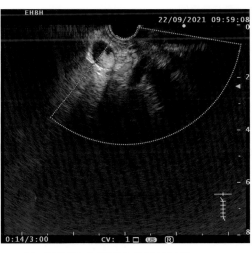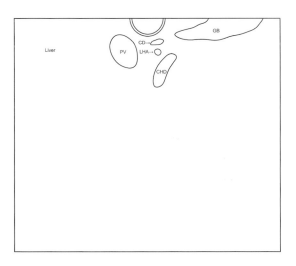

K. 肝总管、左肝管未见明显异常

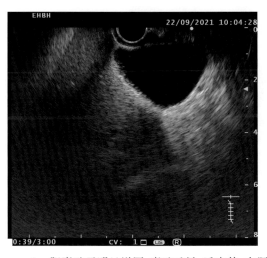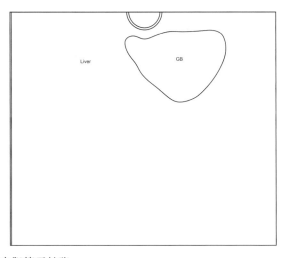

L. 胆囊壁无明显增厚,囊壁毛糙,透声佳,右肝内胆管无扩张

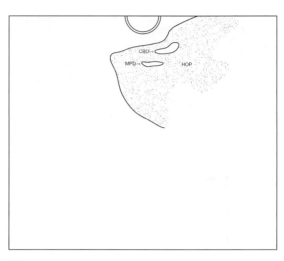

M. 经降段扫查,主乳头及胆胰管末端未见明显异常

图 10-2-2　超声声像图及示意图

EUS 诊断

左肝内胆管癌可能(T1aN0),肝总管、胆囊管未受累及。

治疗

行左半肝切除＋胆囊切除＋肝十二指肠韧带淋巴结清扫术。

病理

①(肝左叶)肝内胆管癌,中分化,部分为黏液腺癌,侵犯管壁全层及邻近肝组织(图 10-2-3、图 10-2-4);②(胆囊)慢性胆囊炎;③(淋巴结)未见肿瘤组织。病理 TNM 分期:T1aN0Mx。

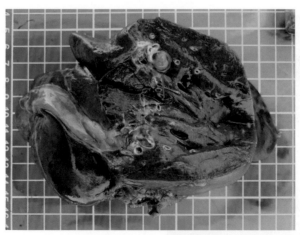

图 10-2-3　大体标本图

肝脏标本大小为 14 cm×11 cm×6.8 cm，切面内见肝内胆管明显扩张，病灶位于左肝内胆管，邻近左肝管，病灶最大径约 1 cm，切面灰白色，质硬（↑），距离切缘 2 cm

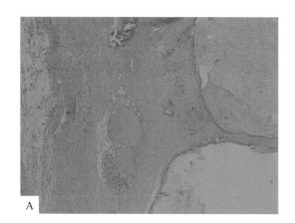

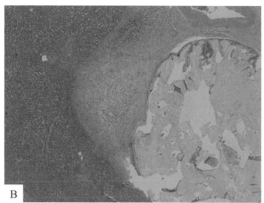

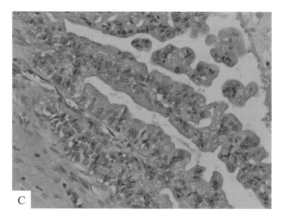

图 10‑2‑4　病理图

A. 4×，胆管壁内见癌组织；B. 40×，肝内大胆管的肿瘤组织；C. 40×，肿瘤细胞形态

讨论

胆管癌是一种恶性程度非常高的上皮细胞肿瘤，可发生在胆管系统（胆树）和（或）肝实质的任何地方。CCA 具有高度异质性，根据肿瘤的解剖位置分为肝内胆管癌（intrahepatic cholangiocarcinoma，ICC）、肝门胆管癌（hilar cholangiocarcinoma，HCC）和远端胆管癌（distal cholangiocarcinoma，DCC）。ICC 位于肝实质内二级胆管及其近端，根据肿瘤大体生长方式分成 3 种类型：肿块型、管周浸润型和胆管内生长型。HCC 是指原发于胆囊管开口以上的肝总管与左、右肝管之间的胆管细胞癌。

本例患者的 MRCP 和 CT 判断肿瘤位置稍有差别，MRCP 考虑病灶位于左肝内胆管，而 CT 认为病灶位于左肝管近左肝内胆管处。准确的肿瘤位置有助于诊断。本例患者经球部扫查仅能扫至左肝管，未能扫及左肝内胆管，但经胃扫查可实时追踪左肝内胆管至左内与左外叶肝内胆管汇合至左肝管。在左肝内胆管未到左内与左外叶肝内胆管汇合处，见到一等到稍高回声结节，边界尚清，局部胆管壁外膜消失，与肝脏分界不清，声学造影见病灶轻度强化，但较胆管壁弱,故考虑该患者为左肝内胆管细胞癌(胆管内生长型),最终经手术病理证实。

经腹超声是疑似胆管癌患者的首选检查方法,其对胆管扩张、胆管梗阻水平的诊断准确性很高,并可识别肝内肿块。EUS 的声像图与经腹超声相似。肿块型 ICC 的超声表现为肝内低回声或高回声,肿物伴近端肝内胆管扩张,但如果病灶位于肝脏边缘,通常不伴有胆管扩张。管周浸润型 ICC 比较罕见,超声声像图表现为弥漫性肝脏回声异常,肿瘤回声强度往往随着肿瘤的大小而增加。直径小于 3 cm 的管周浸润型 ICC 通常为低回声,而直径大于 3 cm 的管周浸润型 ICC 通常为高回声。ICC 有时与肝细胞癌相似,但与肝细胞癌不同的是,ICC 通常不会引起门静脉分支癌栓。当 ICC 与肝细胞癌难以区别时,超声声学造影会有所帮助。肝细胞癌通常表现为动脉期均匀高强化、静脉期消退的"快进快出"模式,而 ICC 的大多数病灶呈弥漫性低强化,也可表现为门静脉期边缘高强化呈环状而中心低强化,在晚期强化持续降低。胆管内生长型 ICC 表现为肝内胆管腔内息肉样或结节样低回声影,也可表现为肝内胆管壁局部呈低回声增厚,胆管外膜可完整或不完整,伴或不伴近端胆管扩张,有时可伴肝叶萎缩和血管侵犯,或被肿瘤包绕。EUS 可以完整扫查肝左叶,但无法完整扫查肝右叶,如果病灶位于肝右叶,EUS 扫查可能会导致漏诊。如果病变位于尾状叶病变,EUS 较经腹超声有优势,因为尾状叶位置较深,经腹超声通常难以扫及。肿块型和管周浸润型 ICC 除需与肝细胞癌鉴别外,还需与转移性肝癌及肝脏良性肿瘤鉴别。肝转移灶大部分为多发病灶,单发少见,可表现为低回声或高回声,典型可呈"牛眼征"。低回声灶通常是胰腺、结肠肿瘤转移,而肾细胞癌或转移性神经内分泌肿瘤通常是高回声。良性病灶包括肝血管瘤、肝腺瘤及肝脏局灶性结节性增生等。超声检查由于非特异性表现而受到限制,如果超声发现可疑病变,需进一步查 CT 或 MRI 来确认。胆管内生长型 ICC 需与肝内胆管结石或胆管内乳头状肿瘤(IPNB)等鉴别。肝内胆管结石通常呈强回声伴声影,较好鉴别,如果结石无声影,可通过彩色多普勒和声学造影有效鉴别结石。IPNB 表现为胆管明显扩张,伴或不伴导管内肿物,胆管壁可见高回声或等回声乳头状结节影或实性肿物,但胆管病变位置与胆管扩张形态不一致,胆管呈弥漫性扩张,可见云雾状回声影。

但不管是哪种类型的 ICC,最终仍依赖于穿刺活检或 ERCP 下胆管内刷检或活检获得细胞学或病理学诊断。

扫查体会

(1)经胃和经球部均可对左肝管和左肝内胆管进行扫查,就左肝管而言,经球部扫查较经胃扫查更佳,对左肝内胆管,经胃扫查较经球部扫查更佳。经球部扫查时,左旋内镜角度越大,通常能显示肝门胆管的位置越高,适用于高位左侧肝内胆管癌的扫查。所以在追踪胆管至肝门胆管的过程中,内镜可能需左旋至检查床水平,甚至检查床以下。

(2)显示近肝门部肝内胆管病灶时,如果其远场显示较差,可将超声的频率调低,通常可更好地显示肝内胆管结构。

(3)EUS 对左肝、左肝管的显示通常较右肝、右肝管更佳。经胃扫查时,右旋内镜可扫及右肝Ⅴ、Ⅵ、Ⅶ、Ⅷ肝段,经球部扫查可扫及Ⅴ段,沿胆管找到胆囊,经胆囊可扫查Ⅵ段。

(4)常规超声扫描难以鉴别病灶性质时,可应用声学造影了解病灶有无血供及增强模式以协助诊断。

(王　瀚　高道键)

参考文献

[1] Brindley PJ, Bachini M, Ilyas SI, et al. Cholangiocarcinoma [J]. Nat Rev Dis Primers, 2021, 7 (1):65.

[2] Yamasaki S. Intrahepatic cholangiocarcinoma: macroscopic type and stage classification [J]. J Hepatobiliary Pancreat Surg, 2003,10(4):288–291.

[3] Bloom CM, Langer B, Wilson SR. Role of US in the detection, characterization, and staging of cholangiocarcinoma [J]. Radiographics, 1999,19(5):1199–1218.

[4] Kong WT, Wang WP, Zhang WW, et al. Contribution of contrast-enhanced sonography in the detection of intrahepatic cholangiocarcinoma [J]. J Ultrasound Med, 2014,33(2):215–220.

[5] Hammill CW, Wong LL. Intrahepatic cholangiocarcinoma: a malignancy of increasing importance [J]. J Am Coll Surg, 2008,207(4):594–603.

[6] Bartella I, Dufour JF. Clinical Diagnosis and Staging of Intrahepatic Cholangiocarcinoma [J]. J Gastrointestin Liver Dis, 2015,24(4):481–489.

[7] Liu LN, Xu HX, Zheng SG, et al. Ultrasound Findings of Intraductal Papillary Neoplasm in Bile Duct and the Added Value of Contrast-Enhanced Ultrasound [J]. Ultraschall Med, 2015,36(6):594–602.

10.2.2 左肝内胆管癌(肿块型)

病史简介

患者,男性,58岁,体检发现肝酶异常1月余,无腹痛、发热、黄疸等症状。外院CT及MRCP提示:肝门部胆管占位伴胆管不全梗阻、肝左叶萎缩,胆管癌可能。患者有高血压病史10年,否认2型糖尿病、心脏病史,否认手术史。查体:全身皮肤及巩膜无黄染,腹部无压痛,余均阴性。

实验室检查

血常规:CRP 0.5 mg/L, WBC 5.57×10⁹/L, Hb 146 g/L, PLT 200×10⁹/L。

肝功能:TB 14.4 μmol/L, DB 5.8 μmol/L, ALT 150 U/L, AST 83 U/L, AKP 350 U/L, γ-GT 179 U/L。

肿瘤标志物:AFP 2.8 μg/L, CEA 2.7 μg/L, CA19-9 158 U/ml。

IgG4 0.282 g/L。

影像学检查

肝脏CT增强:肝门部胆管癌侵犯门静脉左支可能,肝门区淋巴结显示,肝多发囊肿。MRCP:肝门部胆管梗阻,左肝内胆管扩张(图10-2-5)。

EUS扫查前影像学资料解读

影像学资料考虑肝门部胆管恶性肿瘤可能性大,左肝内胆管扩张,肿瘤累及门静脉左支。

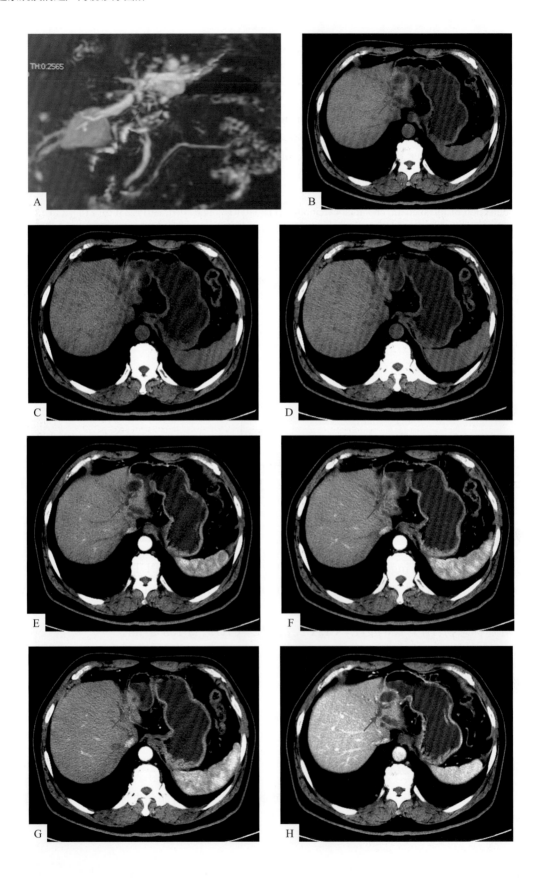

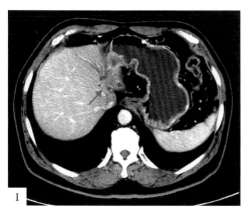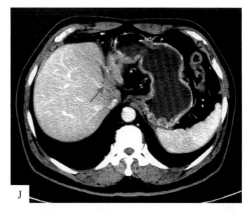

图 10 - 2 - 5　影像学检查

　　A. MRCP 示肝门部胆管狭窄(↑),肝内胆管扩张;B~D. 肝脏 CT 平扫示肝门部胆管杂乱,似可见管壁增厚(↑);E~
G. 肝脏 CT 增强动脉期示肝门部胆管截断(↑),局部管壁增厚伴强化,以上肝内胆管扩张;H~J. 门静脉期可见胆管壁强
化明显(↑)

EUS 扫查目的

　　明确肝门部病变性质,如为肿瘤性病变,需要进一步明确
肿瘤来源,鉴别肝门胆管癌或肝内胆管细胞癌,明确肿瘤的浸
润深度、范围及与血管关系,为确定下一步治疗方法提供相关
资料。

超声所见

　　超声声像图及其示意图见图 10 - 2 - 6,EUS 扫查见视频
10 - 2 - 2 和视频 10 - 2 - 3。

视频 10 - 2 - 2
EUS 扫查
请扫二维码观看

视频 10 - 2 - 3
EUS 扫查:
声学造影
请扫二维码观看

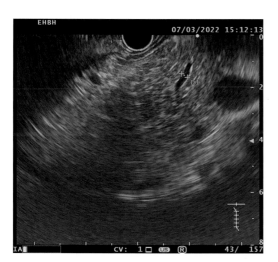

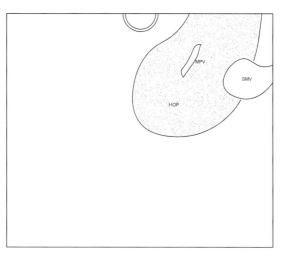

　　A. 经胃扫查,胰头实质、主胰管未见异常

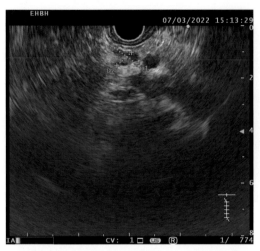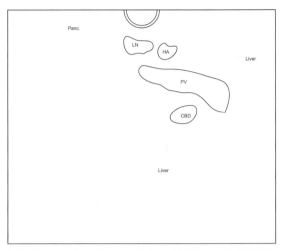

B. 肝动脉旁可见一处低回声、三角形淋巴结,大小约 11.8 mm×7.7 mm,其内回声不均匀,边界模糊,考虑为良性

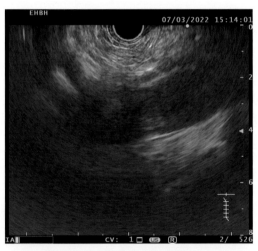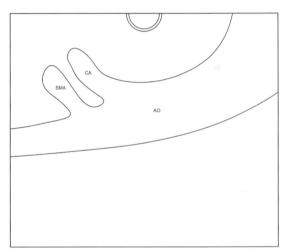

C. 腹腔干周围未见肿大淋巴结

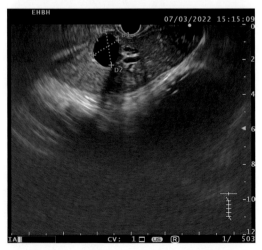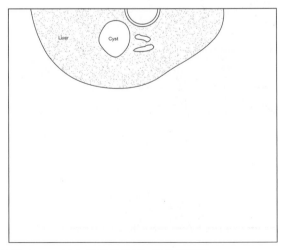

D. 肝左叶可见一处无回声区,大小约 17.2 mm×19.9 mm,后方见增强效应,考虑肝囊肿

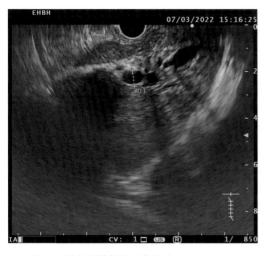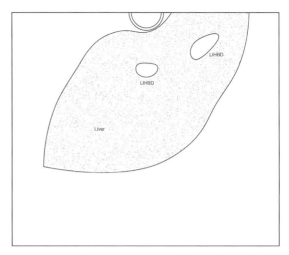

E. 左肝内胆管扩张,直径约 6.6 mm

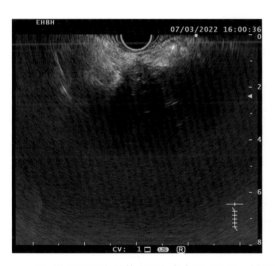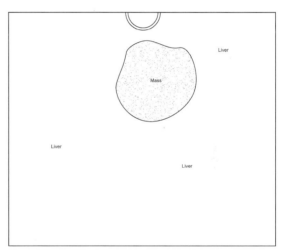

F. 沿上述肝内胆管向肝门部扫查,可见一低回声病灶,边界欠清,远场显示不清

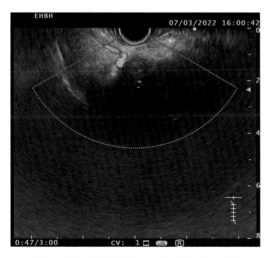

G. 血流多普勒可见病灶内少许血流信号

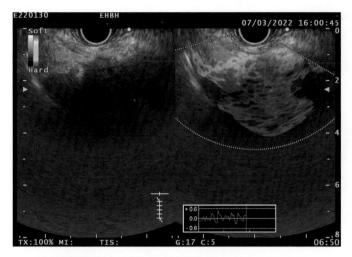

H. 弹性成像显示病灶呈蓝色,提示质地硬

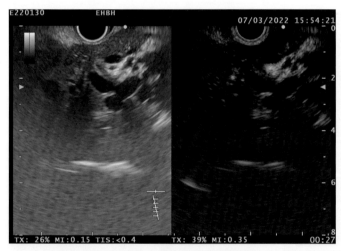

I. 声学造影显示,病灶在动脉后期出现轻度强化,静脉期逐渐消退

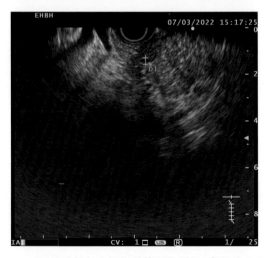
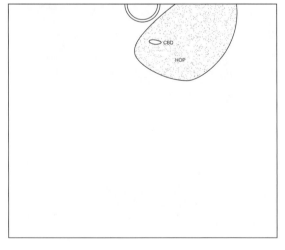

J. 经球部扫查见胆总管下段纤细,直径约 2.7 mm

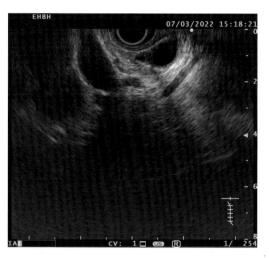
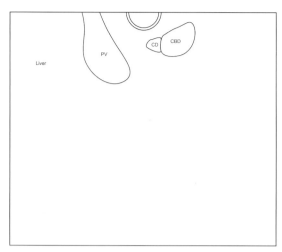

K. 沿胆总管向肝门部扫查,胆总管上段可见胆囊管开口,胆囊管开口未见异常

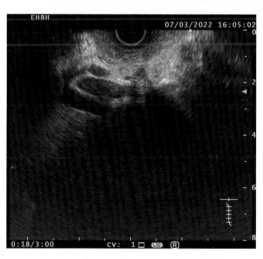
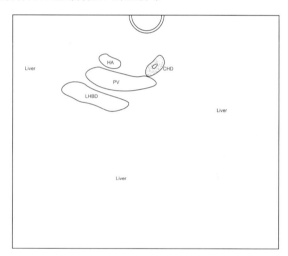

L. 继续左旋,轻轻拉镜,可见肝门部胆管管壁增厚,管腔狭窄,近端左肝内胆管扩张

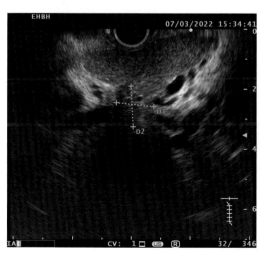
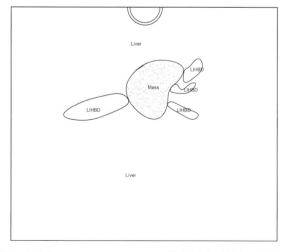

M. 继续左旋内镜,左肝起始部可见一低回声团块,大小约 12.8 mm×13.6 mm,其内回声不均匀,边界不清,远场显示不清,病灶近端左肝内胆管扩张,与胃内扫查图像一致

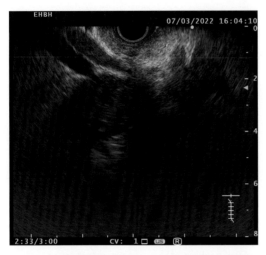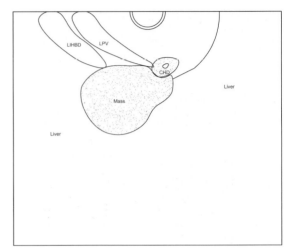

N. 肿块紧邻门静脉左支,局部血管外膜模糊,考虑门静脉左支受累可能

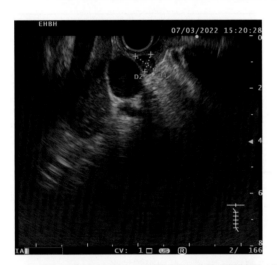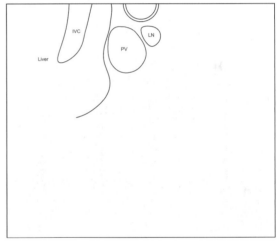

O. 门静脉旁可见一处低回声、三角形淋巴结,大小约 9.4 mm×7.0 mm,其内回声不均匀,边界清晰

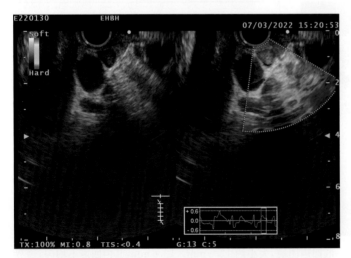

P. 弹性成像显示淋巴结呈绿色,提示质地软,考虑为良性

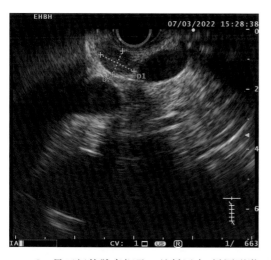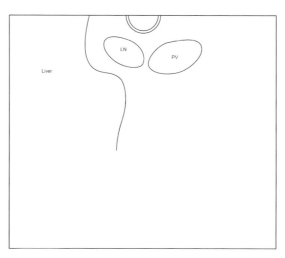

Q. 另于门静脉旁探及一处低回声、椭圆形淋巴结,大小约 12.6 mm×8.6 mm,边界清晰

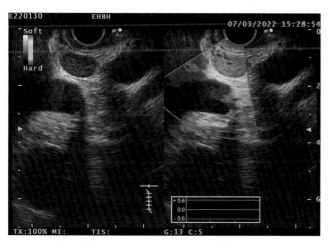

R. 弹性成像显示淋巴结呈绿色,提示质地软,考虑为良性

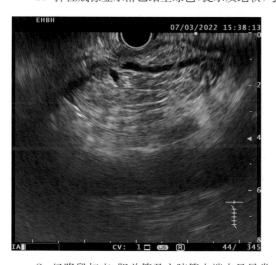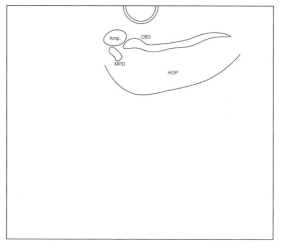

S. 经降段扫查,胆总管及主胰管末端未见异常

图 10 - 2 - 6　超声声像图及示意图

EUS 诊断

①左肝占位，肝内胆管癌可能，伴肝门部胆管侵犯、门静脉左支侵犯（T2N0）；②左肝囊肿。

治疗

行左半肝切除＋胆囊及肝外胆管切除＋肝十二指肠韧带淋巴结清扫＋胆肠吻合 T 管引流＋肠肠吻合术。

病理

①（左肝）肝内胆管癌，大胆管型，高分化（图 10 - 2 - 7、图 10 - 2 - 8）；②（胆囊）慢性胆囊炎；③（肝十二指肠韧带淋巴结）未见肿瘤组织。

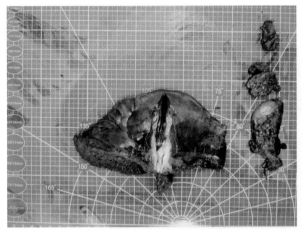

图 10 - 2 - 7　大体标本图

肝脏切面见沿肝内胆管壁生长的灰白色肿瘤组织

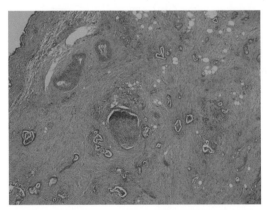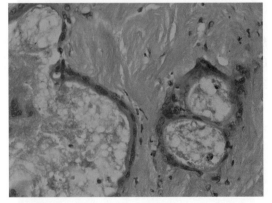

图 10 - 2 - 8　病理图

A. 4×，癌组织侵犯大胆管壁；B. 40×，癌细胞形态

讨论

　　肝内胆管癌（intrahepatic cholangiocarcinoma，ICC）是人类第二常见的原发性肝癌，仅次于肝细胞癌。近 10 年来，肝内胆管癌的发病率逐年增加。其发生与肝吸虫病、原发性硬化性胆管炎（PSC）、胆管囊肿、肝内胆管结石、慢性胆管炎症有关。近几年也有报道 ICC 与肝硬化、慢性乙型病毒性肝炎、酒精性肝炎有关。ICC 的临床表现无特异性，疾病早期基本无症状，后期可能会出现体重减轻、腹部不适、黄疸、腹部包块等，胆道梗阻相对不常见。影像学检查包括 CT、MRI 检查。ICC 典型的 CT 表现为低密度肿块，边缘不规则，增强后在动脉期出现病灶外周边缘强化，静脉期和延迟期逐渐向中间强化。CT 还能显示胆管梗阻及肝脏萎缩的程度。MRI 显示 ICC 在 T1 加权像上呈低信号，T2 加权像上呈高信号。动脉增强期显示病灶外周强化，静脉期及延迟期逐渐向中心强化。MRCP 能够更好地显示胆管系统，帮助确定肿瘤的累及范围。ICC 的 EUS 下表现为不均匀低回声肿块，肿块远端的肝内胆管扩张，声学造影可见病灶在动脉期强化、静脉期消退较慢，与原发性肝癌的"快进快出"不同。靠近肝门胆管的 ICC 伴肝门胆管侵犯有时与肝门胆管癌较难鉴别。首先，肝门胆管癌在 EUS 下通常表现为肝门部胆管壁不规则增厚，并逐渐向近端胆管形成低回声团块，肿块近端可见扩张的胆管，肿块大多位于胆管内；ICC 通常表现为左肝内不均匀低回声肿块，局部压迫肝门部胆管。其次，要明确肿瘤的生长部位。胆管内生长型 ICC 也表现为胆管内低回声团块，此时与肝门胆管的鉴别仅凭病灶的位置：如果病灶原发于左、右肝管，则诊断为肝门胆管癌；如果病灶起源于肝实质内二级胆管及其近端，则诊断为 ICC。但有时仅凭影像学较难鉴别。

　　ICC 的高侵袭性使肿瘤易发生多灶性转移、淋巴结转移和血管侵犯，导致切除后长期生存率低，所以精确的术前分期对疾病预后尤为重要。但是国内外关于 EUS 评估 ICC 的文献较少，可能与 EUS 无法全面地显示右肝和部分中肝的 ICC 有关。EUS 能够显示左侧 ICC 的病灶范围、淋巴结转移及血管侵犯情况，是 ICC 术前分期及评估不可缺少的影像学检查方法，与其他影像学检查结合更能提高评估效能。

扫查体会

　　（1）左侧肝内胆管癌的扫查更加考验操作者的内镜技能及稳定性，方法同"肝门部胆管癌"的扫查，但因其位置可能更高，更靠近左侧肝内胆管起始部，故在十二指肠球部进行胆管的跟踪扫查更为困难，需要幅度较大的左旋，同时降低超声频率，使得扫查距离更远，才能看清楚病灶及其远场。

　　（2）对靠近左侧肝内胆管起始部的肝内胆管癌，在胃内也能获得较好的影像，沿左侧肝内扩张的胆管，向肝门部跟踪，胆管截断的部位即可能为肿瘤所在区域，应重点观察。

（王　瀚　邢　铃）

参考文献

[1] Khan SA, Toledano MB, Taylor-Robinson SD. Epidemiology, risk factors, and pathogenesis of cholangiocarcinoma [J]. HPB (Oxford), 2008,10(2):77 - 82.

［2］ Shaib YH, Davila JA, McGlynn K, et al. Rising incidence of intrahepatic cholangiocarcinoma in the United States: a true increase ［J］. J Hepatol, 2004,40(3):472 - 477.

［3］ Khan SA, Thomas HC, Davidson BR, et al. Cholangiocarcinoma ［J］. Lancet, 2005,366(9493):1303 - 1314.

［4］ Valls C, Gumà A, Puig I, et al. Intrahepatic peripheral cholangiocarcinoma: CT evaluation ［J］. Abdom Imaging, 2000,25(5):490 - 496.

［5］ Hamrick-Turner J, Abbitt PL, Ros PR. Intrahepatic cholangiocarcinoma: MR appearance ［J］. AJR Am J Roentgenol, 1992,158(1):77 - 79.

［6］ Bridgewater J, Galle PR, Khan SA, et al. Guidelines for the diagnosis and management of intrahepatic cholangiocarcinoma ［J］. J Hepatol, 2014,60(6):1268 - 1289.

［7］ Levy MJ, Heimbach JK, Gores GJ. Endoscopic ultrasound staging of cholangiocarcinoma ［J］. Curr Opin Gastroenterol, 2012,28(3):244 - 252.

胆 囊 病 变

11.1 胆囊多发结石

病史简介

患者,男性,51 岁,发现胆囊结石 1 年,反复腹痛 10 天余。外院腹部超声示:胆囊多发结石。患者有高血压病史,否认糖尿病病史。查体:右上腹按压不适感,未及肿块,余均阴性。

实验室检查

血常规:CRP<0.499 mg/L, WBC 4.9×10⁹/L, Hb 145 g/L, PLT 300×10⁹/L。

肝功能:TB 29 μmol/L, DB 20.4 μmol/L, ALT 239 U/L, AST 85 U/L, AKP 200 U/L, γ - GT 927 U/L。

肿瘤标志物:AFP 3.6 μg/L, CEA 3.7 μg/L, CA19 - 9 58.6 U/ml。

影像学检查

MRCP:胆囊内可见两枚类圆形无信号充盈缺损,考虑胆囊结石。上腹增强 CT:胆囊多发结石伴胆泥(图 11 - 1 - 1)。

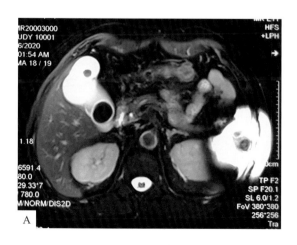
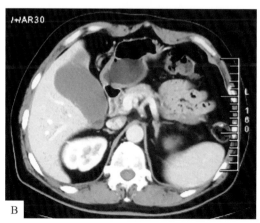

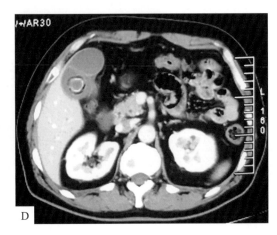

图 11 - 1 - 1　影像学检查

　　A. MRCP 横断面见胆囊内两枚类圆形充盈缺损影,胆总管未见异常;B. 上腹增强 CT 见胆囊增大,囊壁光滑无增厚,胆囊壁轻度均匀强化,囊内密度均匀增高;C. 胆囊内见两枚低密度充盈缺损,阴性结石可能;D. 囊内见一环形高密度影,考虑阳性结石,胆总管未见异常

EUS 扫查前影像学资料解读

　　影像学资料考虑胆囊多发结石伴胆泥。

EUS 扫查目的

　　根据 CT 及 MRCP 所见,胆囊结石诊断基本明确。EUS 扫查的目的是了解胆囊壁及囊内情况,同时明确胆囊管、胆总管有无结石或其他病变,为确定下一步诊疗计划提供相关资料。

超声所见

　　超声声像图及其示意图见图 11 - 1 - 2,EUS 扫查见视频 11 - 1 - 1。

视频 11 - 1 - 1
EUS 扫查
请扫二维码观看

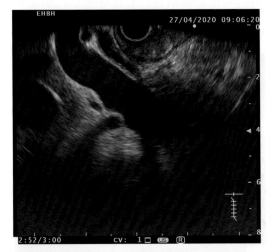

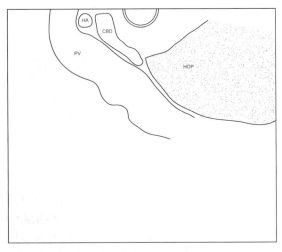

　　A. 经球部扫查见胆总管无扩张,胆管壁的三层结构存在,管腔内可见少许点状胆泥样回声

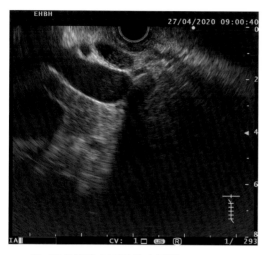
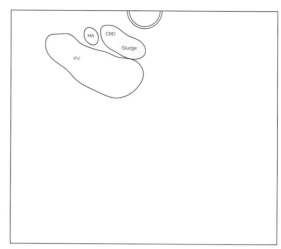

B. 胆总管腔内可见较多胆泥

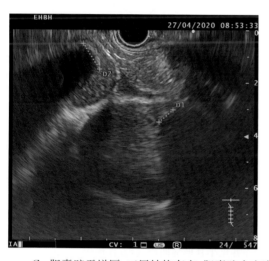
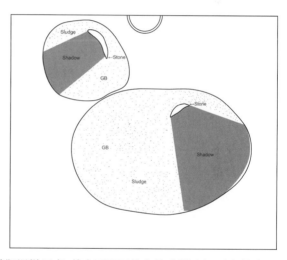

C. 胆囊壁无增厚,三层结构存在,胆囊腔内充满胆泥样回声,其内可见两枚半月形强回声,后方伴声影

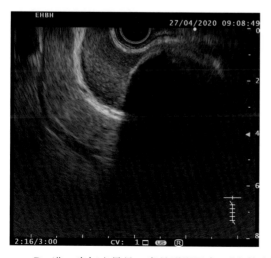
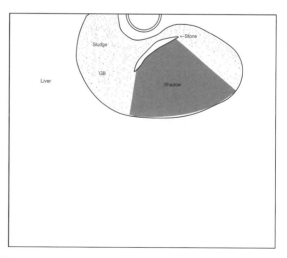

D. 进一步扫查另见一半月形强回声,后方伴声影

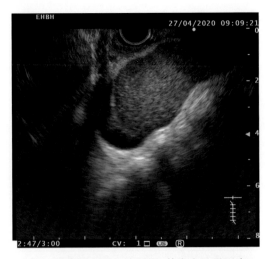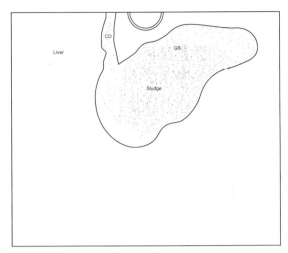

E. 胆囊管内见少许胆泥,其内未见强回声

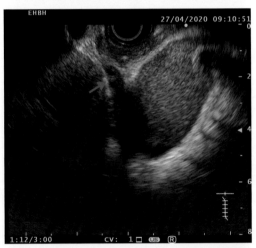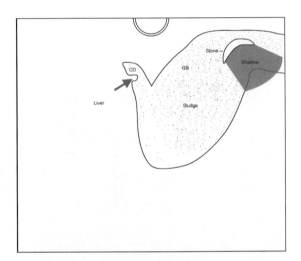

F. 可扫查见胆囊管 Heister 瓣(↑),胆囊颈体充满胆泥并见半月形强回声,后方伴声影

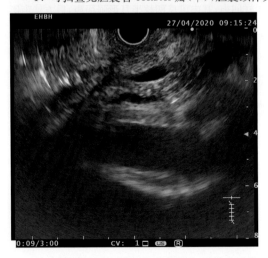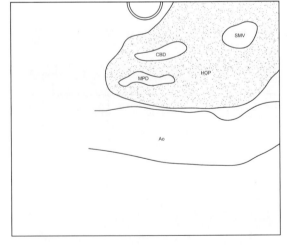

G. 经降段扫查,胆总管胰腺段未见明显异常

图 11-1-2 超声声像图及示意图

EUS 诊断

胆囊多发结石伴胆泥形成。

治疗

行腹腔镜胆囊切除术。

病理

(胆囊)慢性结石性胆囊炎,黏膜上皮脱失(图 11-1-3、图 11-1-4)。

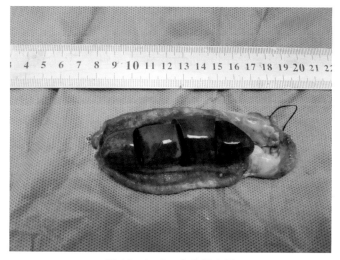

图 11-1-3　大体标本图

胆囊大小约 13 cm×5.5 cm,囊内可见多颗黑褐色结石,胆囊壁尚光滑

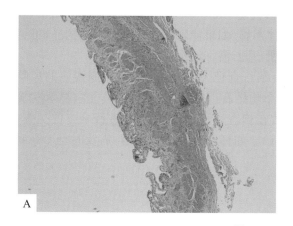
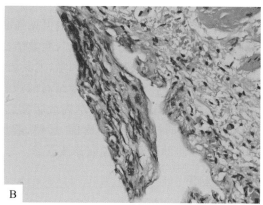

图 11-1-4　病理图

A. 4×,胆囊壁慢性炎细胞浸润,黏膜上皮脱失;B. 40×,黏膜上皮细胞坏死

讨论

胆囊结石是一种常见疾病,其患病率为 4.6%～21.9%,女性较男性发病率高,好发于 40 岁以上。经腹超声检查是诊断胆囊结石的金标准,并且是非侵入性检查,在临床上广泛使用。经腹超声对大于 1.5 mm 胆囊结石的检测具有良好的敏感性和特异性,达 95% 以上,但对是否合并胆总管结石的诊断帮助较小,敏感性小于 50%。对胆囊疾病而言,EUS 的显示效果优于经腹超声,尤其是当患者体形肥胖、皮下脂肪较多或胃肠腔内气体较多时,会干扰腹部超声探头对胆囊的显示。并且 EUS 可同时完成对胆总管的全程扫查,诊断胆总管结石的敏感性为 94%～98%,特异性为 94%～95%,远较经腹超声高。EUS 在诊断其他检查无法发现的胆囊小结石亦起到重要作用。经腹超声对胆囊微结石(<3 mm)的诊断敏感性仅为 50%～60%,对临床怀疑胆型上腹痛但经腹超声正常的患者,EUS 诊断胆囊结石的敏感性达 94%～98%。另外对于萎缩性胆囊炎,经腹超声有时难以找到胆囊,但 EUS 扫查时,探头可沿胆总管下段找到胆囊管开口,进而找到萎缩胆囊,从而完成对萎缩胆囊的完整扫查。

胆囊结石的典型超声影像表现为胆囊腔内一个或多个强回声光团或斑点状强回声,或半月形或弧形强回声伴声影,其边缘清晰锐利。如果结石较小或结石内含钙量低,结石回声呈中等回声或较弱回声,伴淡声影或无声影。泥沙样结石往往呈细小光点或光斑,可为强回声或等回声,有时可与胆汁分层,呈现一平面。如果为充满型胆囊结石,胆囊往往失去正常的形态与轮廓,胆囊内无回声区消失,呈现囊壁-结石-声影三联征。EUS 扫查胆囊时,可出现多重反射,有时可误诊为胆囊壁增厚、分泌物或肿瘤,可通过改变探头方向或探头加压来鉴别或消除多重反射。有时胆囊内泥沙样结石与旁瓣伪像较难区分,可用组织谐波成像技术来消除旁瓣伪像。

胆囊结石要与瓷瓶胆囊、胆囊积气、气肿性胆囊炎、充满型胆囊结石和胆囊腺肌症鉴别。瓷瓶胆囊的胆囊壁三层结构消失,仅能显示胆囊外膜,紧贴着即为强回声与声影。胆囊积气或气肿性胆囊炎的 EUS 声像图为胆囊窝新月形强回声,但声影表现为慧尾征,与结石或钙化的声影有明显区别。但胆囊积气或气肿性胆囊炎有时合并胆囊结石,故需全面扫查,避免漏诊。对于胆囊腺肌症,如果罗基坦斯基-阿斯霍夫窦(Rokitansky-Aschoff sinus, RAS,以下简称罗阿窦)内含有结石,囊壁内可见强回声伴声影,如果罗阿窦内充满胆固醇结晶,可见高回声伴混响伪影,即慧尾征,这与胆囊结石有所不同,需仔细观察。

胆囊结石是胆囊癌的危险因素,尤其当胆囊结石直径大于 3 cm 时,发生胆囊癌的风险是常人的 9～10 倍。但巨大胆囊结石的声影会影响结石以远的胆囊壁观察,无法显示胆囊壁是否合并其他病变,如胆囊息肉或胆囊癌。故在扫查过程中,应对胆囊进行全方位扫查,通过不同位置的扫查显示胆囊前、后壁,避免漏诊。如怀疑合并胆囊肿瘤,需及时行 CT 或 MRI 检查以协助诊断,避免漏诊或误诊。

扫查体会

(1) 经胃、球部和降段扫查均可探及胆囊。球部与胆囊距离较近,对胆囊层次、细节显示更佳。经球部扫查胆囊时,应沿着胆总管找到胆囊管开口,然后沿着胆囊管、胆囊颈、体、底部,进行连续、完整、系统的扫查,尤其当怀疑胆囊小结石时,更应避免跳跃式扫查与不完整扫查,以免漏诊。

(2)谐波成像可过滤杂波,对鉴别泥沙样结石与旁瓣伪像有帮助。

(3)胆囊结石患者罹患胆囊癌的风险升高,尤其是巨大胆囊结石时,要全面扫查胆囊壁,避免漏诊胆囊癌。可通过多部位全面扫查或通过改变患者体位来改变结石的位置,从而完整显示胆囊壁。

(王　瀚　高道键)

参考文献

[1] Lu SN, Chang WY, Wang LY, et al. Risk factors for gallstones among Chinese in Taiwan. A community sonographic survey [J]. J Clin Gastroenterol, 1990,12(5):542 - 546.

[2] Aerts R, Penninckx F. The burden of gallstone disease in Europe [J]. Aliment Pharmacol Ther, 2003,18 Suppl 3:49 - 53.

[3] Portincasa P, Moschetta A, Petruzzelli M, et al. Gallstone disease: Symptoms and diagnosis of gallbladder stones [J]. Best Pract Res Clin Gastroenterol, 2006,20(6):1017 - 1029.

[4] Ang TL, Kwek ABE, Wang LM. Diagnostic Endoscopic Ultrasound: Technique, Current Status and Future Directions [J]. Gut Liver, 2018,12(5):483 - 496.

[5] Levy MJ. The hunt for microlithiasis in idiopathic acute recurrent pancreatitis: should we abandon the search or intensify our efforts [J]. Gastrointest Endosc, 2002,55(2):286 - 293.

[6] Mirbagheri SA, Mohamadnejad M, Nasiri J, et al. Prospective evaluation of endoscopic ultrasonography in the diagnosis of biliary microlithiasis in patients with normal transabdominal ultrasonography [J]. J Gastrointest Surg, 2005,9(7):961 - 964.

[7] Thorbøll J, Vilmann P, Jacobsen B, et al. Endoscopic ultrasonography in detection of cholelithiasis in patients with biliary pain and negative transabdominal ultrasonography [J]. Scand J Gastroenterol, 2004,39(3):267 - 269.

[8] Buscarini E, Tansini P, Vallisa D, et al. EUS for suspected choledocholithiasis: do benefits outweigh costs? A prospective, controlled study [J]. Gastrointest Endosc, 2003,57(4):510 - 518.

[9] Parulekar SG. Sonographic findings in acute emphysematous cholecystitis [J]. Radiology, 1982,145(1):117 - 119.

11.2　胆囊胆固醇性息肉

病史简介

患者,女性,40 岁,发现胆囊息肉 3 年,近期外院复查肝脏 MRI 示:胆囊腔内附壁菜花样结节,考虑腺瘤或恶性变。否认高血压、2 型糖尿病及冠心病史,2 次剖宫产术史。查体:全腹无压痛及反跳痛,Murphy 征阴性,余均阴性。

实验室检查

血常规:CRP 0.5 mg/L, WBC 6.27×10^9/L, Hb 119 g/L, PLT 228×10^9/L。

肝功能:TB 22.2 μmol/L,ALT 9 U/L,AST 11 U/L,AKP 41 U/L,γ-GT 13 U/L。
肿瘤标志物:AFP 2.1 μg/L,CEA 0.7 μg/L,CA19-9 4.7 U/ml。

影像学检查

腹部 CT:胆囊腔内附壁结节,息肉可能(图 11-2-1)。

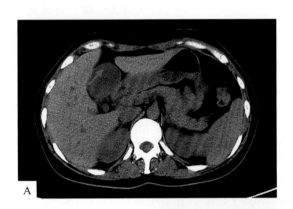
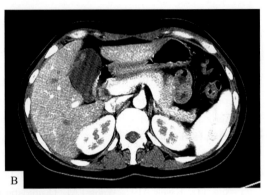
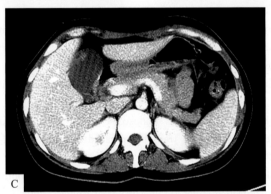

图 11-2-1 腹部 CT 图

A. CT 平扫示胆囊底部可见结节影(↑);B、C. CT 增强示动脉期及门静脉期胆囊底部结节出现较为均匀的强化(↑)

EUS 扫查前影像学资料解读

影像学资料显示胆囊形态正常,壁光滑,胆囊底部小结节,增强后均匀强化,考虑腺瘤或胆固醇息肉可能。

EUS 扫查目的

明确胆囊内病灶性质,鉴别胆囊息肉、胆囊腺瘤或恶变。

超声所见

超声声像图及其示意图见图 11-2-2,EUS 扫查见视频 11-2-1。

视频 11-2-1
EUS 扫查
请扫二维码观看

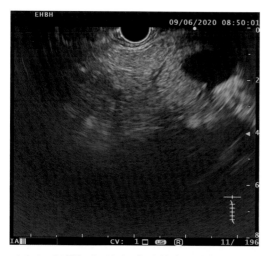

A. 经胃扫查,胰头、主胰管未见异常

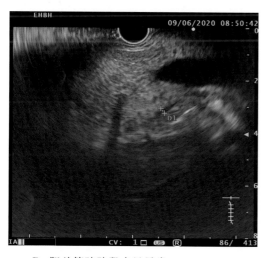

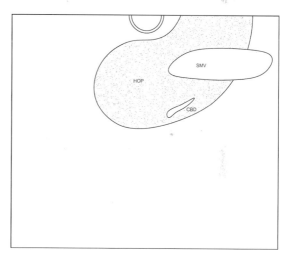

B. 胆总管胰腺段未见异常

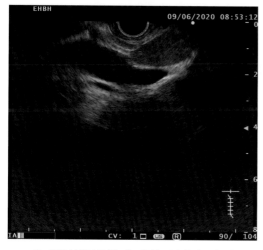

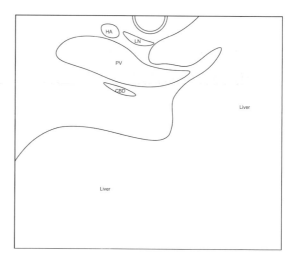

C. 肝门部门静脉、胆总管、肝动脉的标志性结构未见异常

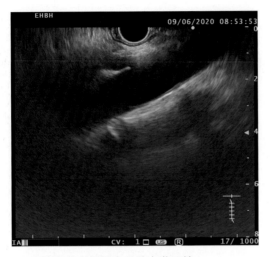
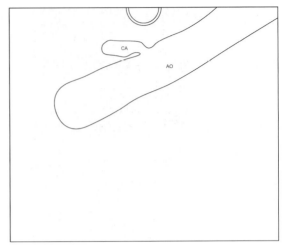

D. 腹腔干周围未见肿大淋巴结

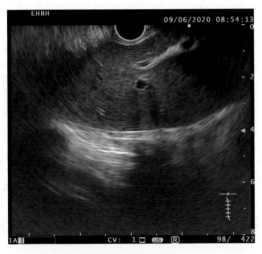
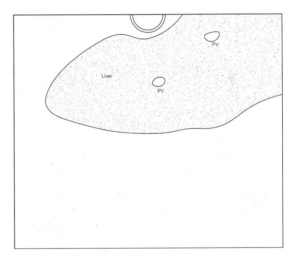

E. 左肝及肝内胆管未见异常

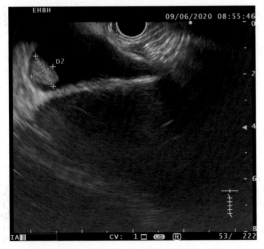
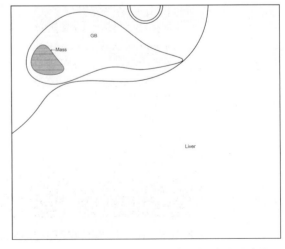

F. 胆囊底可见一隆起性病变,呈偏高回声,后方无声影,大小约 13.4 mm×9.2 mm,形态不规则,边界清晰

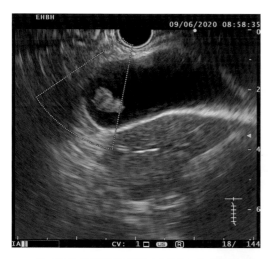

G. 彩色多普勒示病灶内可见少许血流信号

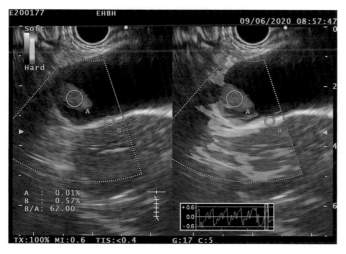

H. 弹性成像示病灶呈蓝色,提示质地硬

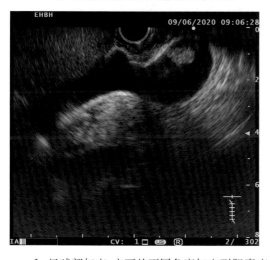

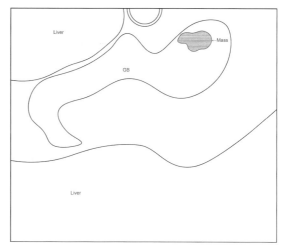

I. 经球部扫查,亦可从不同角度扫查到胆囊底病灶,在此处扫查病灶,可见一细蒂,血流多普勒、弹性成像与胃内扫查相同

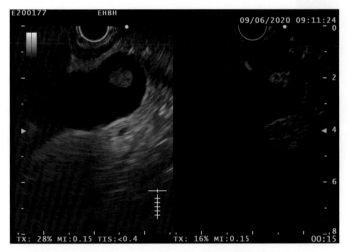

J. 声学造影显示,病灶在动脉早期即出现均匀性强化,持续至静脉期,后逐渐消退

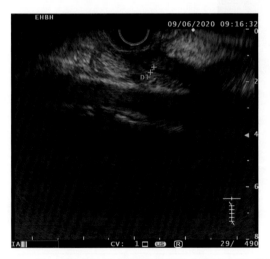 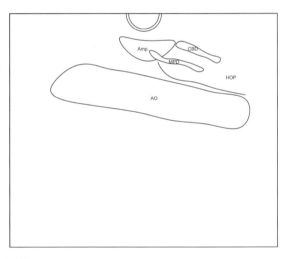

K. 经降段扫查,可见胆总管及主胰管末端,未见异常

图 11 - 2 - 2 超声声像图及示意图

EUS 诊断

胆囊占位性病变:胆囊胆固醇性息肉? 腺瘤?

治疗

行胆囊切除术。

病理

(胆囊)慢性胆囊炎,伴腺肌症及胆固醇性息肉(图 11 - 2 - 3)。

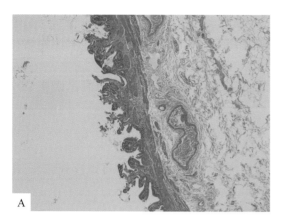
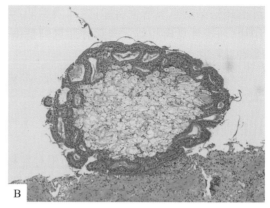
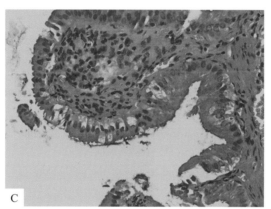

图 11-2-3　病理图

A. 4×,慢性胆囊炎;B. 10×,胆固醇性息肉;C. 40×,腺上皮细胞无异型

讨论

经腹超声由于其非侵入性、操作简单,被广泛应用于胆囊疾病的筛查。在经腹超声检查发现问题后,CT 或 MRI 检查常被用于进一步评估病灶。EUS 具有较高的空间分辨率,可比经腹超声在更近的范围内观察胆囊,对胆囊内病变进行更详细的检查。

胆囊病变大体上分为隆起性病变和壁增厚性病变。隆起性病变,即局限于胆囊腔内的突起,是一个包含多种疾病的广泛定义,如上皮性和非上皮性、肿瘤性和非肿瘤性、良性和恶性等。肿瘤性病变和非肿瘤性病变鉴别的重点基于大小、蒂、形态、表面特征和内部回声。胆囊壁增厚性病变指胆囊壁弥漫性增厚的病变,鉴别诊断的依据是壁增厚程度、表面结构以及是否存在罗阿窦。

胆囊的非肿瘤性病变,即胆囊息肉,包括胆固醇性息肉、增生性息肉、炎症性息肉、纤维性息肉和肉芽肿性息肉。胆固醇性息肉是最常见的胆囊息肉,占所有胆囊息肉的 62.8%,直径一般小于 10 mm。EUS 上表现为形态呈桑葚状,表面呈颗粒状,内部呈偏低或偏高的均匀回声,甚至可观察到基底部的蒂。当直径大于 10 mm 时,可表现为分叶状、内部回声变低,与腺瘤或早期胆囊癌难以鉴别。增生性息肉一般为单发,直径大于 10 mm,呈乳头状或分叶状,内部回声相对均匀。炎症性息肉相对少见,仅占所有胆囊息肉的 1.4%~12%,由水肿的疏松结缔组织增生引起,内部回声低,可伴有胆囊壁炎性增厚。纤维性息肉由结缔组织组成,与炎性息肉相似。肉芽肿性息肉是由炎性肉芽组织形成的,与急性胆囊炎和胆囊结石常合并存在。

EUS 是胆囊息肉重要的检查方法,然而,仅通过影像学表现鉴别上述胆囊息肉类型较困难,最终还是要通过病理确诊。

扫查体会

(1)胆囊息肉的扫查较胆囊癌相对容易,多数情况下在胃内或球部均可观察到病灶,观察重点为息肉的大小、形态、回声、蒂与胆囊壁的关系等。

(2)声学造影可帮助鉴别胆囊息肉和 I 型胆囊癌。

(王　瀚　邢　铃)

参考文献

[1] Azuma T, Yoshikawa T, Araida T, et al. Differential diagnosis of polypoid lesions of the gallbladder by endoscopic ultrasonography [J]. Am J Surg, 2001,181(1):65-70.

[2] Karaosmanoglu AD, Blake M. Hamartomatous polyp of the gallbladder with an associated choledochal cyst [J]. J Ultrasound Med, 2010,29(11):1663-1666.

[3] Lee KF, Wong J, Li JC, et al. Polypoid lesions of the gallbladder [J]. Am J Surg, 2004,188(2):186-190.

[4] Akatsu T, Aiura K, Shimazu M, et al. Can endoscopic ultrasonography differentiate nonneoplastic from neoplastic gallbladder polyps [J]. Dig Dis Sci, 2006,51(2):416-421.

[5] Tanaka K, Katanuma A, Hayashi T, et al. Role of endoscopic ultrasound for gallbladder disease [J]. J Med Ultrason (2001), 2021,48(2):187-198.

11.3　胆囊腺瘤性息肉

病史简介

患者,男性,51 岁,反复上腹部疼痛不适 4 个月,时伴背部放射。腹部超声示:胆囊息肉。患者有乙肝病毒携带病史,否认胆囊结石病史,有高血压病、2 型糖尿病病史,否认吸烟、嗜酒史。查体:阴性。

实验室检查

血常规:CRP<0.5 mg/L, WBC 4.63×10⁹/L, Hb 147 g/L, PLT 163×10⁹/L。

肝功能:TB 11.6 μmol/L, DB 3.6 μmol/L, ALT 14 U/L, AST 6 U/L, AKP 64 U/L, γ-GT 21 U/L。

肿瘤标志物:AFP 4.0 μg/L, CEA 3.1 μg/L, CA19-9 2.0 U/ml。

乙肝三系:HBsAg(＋)。

影像学检查

腹部超声:胆囊大小约 26 mm × 60 mm,壁欠光滑,见数枚团状高回声,大者约 4.4 mm×3 mm,后方无声影,不随体位移动,考虑胆囊多发息肉(图 11－3－1)。

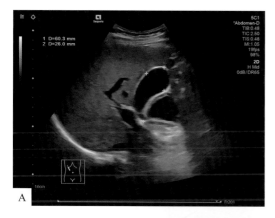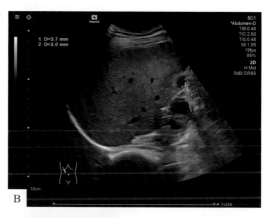

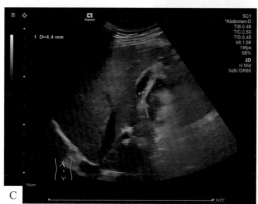

图 11－3－1 腹部超声声像图

A.胆囊无增大,壁无增厚,囊壁欠光滑,胆汁透声佳;B、C.胆囊颈可见类圆形高回声,后方无声影,大小约 4.4 mm×3 mm(↑)

EUS 扫查前影像学资料解读

根据腹部超声结果考虑胆囊多发息肉,胆固醇性息肉可能性大。

EUS 扫查目的

通过 EUS 扫查了解胆囊息肉性质,必要时可行声学造影以鉴别胆固醇性息肉与腺瘤性息肉。

超声所见

超声声像图及其示意图见图 11－3－2,EUS 扫查见视频 11－3－1。

视频 11－3－1
EUS 扫查
请扫二维码观看

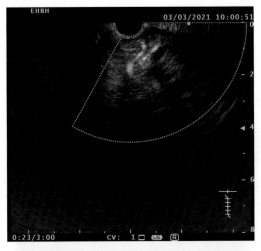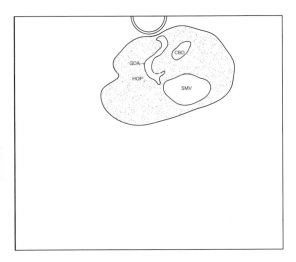

A. 经球部扫查见胰腺段胆总管无异常

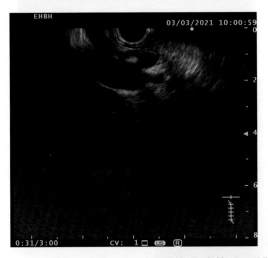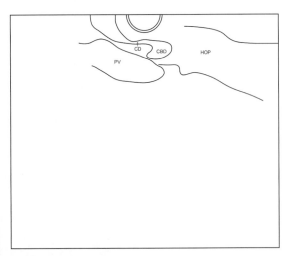

B. 继续向肝门扫查,见胆总管、胆囊管开口及胆囊管无异常

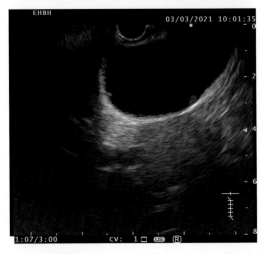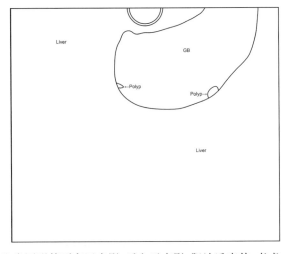

C. 胆囊无增大,囊壁无增厚,壁毛糙,囊壁见多发类圆形等到高回声影,后方无声影,胆汁透声佳,考虑胆固醇性息肉可能

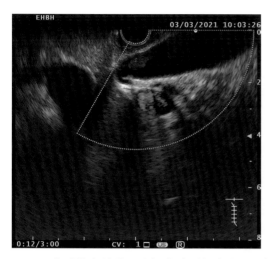
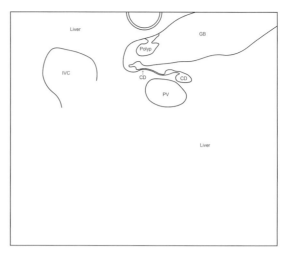

D. 胆囊管未见明显异常,胆囊颈部囊壁见一类圆形低回声团块,大小约 5.6 mm×8.6 mm,似有细蒂,其内可见血流信号

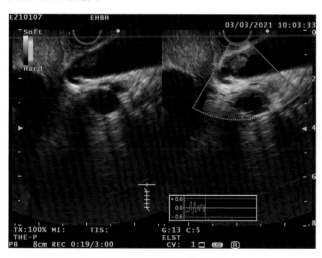

E. 弹性成像呈蓝绿色,提示质地偏硬

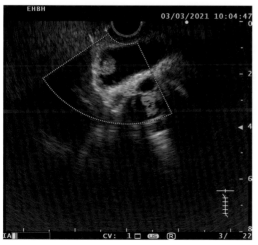

F. 换切面扫查亦可见血流

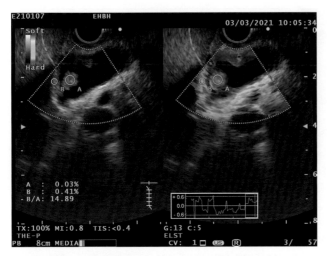

G. 弹性成像呈蓝绿色,SR＝14.89,提示质地偏硬,考虑腺瘤性息肉可能性大

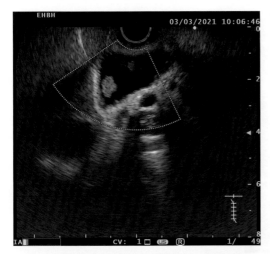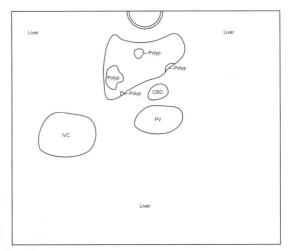

H. 其旁可见多个类圆形等到高回声影,其内未见血流,考虑胆固醇性息肉可能

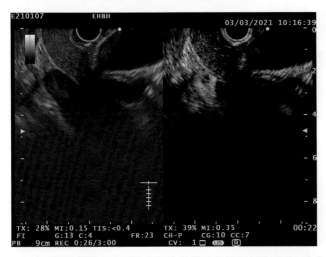

I. 声学造影可见病灶在动脉前期呈较均匀轻度强化,该息肉考虑腺瘤性息肉可能性大

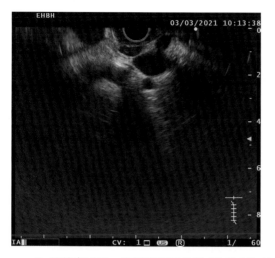
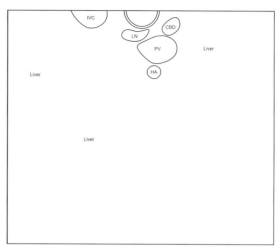

J. 胆管旁可见一卵圆形低回声影,回声不均,边缘模糊,长约 11 mm,考虑淋巴结

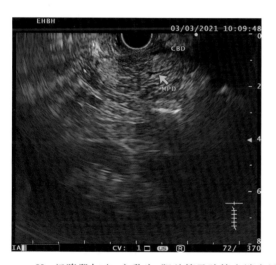
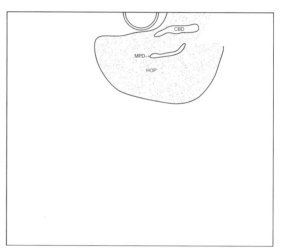

K. 经降段扫查,主乳头、胆总管及胰管末端未见异常

图 11-3-2 超声声像图及示意图

EUS 诊断

胆囊多发息肉:腺瘤性息肉及胆固醇性息肉。

治疗

行胆囊切除术。

病理

(胆囊)慢性胆囊炎,腺瘤性息肉(图 11-3-3)。

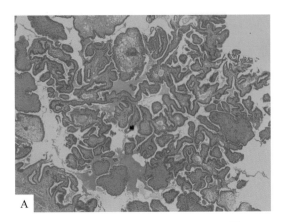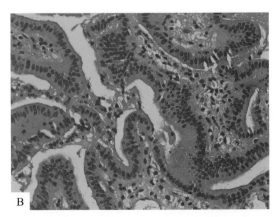

图 11-3-3 病理图

A. 4×,腺瘤性息肉;B. 40×,腺上皮低级别上皮内瘤变

讨论

胆囊息肉又称胆囊息肉样病变,是胆囊壁向囊腔内呈息肉样突起或隆起的一类病变。根据其性质可分为假性息肉和真性息肉,假性息肉以胆固醇性息肉为代表,占胆囊息肉的95%以上,真性息肉主要指腺瘤性息肉,具有潜在的恶变风险,恶性腺癌的发病率仅为0.4%。胆囊息肉的患病率为0.3%~9.5%,男性多见,男女比例为1.15:1。大多数胆囊息肉无明显症状,多在体检时发现,少数可出现上腹疼痛、消化不良等不适。良性和恶性息肉的临床表现无明显差别。

经腹超声因其价格低廉、灵敏度和特异性高,是诊断胆囊息肉的首选方法。对胆囊疾病而言,超声内镜的显示效果优于经腹超声,尤其是当患者体形肥胖、皮下脂肪较多或胃肠积气明显时,会干扰腹部超声探头对胆囊的显示。常规经腹超声(conventional ultrasound,CUS)使用低频换能器,EUS使用高频换能器,成像分辨率更高,因此对胆囊息肉样病变精细结构(如回声点、多发微囊肿、彗尾征)的显示比CUS更准确。CUS诊断胆囊息肉的敏感性为50%~90.1%,特异性为71%~98.3%。CUS区分真性与假性息肉的敏感性为68%,特异性为79%,而EUS的敏感性为85%,特异性为90%,明显较CUS高。CUS区分胆囊增生性息肉、癌与腺瘤及胆固醇性息肉的敏感性为79%,特异性为89%,而EUS的敏感性为86%,特异性为92%。CUS鉴别胆囊息肉良、恶性的准确率为71%,而EUS为97%,两者间有显著性差异($P < 0.0001$)。CUS检查后,如病情需要可行EUS。当CUS怀疑恶性时,建议使用EUS鉴别胆囊息肉样病变的性质。

胆囊息肉的声像图通常呈固定的高回声团块,也可呈等至低回声团块,突向胆囊腔,通常无声影,但少数病例伴有部分或完全声影。然而在大多数患者中,超声无法准确区分良性息肉、癌前病变和恶性病变。若回声表现为微小高回声斑点(单个1~5 mm均匀高回声斑点)或聚集高回声团块(由多个1~3 mm高回声斑点组成,伴或不伴低回声区),其诊断胆固醇性息肉的特异性为100%。95%的胆固醇性息肉可有上述声像特征,而非胆固醇性息肉通常没有上述声像特征,一般表现为均匀或不均匀等回声团块,也可表现为低回声团块。彩色多普勒有助于鉴别真性与假性胆囊息肉,真性胆囊息肉病灶出现血流信号的概率更高

（87.0% vs 62.2%，P＝0.018）。虽然良性息肉与恶性息肉均可有血流信号，但恶性息肉的流速较高，通常＞20 cm/s，阻力指数＜0.65，而良性息肉的流速通常＜20 cm/s，阻力指数＞0.65，但其诊断准确性仍不满意。声学造影也有助于鉴别胆囊腺瘤性息肉与胆固醇性息肉。腺瘤性息肉通常呈均匀性强化，胆固醇性息肉通常呈不均匀强化，基于上述增强模式鉴别腺瘤性息肉与胆固醇性息肉的敏感性、特异性、阳性预测值、阴性预测值和准确率分别为75%、66.6%、60%、80%和70%。此外，真性息肉通常直径≥1 cm。如为广基息肉或病灶局部胆囊壁受累，通常提示恶性胆囊息肉可能。如果怀疑为恶性胆囊息肉，要及时行增强 CT 或 MRI 以协助诊断，避免漏诊或误诊。本例患者在 EUS 下发现胆囊多发息肉，其中胆囊颈有一枚息肉，呈低回声，似见细蒂，其内可见杆状血流信号，弹性成像提示质地偏硬，声学造影在动脉前期呈较均匀轻度强化，故 EUS 考虑腺瘤性息肉可能，结果与病理相符。

扫查体会

（1）经胃、球部或降段扫查均可探及胆囊，但球部与胆囊距离最近，对胆囊层次、细节显示更佳。

（2）经球部扫查胆囊时，应沿着胆总管、胆囊管开口、胆囊管、胆囊颈/体/底部进行连续、完整、系统的扫查，避免跳跃式扫查和不完整扫查，以免漏诊胆囊小息肉甚至大的息肉。

（3）谐波成像可过滤杂波，消除旁瓣伪像，有助于清楚显示胆囊息肉。

（4）如合并胆囊结石，尤其是巨大胆囊结石时，其声影可影响胆囊壁的显示，导致胆囊息肉的漏诊，故需仔细扫查胆囊壁，避免漏诊。可通过多站点全面扫查或通过改变患者体位，改变结石在胆囊中的位置，以完整显示胆囊壁。

（5）充盈的胆囊是正确评估胆囊的基础，胆囊充分充盈可使胆囊壁充分张开，有助于诊断与鉴别诊断，故患者要充分禁食，建议在 EUS 检查前禁食至少 8 小时。

（6）调高探头频率可更清楚地显示胆囊壁细节，提高 EUS 鉴别胆囊息肉性质的准确性。

（王　瀚　高道键）

参考文献

［1］Cantürk Z, Sentürk O, Cantürk NZ, et al. Prevalence and risk factors for gall bladder polyps ［J］. East Afr Med J, 2007,84(7):336－341.

［2］Wiles R, Thoeni RF, Barbu ST, et al. Management and follow-up of gallbladder polyps: Joint guidelines between the European Society of Gastrointestinal and Abdominal Radiology (ESGAR), European Association for Endoscopic Surgery and other Interventional Techniques (EAES), International Society of Digestive Surgery-European Federation (EFISDS) and European Society of Gastrointestinal Endoscopy (ESGE) ［J］. Eur Radiol, 2017,27(9):3856－3866.

［3］Sugiyama M, Xie XY, Atomi Y, et al. Differential diagnosis of small polypoid lesions of the gallbladder: the value of endoscopic ultrasonography ［J］. Ann Surg, 1999,229(4):498－504.

［4］Babu BI, Dennison AR, Garcea G. Management and diagnosis of gallbladder polyps: a systematic review ［J］. Langenbecks Arch Surg, 2015,400(4):455－462.

［5］Zielinski MD, Atwell TD, Davis PW, et al. Comparison of surgically resected polypoid lesions of the gallbladder to their pre-operative ultrasound characteristics [J]. J Gastrointest Surg, 2009,13(1):19 - 25.

[6] French DG, Allen PD, Ellsmere JC. The diagnostic accuracy of transabdominal ultrasonography needs to be considered when managing gallbladder polyps [J]. Surg Endosc, 2013,27(11):4021 - 4025.

[7] Sugiyama M, Atomi Y, Kuroda A, et al. Large cholesterol polyps of the gallbladder: diagnosis by means of US and endoscopic US [J]. Radiology, 1995,196(2):493 - 497.

[8] Kim SY, Cho JH, Kim EJ, et al. The efficacy of real-time colour Doppler flow imaging on endoscopic ultrasonography for differential diagnosis between neoplastic and non-neoplastic gallbladder polyps [J]. Eur Radiol, 2018,28(5):1994 - 2002.

[9] Hirooka Y, Naitoh Y, Goto H, et al. Differential diagnosis of gall-bladder masses using colour Doppler ultrasonography [J]. J Gastroenterol Hepatol, 1996,11(9):840 - 846.

[10] Park CH, Chung MJ, Oh TG, et al. Differential diagnosis between gallbladder adenomas and cholesterol polyps on contrast-enhanced harmonic endoscopic ultrasonography [J]. Surg Endosc, 2013,27(4):1414 - 1421.

11.4　瓷瓶胆囊

病史简介

患者,女性,62 岁,发现胆囊萎缩 20 余年。我院腹部超声示:萎缩性胆囊炎、胆石症可能。外院 CT 示:瓷瓶胆囊。否认胆囊结石病史,即往无腹痛、尿黄史,否认其他疾病史。查体:阴性。

实验室检查

血常规:CRP<0.499 mg/L, WBC 4.94×10⁹/L, Hb 115 g/L, PLT 180×10⁹/L。
肝功能:TB 13.7 μmol/L, ALT 14 U/L, AST 17 U/L, AKP 11 U/L, γ - GT 81 U/L。
肿瘤标志物:AFP 2.0 μg/L, CEA 2.0 μg/L, CA19 - 9 19.1 U/ml。

影像学检查

上腹 CT:胆囊壁轻度增厚,壁上可见环形高密度影,考虑瓷瓶胆囊可能(图 11 - 4 - 1)。

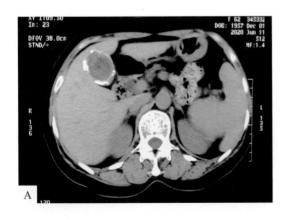
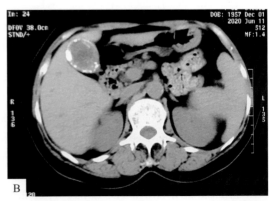

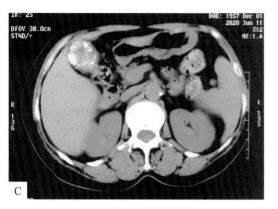
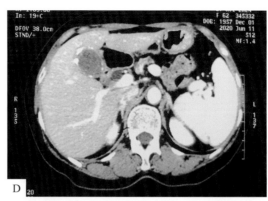
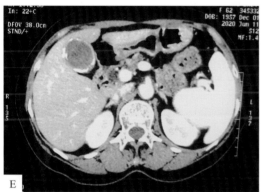
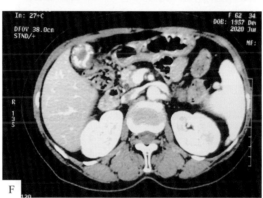
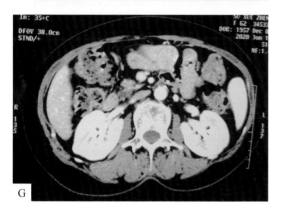

图 11-4-1 上腹 CT 图

　　A、B、C.CT 平扫见胆囊壁轻度增厚,囊壁上可见点状、条状及弧形高密度影,胆囊腔内密度不均,局部密度稍高,胆囊周围肝脏未见异常密度灶;D、E、F. 增强 CT 见胆囊壁无高密度灶处较均匀轻度强化,胆囊腔内无强化,胆囊周围肝脏均匀强化,未见异常密度灶;G.胆总管无扩张,其内未见异常密度影

EUS 扫查前影像学资料解读

　　CT 检查考虑瓷瓶胆囊,胆囊壁未见占位影,胆囊癌变可能性小。胆囊腔内未见结石影,胆总管未见结石。

EUS 扫查目的

　　根据患者影像学资料,瓷瓶胆囊诊断基本明确。CT 未见明确胆总管结石,拟行 EUS,了解胆囊壁情况,了解有无胆囊癌变,明确是否合并胆总管结石。

超声所见

　　超声声像图及其示意图见图 11-4-2,EUS 扫查见视频 11-4-1。

视频 11-4-1
EUS 扫查
请扫二维码观看

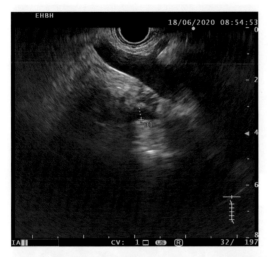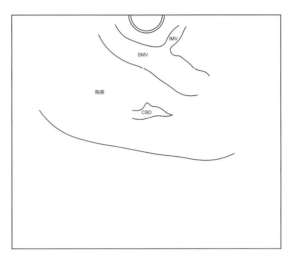

A. 经胃扫查见胰颈及胰腺钩突实质均匀,未见占位影,胆总管无扩张,其内未见异常回声影

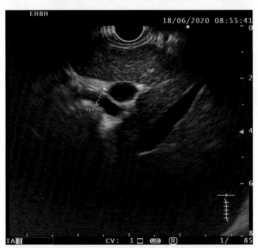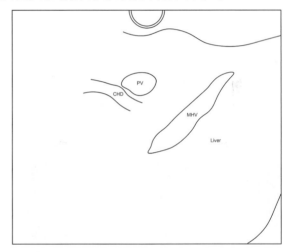

B. 肝总管无扩张,其内未见异常回声影,左肝实质回声均匀,未见异常占位

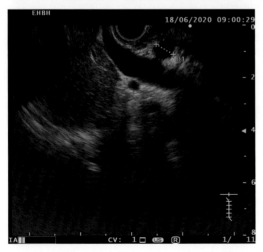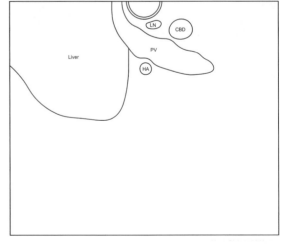

C. 经球部扫查,胆总管未见明显异常,胆总管旁可见一类圆形低回声影,边界不清,回声不均,考虑淋巴结

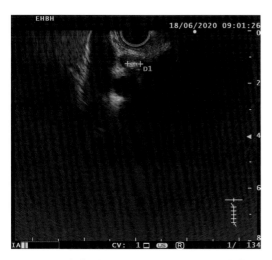 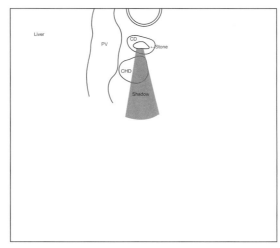

D. 胆囊管见强回声,长径约 3 mm,后方伴声影,考虑胆囊管结石

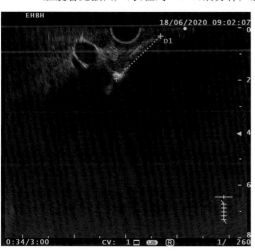 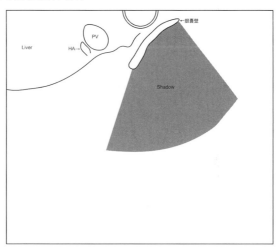

E. 胆囊壁呈弧形强回声,后方伴声影,胆囊外膜完整,周围肝脏回声均匀,未见低回声灶,声影影响远场观察

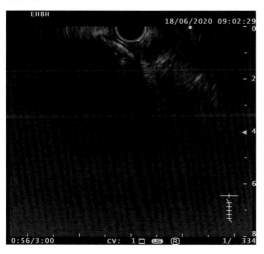 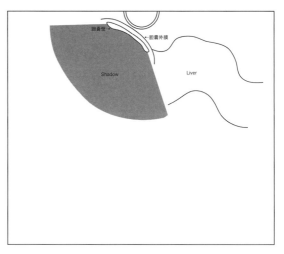

F. 连续扫查胆囊壁呈弧形强回声,后方伴声影,所显胆囊外膜完整,声影严重影响远场观察

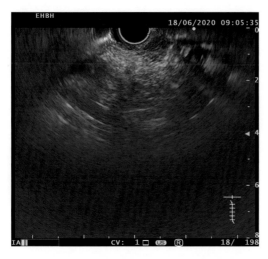
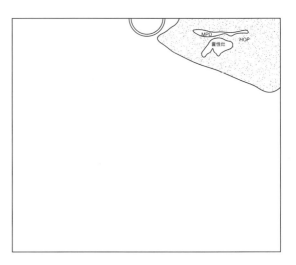

G. 经降段扫查,胰头段主胰管未见异常,胰管旁可见类圆形囊性无回声区,大小约 5 mm×8 mm,未见与胰管明确相通,考虑囊肿可能

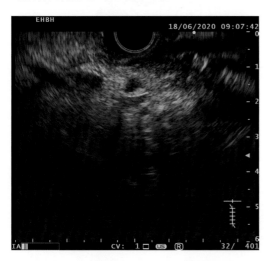
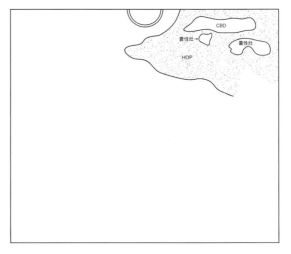

H. 胆总管胰腺段未见明显异常,胆管旁可见数个类圆形囊性无回声区,大者约 12 mm×8 mm,未与胆管相通,考虑囊肿可能

图 11-4-2　超声声像图及示意图

EUS 诊断

①瓷瓶胆囊;②胆囊管结石;③胰头囊性灶:囊肿可能。

治疗

行腹腔镜胆囊切除术。

病理

(胆囊)慢性胆囊炎伴囊壁钙化,细胞无异型(图 11-4-3)。

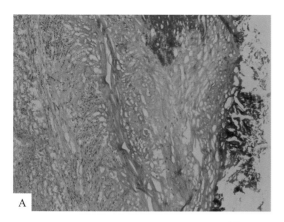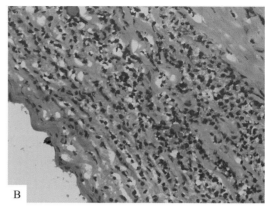

图 11 - 4 - 3　病理图

A. 20×,胆囊壁纤维组织增生伴钙化;B. 40×,胆囊壁炎细胞浸润

讨论

胆囊钙化也被称为瓷瓶胆囊(porcelain gallbladder),根据钙化程度分为完全壁内钙化型和局限性黏膜钙化型。瓷瓶胆囊是一种罕见的疾病,在所有胆囊疾病患者中瓷瓶胆囊的发生率<1%,在胆囊切除的患者中,其发生率为 0.06%~0.08%。女性的发病率是男性的 5 倍,好发年龄在 60 岁以上。60%~90%的患者合并胆囊结石。胆囊癌的发生风险与瓷瓶胆囊的类型有关。完全壁内钙化型的胆囊癌发生率为 0,而局限性黏膜钙化型与胆囊恶性肿瘤呈正相关,其胆囊癌的发生率为 7%。

根据钙化的程度和性质,瓷瓶胆囊的超声表现可分为三类:Ⅰ型表现为半月形强回声结构,伴完整声影;Ⅱ型表现为双凸曲线样高回声伴声影,但其声衰减较Ⅰ型小,故胆囊前后壁均能显示;Ⅲ型表现为多发不规则簇状高回声团伴声影,与Ⅰ型相似,但声影较弱。Ⅰ型对应完全壁内钙化型,Ⅱ型和Ⅲ型对应局限性黏膜钙化型。目前没有比较经腹超声和 EUS 诊断瓷瓶胆囊的研究。但对胆囊疾病而言,EUS 的显示效果优于经腹超声,尤其是当患者体形肥胖、皮下脂肪较多或胃肠腔内气体较多时,会干扰腹部超声探头对胆囊的显示。而 EUS 检查时超声探头位于胃和十二指肠内,紧贴胆囊,可除去皮下脂肪和胃肠气体对探头的干扰。另外,对于胆囊管,虽然经腹超声、CT 等可以发现扩张的胆囊管,但由于正常的胆囊管口径小且弯曲呈螺旋形,使得经腹超声和 CT 难以发现,并且瓷瓶胆囊因胆囊壁钙化会影响对胆囊管的扫查,此时 EUS 显现出绝对优势。EUS 可沿胆总管下段,往肝门部追踪找到胆囊管开口,并可沿着胆囊管的走行动态扫查,完整显示胆囊管、胆囊,从而做出准确的诊断。目前尚无 EUS 对瓷瓶胆囊的诊断分类,根据经腹超声的分类,该患者的 EUS 扫查图像呈现为半月形强回声结构,伴完整声影,为Ⅰ型,对应于完全壁内钙化型。但因Ⅰ型瓷瓶胆囊伴完全声影,故无法明确胆囊内有无结石或远侧胆囊壁有无合并其他病变,如胆囊癌。在扫查过程中,应对胆囊进行全方位扫查,通过不同位置的扫查显示胆囊前后壁,避免漏诊。同时超声诊断瓷瓶胆囊的患者需进一步行 CT 或 MRI 以协助诊断,避免漏诊或误诊。

瓷瓶胆囊要与胆囊积气、气肿性胆囊炎、充满型胆囊结石或胆囊巨大结石鉴别。瓷瓶胆囊、充满型胆囊结石和胆囊巨大结石均表现为胆囊窝处强回声带伴声影,但胆囊结石患者的胆囊壁和胆石回声之间存在薄薄的液性回声带或稍混浊胆泥样回声带。如果为胆囊充满型结石,声像图表现为"胆囊壁-结石强回声-声影"三联征,其胆囊壁的正常三层结构通常是存在的,而瓷瓶胆囊的胆囊壁正常三层结构消失,仅能显示胆囊外膜,紧贴着外膜即为强回声与声影。胆囊积气或气肿性胆囊炎的 EUS 声像图为胆囊窝有一个新月形强回声,但声影表现为慧尾征,与结石或钙化的声影有明显区别。

扫查体会

（1）经胃、球部或降段扫查均可探及胆囊,球部与胆囊距离最近,对胆囊的层次、细节显示更佳。经球部扫查胆囊时,应沿着胆总管找到胆囊管开口,沿着胆囊管很容易找到胆囊,应连续、完整、系统地扫查,避免跳跃式扫查,以免漏扫病灶。

（2）瓷瓶胆囊患者罹患胆囊癌的风险升高,故发现瓷瓶胆囊时要仔细扫查胆囊壁,避免漏诊胆囊癌。

（3）瓷瓶胆囊失去胆囊正常的形态和轮廓,胆囊内无回声区消失,前壁呈弧形或半月形强回声,后方伴有声影,与肠道气体容易混淆,可误认为是肠道气体而反复对其他位置进行扫查来寻找"胆囊",尤其是经胃部扫查时更易出现上述情况,从而延长扫查时间。要提高对瓷瓶胆囊超声声像图的熟悉度和敏感度,避免漏诊。

（王　瀚　高道键）

参考文献

［1］Morimoto M, Matsuo T, Mori N. Management of Porcelain Gallbladder, Its Risk Factors, and Complications: A Review［J］. Diagnostics (Basel), 2021,11(6):1073.

［2］Stephen AE, Berger DL. Carcinoma in the porcelain gallbladder: a relationship revisited［J］. Surgery, 2001,129(6):699 - 703.

［3］Schnelldorfer T. Porcelain gallbladder: a benign process or concern for malignancy［J］. J Gastrointest Surg, 2013,17(6):1161 - 1168.

［4］Kane RA, Jacobs R, Katz J, et al. Porcelain gallbladder: ultrasound and CT appearance［J］. Radiology, 1984,152(1):137 - 141.

［5］Parulekar SG. Sonographic findings in acute emphysematous cholecystitis［J］. Radiology, 1982,145(1):117 - 119.

11.5　胆囊腺肌症

病史简介

患者,男性,32 岁,体检发现胆囊萎缩 1 年。我院 MRCP 示:胆囊显示不清;腹部超声示:萎缩性胆囊炎可能。否认胆囊结石或胆囊息肉病史。查体:阴性。

实验室检查

血常规:CRP<0.5 mg/L, WBC 4.92×10^9/L, Hb 122 g/L, PLT 304×10^9/L。

肝功能：TB 10.9 μmol/L，ALT 56 U/L，AST 25 U/L，AKP 92 U/L，γ - GT 111
U/L。

肿瘤标志物：AFP 2.0 μg/L，CEA 1.3 μg/L，CA19 - 9 10.8 U/ml。

影像学检查

MRCP：胆囊显示不清，肝内外胆管无扩张。腹部B超：萎缩性胆囊炎可能（图 11 - 5 - 1）。

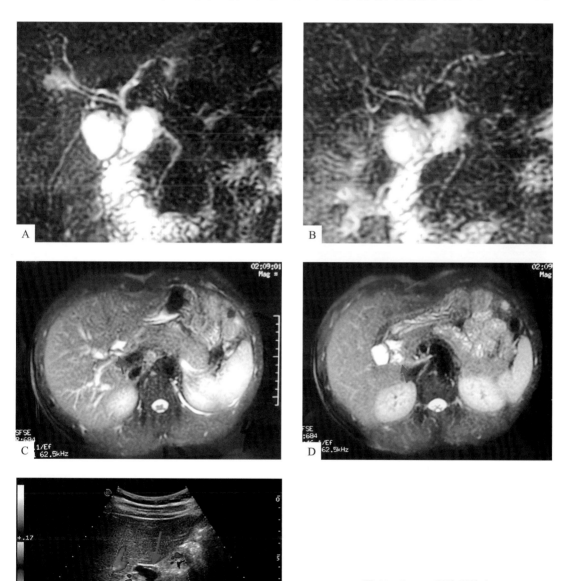

图 11 - 5 - 1　影像学检查

A、B. MRCP 示肝内、外胆管未见明显异常；C、D. 肝外胆管无扩张（↑），其旁可见十二指肠球部，未见明确胆囊；E. 腹部超声见胆囊轮廓显示不清，大小约 20 mm×14 mm，囊壁毛糙，厚约 4 mm（↑），透声好，考虑萎缩性胆囊炎可能

EUS 扫查前影像学资料解读

MRCP 未找到明确胆囊,而腹部超声检查提示胆囊亦显示不清,仅在胆囊窝区扫及一个无回声区,根据上述资料考虑萎缩性胆囊炎或先天胆囊缺如。

EUS 扫查目的

明确有无胆囊,若 EUS 扫及胆囊,则进一步明确胆囊病变的性质。

超声所见

超声声像图及其示意图见图 11-5-2,EUS 扫查见视频 11-5-1。

视频 11-5-1
EUS 扫查
请扫二维码观看

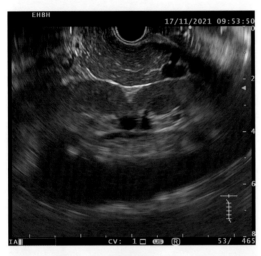
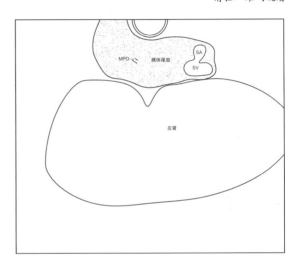

A. 经胃扫查,胰体尾部实质回声均匀,未见占位影,胰管未见明显异常

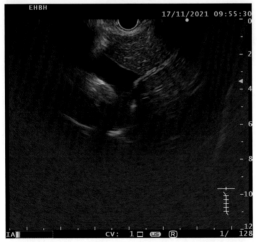
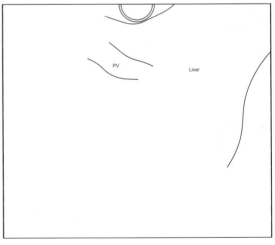

B. 左肝、门静脉主干及肝内胆管未见明显异常

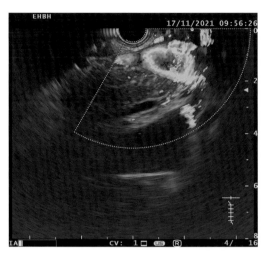 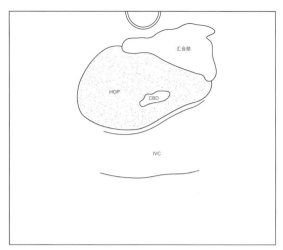

C. 胰头钩突实质回声均匀,未见占位影,胆总管未见明显异常

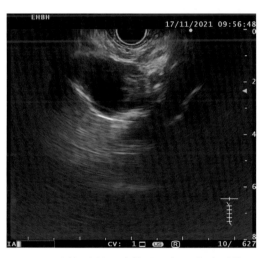 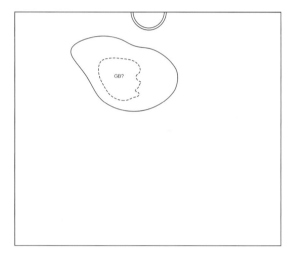

D. 经胃扫查见一囊状无回声区,胆囊可能

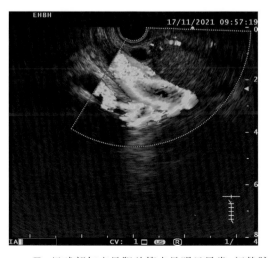 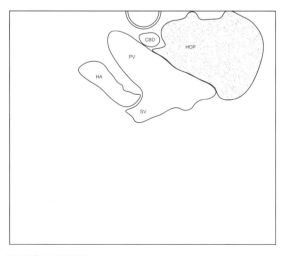

E. 经球部扫查见胆总管未见明显异常,门静脉、肝动脉血流通畅

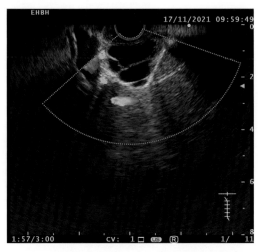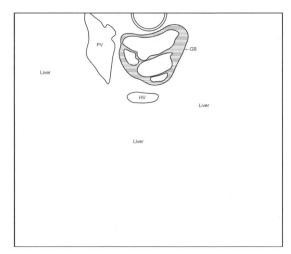

F. 经球部沿胆总管连续扫查见胆总管延伸出一囊性无回声区,考虑为胆囊,胆囊大小约 19.6 mm×21.7 mm,囊壁可见多发囊性无回声区,局部囊壁增厚,胆囊外膜完整,与肝脏分界清晰

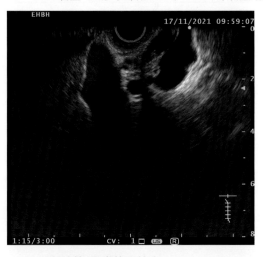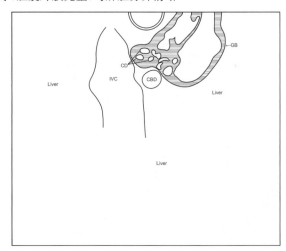

G. 胆总管、胆囊管无扩张

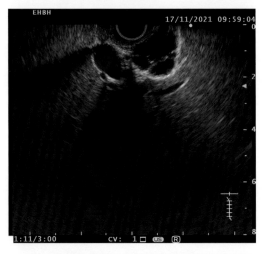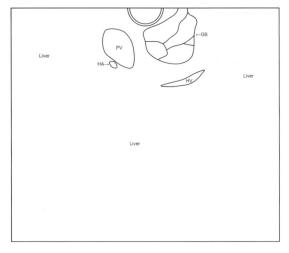

H. 胆囊体底部亦见囊壁多发囊性无回声区

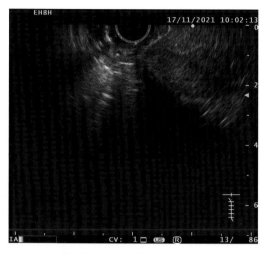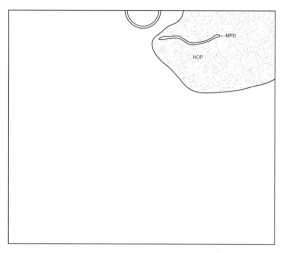

I. 经降段扫查,主胰管未见明显异常

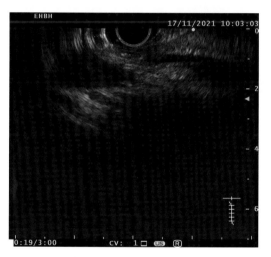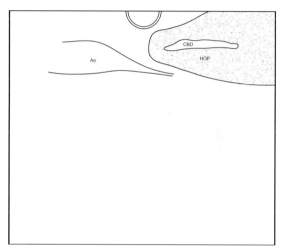

J. 胆总管下端未见明显异常

图 11 - 5 - 2 超声声像图及示意图

EUS 诊断

胆囊萎缩、胆囊壁增厚伴多发囊性灶;胆囊腺肌症(弥漫型)。

治疗

行腹腔镜胆囊切除术。

病理

(胆囊)慢性胆囊炎,腺肌症(图 11 - 5 - 3、图 11 - 5 - 4)。

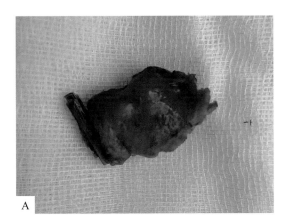
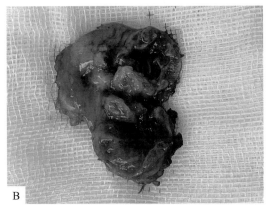

图 11 - 5 - 3 大体标本图

A. 胆囊缩小,大小约 15 cm×2.5 cm;B. 切面可见胆囊壁增厚并有多个肌内囊腔

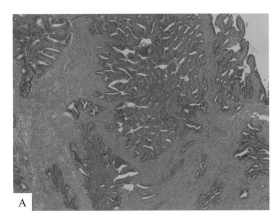
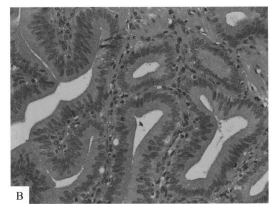

图 11 - 5 - 4 病理图

A. 4×,无异型腺体于胆囊肌层呈叶状分布;B. 40×,腺上皮细胞无异型

讨论

胆囊腺肌症(gallbladder adenomyomatosis,GA)是一种良性的获得性疾病,是一种以上皮细胞过度增殖伴固有肌层肥大,导致胆囊壁增厚为特征的病理状态。上皮细胞过度增生导致黏膜外翻进入或超出胆囊肌层,形成壁内憩室,即罗阿窦,罗阿窦与胆囊腔之间有管道相通,内可含结石或胆固醇结晶,但 GA 不会累及胆囊外膜。根据胆囊壁受累的程度,GA可分为三型:基底型(局限型)、节段型和弥漫型。基底型 GA 胆囊底呈局灶性增厚,胆囊其他部分囊壁厚度正常,整个胆囊形状保持正常。节段型 GA 胆囊壁呈环周形增厚,将胆囊腔分成两个独立的腔室,形成"沙漏"样外观。弥漫型 GA 的胆囊黏膜和肌层弥漫性不规则增厚,胆囊呈囊样萎缩,即使在禁食后,胆囊亦呈萎缩样。GA 约占胆囊良性疾病的 40%。超过 50% 的 GA 患者和高达 90% 的节段性 GA 患者合并胆囊结石。大多数 GA 患者通常无症状,少数患者表现为右上腹或上腹部非特异性腹痛。GA 可合并胆囊癌,6.4%~6.6% 的节段性 GA 患者会发生胆囊癌,而基底型和弥漫型 GA 与胆囊癌之间未发现明确相关性。

经腹超声是 GA 的首选检查方法,MRI 是进一步评估超声检查未能确诊病例的理想工具,CT 是评估胆囊壁增厚、鉴别 GA 和胆囊癌的检查手段。经腹超声、MRI 和 CT 鉴别 GA 与早期胆囊癌的准确性分别为 $91\%\sim95\%$、93% 和 $40\%\sim75\%$。EUS 探头可以紧贴胆囊壁,故能更准确地评估胆囊壁,评估胆囊壁增厚的准确性比经腹超声更高,敏感性也更高,尤其是对肥胖患者。此外,与经腹超声相比,EUS 能显示胆囊癌中可能存在的微囊腔,有助于胆囊癌的鉴别诊断。

经腹超声和 EUS 诊断 GA 的超声图像是相似的,其表现如下:①所有 GA 患者的胆囊壁均增厚($>3\,mm$),可呈局灶性或弥漫性,或环形狭窄,是 GA 的一个标志,但特异性较差;②胆囊外膜清晰、连续、完整,与肝脏分界清;③增厚的胆囊壁内可见小的无回声囊腔,这是 GA 的特征性表现;④当罗阿窦内含有结石时,囊壁内可见强回声伴声影,当罗阿窦内充满胆固醇结晶时,可见高回声伴混响伪影,即慧尾征,存在上述表现时基本可诊断为 GA;⑤通常无胆囊周积液。

GA 要与急、慢性胆囊炎、黄色肉芽肿性胆囊炎、胆囊癌等鉴别。典型的 GA 表现为增厚胆囊壁内发现罗阿窦,且胆囊外膜完整。罗阿窦可根据其内容物不同表现出截然不同的声学特征,从胆汁的无回声区到钙化强回声区。急性胆囊炎通常胆囊肿大,囊壁增厚,囊壁呈双轨征。慢性胆囊炎胆囊缩小,囊壁增厚,边缘毛糙不平、轮廓不规则,囊内透声差,炎症较重者囊壁增厚,回声增强,边界模糊欠光整,可表现为类似双轨征,合并胆囊结石者可形成囊壁-结石-声影征。黄色肉芽肿性胆囊炎囊壁呈弥漫性或局灶性增厚,增厚的胆囊壁内可见结节状低回声或不规则低回声,通常胆囊黏膜层回声完整,但黄色肉芽肿性胆囊炎可累及肝脏,故外膜可不完整,这与 GA 不同。胆囊癌囊壁呈低回声不规则增厚,其内可见血流信号,外膜高回声层不规则,连续性被破坏,局部胆囊壁黏膜层亦可遭破坏而不连续。

本例患者胆囊壁呈弥漫性增厚伴壁内多发无回声区,外膜完整,考虑为弥漫型 GA。经腹超声仅发现胆囊窝区有一无回声灶,囊壁及壁内结构显示不清,而 EUS 扫查时在胆总管找到胆囊管开口,沿胆囊管发现缩小的胆囊,并清晰显示囊壁的层次、细节,故诊断为弥漫型 GA,并得到手术病理证实。

扫查体会

(1) 充盈的胆囊是正确评估胆囊的基础,尤其对胆囊壁增厚的患者,胆囊充分充盈可使胆囊壁充分张开,有助于诊断和鉴别诊断,故患者要充分禁食,建议在 EUS 检查前禁食至少 8 小时。

(2) 要精确地调整焦点深度,有助于 GA 诊断的准确性。特别是扫查基底型 GA,通常有必要将焦点设在一个较浅的位置。

(3) 调高探头频率可更清楚地显示胆囊壁细节,从而提高 EUS 诊断 GA 的准确性。

(4) 谐波成像可过滤杂波,可提高 EUS 显示胆囊壁和罗阿窦的清晰度和准确性。

(5) 需对胆囊管、胆囊颈/体/底部进行连续、完整、系统的扫查,尤其对胆囊缩小的患者,更要避免跳跃式扫查,以免漏扫病灶。

(王 瀚 高道键)

参考文献

［1］ Lin SH, Chang FY, Yang YS, et al. Rare gallbladder adenomyomatosis presenting as atypical cholecystitis: case report ［J］. BMC Gastroenterol, 2011,11:106.

［2］ Hammad AY, Miura JT, Turaga KK, et al. A literature review of radiological findings to guide the diagnosis of gallbladder adenomyomatosis ［J］. HPB (Oxford), 2016,18(2):129 - 135.

［3］ Aldridge MC, Gruffaz F, Castaing D, et al. Adenomyomatosis of the gallbladder. A premalignant lesion ［J］. Surgery, 1991,109(1):107 - 110.

［4］ Suzuki K, Abe K, Ohbu M. A Resected Gallbladder Carcinoma Coexisting With Adenomyomatosis Involving Varied Degrees of Intraepithelial Dysplasia: A Case Report and Literature Review ［J］. Surg Laparosc Endosc Percutan Tech, 2019,29(4):290 - 296.

［5］ Ootani T, Shirai Y, Tsukada K, et al. Relationship between gallbladder carcinoma and the segmental type of adenomyomatosis of the gallbladder ［J］. Cancer, 1992,69(11):2647 - 2652.

［6］ Nabatame N, Shirai Y, Nishimura A, et al. High risk of gallbladder carcinoma in elderly patients with segmental adenomyomatosis of the gallbladder ［J］. J Exp Clin Cancer Res, 2004, 23 (4): 593 - 598.

［7］ Bonatti M, Vezzali N, Lombardo F, et al. Gallbladder adenomyomatosis: imaging findings, tricks and pitfalls ［J］. Insights Imaging, 2017,8(2):243 - 253.

11.6　Mirizzi 综合征

病史简介

患者,男性,50 岁,反复中上腹胀痛不适 8 年,外院腹部彩超提示胆囊结石伴慢性胆囊炎,保守治疗后缓解。近 1 个月患者腹痛再发,尿色加深,伴皮肤、巩膜黄染,无发热。外院查 MRCP 示胆囊及胆囊颈部多发结石伴胆囊炎,肝内外胆管扩张。患者有乙肝病史 8 年,未予正规抗病毒治疗。否认高血压病、2 型糖尿病及冠心病史。查体:全身皮肤、巩膜黄染,腹软,右上腹轻压痛,Murphy 征阴性。

实验室检查

血常规:CRP 2.99 mg/L, WBC 6.7×10^9/L, Hb 129 g/L, PLT 411×10^9/L。

肝功能:TB 106.9 μmol/L, DB 92 μmol/L, ALT 62 U/L, AST 56 U/L, AKP 112 U/L, γ - GT 163 U/L。

肿瘤标志物:AFP 2.6 μg/L, CEA 1.8 μg/L, CA19 - 9<2 U/ml。

影像学检查

MRCP:胆囊管与胆总管交汇处结石,胆囊及胆囊颈部多发结石伴胆囊炎,肝内外胆管扩张(图 11 - 6 - 1)。

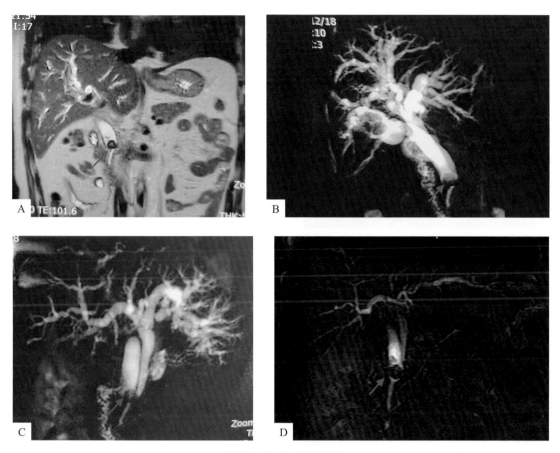

图 11 - 6 - 1　MRCP 图

　　A. MRCP 冠状位断层片示胆总管下段见一充盈缺损影(↑),其近端肝外胆管扩张,远端肝外胆管纤细;B. 胆囊及胆囊管内见多发充盈缺损影(↑),胆囊管低位汇合;C、D. 胆囊管与胆总管交汇处可见一枚充盈缺损影(↑)

EUS 扫查前影像学资料解读

　　影像学资料显示胆囊、胆总管及胆囊管均存在结石,其中一枚结石恰好位于胆囊管与胆总管交汇处,但根据现有资料无法确定该枚结石位于胆囊管或胆总管。若结石位于胆囊管,则需考虑 Mirizzi 综合征。

EUS 扫查目的

　　了解结石部位,明确是否为 Mirizzi 综合征并对其进行分型。

超声所见

　　超声声像图及其示意图见图 11 - 6 - 2,EUS 扫查见视频 11 - 6 - 1。

视频 11 - 6 - 1
EUS 扫查
请扫二维码观看

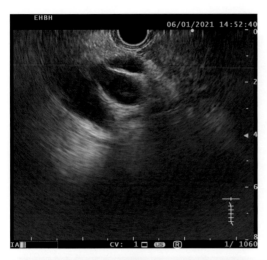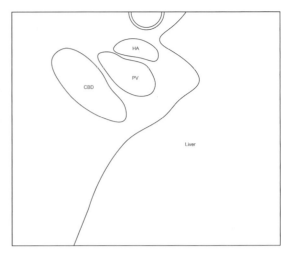

A. 经胃扫查,可见胆总管上段扩张,直径约 12.9 mm,其旁可见肝动脉与门静脉

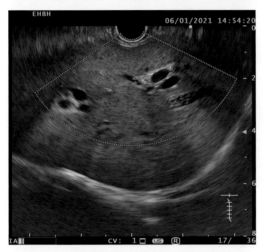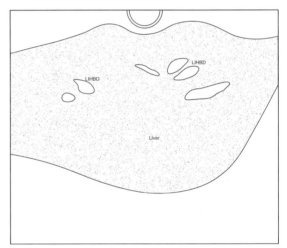

B. 左侧肝内胆管轻度扩张,直径约 3.8 mm

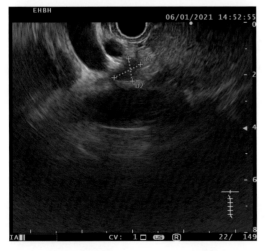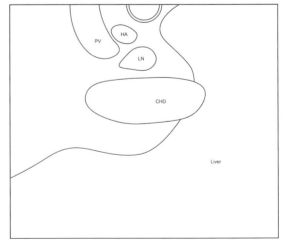

C. 肝门部门静脉旁可见一低回声淋巴结,大小约 11.4 mm×8.6 mm,呈三角形,其内回声不均匀,边界模糊,考虑良性可能

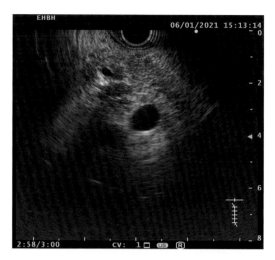
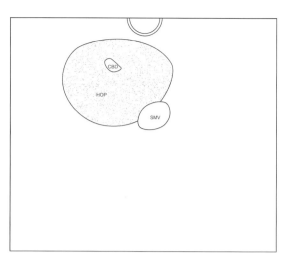

D. 经球部扫查,胆总管下段无扩张,管壁无增厚

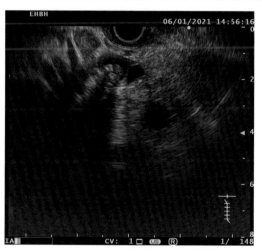
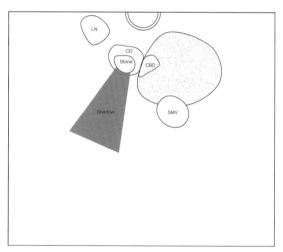

E. 沿胆总管下段扫查,胆囊管于胰腺段汇于胆总管(低位汇合),胆囊管内可见多发强回声影,后方伴声影。胆囊管旁可见一处偏低回声、不规则形淋巴结,其内回声不均匀,边界清晰,考虑良性可能

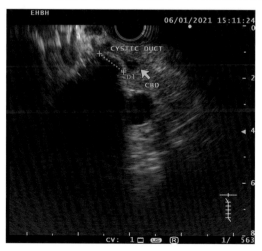
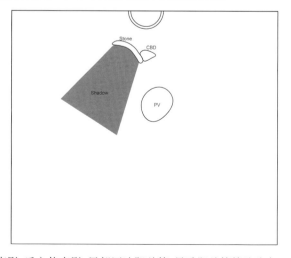

F. 继续左旋内镜,胆囊管内可见一半月形强回声影,后方伴声影,局部压迫胆总管,导致胆总管管腔狭窄

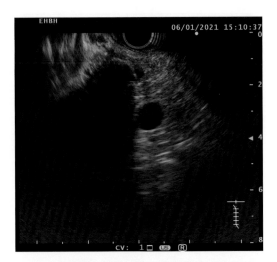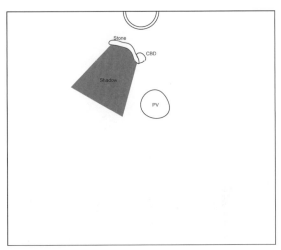

G. 胆囊管结石压迫胆总管更加明显

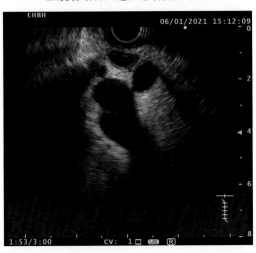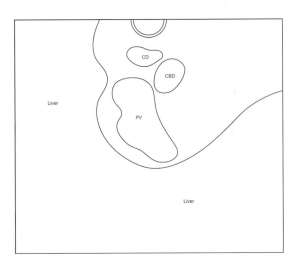

H. 继续左旋内镜向肝门部扫查,可见胆总管上段扩张,其内未见高回声影,管壁无增厚,但仍可见胆囊管壁呈均匀性增厚

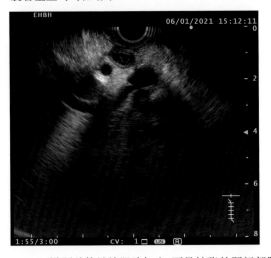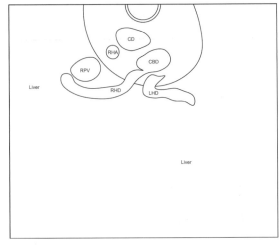

I. 沿肝总管继续跟踪扫查,可见扩张的肝门部胆管及左、右肝内胆管

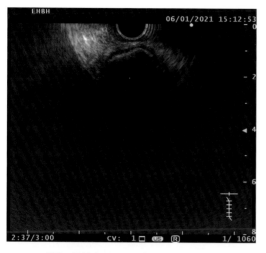
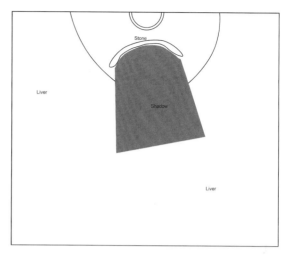

J. 沿胆囊管扫查至胆囊,可见胆囊内半月形高回声影,后方伴大片声影

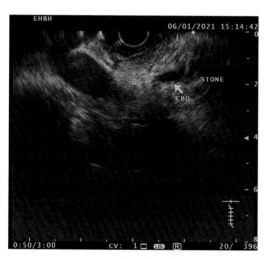
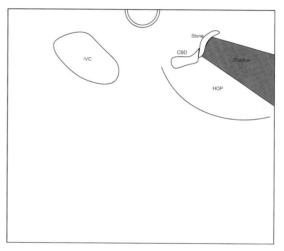

K. 经降段扫查,可见胆总管末端无扩张,管壁无增厚,胆总管旁可见一半月形高回声影,后方伴声影,结合经球部扫查结果,考虑胆囊管结石压迫胆总管

图 11 - 6 - 2 超声声像图及示意图

EUS 诊断

①胆囊管多发结石,压迫胆总管,Mirrizzi 综合征可能;②胆囊多发结石;③胆囊管低位汇合。

治疗

行胆囊切除＋经胆囊管胆道探查取石术。

病理

（胆囊）黄色肉芽肿性胆囊炎,胆囊结石（图 11-6-3）。

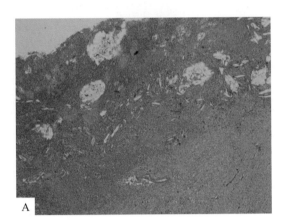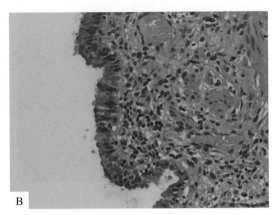

图 11-6-3 病理图

A. 4×,胆囊呈黄色肉芽肿改变;B. 40×,胆囊上皮细胞无异型

讨论

Mirizzi 综合征（Mirizzi syndrome，MS）是比较少见的疾病,其定义为结石嵌顿在 Hartman 囊袋或胆囊管,导致胆总管梗阻。其发病率占所有胆石症患者的 0.05%～4%,女性多见,发病年龄在 21～90 岁,是长期胆石症的并发症。MS 被认为是胆石症手术中的一个"陷阱",它增加了手术难度,对外科医生是极大的挑战,极易损伤胆管导致长期胆管狭窄,所以术前能够确诊 MS 对制定手术方案及预后至关重要。

MS 主要分为两型,Ⅰ型为外部压迫导致胆管梗阻,Ⅱ型为胆总管瘘。Ⅱ型被认为是Ⅰ型的晚期阶段,即嵌顿的石头侵蚀胆囊管和胆总管并形成瘘。

经腹超声是诊断 MS 较为良好的手段,但其敏感性仅为 23%～46%。CT 诊断 MS 的敏感性与经腹超声相似,还可以帮助诊断其他原因导致的梗阻性黄疸,如胆管癌、胆囊癌和其他转移性肿瘤。内镜逆行胆管造影（endoscopic retrograde cholangiography，ERC）是诊断 MS 比较可靠的方法,其典型表现为胆囊管或胆囊颈水平的胆囊管侧出现偏心性的充盈缺损影,导致肝总管狭窄,胆囊管近端扩张,但 ERC 是有创检查,临床应用较为受限。MRCP 为无创性检查,其在胆道成像和诊断结石方面与 ERC 能力相当,故在临床上被应用于 MS 的诊断。

目前关于 EUS 对 MS 的诊断尚无文献报道,当 MRCP 仍无法确定结石位置时,可考虑进行 EUS 检查,主要的扫查位置在十二指肠球部,分别跟踪胆总管、胆囊管、胆囊,明确结石位置。但是,EUS 也有一定的局限性,即结石的声影有时会影响其位置的探查,并且跟踪纤细的胆总管下段也对操作者要求较高。

扫查体会

（1）本例体现了肝外胆管连续性扫查的重要性,应熟练掌握肝外胆管、胆囊管的解剖关系、变异类型等,如扫查至胆囊管开口处、无法分辨对应结构时,应分别跟踪扫查,即可明确其解剖关系及病变位置。

(2)球部是对肝外胆管系统扫查较为重要的位置,经降段扫查胆管则是从另一角度显示同一病变,能够使操作者更好地理解病变的位置及形态。

(3)较大、较多结石的大片声影会影响组织内部结构观察,临床工作中应提高警惕,以免漏诊。经胃扫查与经球部、降段扫查分别从胆管两侧对胆管进行观察,所以多站点、完整的扫查有助于解决声影对远侧胆管壁的遮挡造成的扫查盲区问题。

(王　瀚　邢　铃　高道键)

参考文献

[1] Waisberg J, Corona A, de Abreu IW, et al. Benign obstruction of the common hepatic duct (Mirizzi syndrome): diagnosis and operative management [J]. Arq Gastroenterol, 2005,42(1):13-18.

[2] Chan CY, Liau KH, Ho CK, et al. Mirizzi syndrome: a diagnostic and operative challenge [J]. Surgeon, 2003,1(5):273-278.

[3] Ibrarullah M, Saxena R, Sikora SS, et al. Mirizzi's syndrome: identification and management strategy [J]. Aust N Z J Surg, 1993,63(10):802-806.

[4] Nagakawa T, Ohta T, Kayahara M, et al. A new classification of Mirizzi syndrome from diagnostic and therapeutic viewpoints [J]. Hepatogastroenterology, 1997,44(13):63-67.

11.7 胆囊肉瘤样癌

病史简介

患者,男性,65岁,上腹部隐痛不适1个月,外院腹部超声示:胆囊占位性病变,恶性可能,胆囊结石可能。否认既往胆囊结石或胆囊息肉病史,否认吸烟、嗜酒史。有高血压病、2型糖尿病病史。查体:右上腹按压不适感,未及肿块,余均阴性。

实验室检查

血常规:CRP 71.2 mg/L, WBC 9.61×10^9/L, Hb 115 g/L, PLT 126×10^9/L。
肝功能:TB 15 μmol/L, ALT 250 U/L, AST 125 U/L, AKP 36 U/L, γ-GT 77 U/L。
肿瘤标志物:AFP 1.7 μg/L, CEA 1.2 μg/L, CA19-9 6.5 U/ml。

影像学检查

MRCP:胆囊壁环形增厚,胆囊内多发低信号充盈缺损,慢性结石性胆囊炎,不能排除胆囊癌,肝外胆管轻度扩张(图11-7-1)。

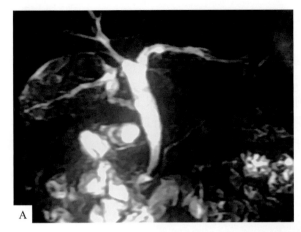
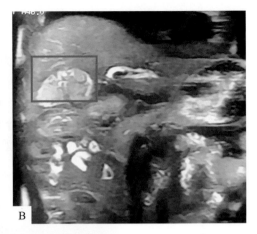
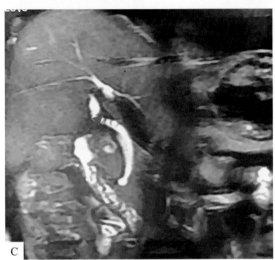

图 11-7-1 MRCP 图

A. MRCP 见胆囊内多发充盈缺损,肝外胆管轻度扩张;B. 胆囊壁增厚,其内可见充盈缺损,T2 加权呈稍高信号(方框内);C. 胆囊管未见明显异常(↑)

EUS 扫查前影像学资料解读

影像学资料考虑胆囊肿瘤性病变可能性大,可能合并胆囊结石,肿瘤未累及胆囊周围肝脏、肝门胆管和胆囊管。

EUS 扫查目的

明确胆囊病灶定性,鉴别慢性结石性胆囊炎或胆囊癌。若为胆囊癌,需明确肿瘤浸润深度,重点扫查病灶有无累及邻近肝脏、肝门胆管与胆囊管,为确定下一步治疗方法提供相关资料。

超声所见

超声声像图及其示意图见图 11-7-2,EUS 扫查见视频 11-7-1。

视频 11-7-1
EUS 扫查
请扫二维码观看

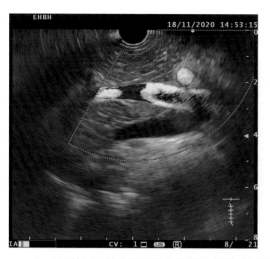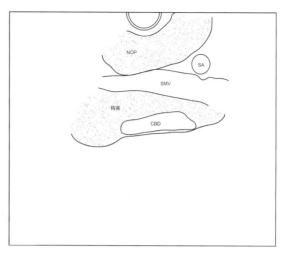

A. 经胃扫查,胆总管下段未见明显异常,肠系膜上静脉血流通畅,未见异常

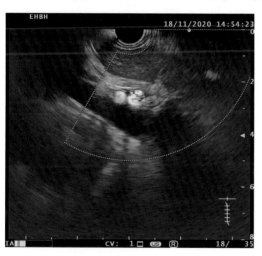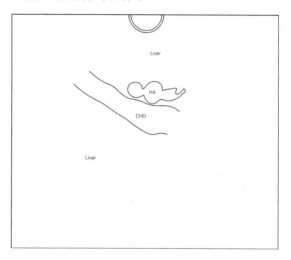

B. 肝总管未见明显异常

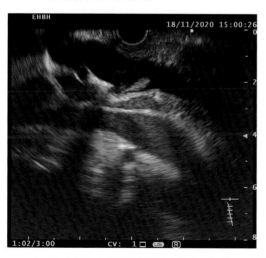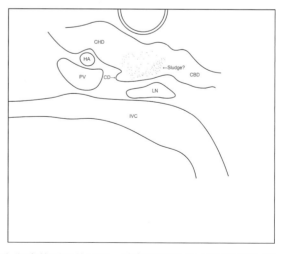

C. 经球部扫查见胆总管轻度扩张,胆管壁无增厚,胆囊管开口处可见一稍高回声影,后方未见声影,胆管旁可见一长条形淋巴结

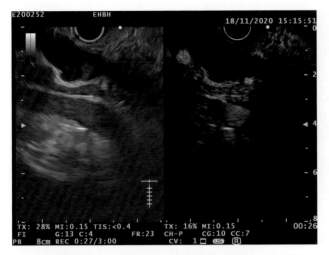

D. 声学造影见胆囊管开口处稍高回声影在声学造影全过程均无强化,考虑为胆泥

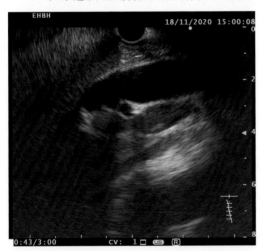
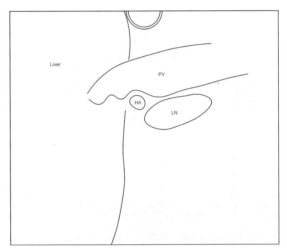

E. 肝总管轻度扩张,管壁无增厚,胆管腔内未见异常回声,胆管旁可见一长条形淋巴结,回声不均,边缘不清,肝动脉未见异常

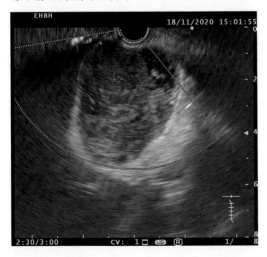
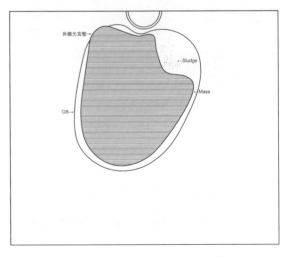

F. 胆囊底体部见巨大低回声团块,回声欠均匀,胆囊壁局部外膜欠完整,多普勒可见血流信号

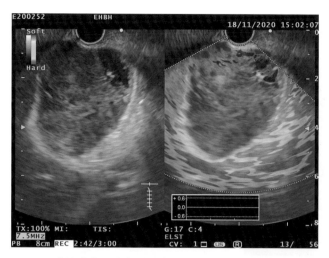

G. 弹性成像呈蓝色,提示肿块质地硬

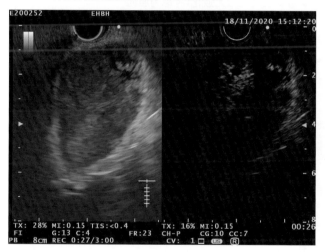

H. 声学造影见低回声团块在动脉期呈不均匀轻度强化,考虑肿瘤性病变

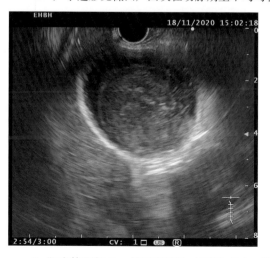

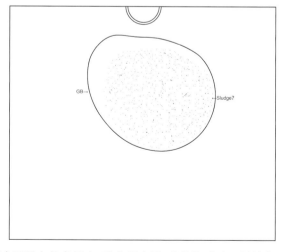

I. 胆囊体颈部见一低回声团块,回声欠均匀,其内可见点状高回声,后方无声影,此处胆囊壁三层结构存在,外膜完整

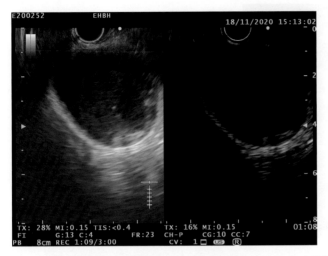

J. 声学造影示胆囊体颈部低回声团块在声学造影全过程均无强化,考虑为胆泥

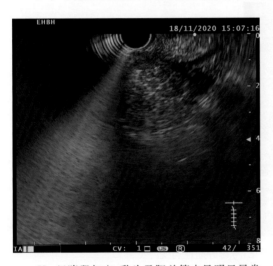

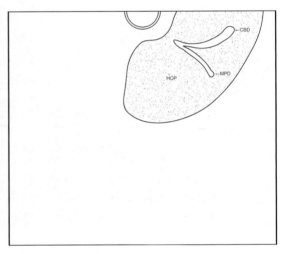

K. 经降段扫查,乳头及胆总管未见明显异常

图 11-7-2　超声声像图及示意图

EUS 诊断

　　①胆囊占位性病变:胆囊癌可能(T2N0),胆囊管开口及胆囊管未受累;②胆囊内胆泥形成;③胆总管内高回声,胆泥形成。

治疗

　　行胆囊及中肝叶切除+区域淋巴结(肝十二指肠韧带、胰头后、肝总动脉旁、腹腔动脉旁)清扫术。

病理

　　①(胆囊)肉瘤样癌,侵犯浆膜下层;②(胆囊旁肝组织)未见肿瘤组织;③(淋巴结)未见

肿瘤组织;④(胆囊管切缘)未见肿瘤组织(图 11-7-3、图 11-7-4)。病理 TNM 分期:T2aN0Mx。

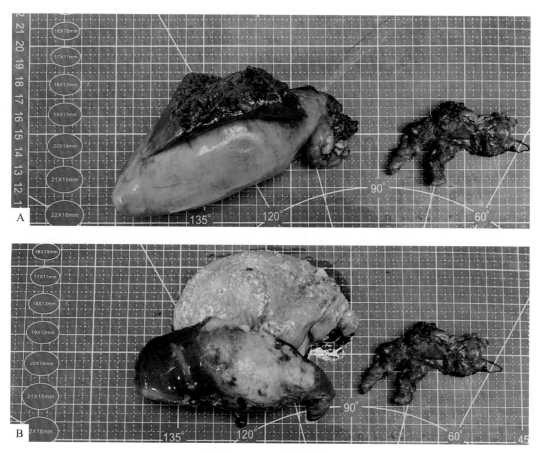

图 11-7-3 大体标本图

A.胆囊大小约 11 cm×6.5 cm,胆囊饱满,胆囊周边附肝组织;B.切面见 10 cm×5.5 cm 灰白色肿块,胆囊周边附肝组织大小为 9.5 cm×5.5 cm×4.5 cm

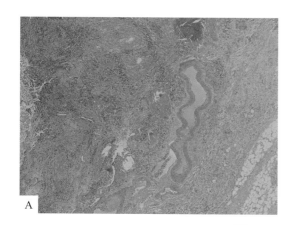
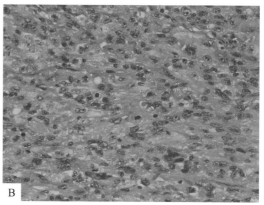

图 11-7-4 病理图

A.4×,癌组织侵犯胆囊浆膜下层;B.40×,癌细胞形态

讨论

胆囊占位性病变包括假性肿瘤和真性肿瘤。假性肿瘤最常见的是胆固醇性息肉和炎性息肉。炎性息肉为囊壁向腔内隆起的类圆形或乳头状实性低回声,无蒂、无声影,长径在 3～5 mm,很少超过 10 mm,常伴有囊壁毛糙、增厚等慢性胆囊炎表现。胆固醇性息肉为囊壁上向腔内隆起的乳头状、圆形或桑葚状高回声或等回声,无声影。真性肿瘤主要为胆囊腺瘤和胆囊癌。胆囊腺瘤的声像学表现与胆固醇性息肉相似,其鉴别诊断相当困难。胆囊癌亦表现为乳头状不规则高回声或低回声团块,通常存在不均匀回声区,常伴囊壁侵犯的表现,如胆囊壁局部三层结构消失,或伴周围肝组织和(或)肝门胆管受累的一些表现。

本例患者在 EUS 下发现胆囊内巨大不均匀低回声肿块,伴局部胆囊壁三层结构消失,局部外膜欠完整等囊壁全层侵犯表现,声学造影提示肿块在动脉期不均匀轻度强化,故 EUS 诊断考虑为胆囊癌。胆囊癌是一种相对罕见但高度恶性的胆道肿瘤,预后较差。由于其早期没有症状,发现时通常已是晚期。胆囊腺癌是一种最常见的胆囊恶性肿瘤,而胆囊肉瘤样癌是一种罕见的胆囊恶性肿瘤,其发病率不到所有胆囊恶性肿瘤的百分之一。肉瘤样癌起源于全能的间质干细胞,由包含未分化的梭形细胞或星状细胞的上皮细胞和间充质细胞组成。胆囊肉瘤样癌由 Landsteiner 于 1907 年首次报道,迄今为止,英文文献报道不超过 100 例。与腺癌相似,胆囊肉瘤样癌通常表现为腹痛、黄疸、恶心和消化不良,亦可表现为腹部肿块和消瘦。但胆囊肉瘤样癌的影像学表现或肿瘤标志物与胆囊腺癌相似,并没有特异性表现。在鉴别诊断胆囊肿瘤时,临床医生应想到胆囊肉瘤样癌,但其最终诊断仍依赖于病理。

与腹部超声、CT 及其他检查方法相比,EUS 对胆囊进展期病变的 T 分期具有独特的优势,EUS 可清晰显示病变是否源于胆囊,有无周围脏器浸润。EUS 分辨率高,成像更清晰,对微小病变的诊断和良、恶性鉴别诊断价值较高,但对远处转移情况,EUS 诊断较困难。另外,EUS 扫查对胆囊管、胆囊管开口处的显示较 CT 和 MRI 更佳、更清楚,有助于术前确定手术方式。

扫查体会

(1) 经胃或经球部扫查均可扫及胆囊,但球部与胆囊距离较近,对胆囊的层次、细节显示更佳。在观察时应注意胆囊外膜完整性、周围肝脏有无浸润。另外,扫查胆囊时,应完整扫查胆囊管开口、胆囊管、胆囊颈/体/底部,避免跳跃式扫查,以免漏扫病灶。同时胆囊肿瘤易累及肝门胆管及周围血管,故亦应仔细扫查肝门部,了解肿瘤有无侵犯肝门胆管、门静脉和肝动脉,这有助于术前确定手术方式。

(2) 常规超声扫描难以鉴别病灶性质时,可应用声学造影了解病灶有无血供及增强模式来帮助诊断。

(高道键)

参考文献

[1] Kataria K, Yadav R, Seenu V. Sarcomatoid carcinoma of the gall bladder [J]. J Surg Case Rep, 2012,2012(2):5.

[2] Wang H, Ling W, Luo Y. Contrast-enhanced ultrasound findings of gallbladder adenocarcinoma with sarcomatoid carcinoma accompanied by intrahepatic metastasis: A case report and literature review [J/OL]. Medicine (Baltimore), 2018, 97(21): e10773.

[3] Aloia TA, Járufe N, Javle M, et al. Gallbladder cancer: expert consensus statement [J]. HPB (Oxford), 2015, 17(8): 681-690.

[4] Choi JH, Seo DW, Choi JH, et al. Utility of contrast-enhanced harmonic EUS in the diagnosis of malignant gallbladder polyps (with videos) [J]. Gastrointest Endosc, 2013, 78(3): 484-493.

[5] Babu BI, Dennison AR, Garcea G. Management and diagnosis of gallbladder polyps: a systematic review [J]. Langenbecks Arch Surg, 2015, 400(4): 455-462.

11.8 胆囊癌

11.8.1 胆囊癌 T2a 期

病史简介

患者,女性,59 岁,反复上腹部疼痛 6 月余。外院 CT 示:胆囊颈部软组织影,累及近端胆囊管。患者有高血压、2 型糖尿病史 4 年,口服药物治疗。否认心脏病史。否认吸烟、饮酒史。查体:右上腹轻度压痛,余均阴性。

实验室检查

血常规:CRP<0.5 mg/L, WBC 4.67×10⁹/L, Hb 119 g/L, PLT 274×10⁹/L。
肝功能:TB 9.6 μmol/L, ALT 16 U/L, AST 14 U/L, AKP 58 U/L, γ-GT 36 U/L。
肿瘤标志物:AFP 2.0 μg/L, CEA 10.4 μg/L, CA19-9 571 U/ml。

影像学检查

MRI 增强:胆囊颈部结节,局部恶变可能,肝内外胆管扩张,腹膜后部分淋巴结肿大(图 11-8-1)。

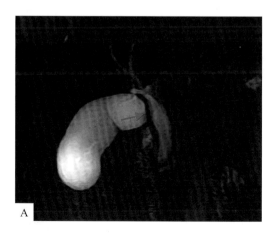
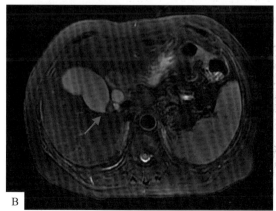

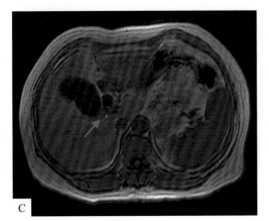

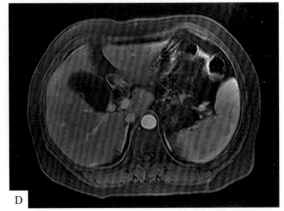

图 11-8-1 MRI 图

A. 胆囊增大,胆囊颈部可见充盈缺损影(↑),肝外胆管轻度扩张,主胰管无扩张;B. 胆囊体积增大,胆囊颈部局部缩窄,T2 加权可见胆囊颈部一稍高信号结节状软组织影(↑);C. T1 加权呈等到低信号(↑);D. 增强后该结节(↑)及邻近胆囊壁可见持续强化,胆囊壁毛糙

EUS 扫查前影像资料解读

影像学资料考虑胆囊颈部肿瘤性病变可能性大,并已妨碍胆囊内胆汁排出而引起胆囊增大,肿瘤未累及肝脏及肝外胆管。

EUS 扫查目的

明确胆囊颈部病灶性质,鉴别胆囊良性或恶性肿瘤性病变。若为胆囊癌,需明确肿瘤浸润深度,重点扫查病灶是否累及邻近肝脏、肝门胆管和胆囊管,为制定下一步治疗方法提供相关资料。

视频 11-8-1
EUS 扫查
请扫二维码观看

超声所见

超声声像图及其示意图见图 11-8-2,EUS 扫查见视频 11-8-1。

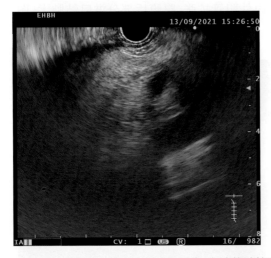

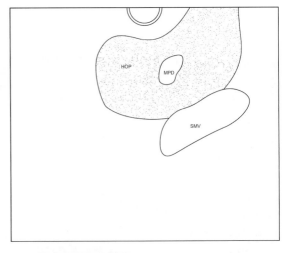

A. 经胃扫查,胰头实质未见异常,主胰管稍扩张,肠系膜上静脉血流通畅

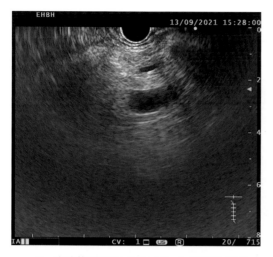
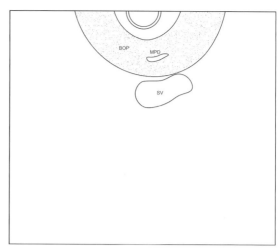

B. 胰腺体部实质未见异常，主胰管无扩张

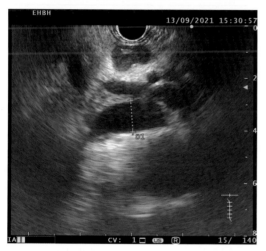
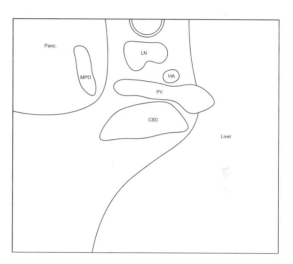

C. 肝动脉前可见一处低回声、椭圆形淋巴结，大小约 15.3 mm×8.5 mm，其内回声均匀，边界清晰；胆总管上段扩张，直径约 12.1 mm

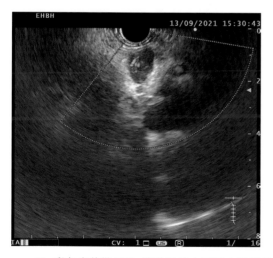

D. 彩色多普勒显示，该淋巴结内可见血流信号

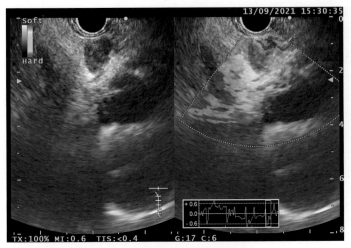

E. 弹性成像见淋巴结呈蓝绿色,提示质地硬,考虑为恶性

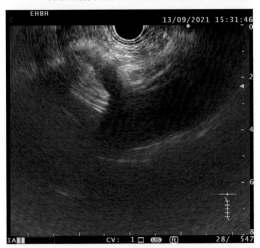
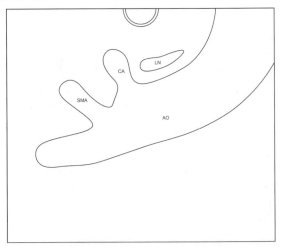

F. 主动脉、腹腔干和肠系膜上动脉未见明显异常,腹腔干旁可见一处偏低回声、长条形淋巴结,其内回声不均匀,边界模糊,考虑良性

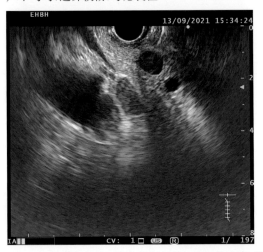
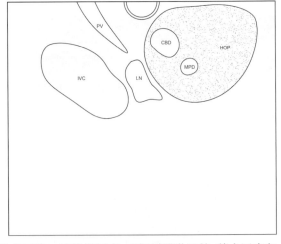

G. 经球部扫查,胰头段胆总管、胰管稍扩张,胰头旁可见一处偏低回声、不规则形淋巴结,其内回声欠均匀,边界清晰,考虑良性

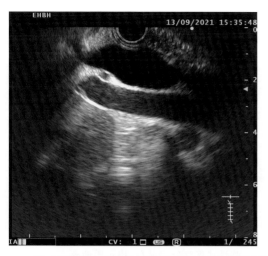
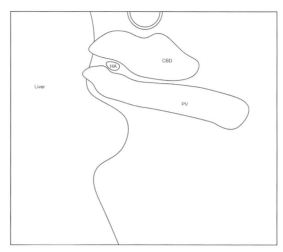

H: 沿胆总管下段向近端胆管扫查,胆总管中段扩张,其内未见异常回声

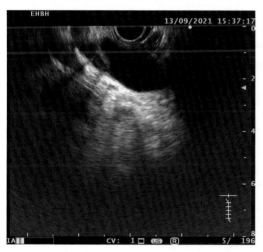
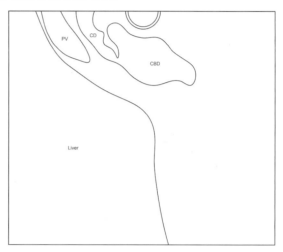

I. 继续左旋内镜,可见胆囊管开口,胆囊管开口未见明显异常

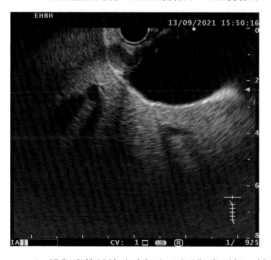
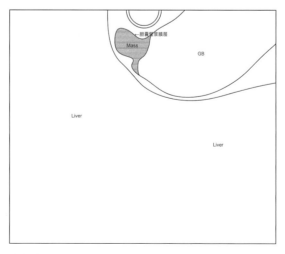

J. 沿胆囊管继续追踪扫查,可见胆囊颈部一低回声占位影,大小约 15.6 mm×8.8 mm,边界清晰,胆囊壁层次结构消失,但未突破胆囊壁,未累及周围肝脏组织

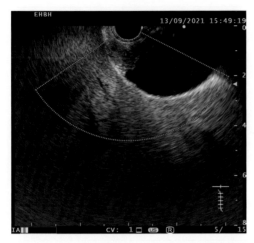

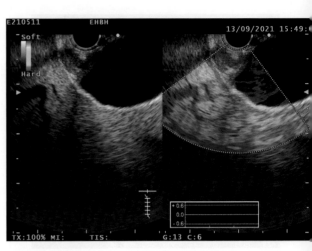

K. 彩色多普勒显示,病灶可见少量血流信号　　L. 弹性成像病灶呈蓝色,提示质地硬

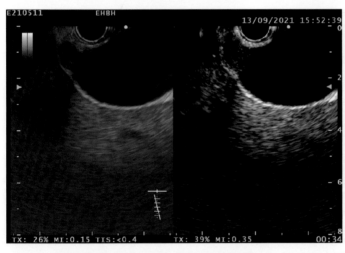

M. 声学造影显示病灶在 20 s 左右开始出现强化,30 s 左右强化逐渐明显,其后逐渐消退

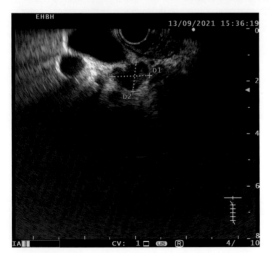

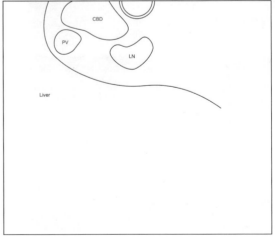

N. 经球部扫查,胆总管中段探及一处低回声、三角形淋巴结,大小约 14.8 mm×11.3 mm,其内回声均匀,边界清晰

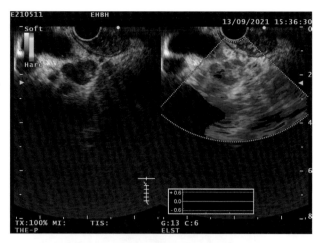

O. 弹性成像见上述淋巴结呈蓝绿色,提示质地偏硬,考虑恶性

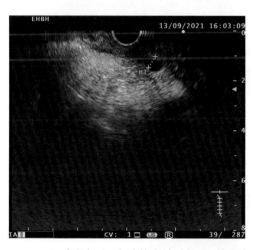 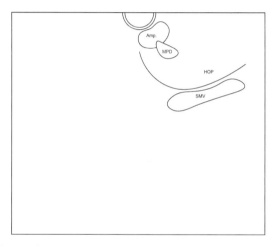

P. 经降段扫查,主胰管末端稍扩张,管腔内未见异常

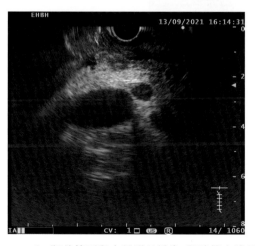 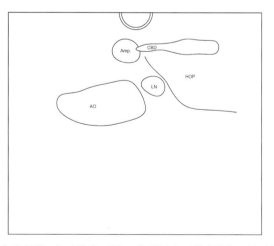

Q. 胆总管下段未见明显异常,胆胰管末端无合流异常;主动脉旁可见一处低回声、椭圆形淋巴结,其内回声均匀,边界清晰,考虑恶性

图 11 - 8 - 2　超声声像图及示意图

EUS 诊断

胆囊颈部占位性病变:胆囊癌伴多发淋巴结转移可能(T2aN1 可能)。

治疗

行胆囊癌根治术+胆总管切开胆道镜探查+T 管引流术。

病理

①(胆囊)腺癌,中分化,侵犯浆膜下层;②(肝脏)肝细胞轻度脂肪变,未见肿瘤组织;③(8a 组淋巴结,9 组淋巴结,12p 组淋巴结)见肿瘤组织(图 11-8-3)。

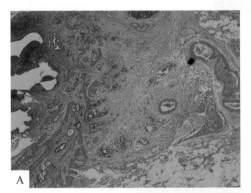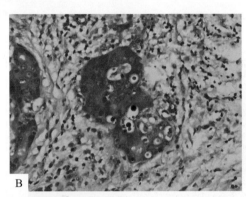

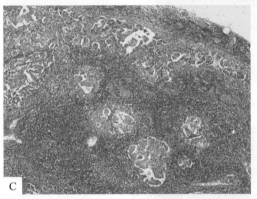

图 11-8-3 病理图

A. 4×,癌组织侵犯胆囊浆膜下层;B. 40×,癌细胞形态;C. 10×,淋巴结转移

（王 瀚 邢 铃）

11.8.2 胆囊癌 T2b 期

病史简介

患者,女性,70 岁,反复上腹部疼痛不适 50 年余,再发 1 月余,伴恶心、呕吐。外院 MRI 示:肝内外胆管结石,胆囊底部增厚。否认高血压、2 型糖尿病、心脏病史。否认手术史。查体:右上腹轻压痛,余均阴性。

实验室检查

血常规:CRP<5 mg/L,WBC 3.04×10⁹/L,Hb 134 g/L,PLT 147×10⁹/L。

肝功能:TB 18.7 μmol/L,ALT 14 U/L,AST 14 U/L,AKP 79 U/L,γ-GT 21 U/L。

肿瘤标志物:AFP 2.8 μg/L,CEA 2.6 μg/L,CA19-9 45.5 U/ml。

IgG 4 0.083 g/L。

影像学检查

MRCP:肝内外胆管多发结石,胆囊颈可疑结石,胆囊底部腺肌症可能。腹部增强 CT:胆囊癌可能,左肝管多发结石,胆总管下端炎性狭窄(图 11-8-4)。

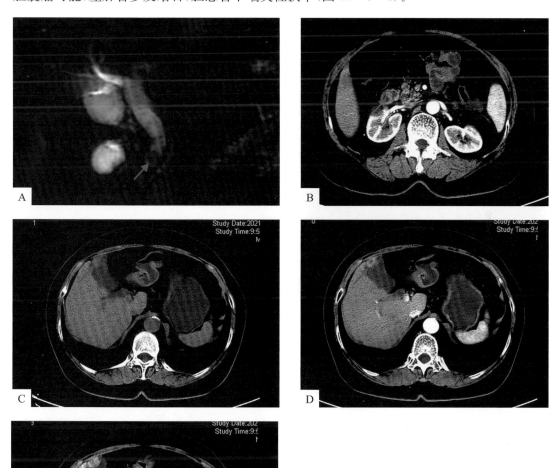

图 11-8-4 影像学检查

A. MRCP 示肝外胆管轻度扩张,胆总管下段可见类圆形充盈缺损影(↑);B. CT 示胆总管下段可见高密度影(↑);C. CT 平扫见胆囊底部类圆形软组织团块(↑);D、E. 增强后见胆囊底部软组织团块在动脉期及门静脉期出现不同程度的强化(↑)

EUS 扫查前影像资料解读

影像学资料显示肝内外胆管结石、胆囊底部软组织团块，考虑胆囊癌可能，并且该病灶尚未累及肝脏。

EUS 扫查目的

明确胆囊底部病灶性质，鉴别良性病灶或胆囊癌。若为胆囊癌，需明确浸润深度及与周围肝脏分界情况，另需进一步明确肝内胆管结石及胆总管下端情况，为下一步治疗方法提供有用的资料。

视频 11 - 8 - 2
EUS 扫查
请扫二维码观看

超声所见

超声声像图及其示意图见图 11 - 8 - 5，EUS 扫查见视频 11 - 8 - 2。

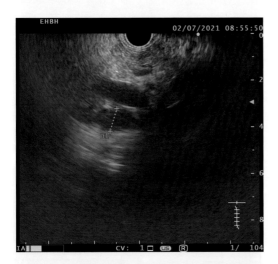
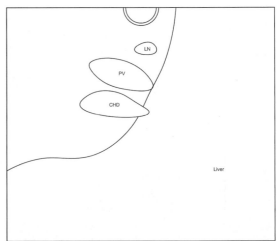

A. 经胃扫查，肝总管轻度扩张，直径约 10.3 mm，管壁无增厚

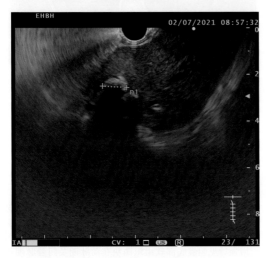
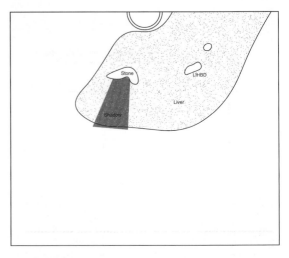

B. 左肝探及半月形高回声影，长径约 10.7 mm，后方伴声影

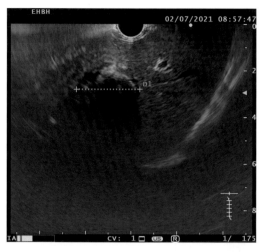
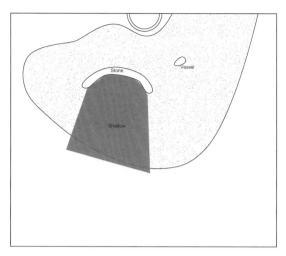

C. 经左肝探及另一半月形高回声影，长径约 27.9 mm，后方伴声影，考虑肝内胆管结石

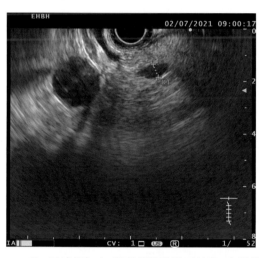
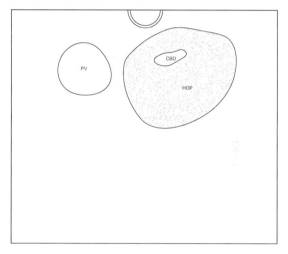

D. 经球部扫查，胆总管胰腺段无扩张，直径约 5.3 mm

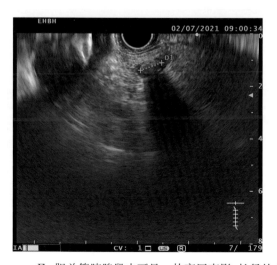
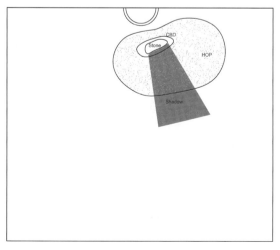

E. 胆总管胰腺段内可见一枚高回声影，长径约 8.8 mm，后方伴声影，胆总管未见明确狭窄

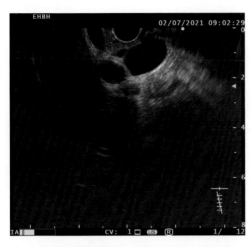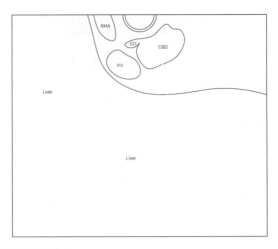

F. 继续沿胆总管向肝门部扫查,胆囊管开口未见明显异常

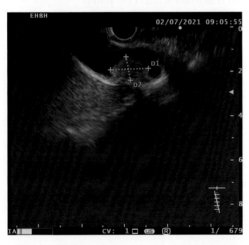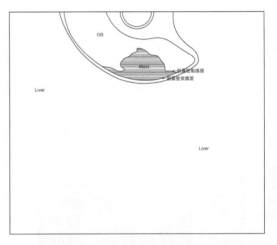

G. 沿胆囊管、胆囊颈全面扫查胆囊,探及胆囊底体部胆囊壁有一处结节状低回声病灶,大小约 19.3 mm×13.6 mm,回声不均匀,局部胆囊壁层次结构消失,外膜毛糙,但未累及肝脏

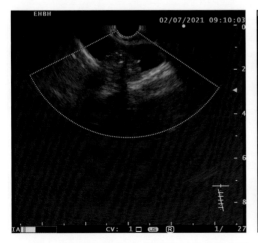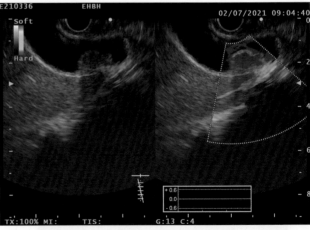

H. 彩色多普勒显示,胆囊低回声病灶内可见血流信号

I. 弹性成像可见病灶呈蓝色,提示质地硬

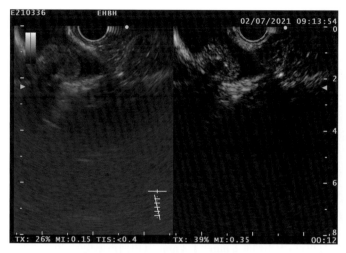

J. 声学造影可见病灶在动脉期早期即出现强化,静脉期逐渐消退

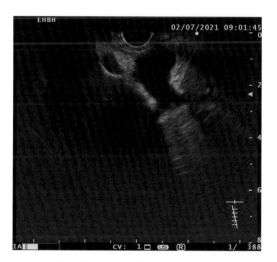
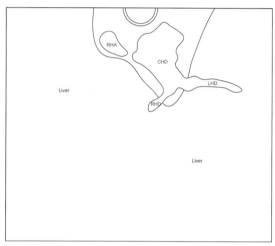

K. 沿肝总管扫查至肝门部,可见左、右肝内胆管分支未见异常

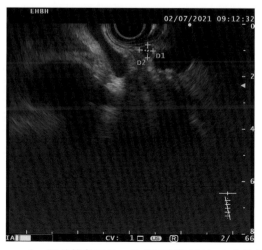
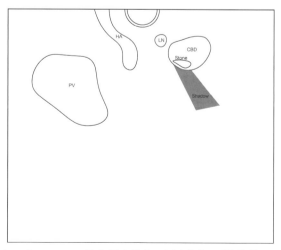

L. 胆总管旁可见一处低回声淋巴结,大小约 5.4 mm×4.9 mm,其内回声均匀,边界清晰,恶性待排

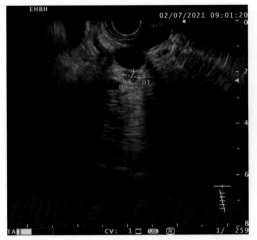
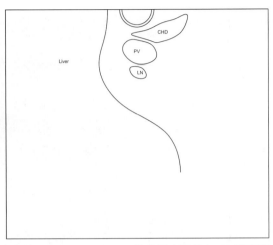

　　M. 门静脉后方可见一处椭圆形低回声淋巴结,大小约 6.5 mm×4.4 mm,其内回声偏均匀,边界清晰,恶性待排

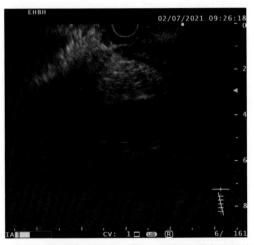
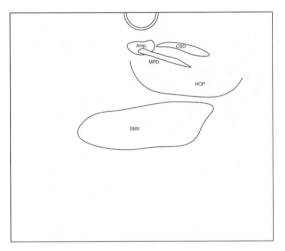

　　N. 经降段扫查,胆总管、主胰管末端未见异常

图 11-8-5　超声声像图及示意图

EUS 诊断

　　①胆囊占位性病变:胆囊癌可能(T2bNx);②肝内外胆管多发结石。

治疗

　　行左半肝、肝Ⅴ段、胆囊切除＋区域淋巴结清扫(肝总动脉、腹腔动脉旁、肝十二指肠韧带/胰头后)＋经左肝管胆道探查取石术。

病理

　　①(胆囊)腺癌,侵犯胆囊壁浆膜下层;②(12p 组淋巴结)转移性腺癌,中分化,考虑来自胆囊;其余淋巴结未见转移;③(肝左叶)肝内胆管结石,慢性胆管炎,伴腺上皮低级别上皮内瘤变及管周腺体增生活跃(图 11-8-6、图 11-8-7)。

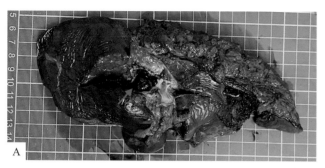
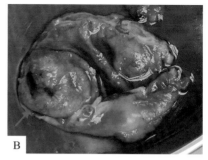

图 11-8-6　大体标本图

A. 肝内胆管可见黑色结石;B. 胆囊内可见肿瘤组织

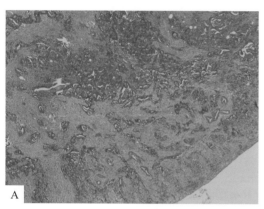
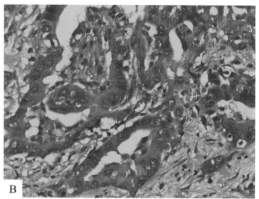
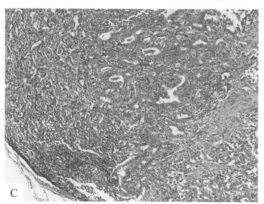

图 11-8-7　病理图

A. 4×,癌组织侵犯胆囊浆膜下层;B. 40×,癌细胞形态;C. 10×,淋巴结转移

（王　瀚　邢　铃）

11.8.3　胆囊癌 T3 期

病史简介

患者,女性,71 岁,体检发现胆囊占位。外院 CT 示:胆囊占位伴邻近肝脏实质侵犯,后腹膜多发淋巴结。否认高血压、2 型糖尿病、心脏病史,有胆囊结石病史 20 余年。右侧附件切除术史 30 余年。否认吸烟、饮酒史。查体:全腹无压痛及反跳痛,余均阴性。

实验室检查

血常规：CRP<0.5 mg/L，WBC 6.44×10⁹/L，Hb 120 g/L，PLT 395×10⁹/L。

肝功能：TB 5.5 μmol/L，ALT 12 U/L，AST 15 U/L，AKP 58 U/L，γ-GT 17 U/L。

肿瘤标志物：AFP 2.1 μg/L，CEA 2.6 μg/L，CA19-9 5.0 U/ml。

影像学检查

MRCP：胆囊多发结石，胆囊壁增厚，与肝脏分界不清，胆囊癌可能。肝脏 CT 增强：胆囊癌累及右前叶肝实质可能，胆囊多发结石（图 11-8-8）。

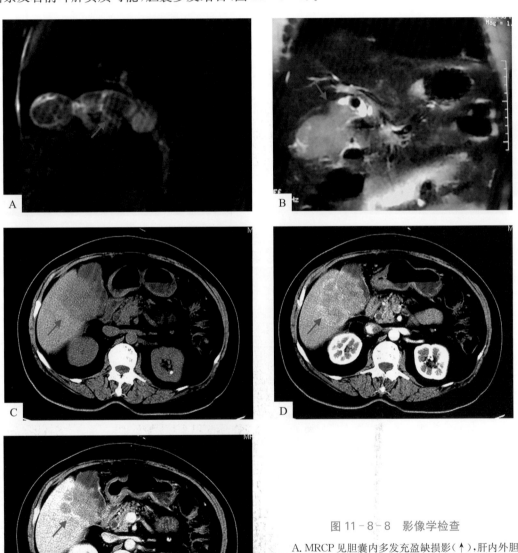

图 11-8-8　影像学检查

A. MRCP 见胆囊内多发充盈缺损影(↑)，肝内外胆管无扩张；B. 冠状面断层可见胆囊内 T2 稍高信号大块软组织信号影，局部与肝脏分界不清(↑)；C. CT 平扫示胆囊内软组织肿块，与周围肝实质分界不清(↑)；D、E. 增强后肿块在动脉期及门静脉期均有不同程度的强化(↑)

EUS 扫查前影像学资料解读

影像学资料显示胆囊占位,已突破胆囊壁侵犯至肝脏实质,肿块较大,增强后呈不均匀强化,考虑恶性肿瘤性病变可能性大。另见胆囊内多发结石。

EUS 扫查目的

明确胆囊病灶定性,鉴别慢性结石性胆囊炎或胆囊癌。若为胆囊癌,需明确肿瘤浸润深度,重点扫查病灶是否累及邻近肝脏、肝门胆管和胆囊管,为确定下一步治疗方法提供相关资料。

超声所见

超声声像图及其示意图见图 11-8-9,EUS 扫查见视频 11-8-3 和视频 11-8-4。

视频 11-8-3　视频 11-8-4
EUS 扫查　EUS 扫查:
请扫二维码观看　声学造影
请扫二维码观看

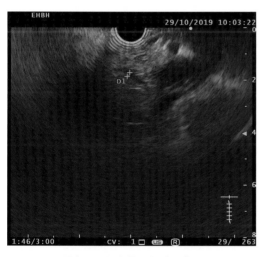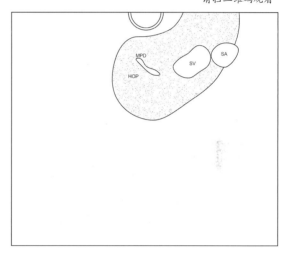

A. 经胃扫查,主胰管无扩张,直径约 2 mm,胰腺回声未见明显异常

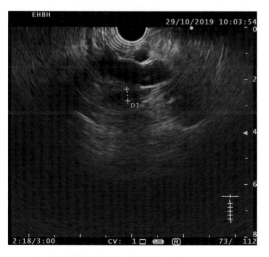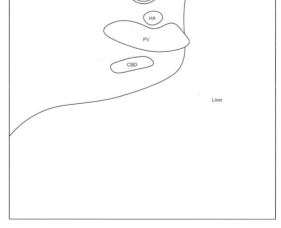

B. 胆总管无扩张,直径约 4.5 mm

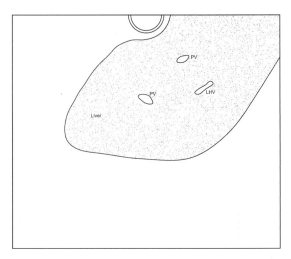

C. 左肝实质回声均匀,未见异常占位影,左肝内胆管无扩张

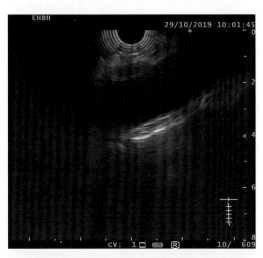
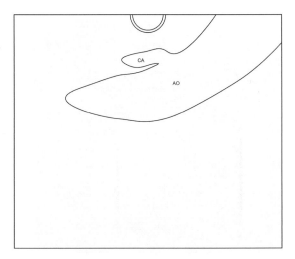

D. 腹腔干周围未见肿大淋巴结

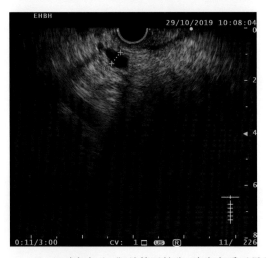
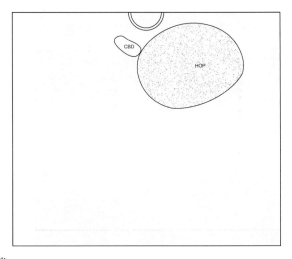

E. 经球部扫查,胆总管无扩张,胰头实质无异常

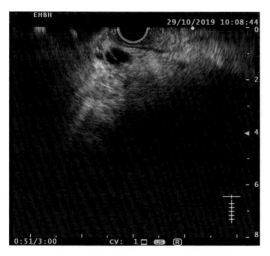
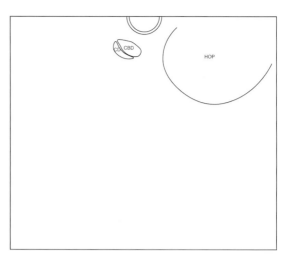

F. 沿胆总管向肝门部扫查,胆囊管开口处未见明显异常

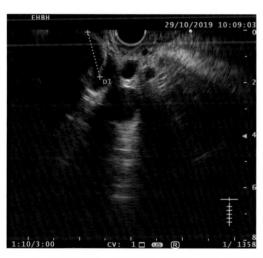
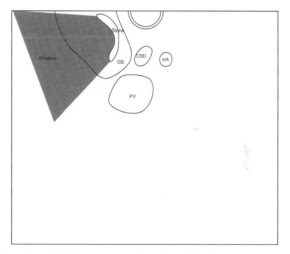

G. 沿胆囊管扫查至胆囊,胆囊内可见半月形高回声影,长径约 17.7 mm,后方伴大片声影

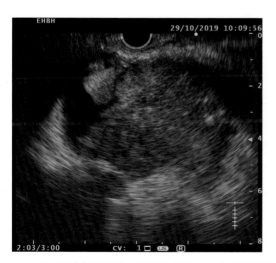
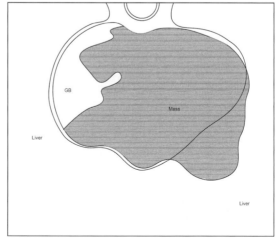

H. 继续扫查胆囊,可见胆囊内一巨大实性肿块,突破胆囊壁,累及周围肝脏实质

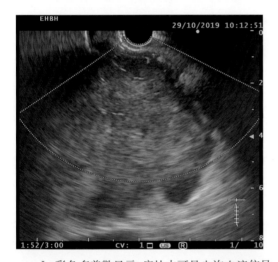

I. 弹性成像示肿块呈蓝绿色,提示质地偏硬

J. 彩色多普勒显示,病灶内可见少许血流信号

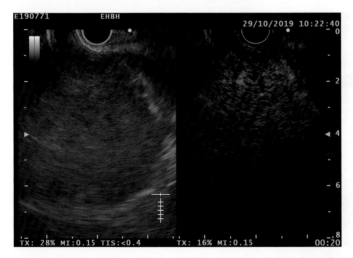

K. 声学造影显示,病灶在动脉前期即出现不均匀强化,逐渐增强,静脉期逐渐消退

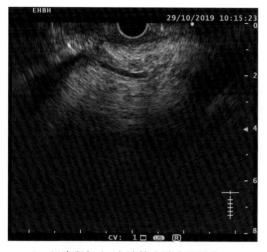
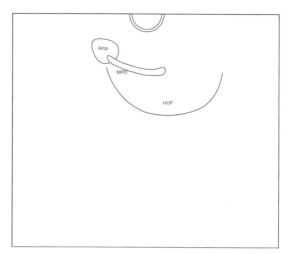

L. 经降段扫查,主胰管末端未见异常

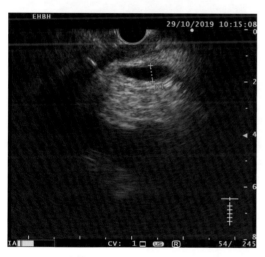
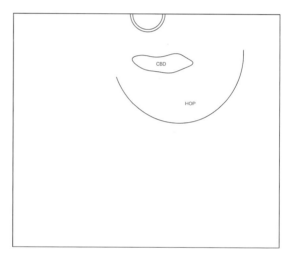

M. 胆总管末端未见异常

图 11 - 8 - 9　超声声像图及示意图

EUS 诊断

①胆囊占位性病变:胆囊癌可能(T3N0),累及周围肝脏实质,胆囊管及胆总管未受累;②胆囊多发结石。

治疗

行胆囊及肝Ⅳb、Ⅴ段切除术＋肝十二指肠韧带淋巴结清扫、血管骨骼化术。

病理

①(胆囊)小细胞癌伴少量腺癌成分,腺癌成分占比约 5％,伴肝脏侵犯;②(肝十二指肠韧带淋巴结)见肿瘤组织(图 11 - 8 - 10)。

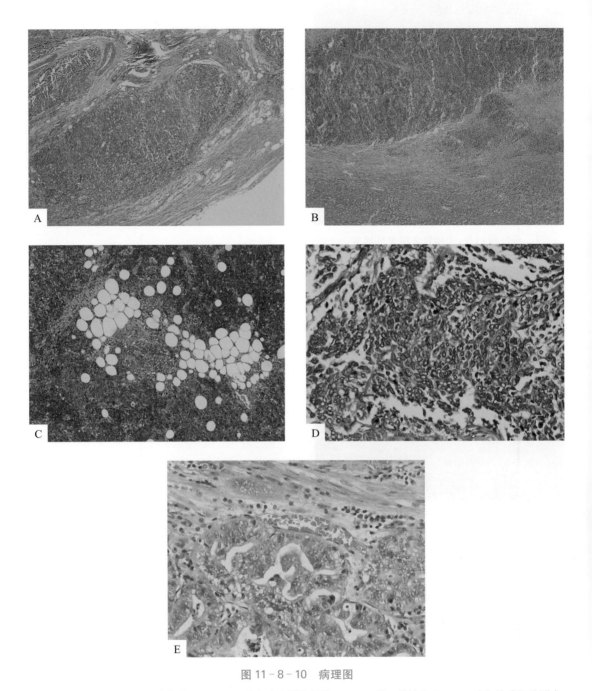

图 11 - 8 - 10　病理图

A. 4×,小细胞癌侵犯胆囊浆膜下层;B. 4×,小细胞癌累及肝脏;C. 10×,淋巴结转移;D. 40×,小细胞癌细胞形态;E. 40×,腺癌细胞形态

（王　瀚　邢　铃）

11.8.4 先天性胆管囊肿伴胆囊癌

病史简介

患者,女性,56 岁,上腹部胀痛不适 3 月余。外院 MRI 示:胆囊壁不规则增厚,胆囊颈部软组织占位。患者有高血压病史,口服药物治疗,否认 2 型糖尿病、心脏病史。有"甲状腺癌"手术史,长期口服左甲状腺素钠片。查体:右上腹轻压痛,余均阴性。

实验室检查

血常规:CRP<0.5 mg/L, WBC 5.98×10⁹/L, Hb 101 g/L, PLT 332×10⁹/L。

肝功能:TB 5.8 μmol/L, ALT 32 U/L, AST 27 U/L, AKP 208 U/L, γ-GT 139 U/L。

肿瘤标志物:AFP 9.3 μg/L, CEA 20.2 μg/L, CA19-9 21.2 U/ml。

IgG4 0.899 g/L。

影像学检查

MRI+MRCP:胆囊颈部占位,胆囊癌可能,胆囊胆泥形成(图 11-8-11)。

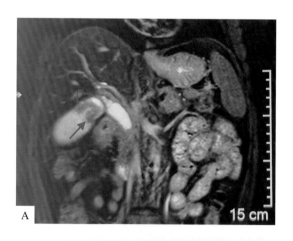
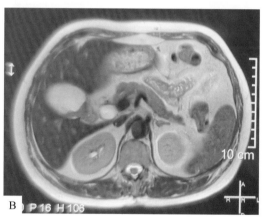
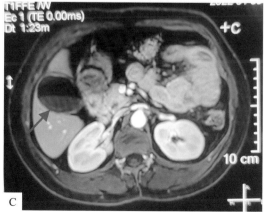

图 11-8-11 影像学检查

A.胆囊颈体部见低信号肿块(↑),肝外胆管扩张,肝总管处狭窄(△),但肝内胆管无扩张;B.胆囊颈体部见低信号软组织肿块,凸向腔内,增强后中等强化,边界模糊(↑);C.胆囊壁增厚,胆囊体底部见 T2 高信号区,与胆汁分层,增强后无强化(↑)

EUS 扫查前影像学资料解读

影像学资料考虑胆囊颈体部肿瘤性病变可能性大,病灶妨碍胆囊内胆汁排出,引起胆囊内胆泥沉积。MRI 提示肝门部胆管狭窄,但该狭窄的上游胆管无扩张,下游胆管扩张,与常规狭窄影像学表现不符,且患者考虑胆囊癌可能,故要排除合并胆管囊肿、胆胰管合流异常可能,扫查时需重点观察。

EUS 扫查目的

明确胆囊颈体部及体底部病灶的性质,鉴别胆囊肿瘤性病变及胆泥;需明确肿瘤浸润深度,是否累及邻近肝脏、肝门胆管和胆囊管;进一步明确肝门部胆管狭窄情况;另外,还需仔细扫查胆胰管末端合流情况。

视频 11-8-5
EUS 扫查
请扫二维码观看

视频 11-8-6
EUS 扫查:
声学造影
请扫二维码观看

超声所见

超声声像图及其示意图见图 11-8-12,EUS 扫查见视频 11-8-5 和视频 11-8-6。

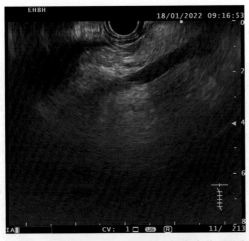 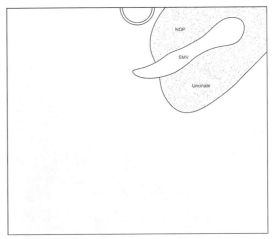

A. 经胃扫查,胰颈、钩突未见异常占位,肠系膜上静脉无异常

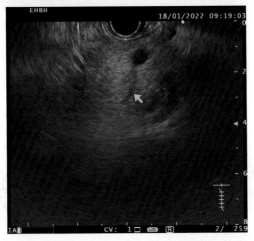 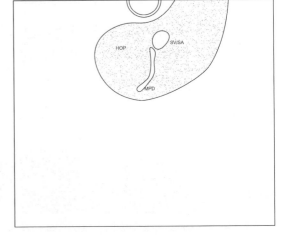

B. 胰头实质未见异常占位影,主胰管无扩张

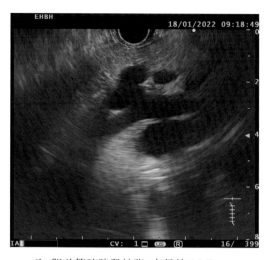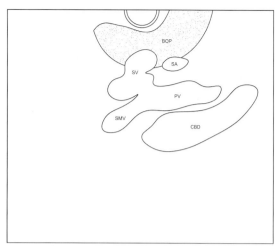

C. 胆总管胰腺段扩张，直径约 13.2 mm

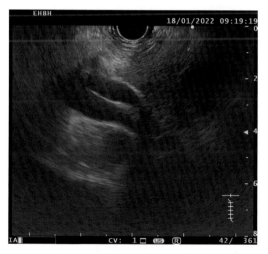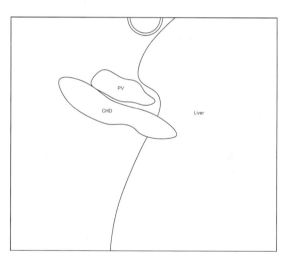

D. 肝总管稍扩张，门静脉未见异常

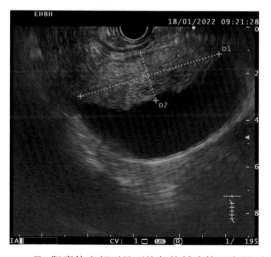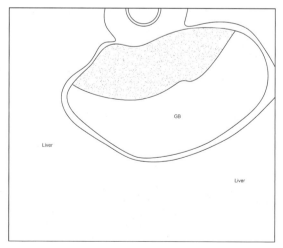

E. 胆囊体底部可见不均匀偏低或等回声影，未见声影

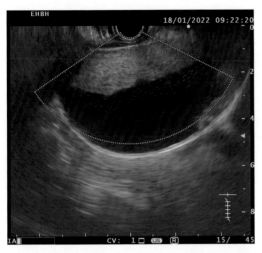

F. 彩色多普勒示其内未见血流信号,考虑胆泥可能性大

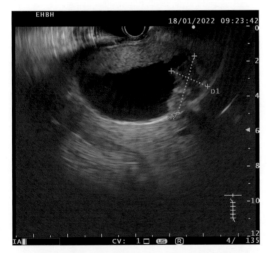

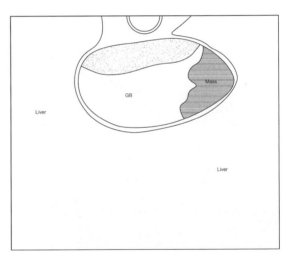

G. 胆囊体、颈部似可见一处低回声不规则形肿块,局部胆囊外膜不完整,但不能观其全貌

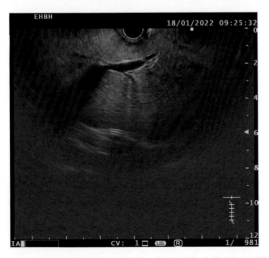

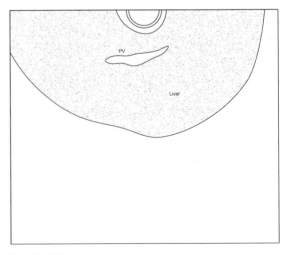

H. 左肝实质回声均匀,未见异常占位影,左肝内胆管无扩张

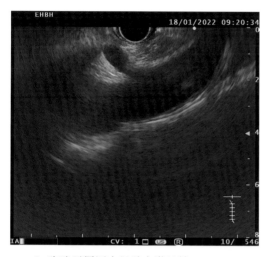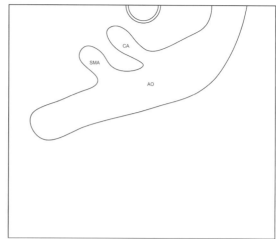

I. 腹腔干周围未见肿大淋巴结

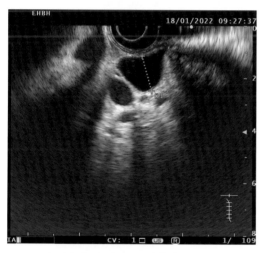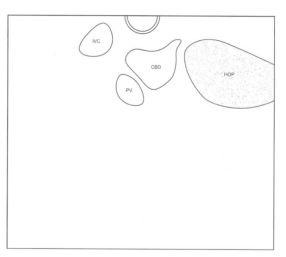

J. 经球部扫查,探及胆总管中段扩张,直径约 13.8 mm,胆管壁无增厚,胆管腔内未见异常回声

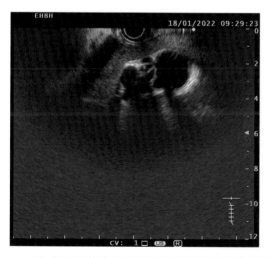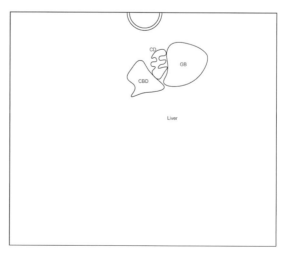

K. 沿胆总管向肝门部扫查,可见呈螺旋状的胆囊管及与之相连的胆囊

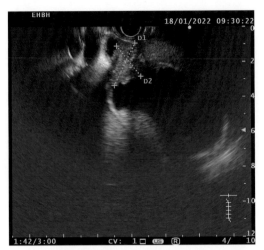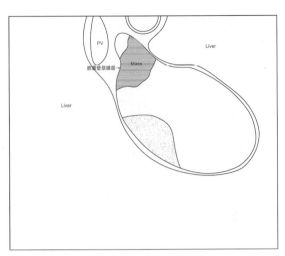

L. 继续沿胆囊扫查,于胆囊颈部探及一低回声实性肿块,大小约 26.9 mm×22.3 mm,胆囊壁层次结构消失,外膜欠完整;胆囊体部亦见不均匀偏低或等回声影,边界清,无声影,考虑胆泥可能

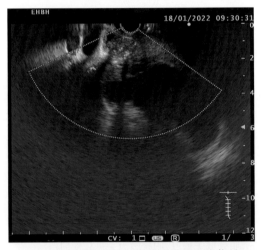

M. 彩色多普勒显示病灶内可见血流信号

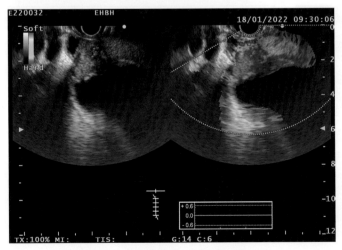

N. 弹性成像显示病灶呈蓝色,提示质地硬

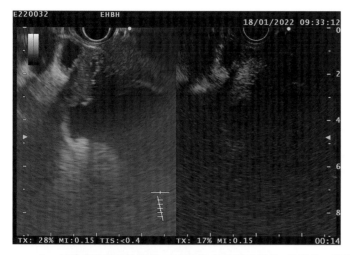

O. 声学造影显示该病灶于动脉期出现明显强化,静脉期逐渐消退,考虑恶性肿瘤;胆囊体部不均匀偏低或等回声影,无强化,考虑为胆泥

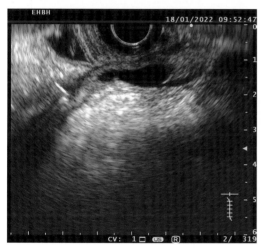
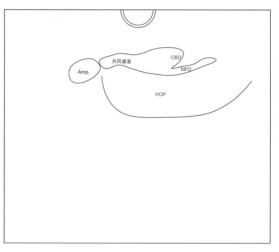

P. 经降段扫查,可清楚地看到主胰管汇于胆总管,形成长的共同通道,考虑胆胰管合流异常(胰管汇入胆管型)

图 11 - 8 - 12　超声声像图及示意图

EUS 诊断

①胆囊占位性病变:胆囊癌可能(T2bN0),未累及胆囊管开口和肝门部胆管;②胆总管扩张,先天性胆管囊肿(Ⅰ型)可能;③胆胰管合流异常(胰管汇入胆管型,也称 P-B 型)。

治疗

行胆囊及肝外胆管、Ⅳb-Ⅴ段肝切除＋区域淋巴结清扫(肝十二指肠韧带、胰头后、腹腔动脉旁)＋胆肠 Roux-en-Y 吻合术。

病理

①(胆囊)腺癌,中-低分化,侵犯浆膜下层(图11-8-13);②(胆总管)慢性胆管炎,符合胆管囊肿。

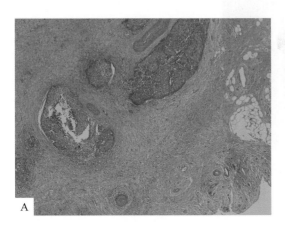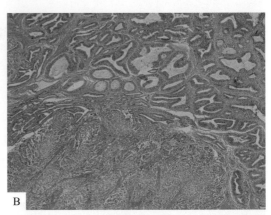

图 11-8-13 病理图

A.4×,癌组织累及胆囊浆膜下层;B.4×,癌组织黏膜面

(王 瀚 邢 铃)

11.8.5 胆囊癌伴肝门部胆管侵犯

病史简介

患者,男性,61岁,皮肤、巩膜黄染1月余。外院CT示:胆囊占位,肝门部胆管狭窄。患者有高血压及脑梗死病史,口服药物治疗,否认2型糖尿病、心脏病史。有肾结石手术史。查体:全身皮肤及巩膜黄染,右上腹轻压痛,余均阴性。

实验室检查

血常规:CRP 6.9 mg/L, WBC 7.83×10⁹/L, Hb 134 g/L, PLT 309×10⁹/L。

肝功能:TB 91.9 μmol/L, DB 73.7 μmol/L, ALT 85 U/L, AST 64 U/L, AKP 328 U/L, γ-GT 896 U/L。

肿瘤标志物:AFP 6.0 μg/L, CEA 5.1 μg/L, CA19-9 297 U/ml。

IgG4 0.316 g/L。

影像学检查

肝脏CT增强:胆囊癌伴肝门部胆管浸润,与右肝动脉关系密切,腹膜后部分淋巴结肿大,胆囊结石。MRCP:胆囊癌伴肝门部胆管受侵可能,可见腹膜后淋巴结(图11-8-14)。

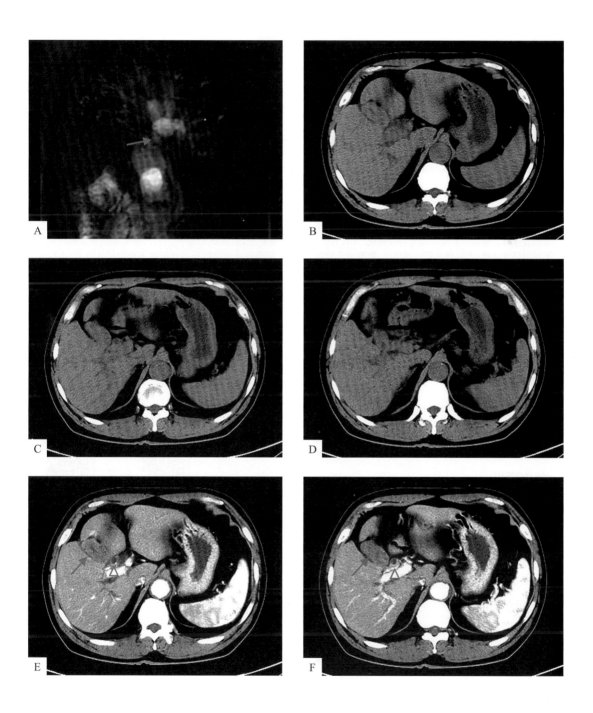

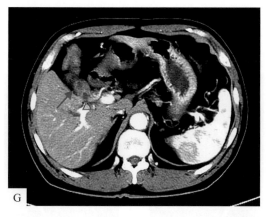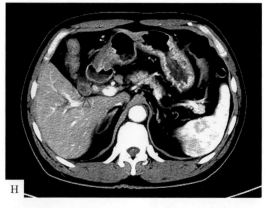

图 11 - 8 - 14　影像学检查

　　A. MRCP 示肝门部胆管狭窄(↑),肝内胆管扩张;B. CT 平扫见胆囊壁弥漫性不规则增厚(↑);C. 胆囊颈部可见低密度肿块(↑),其旁可见肝总管轻度扩张(△);D. 胆囊管亦可见低密度肿块(↑),其旁胆管壁增厚,管腔狭窄(△);E. 增强后胆囊壁在动脉期呈轻度不均匀持续强化(↑),其旁肝总管轻度扩张,胆管壁无增厚(△);F. 胆囊颈低密度肿块亦呈轻度不均匀持续强化(↑),肝总管轻度扩张,胆管壁无增厚(△);G. 胆囊管处软组织影亦呈轻度不均匀持续强化(↑),其旁肝总管壁轻度增厚伴强化(△);H. 肝总管管壁明显增厚伴强化,管腔狭窄(△)

EUS 扫查前影像学资料解读

　　影像学资料考虑胆囊癌侵犯肝门部胆管,导致肝门部胆管狭窄、肝内胆管扩张。

EUS 扫查目的

　　进一步明确胆囊内病灶性质,鉴别胆囊增厚的病因,同时对肝门胆管狭窄进行定位与定性。明确胆囊病灶与肝门胆管病灶间的关系,并了解病灶与周围组织的关系,为确定下一步治疗提供相关资料。

超声所见

　　超声声像图及其示意图见图 11 - 8 - 15,EUS 扫查见视频 11 - 8 - 7 和视频 11 - 8 - 8。

视频 11 - 8 - 7
EUS 扫查
请扫二维码观看

视频 11 - 8 - 8
EUS 扫查:声学造影
请扫二维码观看

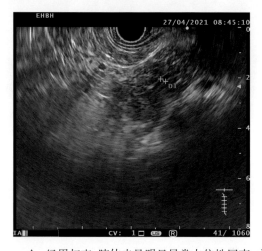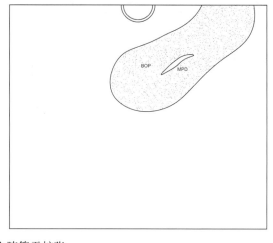

　　A. 经胃扫查,胰体未见明显异常占位性回声,主胰管无扩张

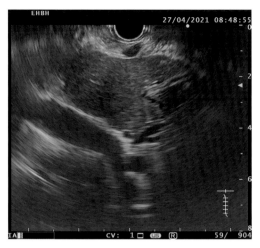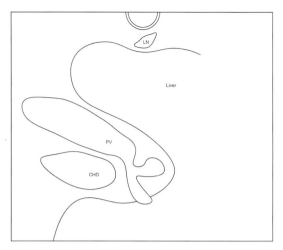

B. 经胃扫查至肝门胆管,因距离较远,门静脉后方胆管显示欠清晰;肝胃间隙可见一处低回声、三角形淋巴结,大小约 7.1 mm×5.0 mm,其内回声均匀,边界清晰,不能排除淋巴结转移

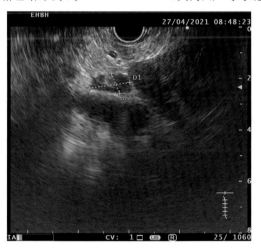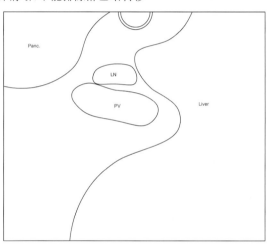

C. 门静脉旁见一低回声、长条形淋巴结,大小约 15.9 mm×8.2 mm,其内回声不均匀,边界清晰,考虑良性可能

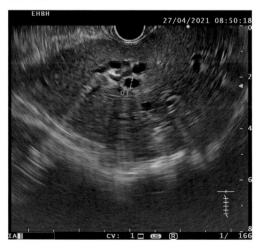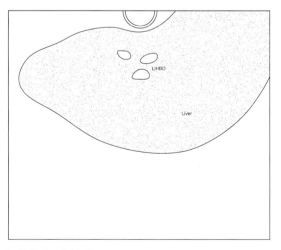

D. 左肝实质回声均匀,未见异常占位影,左肝内胆管扩张,直径约 4.0 mm

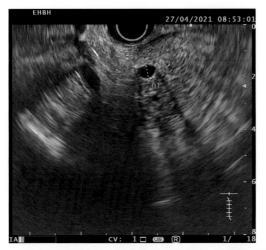 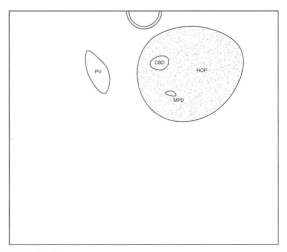

E. 经球部扫查,胆总管下段无扩张,胆管壁无增厚,直径约 6.7 mm

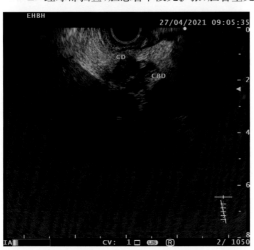 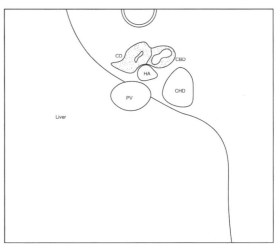

F. 沿胆总管向肝门部扫查至胆囊管开口处,探及胆总管壁及邻近肝总管壁增厚,管腔狭窄,胆囊管管壁亦呈低回声增厚,且病灶紧邻肝动脉

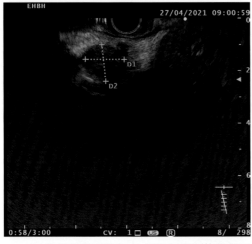 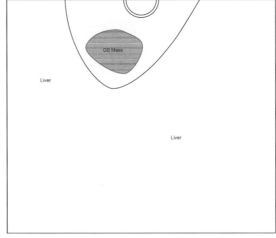

G. 继续沿胆囊管扫查,探及胆囊颈体部低回声实性占位影,大小约 15.2 mm×13.9 mm,其内回声不均匀,边界尚清,外膜不完整,部分切面与肝实质分界不清

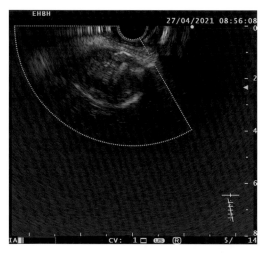

H. 彩色多普勒显示病灶内可见少量血流信号

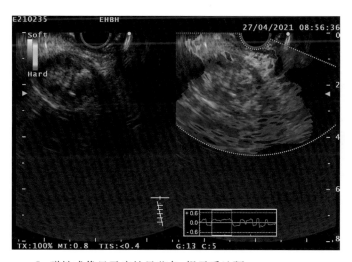

I. 弹性成像显示病灶呈蓝色,提示质地硬

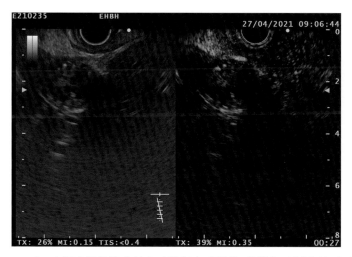

J. 声学造影见该病灶在动脉期出现强化,静脉期逐渐消退,考虑胆囊癌可能

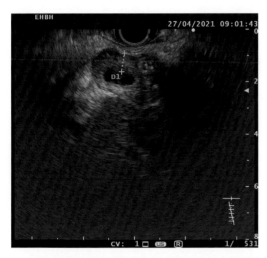
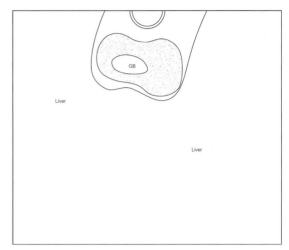

K. 继续全面扫查胆囊,胆囊底部不规则增厚,厚度约 7.1 mm,胆囊局部与肝包膜分界不清

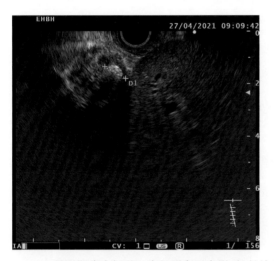
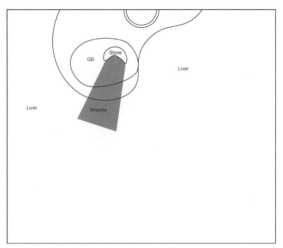

L. 另于胆囊内探及一半月形高回声影,长径约 9.2 mm,后方伴声影,考虑为结石

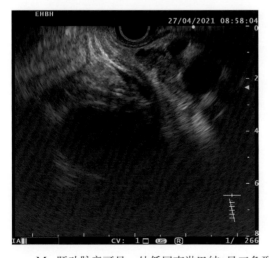
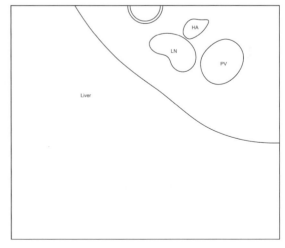

M. 肝动脉旁可见一处低回声淋巴结,呈三角形,其内回声均匀,边界清晰

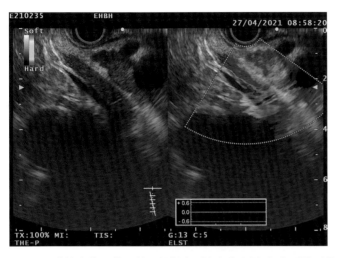

N. 弹性成像见淋巴结呈蓝绿色,提示质地硬,考虑恶性可能

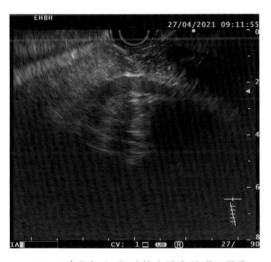
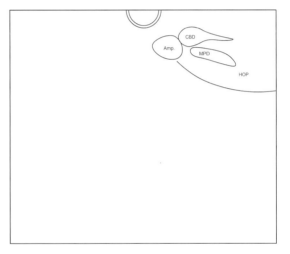

O. 经降段扫查,胆胰管末端未见明显异常

图 11 - 8 - 15　超声声像图及示意图

EUS 诊断

①胆囊占位性病变伴肝门胆管狭窄:胆囊癌可能,累及肝门部胆管(T3N1);②胆囊结石。

治疗

行胆囊、肝外胆管及胆囊床肝组织切除＋肝十二指肠韧带、腹腔干周围及胰周淋巴结清扫骨骼化＋肝门部胆管整形＋胆肠 Roux-en-Y 吻合术。

病理

①(胆囊)腺癌,中分化,侵犯浆膜下层;②(8、12 组淋巴结)见肿瘤组织(图 11 - 8 - 16)。

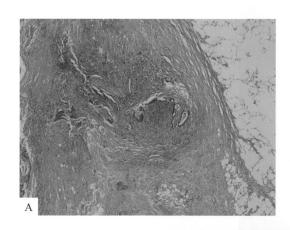

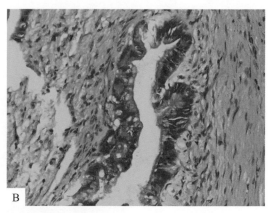

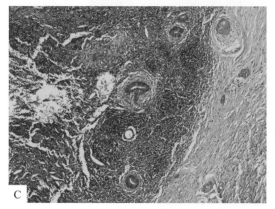

图 11‑8‑16　病理图

A. 4×,癌组织累及胆囊浆膜下层;B. 40×,癌组织形态;C. 10×,淋巴结转移

（王　瀚　邢　铃）

讨论

胆囊癌由于缺乏特异的症状和体征,在确诊时往往已处于晚期阶段,其预后和 5 年生存率与肿瘤浸润的深度密切相关,所以术前分期对于手术方案的制定尤为重要。经腹超声、CT 和 MRI 不能精确地评估 T3 期以下胆囊癌的浸润深度,而 EUS 能够对胆囊癌进行精确的术前分期,显示胆囊恶性肿瘤的大小、回声,胆囊壁层次结构及浸润深度,与周围脏器的关系和淋巴结转移情况。所以,EUS 是胆囊癌术前评估重要的检查手段。

Fujita 等人提出了 EUS 诊断胆囊癌的分期系统,并且被临床广泛接受:A 型,带蒂肿块,相邻胆囊壁结构存在;B 型,无蒂和(或)宽基肿块,胆囊壁外部高回声层存在;C 型,无蒂和(或)宽基肿块,但胆囊壁外部高回声层变窄;D 型,胆囊壁外部高回声层被肿瘤破坏。EUS 分型可对应相应的 T 分期:A 型,原位癌(Tis);B 型,T1 或可疑 T2;C 型,T2;D 型,T3或以上,其准确率分别为 100%、75.6%、85.3% 和 92.7%。同时,有文献报道,EUS 分型与肿瘤病理组织学分型亦密切相关。

胆胰管合流异常(pancreaticobiliary maljunction,PBM)是胆道系统及胆囊恶性肿瘤的危险因素。38%～63%的PBM患者被发现胆囊上皮增生性改变。胆汁和胰液的混合液反流进入胆道系统和胆囊,长期炎症刺激引起胆管壁及胆囊壁增厚,最终导致癌变。对胆囊癌合并PBM的患者,手术治疗较为复杂,所以在进行胆囊癌的EUS扫查时,除了扫查疾病本身外,还需明确胆胰管末端有无合流异常,为制定手术方案提供相关资料。

由于胆囊的位置受个体差异影响较大,EUS全面扫查胆囊较为困难,特别是胆囊颈部、底部病变。所以在进行EUS检查前,完善腹部CT及MRI等检查是非常必要的。

T1期的胆囊癌需要与腺瘤性息肉进行鉴别,两者在EUS下表现大致相似,一般长径大于1.5 cm的肿块恶性的概率高。同时,声学造影检查也是鉴别两者的重要手段,一般腺瘤性息肉强化较为均匀,胆囊癌呈现不规则强化。此外,黄色肉芽肿性胆囊炎与胆囊癌的EUS表现、声学造影强化模式较为相似,临床中鉴别较为困难,需要依靠EUS-FNA或手术后病理最终诊断。

扫查体会

(1)在EUS检查中,能探查到胆囊不是一件难事,困难的是胆囊的全面、连续、跟踪扫查(从胆囊管开口至胆囊底部),这需要操作者扎实的基本功和较强的控镜能力。胆囊颈部病灶的扫查又是所有胆囊病灶中的难点,易漏诊,通常在十二指肠球部才能够清楚扫查胆囊颈的病变,胃内因距离较远,故无法清楚显示胆囊颈部。如胆囊颈部病灶累及肝门部胆管,则EUS扫查更是难上加难,难以鉴别肿瘤起源。

(2)扫查胆囊肿瘤时,需要明确肿瘤的浸润深度、范围、血管及周围组织受累、淋巴结转移、胆胰管末端有无合流异常等信息,有利于制定下一步治疗方案。

(3)胆囊肿瘤性病变同时可能合并胆泥形成,其形态有时与肿块难以鉴别,此时可应用声学造影检查,进一步明确其血供情况。

(4)胆囊癌易累及胃窦、十二指肠球部或球降交界,进镜时需特别注意,并需对肠壁进行扫查,明确其浸润深度。

(邢 铃)

参考文献

[1] Sadamoto Y, Kubo H, Harada N, et al. Preoperative diagnosis and staging of gallbladder carcinoma by EUS [J]. Gastrointest Endosc, 2003,58(4):536-541.

[2] Hijioka S, Nagashio Y, Ohba A, et al. The Role of EUS and EUS-FNA in Differentiating Benign and Malignant Gallbladder Lesions [J]. Diagnostics (Basel), 2021,11(9):1586.

[3] Hanada K, Itoh M, Fujii K, et al. Pathology and cellular kinetics of gallbladder with an anomalous junction of the pancreaticobiliary duct [J]. Am J Gastroenterol, 1996,91(5):1007-1011.

[4] Hijioka S, Mekky MA, Bhatia V, et al. Can EUS-guided FNA distinguish between gallbladder cancer and xanthogranulomatous cholecystitis [J]. Gastrointest Endosc, 2010,72(3):622-627.

[5] Tanaka K, Katanuma A, Hayashi T, et al. Role of endoscopic ultrasound for gallbladder disease [J]. J Med Ultrason (2001), 2021,48(2):187-198.

11.9　胆囊管癌

病史简介

患者,女性,72 岁,反复腰背部疼痛伴尿黄 1 月余。外院腹部彩超示:胆囊增大,胆总管扩张,胆囊泥沙样结石。MRI+MRCP 示:胆管中段不规则增厚、截断,胆囊内占位,胆囊癌侵犯肝外胆管可能。既往 2 型糖尿病史,否认高血压病、心脏病病史,否认手术史。查体:全身皮肤及巩膜黄染,右上腹轻压痛,余均阴性。

实验室检查

血常规:CRP 0.95 mg/L, WBC 3.89×10⁹/L, Hb 95 g/L, PLT 197×10⁹/L。

肝功能:TB 31.7 μmol/L, DB 22.8 μmol/L, ALT 151 U/L, AST 124 U/L, AKP 467 U/L, γ-GT 1109 U/L。

肿瘤标志物:AFP 3.2 μg/L, CEA 2.6 μg/L, CA19-9 42 U/ml。

IgG4 1.24 g/L。

影像学检查

MRI+MRCP:胆管中段不规则增厚、截断,胆囊内占位,胆囊癌侵犯肝外胆管可能(图 11-9-1)。

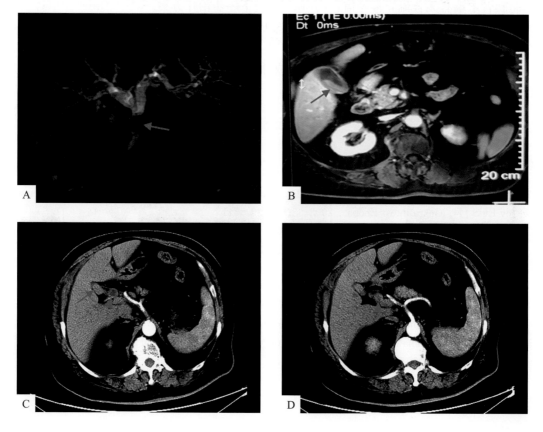

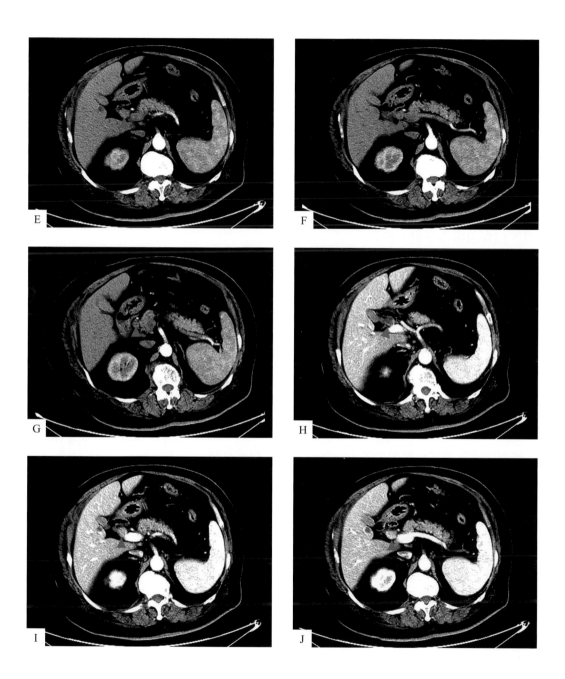

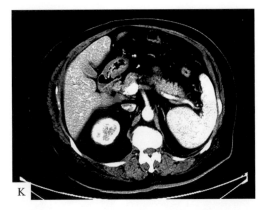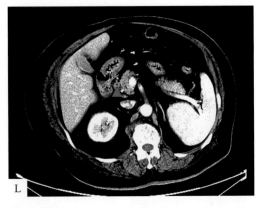

图 11-9-1 影像学检查

A. MRCP 见胆总管中段截断(↑),胆总管上段扩张,胆囊管开口显示不清;B. MRI 见胆囊体部一处占位性病变(↑); C~G. 胆囊缩小(↑),胆管内可见软组织影(▲),于动脉期呈不同程度强化。H~L. 门静脉期胆管内病灶进一步强化(▲)

EUS 扫查前影像学资料解读

MRI 显示胆囊内肿瘤侵犯胆总管可能性大,但 CT 增强则考虑为胆总管占位,累及胆囊管可能。

EUS 扫查目的

明确肿瘤原发部位,病灶与胆囊、胆总管、胆囊管的关系,肿瘤与血管的关系,有无淋巴结转移等情况,为下一步治疗提供相关资料。

视频 11-9-1
EUS 扫查
请扫二维码观看

视频 11-9-2
EUS 扫查:声学造影
请扫二维码观看

超声所见

超声声像图及其示意图见图 11-9-2,EUS 扫查见视频 11-9-1 和视频 11-9-2。

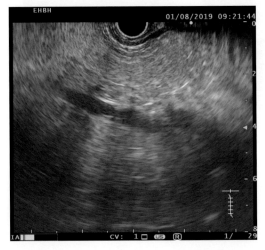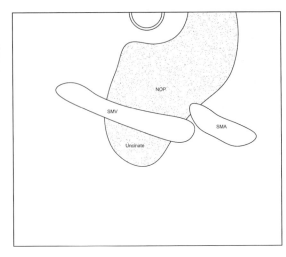

A. 经胃扫查,胰颈、钩突部回声未见异常,主胰管无扩张

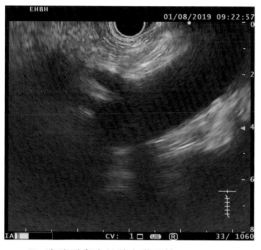
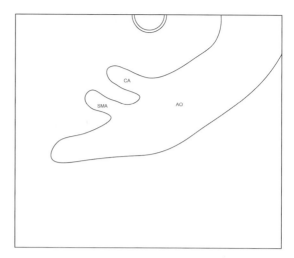

B. 腹腔干旁未见肿大淋巴结

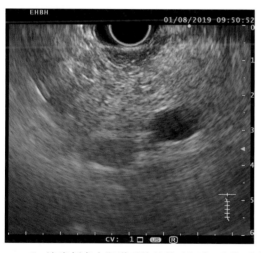
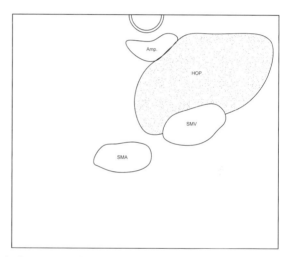

C. 该病例存在胆道系统的特殊汇合,为能更清晰明了地展示该病例,我们从十二指肠降段(胆总管末端)开始叙述。经降段扫查,见呈漏斗型的十二指肠主乳头,大小、回声未见异常

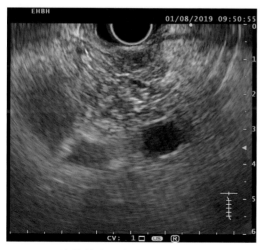
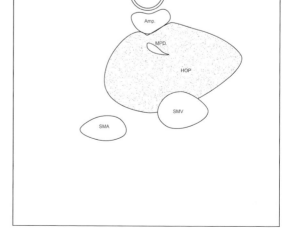

D. 逐渐拉镜未见主胰管异常

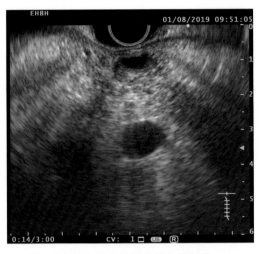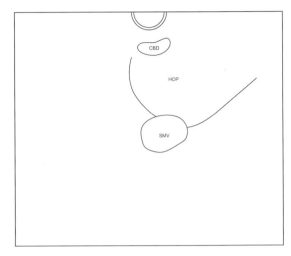

E. 稍左旋内镜未见胆总管末端异常

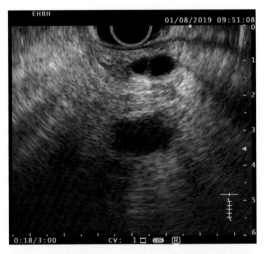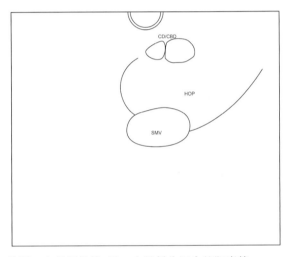

F. 沿胆总管稍稍拉镜,胆总管分成了 2 个管腔,推测一个是胆总管,另一个是低位汇合的胆囊管

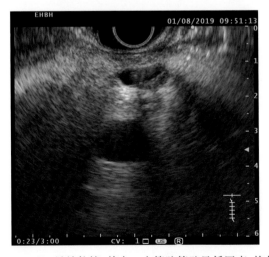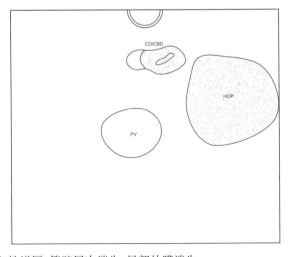

G. 继续拉镜,其中一个管腔管壁呈低回声、均匀性增厚,管壁层次消失,局部外膜消失

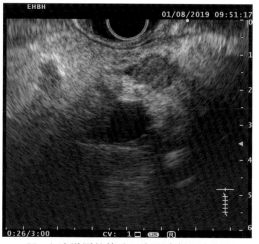
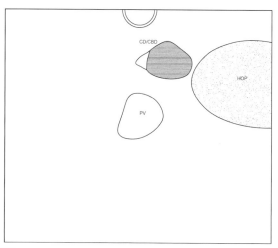

H. 上述增厚的管腔逐渐形成低回声团块,外膜消失

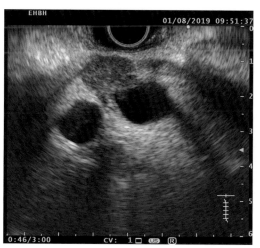
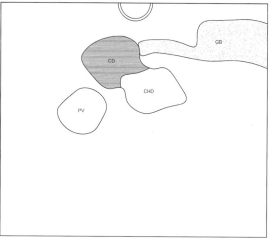

I. 继续扫查,发现该低回声团块与胆囊相连,进而确定该低回声团块位于胆囊管,并累及肝总管,其近端肝总管扩张;与之相连的胆囊内被大量等回声、偏高回声物所取代。故 F 图的另一个管腔为胆总管,因在胆总管胰腺段扫查到胆囊管开口,故该病例存在胆囊管低位汇合的解剖结构变异

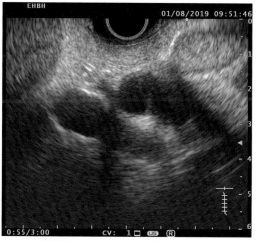
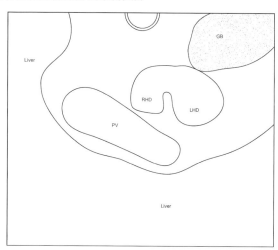

J. 肝总管分出左、右肝内胆管,左、右肝内胆管扩张

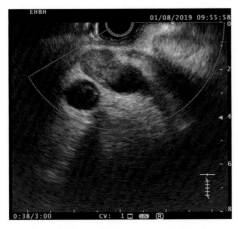

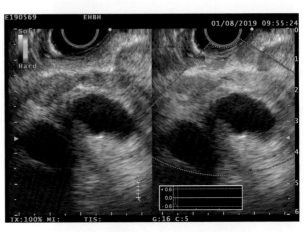

K. 彩色多普勒显示,病灶内可见少许血流信号

L. 弹性成像肿块呈蓝色,提示质地硬

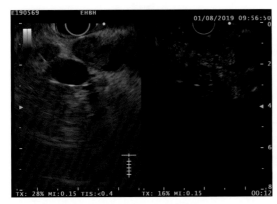

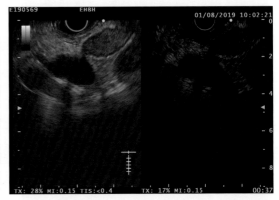

M. 声学造影显示,病灶在动脉期呈不均匀强化,静脉期逐渐消退;胆囊内等回声及偏高回声物在动脉期及静脉期均无强化,考虑为胆泥

图 11-9-2　超声声像图及示意图

EUS 诊断

①胆囊管占位性病变:胆囊管癌可能(T2N0),伴肝总管侵犯;②胆囊管低位汇合;③胆囊内胆泥形成。

治疗

行胆囊及肝外胆管切除+区域淋巴结清扫+肝门胆管空肠 Roux-en-Y 吻合术。

病理

①(胆囊管)腺癌,中分化,浸润管壁全层(图 11-9-3、图 11-9-4);②(胆囊)慢性胆囊炎;③(胆管旁)淋巴结未见癌转移;④左肝管、右肝管、胆管下切缘未见癌组织累及。

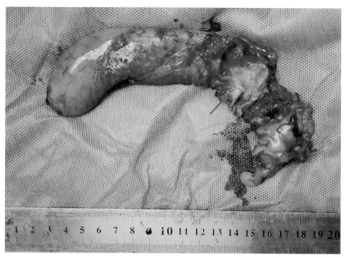

图 11 - 9 - 3　胆囊管处可见灰白色肿瘤组织(↑)

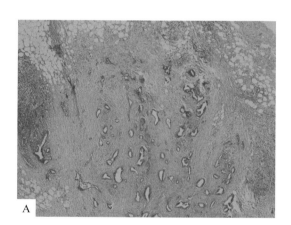

A

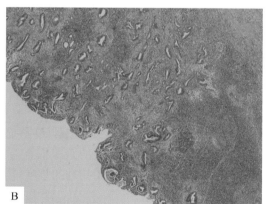

B

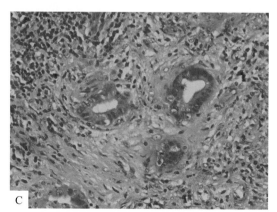

C

图 11 - 9 - 4　病理图

A. 4×,癌组织累及胆管周结缔组织;B. 4×,胆管癌黏膜面;C. 40×,癌细胞形态

讨论

原发性胆囊管癌是一种罕见的疾病，仅占所有肝外胆管恶性肿瘤的 0.14%。其以男性居多，平均发病年龄为 65 岁。临床表现无特异性，大多数与胆管疾病相似，如上腹痛、黄疸等，大多数病例在剖腹探查或手术标本的病理组织学检查中发现肿瘤，所以早期诊断及术前诊断尤为困难，增加了外科手术的难度。本例中，我们通过 EUS 对肝外胆管系统进行连续扫查，明确了该病例为胆囊管占位性病变，为下一步手术方案的制定提供了至关重要的依据。

1951 年，Farrar 首次提出原发性胆囊管癌的诊断标准：①局限于胆囊管内生长；②胆囊、肝、胆总管无肿瘤性病变；③组织学证明为恶性肿瘤。但是 Farrar 标准较为严格，进展期的原发性胆囊管癌无法定义，所以又有学者针对进展期胆囊管提出了新的诊断标准。2009 年，Nakata 等将原发性胆囊管癌进行了新的分型：Ⅰ型，肿瘤局限于胆囊管内；Ⅱ型，肿瘤累及胆囊；Ⅲ型，肿瘤累及肝总管或胆总管；Ⅳ型，肿瘤累及胆囊及肝外胆管。故本例属于 Nakata 分型的Ⅲ型。

原发性胆囊管癌最佳的治疗方式为手术治疗，包括胆囊、胆囊管、胆总管的整体切除和局部淋巴结切除。如术后病理提示切缘阳性，可加放射治疗。

原发性胆囊管癌侵犯胆管或胆囊的病例较少，加之其生长缓慢，远处转移及淋巴结转移发生率较低，故其预后优于胆管癌和胆囊癌。据报道，其 5 年生存率为 40%，中位生存时间为 2.4 年。

扫查体会

（1）本病例扫查的主要难点为胆道系统的连续扫查，包括从胆总管末端至肝门部胆管、胆囊管汇入胆总管处、胆囊管的跟踪扫查直至显示胆囊。该患者存在胆囊管低位汇合的先天性解剖结构变异，更增加了扫查的难度，需要耐心、仔细地沿不同管腔结构分别跟踪扫查，进一步明确结构关系。

（2）掌握胆囊管与胆总管的汇合方式对 EUS 扫查是非常必要的。

（3）声学造影可帮助鉴别肿瘤性病变与胆泥。

（邢　铃　高道键）

参考文献

［1］Nakata T, Kobayashi A, Miwa S, et al. Clinical and pathological features of primary carcinoma of the cystic duct [J]. J Hepatobiliary Pancreat Surg, 2009,16(1):75 - 82.

［2］Baraka A, al Mokhtar NY, Madda JP, et al. Primary carcinoma of the cystic duct causing obstructive jaundice [J]. J R Soc Med, 1990,83(11):746 - 747.

［3］FARRAR DA. Carcinoma of the cystic duct [J]. Br J Surg, 1951,39(154):183 - 185.

［4］Bains L, Kaur D, Kakar AK, et al. Primary carcinoma of the cystic duct: a case report and review of classifications [J]. World J Surg Oncol, 2017,15(1):30.

［5］Yokoyama Y, Nishio H, Ebata T, et al. New classification of cystic duct carcinoma [J]. World J Surg, 2008,32(4):621 - 626.

胆管先天性病变

12.1 先天性胆管囊肿

12.1.1 先天性胆管囊肿Ⅰ型

病史简介

患者,男性,57 岁,反复右上腹疼痛不适 10 余年,发热 1 个月。外院诊断考虑为"胆囊炎",均予保守治疗后好转。近 1 个月,患者出现发热,体温最高 38℃。外院 MRCP 示:胆囊结石,胆囊炎,肝外胆管囊状扩张。否认高血压病、2 型糖尿病及冠心病史。查体:全腹无压痛及反跳痛,余均阴性。

实验室检查

血常规:CRP 27.14 mg/L, WBC 5.77×10⁹/L, Hb 120 g/L, PLT 374×10⁹/L。
肝功能:TB 6.4 μmol/L, ALT 43 U/L, AST 28 U/L, AKP 106 U/L, γ-GT 102 U/L。
肿瘤标志物:AFP 4.1 μg/L, CEA 1.1 μg/L, CA19-9 16 U/ml。
IgG4 0.21 g/L。

影像学检查

MRI+MRCP:胆总管中段呈囊状扩张,先天性胆管囊肿Ⅰ型可能,胆囊颈部结石(图 12-1-1)。

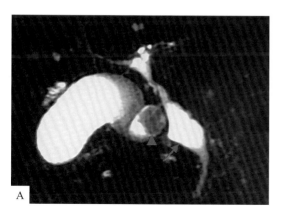

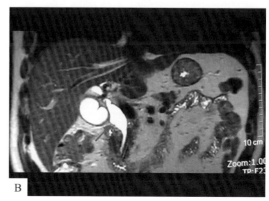

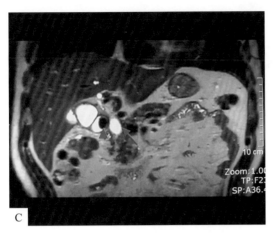
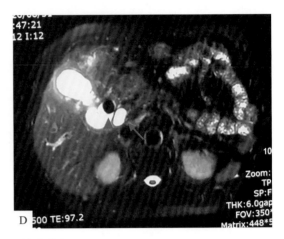

图 12-1-1 影像学检查

A. 胆总管中段呈囊样扩张(↑),胆总管下段相对性狭窄,肝内胆管无扩张,胆囊内可见充盈缺损影(▲)及胆泥,主胰管无扩张;B. 冠状面断层可见胆总管中上段囊状扩张(↑),下段相对狭窄,主胰管无扩张,胆胰管无合流异常;C、D. 胆囊颈部可见充盈缺损影(▲),胆囊壁无异常增厚,胆总管中段扩张(↑)

EUS 扫查前影像学资料解读

影像学资料显示胆总管中段呈囊样扩张,考虑先天性胆管囊肿Ⅰ型可能。胆囊颈部可见一枚充盈缺损影,考虑结石。胆总管末端与主胰管末端无明确的合流异常。

EUS 扫查目的

进一步明确胆管囊肿分型,是否存在胆管及胆囊内病变,包括结石和肿瘤性病变。进一步明确胆胰管末端有无合流异常,为下一步治疗提供相关资料。

视频 12-1-1
EUS 扫查
请扫二维码观看

超声所见

超声声像图及其示意图见图 12-1-2,EUS 扫查见视频 12-1-1。

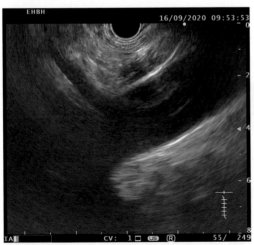
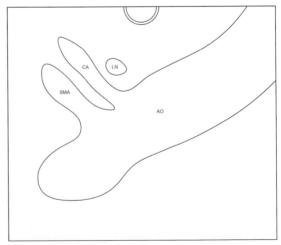

A. 经胃扫查,主动脉、腹腔干、肠系膜上动脉未见异常,腹腔干旁可见一处低回声、长条形淋巴结,其内回声不均匀,边界模糊,考虑为良性

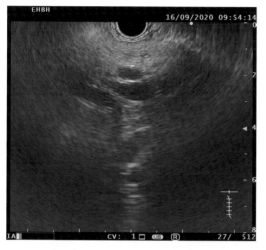

B. 胰颈部、主胰管和胆总管下段未见异常

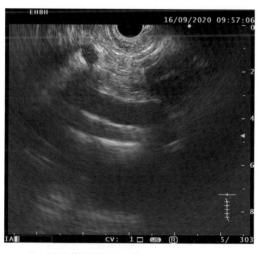

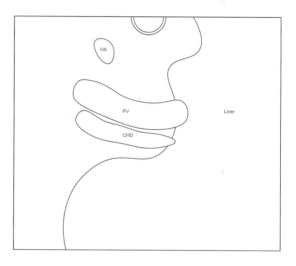

C. 肝总管无明显扩张

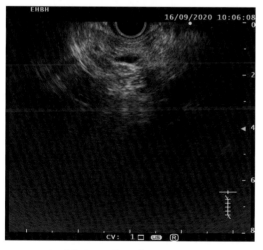

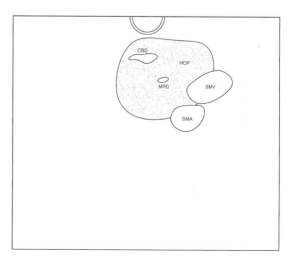

D. 经球部扫查,胆总管下段无扩张,管壁无增厚

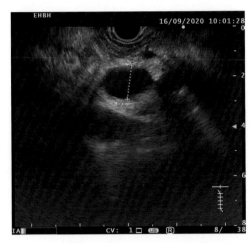 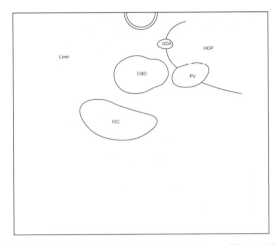

E. 左旋内镜,沿胆总管向肝门胆管扫查,可见胆总管中段呈囊性扩张,直径约 13.2 mm,管壁无增厚,其内未见明确结石及占位影

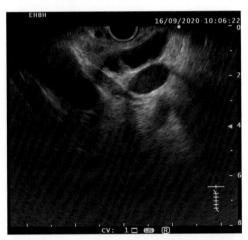 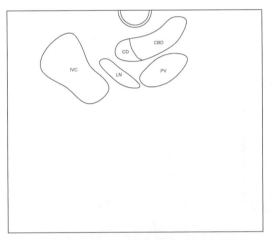

F. 继续左旋内镜,可见胆囊管开口,胆囊管开口于胆总管囊性扩张段;门静脉旁可见一处低回声、长条形淋巴结,其内回声不均匀,边界尚清,考虑为良性

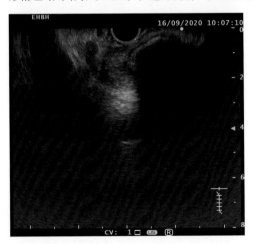 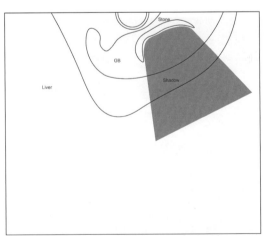

G. 沿胆囊管追踪至胆囊,可见胆囊颈部一巨大半月形高回声影,长径约 25.2 mm,后方伴大片声影,胆囊内可见絮状回声,考虑为胆囊颈结石

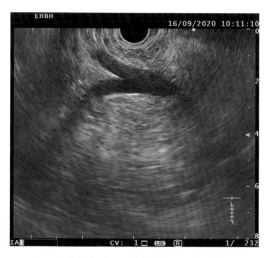 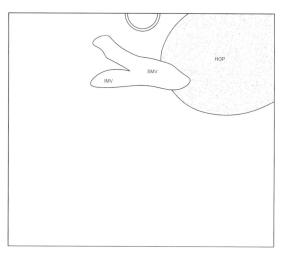

H. 经降段扫查,血管标志肠系膜上静脉、肠系膜下静脉及胰头未见异常

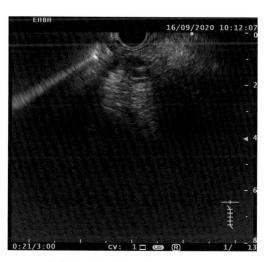 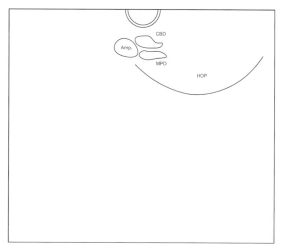

I. 胆总管及主胰管末端未见异常,无合流异常

图 12 - 1 - 2 超声声像图及示意图

EUS 诊断

①胆总管中段囊性扩张,先天性胆管囊肿(Ⅰ型)可能;②胆囊结石伴胆泥形成。

治疗

行胆囊及肝外胆管切除＋肝门部胆管整形＋胆肠 Roux-en-Y 吻合术。

病理

(胆总管)慢性胆管炎,管周腺体增生活跃,符合胆管囊肿(图 12 - 1 - 3)。

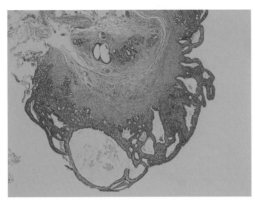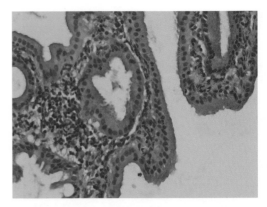

图 12 - 1 - 3 病理图

A. 4×,胆管壁慢性炎,管周腺体增生;B. 40×,胆管上皮细胞无异型

（王 瀚 邢 铃）

12.1.2 先天性胆管囊肿Ⅱ型

病史简介

患者,男性,40 岁,体检发现肝门区囊性占位,无发热、黄疸及腹痛。外院 MRI 示:肝门部可见一处囊性占位,与肝门部胆管关系紧密。否认高血压、2 型糖尿病及冠心病史,否认手术史。查体均阴性。

实验室检查

血常规:CRP 0.5 mg/L, WBC 5.76×10⁹/L, Hb 125 g/L, PLT 235×10⁹/L。
肝功能:TB 16 μmol/L, ALT 17 U/L, AST 7 U/L, AKP 22 U/L, γ - GT 57 U/L。
肿瘤标志物:AFP 1.7 μg/L, CEA 1.9 μg/L, CA19 - 9 34 U/ml。

影像学检查

MRI:肝门部可见一处囊性占位,与肝门部胆管关系紧密,胆管囊肿可能(图 12 - 1 - 4)。

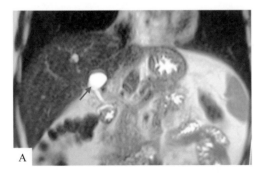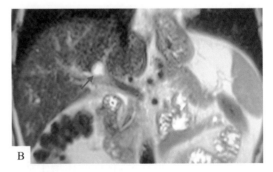

图 12 - 1 - 4 MRI 图

A. MRI 见肝门部一囊性占位(↑),似与胆管相通,肝内外胆管无扩张;B. 主胰管无扩张,胆总管末端与主胰管末端无合流异常(↑)

EUS 扫查前影像学资料解读

　　根据影像学资料提示,考虑为胆管囊肿的可能性大,但该囊肿是否与胆管相通仍需 EUS 进一步明确。

EUS 扫查目的

　　明确肝门部囊性占位是否与胆管相通,如相通,则考虑为胆管囊肿,如不相通,则考虑为单纯性肝囊肿;并需要明确胆胰管末端汇合情况。

视频 12 - 1 - 2
EUS 扫查
请扫二维码观看

超声所见

　　超声声像图及其示意图见图 12 - 1 - 5,EUS 扫查见视频 12 - 1 - 2。

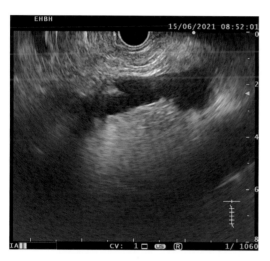
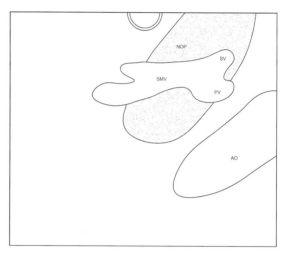

A. 经胃扫查,肠系膜上静脉、脾静脉及门静脉汇合部、胰颈、钩突部实质未见异常

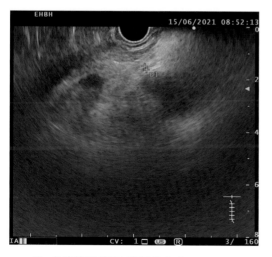
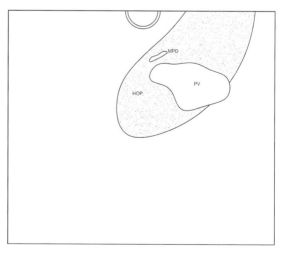

B. 主胰管无扩张,直径约 1.5 mm

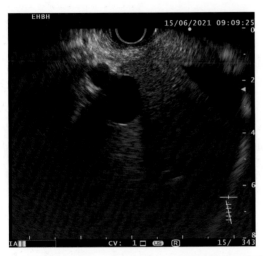
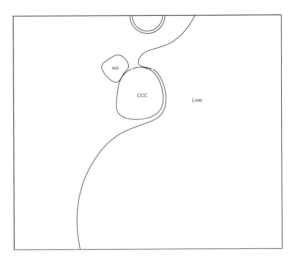

C. 肝门部见一囊性占位,但无法明确与胆管的关系

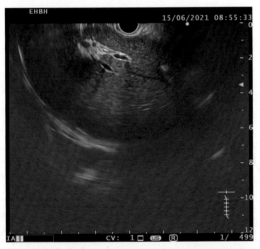
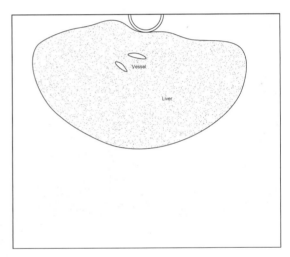

D. 左肝实质回声均匀,未见异常占位影,左肝内胆管无扩张

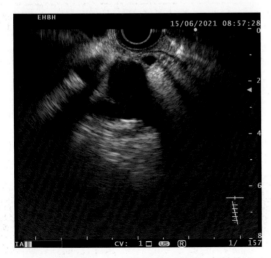
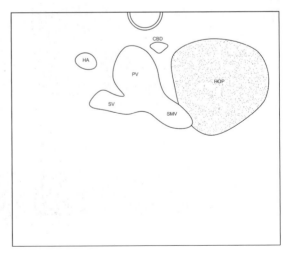

E. 经球部扫查,见胆总管无扩张,直径约 4.4 mm

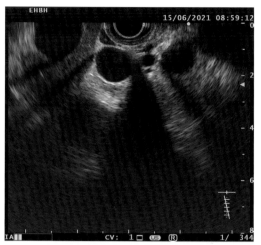
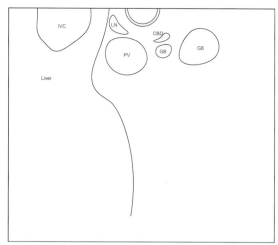

　　F. 沿胆总管向肝门部扫查,可见胆囊管开口;门静脉前可见一处低回声、三角形淋巴结,其内回声不均匀,边界清晰,考虑为良性

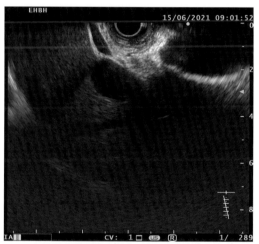
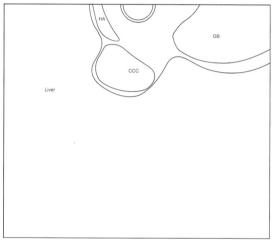

　　G. 沿胆囊管继续扫查,可见与之相连的胆囊;肝门区见一囊性占位,大小约 22.4 mm×12.4 mm,其内透声佳,未见异常回声

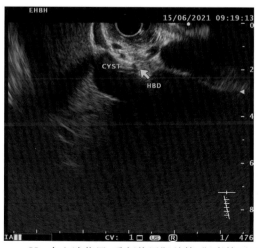
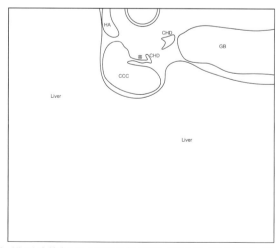

　　H. 在上述位置,重新找回胆总管、胆囊管开口处,沿肝总管扫查,因肝总管纤细,需仔细、耐心观察,发现该囊性占位通过一"蒂"与肝总管相通,故考虑为胆管囊肿

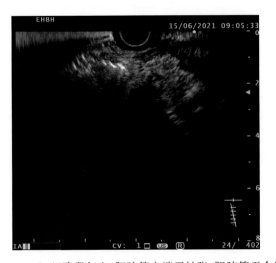 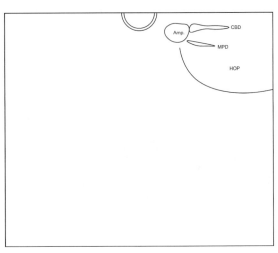

Ⅰ. 经降段扫查,胆胰管末端无扩张,胆胰管无合流异常

图 12 - 1 - 5　超声声像图及示意图

EUS 诊断

肝门区囊性占位:先天性胆管囊肿(Ⅱ型)可能。

治疗

患者目前无任何临床症状,血检查无明显异常,故予随访。

扫查体会

(1) 本例扫查的难点在于胆总管至肝门部胆管的跟踪扫查,由于在胃内扫查距离较远,无法实现,因此最佳位置为十二指肠球部,但胆总管下段纤细,导致跟踪扫查的难度较大,需要操作者良好的控镜能力及稳定性。

(2) 另一难点在于分辨清楚胆管与囊肿的关系。该例中囊肿与胆管仅通过一纤细的"蒂"相连,亦需要操作者耐心、仔细地观察,方能避免误诊。

(邢　铃)

12.1.3　先天性胆管囊肿Ⅲ型

病史简介

患者,男性,54 岁,反复右上腹疼痛 1 年,无皮肤及巩膜黄染,无畏寒、发热。外院查MRCP 示:胆总管下段囊肿伴肝外胆管扩张。否认高血压病、2 型糖尿病及冠心病史。否认手术史。查体:右上腹轻度压痛,余(一)。

实验室检查

血常规:CRP 0.5 mg/L, WBC 4.45×10^9/L, Hb 104 g/L, PLT 220×10^9/L。

肝功能:TB 7.2 μmol/L,ALT 21 U/L,AST 21 U/L,AKP 20 U/L,γ-GT 46 U/L。
肿瘤标志物:AFP 2.4 μg/L,CEA 0.5 μg/L,CA19-9 5.9 U/ml。

影像学检查

　　MRCP:肝外胆管囊状扩张,胆总管下段囊肿,胆总管内信号欠均匀。腹部CT:胆总管下段囊肿,肝外胆管扩张(图12-1-6)。

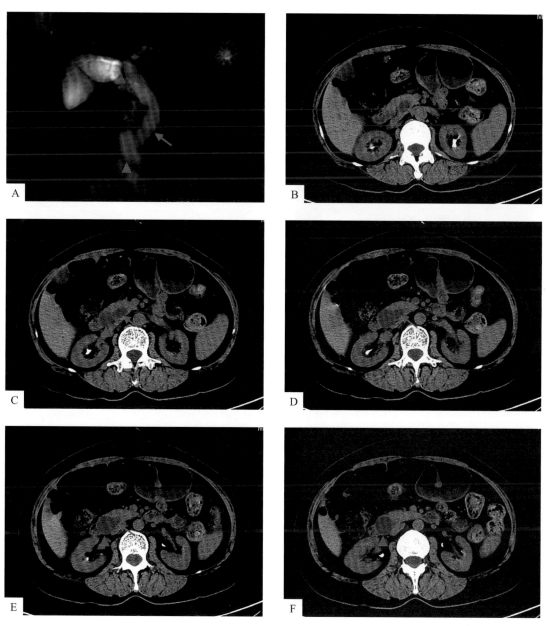

图 12-1-6　影像学检查

　　A. MRCP 示胆囊增大,肝内胆管无扩张,肝外胆管扩张(↑),胆总管末端囊状扩张(▲);B~F. CT 示肝外胆管明显扩张,胆总管旁见类圆形囊性灶(▲),连续扫描见囊性灶与胆总管相通(↑),大小约 2.7 cm×2.0 cm

EUS 扫查前影像学资料解读

影像学显示胆总管末端见一囊状膨出,考虑胆管囊肿,胆总管、胆囊内未见充盈缺损影,主胰管末端与胆总管末端的关系尚不确定。

EUS 扫查目的

明确胆总管末端膨大性质,其内是否存在结石或占位性病变,明确胆总管末端与主胰管末端关系及胆总管、胆囊情况。

视频 12-1-3
EUS 扫查
请扫二维码观看

超声所见

超声声像图及其示意图见图 12-1-7,EUS 扫查见视频 12-1-3。

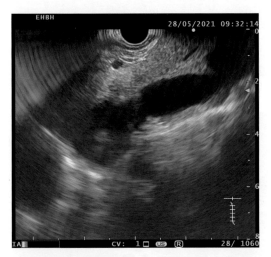
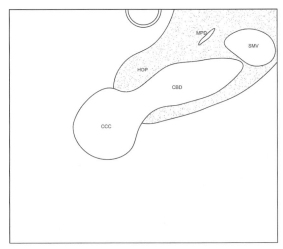

A. 经胃扫查,胆总管中段扩张,直径约 14.8 mm,胆总管远端似可见一囊性膨大,主胰管无扩张,直径约 2.8 mm

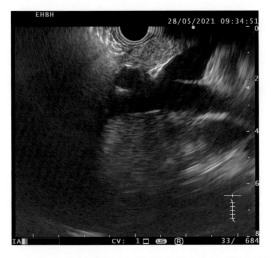
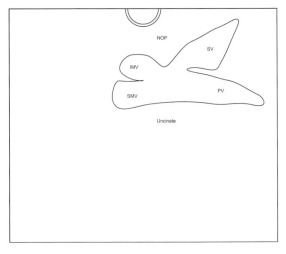

B. 扫查门静脉汇合部,肠系膜上静脉、肠系膜下静脉及脾静脉以"个"字形汇入门静脉

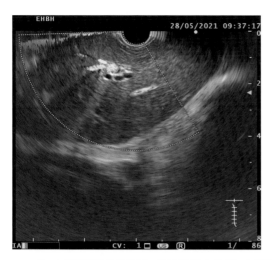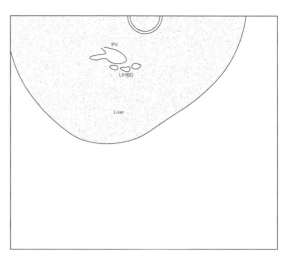

C. 左肝实质回声均匀,未见异常占位影,左侧肝内胆管无扩张

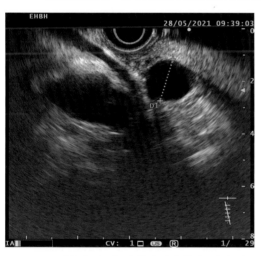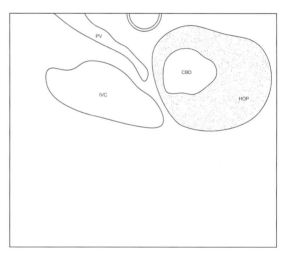

D. 经球部扫查,胆总管胰腺段扩张,直径约 16.5 mm

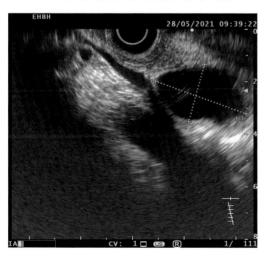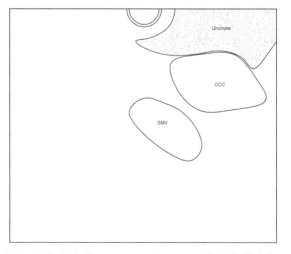

E. 右旋镜身,可见胆总管远端一囊性无回声区,囊壁光滑,大小约 37.2 mm×22.7 mm,透声可,其内未见明显异常

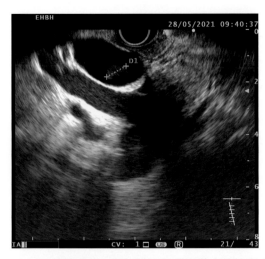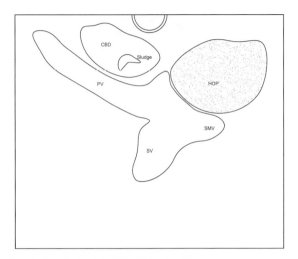

F. 沿胆总管向肝门部扫查,胆总管上段扩张,胆管壁无增厚,其内见胆泥回声,后方无声影

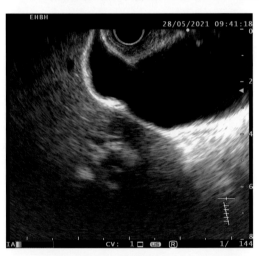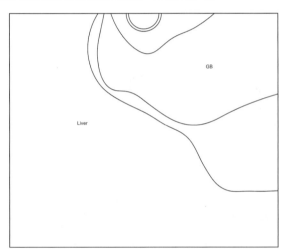

G. 胆囊内可见少许胆泥回声

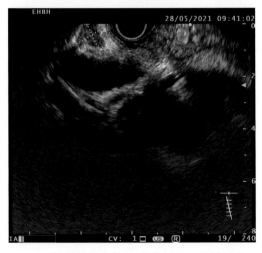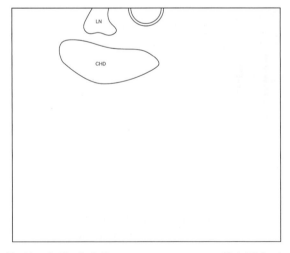

H. 肝总管轻度扩张,其旁可见一处低回声淋巴结,呈三角形,大小约 10.5 mm×10.1 mm,其内回声不均匀,边界清晰,考虑为良性

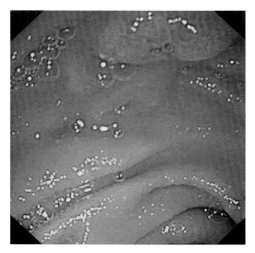

I. 主乳头形态及大小未见明显异常

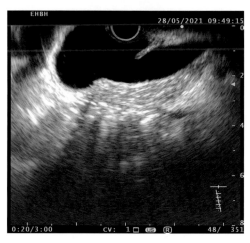 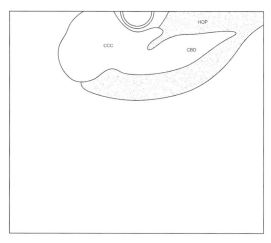

J. 经降段扫查，胆总管末端呈囊性膨大，大小约 33.0 mm×17.2 mm，与胆总管相通，囊壁无明显增厚，囊内透声佳

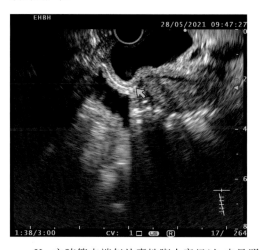 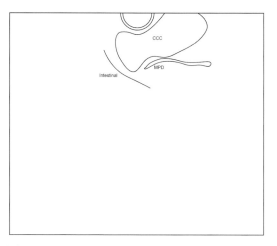

K. 主胰管末端似从囊性膨大旁经过，未见明确合流异常

图 12-1-7　超声声像图及示意图

EUS 诊断

①胆总管末端囊性膨大:先天性胆管囊肿（Ⅲ型）可能;②胆总管、胆囊内胆泥形成。

治疗

行胆囊及肝外胆管切除＋胆肠 Roux-en-Y 吻合术。

病理

胆管囊肿,慢性胆囊炎(图 12-1-8)。

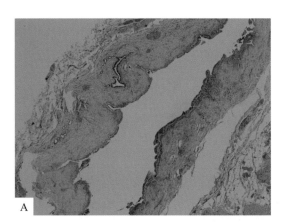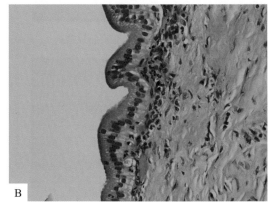

图 12-1-8　病理图

A. 4×,胆管扩张呈囊状;B. 40×,胆管上皮细胞无异型

（王　瀚　邢　铃）

12.1.4　先天性胆管囊肿Ⅳ型

病史简介

患者,女性,26 岁,反复右上腹疼痛 20 余天,无发热,无黄疸。外院 MRI 示:先天性胆管囊肿(Ⅳ型),胆管结石。否认高血压、2 型糖尿病及冠心病史,否认手术史。查体:右上腹压痛,余(一)。

实验室检查

血常规:CRP 0.5 mg/L, WBC 5.61×10^9/L, Hb 103 g/L, PLT 266×10^9/L。
肝功能:TB 5.8 μmol/L, ALT 27 U/L, AST 13 U/L, AKP 100 U/L, γ-GT 59 U/L。
肿瘤标志物:AFP 0.9 μg/L, CEA 0.4 μg/L, CA19-9 8.8 U/ml。
IgG4 0.103 g/L。

影像学检查

MRCP:肝内外胆管囊样扩张,左肝管结石不除外。肝脏 CT 增强:胆管囊肿(Ⅳ型)(图 12-1-9)。

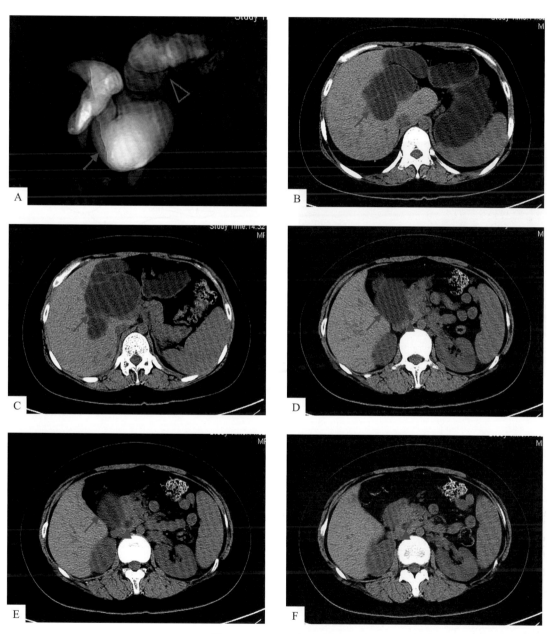

图 12-1-9 影像学检查

A. MRCP 示肝内外胆管囊样扩张(↑),左肝管内可见低信号充盈缺损影(△);B~F.CT 示肝内外胆管囊样扩张(↑),胆囊管扩张,较宽处约 7.3 cm,肝外胆管呈梭形改变,胆总管下段无明显扩张(▲)

EUS 扫查前影像学资料解读

根据影像学资料提示,肝内外胆管均呈囊样扩张,考虑为先天性胆管囊肿（Ⅳ型）可能性大。

EUS 扫查目的

明确胆管囊肿是否合并恶变,并明确是否存在胆胰管合流异常。

视频 12-1-4
EUS 扫查
请扫二维码观看

超声所见

超声声像图及其示意图见图 12-1-10,EUS 扫查见视频 12-1-4。

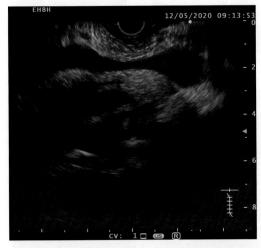
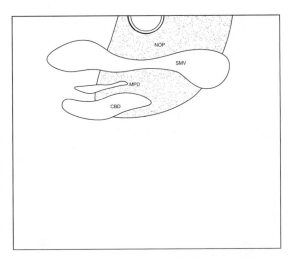

A. 经胃扫查,胰头部可见胆总管胰腺段、主胰管和肠系膜上静脉,胆总管胰腺段轻度扩张,主胰管无扩张

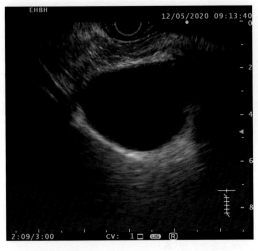
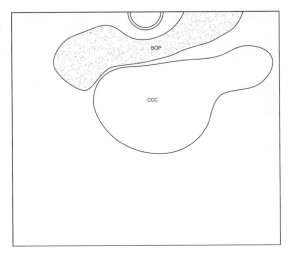

B. 胆总管中上段明显扩张,管壁无增厚,腔内未见异常回声

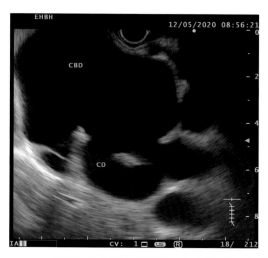
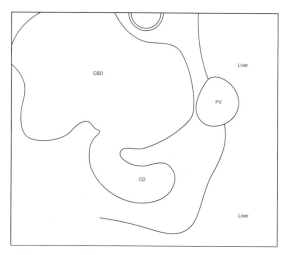

C. 逐渐轻拉内镜向肝门部扫查,可见肝外胆管重度扩张,胆囊管扩张

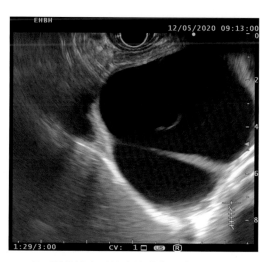
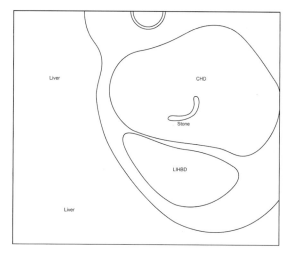

D. 肝总管内可见半月形高回声影,后方无声影,考虑为胆管结石

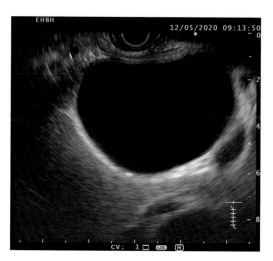
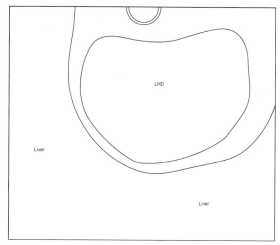

E. 经胃扫查,左肝内胆管明显扩张呈囊状

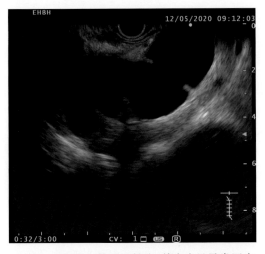
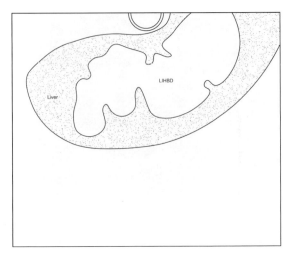

F. 左肝内胆管明显扩张,其内未见异常回声

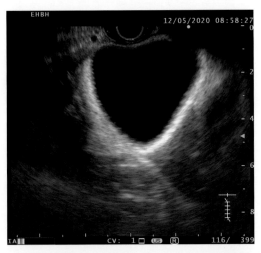
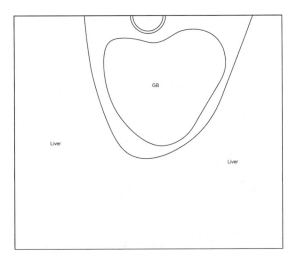

G. 胆囊增大,囊壁毛糙。经十二指肠球部扫查的肝内外胆管图像与胃内扫查基本相似

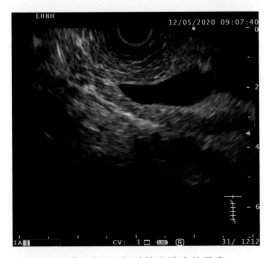
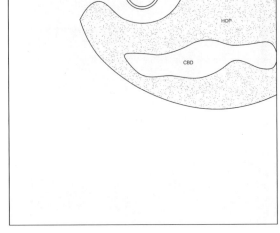

H. 经降段扫查,胆总管末端未见异常

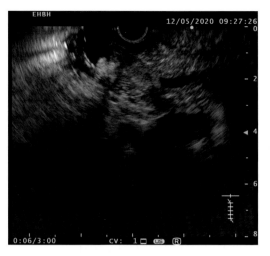
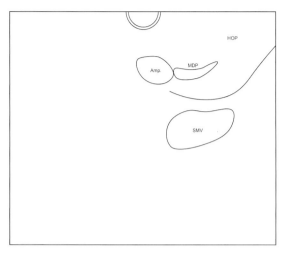

I. 主胰管无扩张,胆胰管末端未见合流异常

图 12－1－10　超声声像图及示意图

EUS 诊断

①肝内外胆管囊状扩张:先天性胆管囊肿(Ⅳ型);②胆总管结石。

治疗

行左半肝切除＋胆囊、肝外胆管切除＋胆肠吻合术。

病理

①(肝左叶)肝内胆管结石,慢性胆管炎,伴重度管周腺体增生;②(肝外胆管)慢性胆管炎;③(胆囊)慢性胆囊炎(图 12－1－11)。

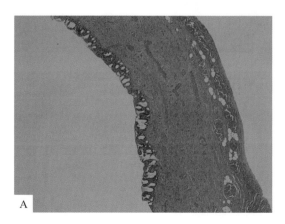
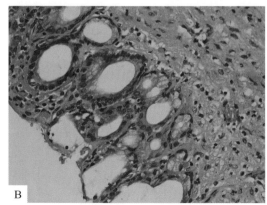

图 12－1－11　病理图

A. 4×,胆管壁炎细胞浸润;B. 40×,胆管上皮细胞无异型

（王　瀚　邢　铃）

12.1.5 先天性胆管囊肿Ⅴ型合并肝尾状叶肿瘤

病史简介

患者,女性,40岁,反复右上腹胀痛不适1月余,无发热,无黄疸。外院MRI示:肝门区占位,考虑肝门部胆管癌。CT示:肝门部胆管癌可能大,侵犯门静脉主干、肝总动脉。否认高血压病、2型糖尿病及冠心病史,否认手术史。查体:全身皮肤及巩膜无黄染,腹部无压痛,余均阴性。

实验室检查

血常规:CRP 1.03 mg/L, WBC 2.81×10⁹/L, Hb 116 g/L, PLT 128×10⁹/L。

肝功能:TB 14.1 μmol/L, ALT 24 U/L, AST 22 U/L, AKP 78 U/L, γ-GT 47 U/L。

肿瘤标志物:AFP 2.4 μg/L, CEA 2.3 μg/L, CA19-9 27.2 U/ml。

影像学检查

CT:肝门部胆管癌可能大,侵犯门静脉主干、肝总动脉,肝囊肿。MRCP:肝门区囊性占位(图12-1-12)。

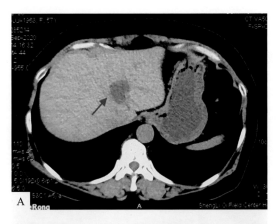
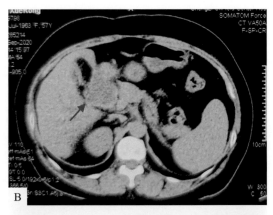
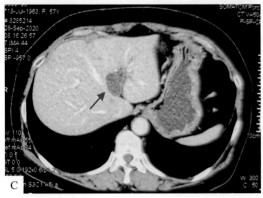
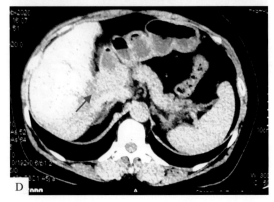

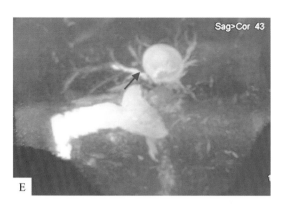
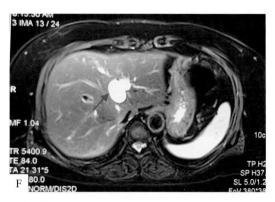

图 12 - 1 - 12　影像学检查

　　A. CT 平扫左肝内见一处囊性占位(↑),肝内胆管无扩张;B. 肝门区处可见一低密度实性占位(↑);C. 增强后该囊性占位无强化(↑);D. 增强后肝门区低密度实性占位轻度强化(↑),肝内一处囊性占位,肝内胆管无扩张;E. MRCP 示肝内囊性占位(↑),肝内外胆管无扩张;F. 左肝内见一 T2 高信号囊性灶(↑),似与胆管相通

EUS 扫查前影像学资料解读

　　影像学资料显示肝门区实性占位,恶性可能性大,但肝内胆管无扩张,与常规肝门部胆管癌不相符;肝内可见一囊性占位,似与胆管相通,需进一步明确诊断。

EUS 扫查目的

　　一是明确肝门区占位来源,鉴别恶性与良性,如为恶性,需明确其浸润范围、血管侵犯等情况;二是明确肝内囊性占位性质,为下一步治疗提供相关依据。

超声所见

　　超声声像图及其示意图见图 12 - 1 - 13,EUS 扫查见视频 12 - 1 - 5。

视频 12 - 1 - 5
EUS 扫查
请扫二维码观看

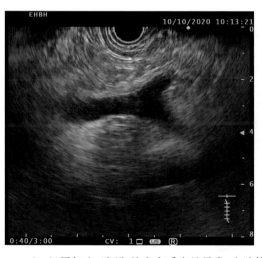
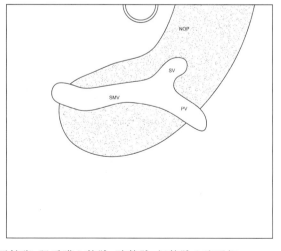

　　A. 经胃扫查,胰颈、钩突实质未见异常,主胰管无扩张,肠系膜上静脉、脾静脉、门静脉血流通畅

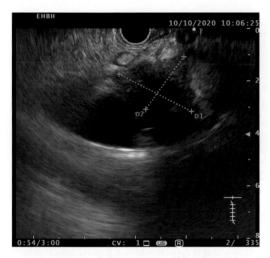
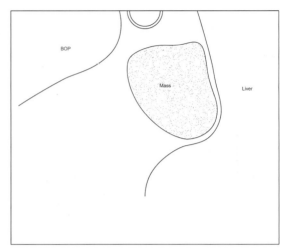

B. 肝门区、尾状叶处可见一低回声肿块,大小约 31.8 cm×25 cm,形态不规则,边界欠清

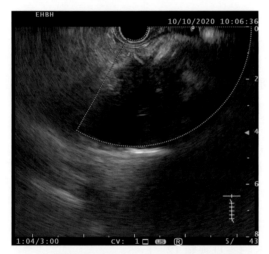

C. 彩色多普勒显示,肿块内可见血流信号

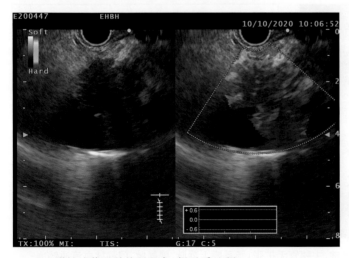

D. 弹性成像示肿块呈蓝色,提示质地硬

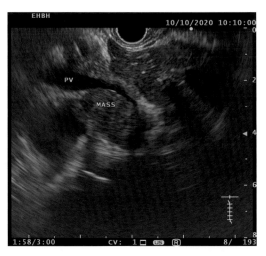
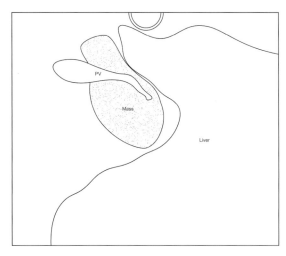

E. 肿块压迫门静脉,门静脉变细,局部血管外膜消失

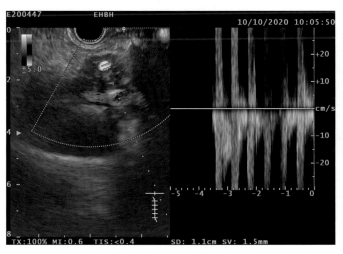

F. 肝动脉周围可见低回声病灶,考虑病灶已包绕肝动脉

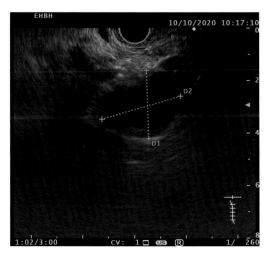
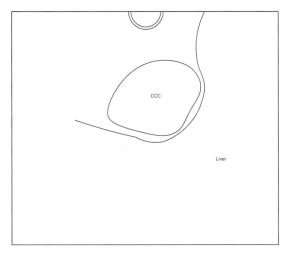

G. 左肝探及一处囊性占位,大小约 25.9 mm×31.6 mm,其内透声可,边界清晰

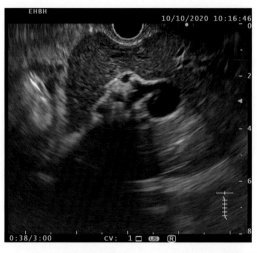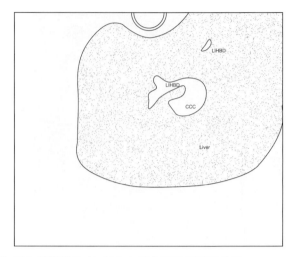

H. 追踪扫查该囊性占位,见其与肝内胆管相通,后方伴增强效应,其余左肝内胆管无明显扩张

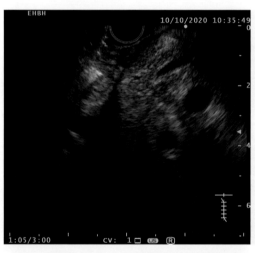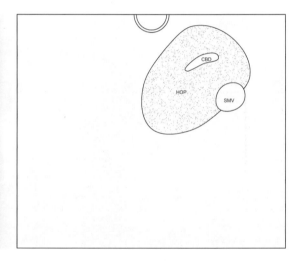

I. 经球部扫查,胆总管胰腺段未见明显异常

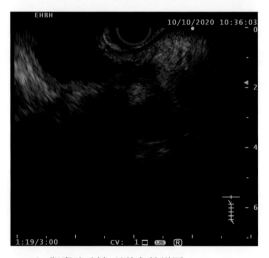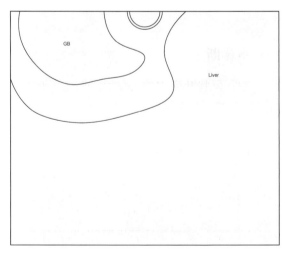

J. 胆囊壁毛糙,呈均匀性增厚

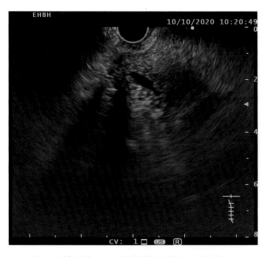
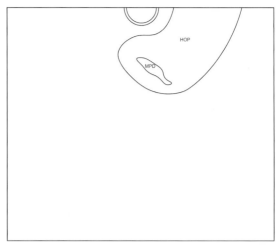

K. 经降段扫查,主胰管末端未见异常

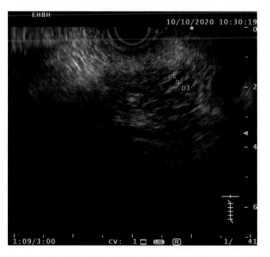
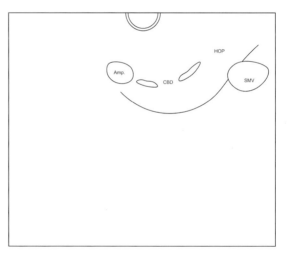

L. 胆总管末端未见异常,胆胰管未见合流异常

图 12－1－13　超声声像图及示意图

EUS 诊断

①肝尾状叶旁占位,恶性可能;②肝内囊性占位,与肝内胆管相通,先天性胆管囊肿 V 型(Caroli 病)可能;③慢性胆囊炎。

治疗

该患者影像学资料提示有门静脉、肝动脉侵犯,无手术指征,行肝穿刺明确诊断。

病理

(肝穿刺)管周腺体增生活跃,间质片状出血(图 12－1－14)。

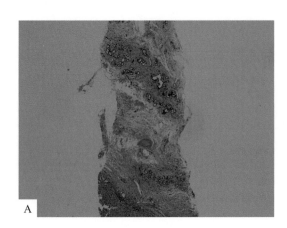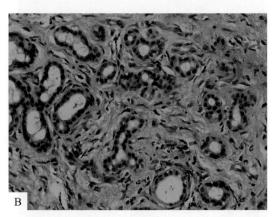

图 12 - 1 - 14　病理图

A. 4×,管周腺体增生;B. 40×,管周腺体无异型

扫查体会

发现肝内囊性占位时,不能只想到肝囊肿,还应仔细扫查囊性占位与肝内胆管的关系,需通过左旋或右旋镜身等操作对囊性灶进行完整扫查。

（王　瀚　邢　铃）

12.1.6　先天性胆管囊肿恶变

病史简介

患者,女性,51 岁,上腹部胀痛 1 个月,伴黄疸,无发热。外院腹部 CT 示:胆总管上段管壁增厚,增强后结节样强化,胆总管扩张,考虑胆总管上段癌可能。否认高血压、2 型糖尿病、心脏病史。否认手术史。查体:全身皮肤及巩膜黄染,腹部无压痛,余均阴性。

实验室检查

血常规:CRP 1.11 mg/L, WBC 4.4×10^9/L, Hb 126 g/L, PLT 178×10^9/L。

肝功能:TB 140.8 μmol/L, DB 116.3 μmol/L, ALT 487 U/L, AST 210 U/L, AKP 264 U/L, γ - GT 630 U/L。

肿瘤标志物:AFP 5.2 μg/L, CEA 0.9 μg/L, CA19 - 9 95.7 U/ml。

IgG4 0.372 g/L。

影像学检查

MRCP:肝外胆管囊样扩张,伴胆管、胆囊管内软组织信号影,主胰管无扩张,胆总管汇于主胰管,先天性胆管囊肿伴癌变可能。肝脏增强 CT:胆管囊肿,胆总管上段癌变,胆囊管壁局部受侵(图 12 - 1 - 15)。

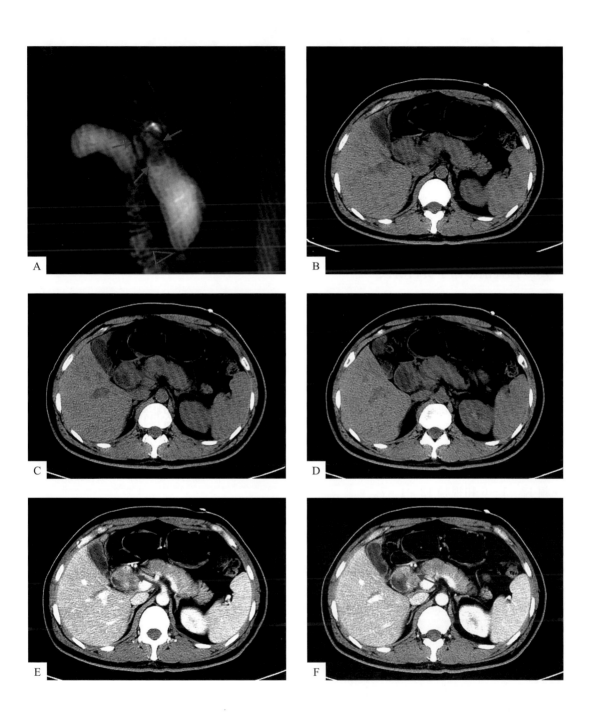

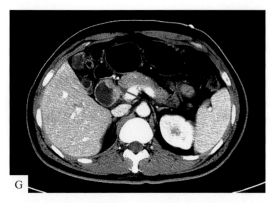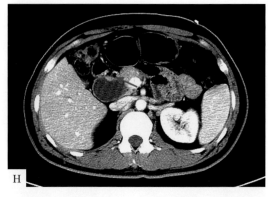

图 12-1-15 影像学检查

A. MRCP 示肝内胆管无扩张,肝外胆管囊样扩张,最宽处直径约 3.6 cm,胆总管上段、胆囊管内似见软组织信号影(↑),主胰管无扩张,胆总管汇合于主胰管(△);B~D. 肝 CT 平扫示胆总管囊状扩张,胆总管上段管壁偏心性增厚并可见不规则软组织密度影(↑);E~H.增强后肿块明显强化(↑)

EUS 扫查前影像学资料解读

影像学资料考虑胆管囊肿恶变可能性大,且病变可能已累及胆囊管。

EUS 扫查目的

明确胆管内病灶的性质、范围,胆管壁浸润深度,是否累及胆囊管,与周围血管的关系,明确胆胰管末端合流情况,为下一步治疗提供相关资料。

视频 12-1-6　　　视频 12-1-7
EUS 扫查　　　EUS扫查:声学造影
请扫二维码观看　　请扫二维码观看

超声所见

超声声像图及其示意图见图 12-1-16,EUS 扫查见视频 12-1-6 和视频 12-1-7。

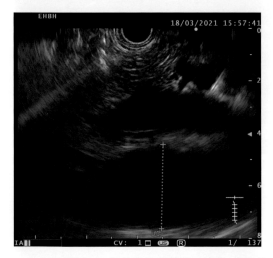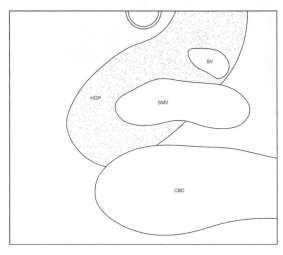

A. 经胃扫查,胆总管胰腺段明显扩张,直径约 32 mm

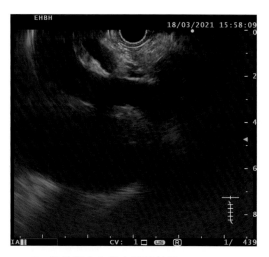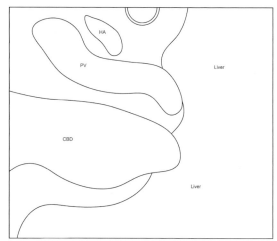

B. 胆总管中上段亦明显扩张

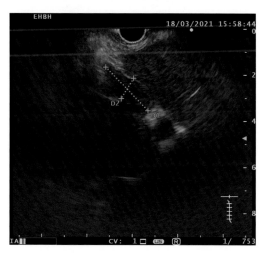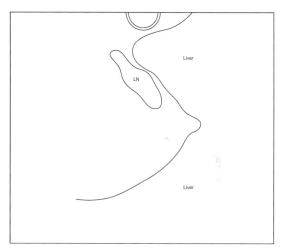

C. 门静脉旁可见一低回声、长条形淋巴结,大小约 26.5mm×10.3mm,其内回声不均匀,边界模糊,考虑良性

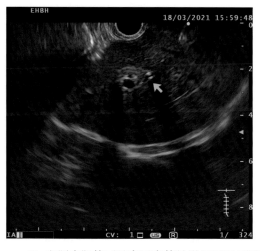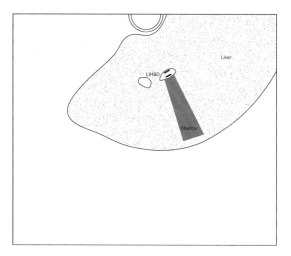

D. 左肝内胆管可见高回声等号影(PTCD引流管),左肝内胆管未见明显扩张

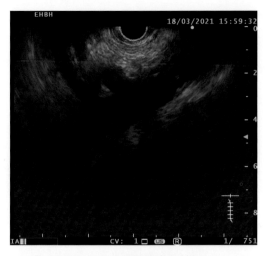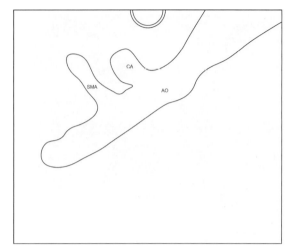

E. 腹腔干周围未见肿大淋巴结

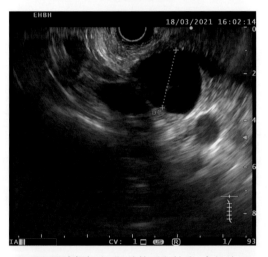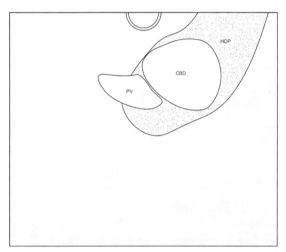

F. 经球部扫查,胆总管下段扩张,直径约 25.5 mm,胆管壁无增厚,管腔内未见异常回声

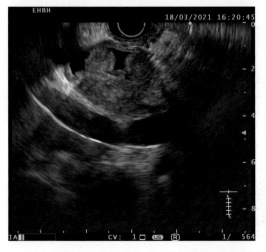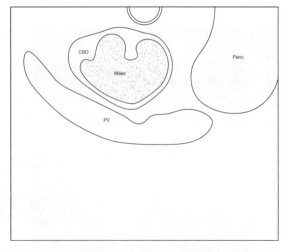

G. 逐渐向近端胆管扫查,胆总管内可见低回声占位影,呈不规则形、菜花样,胆管壁增厚,直径约 3.0 mm,胆管外膜尚完整

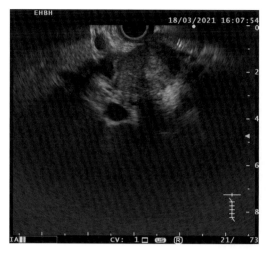

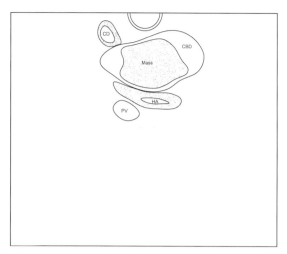

H. 继续向近端胆管扫查,可见胆总管、胆囊管开口处低回声占位影,回声不均匀,形态不规则,与上述低回声占位回声相同;病灶已突破胆管壁,侵及肝动脉,肝动脉管壁增厚;胆囊管开口处管壁增厚,考虑肿瘤累及可能

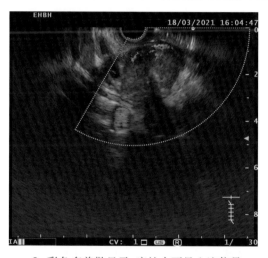

I. 彩色多普勒显示,病灶内可见血流信号

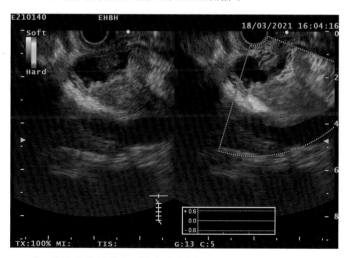

J. 弹性成像呈蓝色,提示质地硬

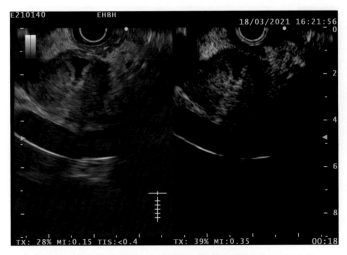

K. 声学造影见病灶于动脉期出现强化,静脉期逐渐消退

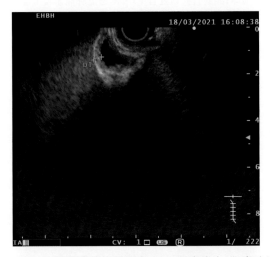

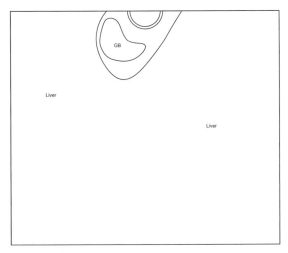

L. 沿胆囊管找到胆囊,可见胆囊缩小,胆囊壁呈均匀性增厚,直径约 3.8 mm,考虑 PTCD 术后改变

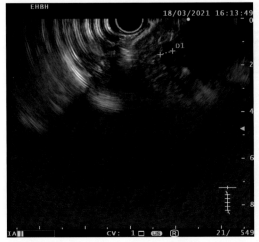

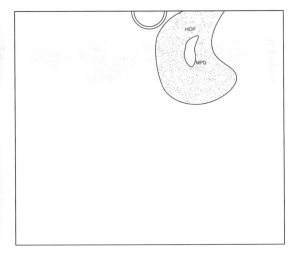

M. 经降段扫查,主胰管无扩张

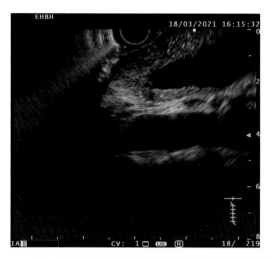
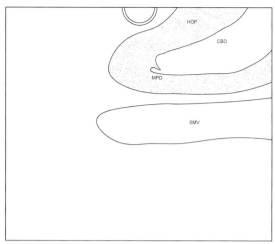

N. 胆总管下段扩张,胆总管末端汇合于主胰管,考虑胆胰管合流异常(胆管汇入胰管型)

图 12 - 1 - 16 超声声像图及示意图

EUS 诊断

①先天性胆管囊肿(Ⅰ型)恶变伴胆囊管累及可能;②胆胰管合流异常(胆管汇入胰管型,也称 B-P 型);③PTCD 术后。

治疗

行胆囊、肝外胆管肿瘤及肝十二指肠韧带、肝总动脉周围、胰头后淋巴结切除＋肝门部胆管整形＋胆肠吻合术。

病理

①(肝外胆管)腺癌,中-低分化,侵犯管周结缔组织(图 12 - 1 - 17);②(胆囊)慢性胆囊炎。

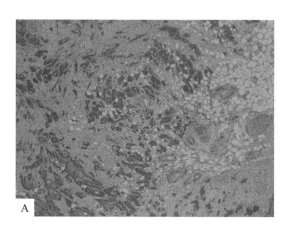
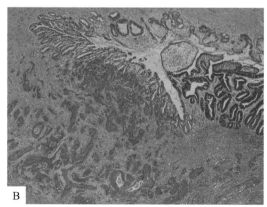

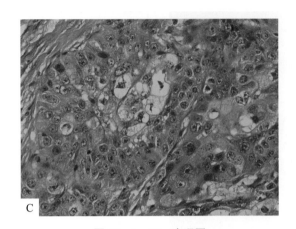

图 12 - 1 - 17　病理图

A. 4×，癌组织侵犯管周结缔组织；B. 4×，癌组织黏膜面；C. 40×，癌细胞形态

扫查体会

（1）先天性胆管囊肿因其胆总管较为扩张，故扫查时相对较容易。扫查的基本要点是胆总管的跟踪扫查，在胃内、十二指肠球部及降段对胆总管进行不同视角的扫查，进一步明确病变情况。

（2）当考虑存在先天性胆管囊肿时，还应重点扫查胆胰管末端，明确有无合流异常；同时，亦应完整扫查胆囊，以明确有无原发癌。

（3）胆管内胆泥较多时，与胆管内不规则病灶或结节样病灶较难鉴别，可应用声学造影明确病灶有无增强及其增强模式来进一步鉴别。

（王　瀚　邢　铃）

讨论

胆管囊肿是一种少见的、先天性的胆管扩张，多见于女性新生儿及 10 岁以内的患儿。尽管它是一种良性疾病，但是会导致胆管炎、胰腺炎、胆管结石，甚至恶变成胆管癌等严重疾病。随着年龄的增长，其恶变的概率增加。30%～70% 的胆管囊肿患者存在胆胰管解剖结构异常。由于胆胰管合流异常（pancreaticobiliary maljunction，PBM），阻碍胆胰管末端向十二指肠壁延伸，形成长共同通道，即胆总管末端距肝胰壶腹的长度大于 15 mm，胰液反流进入胆管内，胆管上皮长期受胰液中的胰酶和消化液刺激，导致胆管囊肿形成。胆管囊肿的其他病理生理机制假说包括胆管壁薄弱、胆管内压持续升高、自主神经支配不足、Oddis 括约肌功能障碍和胆总管远端梗阻等。

胆管囊肿的分型主要依据 Todani 分型，根据囊肿的部位分为 5 型：Ⅰ 型（占胆管囊肿的 80%～90%），Ⅱ 型，Ⅲ 型，Ⅳ 型（占胆管囊肿的 15%～20%）和 Ⅴ 型（图 12 - 1 - 18）。

Ⅰ 型胆管囊肿的定义为与胆总管相通的无回声囊性改变，伴或不伴肝内胆管轻度扩张。根据囊肿与胆囊、胆囊管的关系，进一步分为 Ⅰ A、Ⅰ B、Ⅰ C。Ⅰ A 型胆管囊肿为胆囊或胆囊管起源的胆管囊肿，肝外胆管扩张，肝内胆管无扩张；ⅠB 型胆管囊肿为胆总管远端的局限性扩张；Ⅰ C 型胆管囊肿为肝总管、胆总管的平滑梭形扩张，胆囊管可开口于囊肿。

Ⅱ型胆管囊肿为胆总管的真性憩室,占胆管囊肿的 2%,胆囊及肝内胆管均正常。

Ⅲ型胆管囊肿,又称胆总管囊肿,占胆管囊肿的 1%～4%,囊肿位于胆胰管结合部的十二指肠壁内。该型癌变概率较低,胆胰管合流异常亦不常见。

Ⅳ型胆管囊肿为肝内胆管和肝外胆管均呈囊状扩张,可以进一步分为ⅣA 型和ⅣB 型。ⅣA 型胆管囊肿指胆总管、肝总管至肝内胆管扩张,肝内胆管扩张见于双叶受累,以左叶扩张为多;ⅣB 型胆管囊肿表现为肝外胆管的多节段扩张,呈"串珠样"改变,肝内胆管无扩张。

Ⅴ型胆管囊肿,又称 Caroli 病,为肝内胆管的囊状或梭形扩张,无肝外胆管扩张的表现。当Ⅴ型胆管囊肿伴有先天性肝纤维化时,称为 Caroli 综合征。

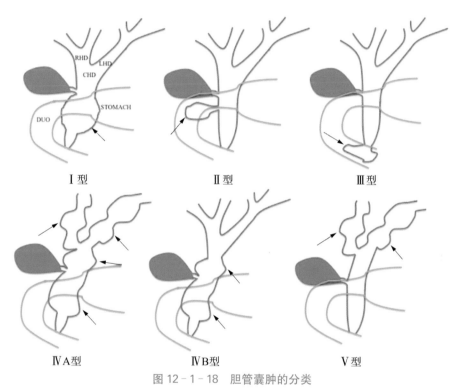

图 12-1-18　胆管囊肿的分类

RHD:右侧肝内胆管;LHD:左侧肝内胆管;CHD:肝总管;STOMACH:胃;DUO:十二指肠。
摘自 Soares KC, Arnaoutakis DJ, Kamel I, et al. J Am Coll Surg, 2014,219(6):1167-1180

胆管囊肿的临床表现一般包括上腹痛、黄疸、右上腹饱胀感等。胆管炎、胰腺炎、门静脉高压、肝功能异常亦较常见,往往认为是 PBM 或结石梗阻导致的。成人和儿童的临床表现不尽相同。成人主要表现为与胆道或胰腺相关的症状和上腹痛,如胆囊结石、急性胆囊炎、胆总管结石、急性胆囊炎等;儿童的主要症状为腹部包块和黄疸。10%～30% 的胆管囊肿会出现恶变,并且预后不佳,主要发生在Ⅰ型和Ⅳ型,Ⅱ型、Ⅲ型和Ⅴ型较少恶变。

胆管囊肿诊断的主要影像方法包括腹部超声、CT、MRI、MRCP、EUS 等。腹部超声一般为首检方法,当发现成人胆总管直径大于 10 mm 时,临床医生就应该警惕是否存在胆管囊肿或胆管梗阻性病变的可能。CT 和 MRI、MRCP 能显示肝内外胆管扩张,明确胆管囊肿分型,MRI、MRCP 还能够识别 PBM、胆管结石和胆管癌,具有较高的敏感性和特异性,同时 MRCP 较 CT 相比,能够更加直观地显示胆管囊肿的解剖部位,在临床应用更多,但是对于微小囊肿或微小病灶,MRCP 的检测能力有限。EUS 检查是诊断胆管囊肿的重要方法,对整个胆道系统、胆管囊肿及胰腺组织都有较为全面且清晰的显示,包括囊肿与胆总管、胆囊、肝内胆管的关系,是否存在胆胰管合流异常、共同通道内情况,胰腺组织是否存在钙化、纤维化等慢性胰腺炎表现,胆道及胰腺是否存在恶变等,是临床上不可替代的检查方法。

胆管囊肿的治疗遵循"早期""彻底"的原则,包括胆囊切除术及胆肠吻合术。胆管囊肿切除术预后良好,5 年总生存率超过 90%,且术后也要接受长期随访观察,警惕囊肿切除术后胆管癌的发生。

(邢 铃)

📖 参考文献

[1] Soares KC, Arnaoutakis DJ, Kamel I, et al. Choledochal cysts: presentation, clinical differentiation, and management [J]. J Am Coll Surg, 2014, 219(6): 1167 - 1180.

[2] Lee SE, Jang JY, Lee YJ, et al. Choledochal cyst and associated malignant tumors in adults: a multicenter survey in South Korea [J]. Arch Surg, 2011, 146(10): 1178 - 1184.

[3] Todani T, Watanabe Y, Narusue M, et al. Congenital bile duct cysts: Classification, operative procedures, and review of thirty-seven cases including cancer arising from choledochal cyst [J]. Am J Surg, 1977, 134(2): 263 - 269.

[4] Liu YB, Wang JW, Devkota KR, et al. Congenital choledochal cysts in adults: twenty-five-year experience [J]. 中华医学杂志(英文版), 2007, 120(16): 1404 - 1407.

[5] Pham CA, Valette PJ, Barkun A. Endoscopic ultrasound exploration of a choledochal cyst [J]. Abdom Imaging, 1993, 18(1): 29 - 31.

[6] Park DH, Kim MH, Lee SK, et al. Can MRCP replace the diagnostic role of ERCP for patients with choledochal cysts [J] Gastrointest Endosc, 2005, 62(3): 360 - 366.

12.2 胆胰管合流异常

12.2.1 胆胰管合流异常(胆管汇入胰管型)

病史简介

患者,女性,49 岁,反复发作性上腹部疼痛 11 个月。外院上腹部 CT 示:肝内外胆管扩张。MRCP 示:胆总管中段扩张,胆总管下段狭窄,占位可能。否认高血压、2 型糖尿病、冠心病史。10 余年前行胆囊切除术。否认吸烟、嗜酒史。查体:全身皮肤、巩膜无黄染,全腹无压痛及反跳痛,余均阴性。

实验室检查

血常规:CRP 0.5 mg/L, WBC 2.58×10^9/L, Hb 122 g/L, PLT 224×10^9/L。

肝功能：TB 12.9 μmol/L，ALT 9 U/L，AST 13 U/L，AKP 66 U/L，γ-GT 26 U/L。

肿瘤标志物：AFP 2.3 μg/L，CEA 0.8 μg/L，CA19-9 6.6 U/ml。

影像学检查

MRCP：胆总管囊状扩张，胆胰管合流异常可能。CT：肝外胆管扩张，胆总管下段占位可能（图 12-2-1）。

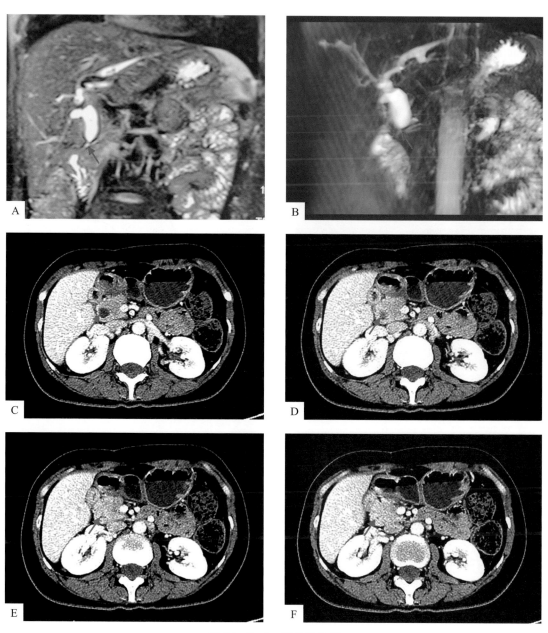

图 12-2-1 影像学检查

A、B. MRCP 见胆总管囊状扩张，胆总管下段见一环形狭窄（↑），胆总管汇入主胰管；C. 胆总管扩张（↑），其旁胰腺实质密度均匀，未见占位影；D～F. 胆总管下段狭窄，增强后胆总管末端可见轻度强化（↑）

EUS 扫查前影像学资料解读

MRCP 显示胆总管中上段囊状扩张,胆总管下段环形狭窄,胆总管汇入主胰管,考虑先天性胆管囊肿,胆胰管合流异常,而 CT 见胆总管下段狭窄伴轻度强化,不能排除胆管肿瘤。目前无法明确良、恶性,但因胆管囊肿、胆胰管合流异常患者的胆管癌发病率明显升高,故需进一步检查以排除恶变可能。

EUS 扫查目的

明确是否存在胆胰管合流异常,是否合并胆总管下段占位性病变。

视频 12 - 2 - 1
EUS 扫查
请扫二维码观看

超声所见

超声声像图及其示意图见图 12 - 2 - 2,EUS 扫查见视频 12 - 2 - 1。

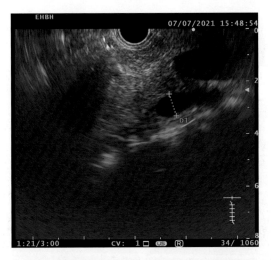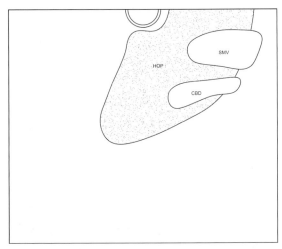

A. 经胃扫查,所见胆总管胰腺段无明显扩张,直径约 8.7 mm,胰腺回声未见明显异常,主胰管无扩张

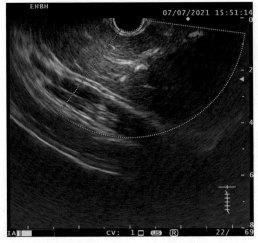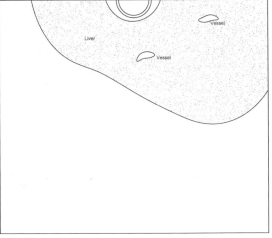

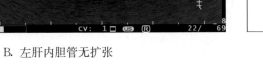

B. 左肝内胆管无扩张

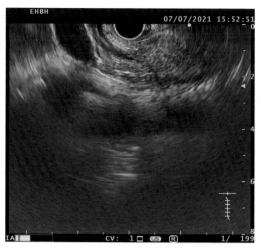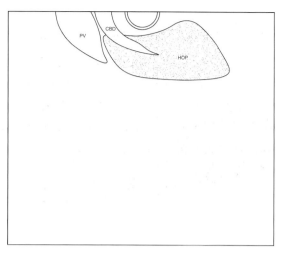

C. 经球部扫查,可见胆总管胰腺段呈梭形,管径纤细,胆管壁无增厚,胆管腔内未见肿块,胰腺实质回声未见异常

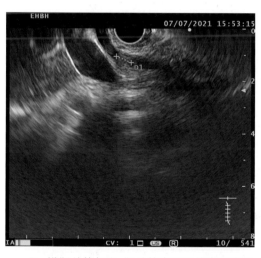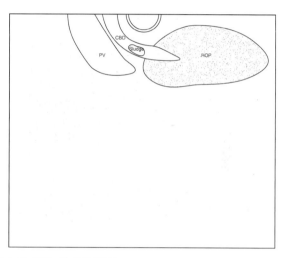

D. 沿胆总管扫查,胆总管内可见偏高回声影,后方无声影,考虑为胆泥

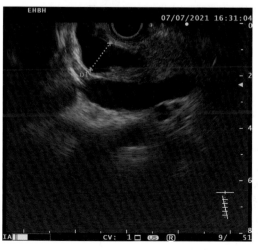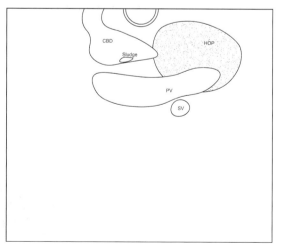

E. 胆总管中上段可见胆总管扩张,直径约 12.7 mm

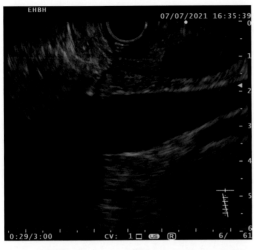
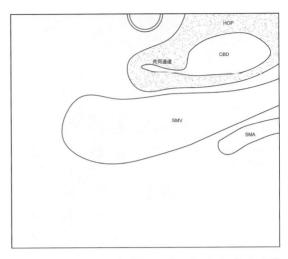

F. 经降段扫查,可以清晰地显示胆总管囊状扩张,末端突然变细,考虑共同通道可能,但胆管壁无增厚,胆管腔内未见明确占位影

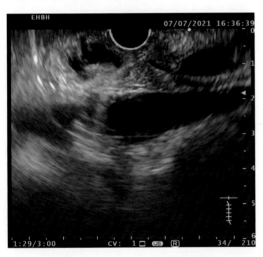
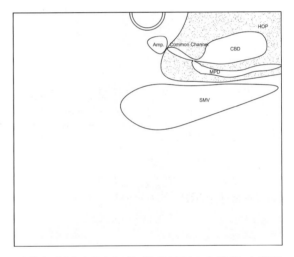

G. 稍稍调节内镜,改变扫查切面,可见胆总管、主胰管与共同通道交汇处,胆总管汇入主胰管,末端处可见主乳头,未见明显肿大和低回声肿块

图 12-2-2 超声声像图及示意图

EUS 诊断

①先天性胆管囊肿(Ⅰ型);②胆胰管合流异常(B-P型);③胆总管内胆泥形成;④胆囊切除术后。

治疗

行胆管囊肿切除+肝总管空肠 Roux-en-Y 吻合术。

病理

(肝外胆管)慢性胆管炎,管周腺体增生活跃,符合胆管囊肿(图 12-2-3)。

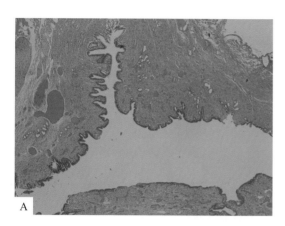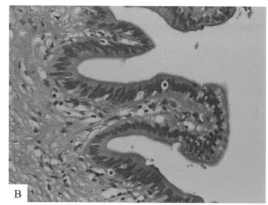

图 12 - 2 - 3　病理图

A. 4×,胆总管扩张;B. 40×,腺上皮细胞无异型

（王　瀚　邢　铃）

12.2.2　胆胰管合流异常(胰管汇入胆管型)

病史简介

患者,男性,51 岁,体检发现肝外胆管扩张 3 个月,无发热、黄疸。外院 MRCP 示:胆囊结石,肝外胆管扩张。否认高血压、2 型糖尿病及冠心病史。有胃大部切除术(毕 I 式)史。查体:全身皮肤及巩膜无黄染,全腹无压痛及反跳痛,余阴性。

实验室检查

血常规:CRP<5.0 mg/L, WBC 6.02×10^9/L, Hb 156 g/L, PLT 216×10^9/L。

肝功能:TB 11.7 μmol/L, ALT 32 U/L, AST 22 U/L, AKP 65 U/L, γ-GT 63 U/L。

肿瘤标志物:AFP 3.7 μg/L, CEA 1.6 μg/L, CA19-9 3.6 U/ml。

影像学检查

MRCP:胆总管中段扩张,胆总管下段渐渐变细、狭窄,主胰管无扩张,胆囊多发充盈缺损影,先天性胆管囊肿可能、胆囊结石。肝脏 CT 增强:胆管囊肿(I型),胆囊炎(图 12 - 2 - 4)。

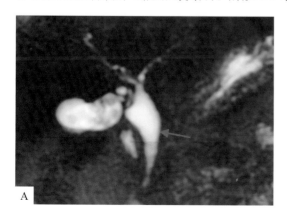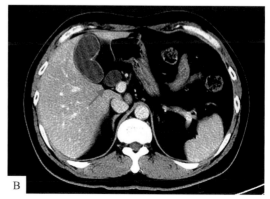

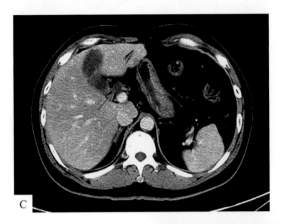
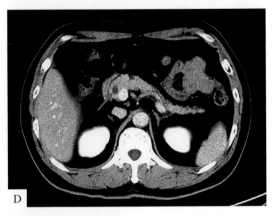
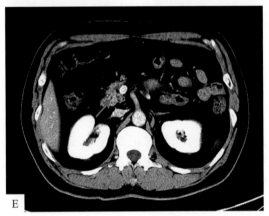

图 12-2-4 影像学检查

A. MRCP 显示胆总管中段囊状扩张(↑),下段狭窄,肝内胆管无扩张,胆囊内多发类圆形充盈缺损影;B. CT 见胆总管中上段扩张(↑),管壁无增厚,肝内胆管无扩张;C～E. 胆总管下段逐渐狭窄(↑),胆管壁无增厚,胆管旁胰腺密度均匀,未见异常占位影

EUS 扫查前影像学资料解读

MRCP 及 CT 显示胆囊内可见多发充盈缺损影,胆总管下段有相对性狭窄,下段平滑,无杯口样改变,胆总管中段呈囊样扩张,胆囊管开口于囊样扩张,肝内胆管无扩张,主胰管无扩张,考虑先天性胆管囊肿可能,但胆管与胰管汇合情况不详。

EUS 扫查目的

明确胆总管下段狭窄性质及胆胰管末端汇合情况;明确胆囊内病变情况。

超声所见

超声声像图及其示意图见图 12-2-5。

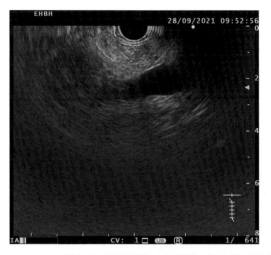
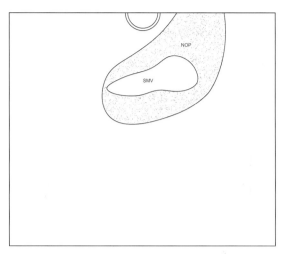

A. 经胃扫查,胰腺回声未见异常,主胰管无扩张

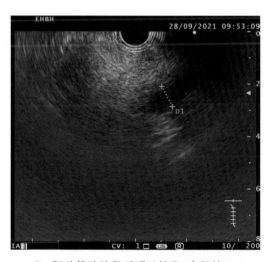
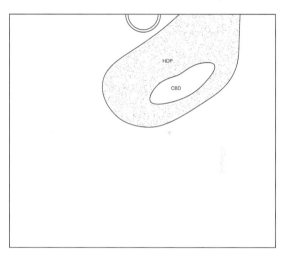

B. 胆总管胰腺段无明显扩张,直径约 8.7 mm,其内未见异常回声

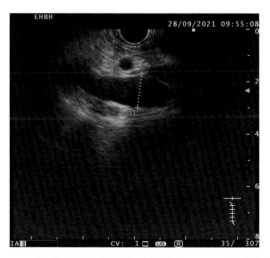
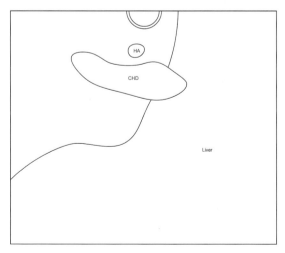

C. 胆总管上段扩张,直径约 13.3 mm,其内未见异常回声

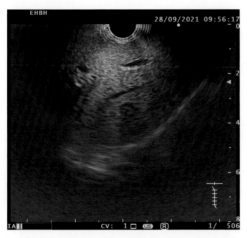
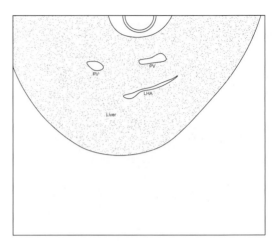

D. 左肝回声均匀,未见异常占位影,左肝内胆管无扩张

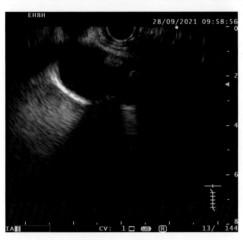
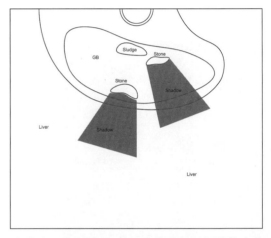

E. 由于患者有胃大部切除术(毕Ⅰ式)史,无法定位十二指肠球部,故无法精确扫及胆总管中段,可至降段定位胆总管末端,通过后拉内镜完成胆总管的全程扫查。幽门附近可扫及胆囊无增大,囊壁无明显增厚,其内可见多发半月形高回声影及胆泥,后方伴声影,考虑胆囊多发结石

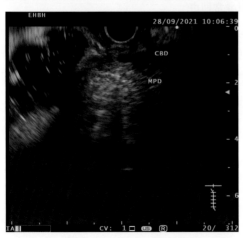
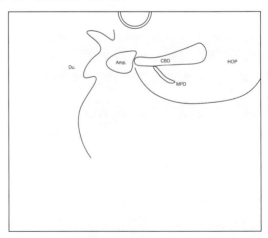

F. 经降段扫查,可见胆胰管末端合流异常,主胰管末端汇合于胆总管(P-B型),形成一段共同通道,再汇入主乳头

图 12-2-5 超声声像图及示意图

EUS诊断

①先天性胆管囊肿(Ⅰ型);②胆胰管合流异常(P-B型);③胆囊多发结石。

治疗

行胆囊及肝外胆管切除＋肝门胆管整形＋胆肠 Roux-en-Y 吻合术。

病理

①(肝外胆管)慢性胆管炎,符合胆管囊肿(图12-2-6);②(胆囊)慢性胆囊炎。

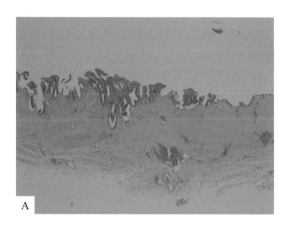 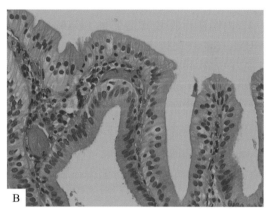

图12-2-6　病理图

A.4×,胆总管管腔扩张,伴黏膜慢性炎;B.40×,腺上皮无异型

（王　瀚　邢　铃）

讨论

正常情况下,主胰管和胆总管单独或形成一短共同通道连接后进入十二指肠降段,开口于主乳头。如胰管和胆管汇合处位于十二指肠壁外,通常形成一个明显的长通道,则称为胆胰管合流异常(pancreaticobiliary maljunction,PBM)。PBM 是一种先天性异常,在行 ERCP 或胆道手术的患者中,其发病率从 0.9% 至 8.7% 不等。PBM 好发于亚洲人,女性多见。

PBM 患者可伴有胆总管的扩张或不扩张(胆总管直径≤10 mm)。胆总管扩张者一般合并先天性胆管囊肿。但不管伴或不伴胆总管扩张,胆道肿瘤的发病率均明显增高。PBM 人群中,胆道肿瘤的发病率为 18.5%(胆囊癌发病率为 14.8%,胆管癌发病率为 4.9%,比例中包括胆囊、胆管双原发癌),其中成人胆道肿瘤的发病率高达 31.0%。PBM 伴胆管扩张患者的胆道肿瘤发病率为 12.9%(胆囊癌发病率为 8.8%,胆管癌发病率为 5.2%,包括胆囊、胆管双原发癌),而 PBM 不伴胆管扩张患者的胆道肿瘤发病率为 38.5%(胆囊癌发病率为 36.1%,胆管癌发病率为 4.0%,包括胆囊、胆管双原发癌)。在日本,胆道肿瘤的发病率为 14/10 万人,而 PBM 患者的胆道肿瘤发病率高达 10.4%,是普通人群的 285 倍,如果单纯比较胆管癌的发病率,则是普通人群的 800 倍。文献报道,对于不伴有胆总管扩张的 PBM 患者,其肝内胆管癌(ICC)的发病率也会增高。因此对于无胆总管扩张的 PBM 患者,除了肝外胆管癌和胆囊癌外,也要警惕 ICC 的发生。此外,PBM 患者胰腺癌的发病率亦增高。PBM 患者合并胰腺癌的概率为 0.8%,相对低于胆道癌。但普通人群的胰腺癌发病率为16.2/10 万人,PBM 患者发生胰腺癌的风险较普通人群高 49.4 倍,所以临床中亦要警惕PBM 患者发生胰腺癌。

PBM 分为胆管汇入胰管型(B－P 型)、胰管汇入胆管型(P－B 型)和复杂型。文献报道,P－B 型更容易发生恶变,这可能与胰液的流动方向有关,P－B 型胆胰管合流异常者主胰管与胆管之间成锐角,胰液可能在持续高压的情况下反向回流进入胆总管,较易引起恶性肿瘤。B－P 型胆胰管合流异常者胆管与主胰管之间基本成直角,胰液反流的程度较 P－B 型轻,所以恶变的概率就小。

内镜逆行胆胰管造影术(ERCP)是诊断 PBM 最有效的手段,不仅能通过造影显示PBM,还能获取胆汁,检测胆汁中淀粉酶水平,如淀粉酶升高,则更有助于 PBM 的诊断。但ERCP 为有创检查,有急性胰腺炎、胆管炎等并发症,限制了它的临床应用。MRCP 和三维重建 CT 为无创检查,且能获得胆胰系统的高质量图像,故也是 PBM 的重要诊断方法。但当共同通道较短,或主胰管、胆总管末端仅为分支汇合异常时,MRCP 和三维重建 CT 就不能做出较为准确的判断。EUS 检查可从十二指肠降段动态观察壶腹部括约肌蠕动、胆胰管末端汇合及共同通道的情况,并且有助于判断胆管内结石、胆囊壁、胆管及胆囊恶变等,是诊断 PBM 较为精确的手段,值得在临床广泛开展。

扫查体会

(1)若年轻或中年患者出现胆总管局限性扩张,胆总管内无明显占位性病变,并以反复发作急性胰腺炎为主要症状,胰管可有轻度扩张,应高度怀疑胆胰管合流异常的可能性。扫查胆胰管末端的主要部位在十二指肠降段,使内镜处于放松状态,必要时可注水。如果内镜紧贴十二指肠乳头扫查,则不能很好地显示胆胰管汇合情况,有漏诊的可能。

(2)当胆总管下段狭窄、胆总管上段扩张,伴或不伴肝内胆管扩张,胆总管内未发现占位或结石时,应考虑胆管囊肿的可能,如合并胆胰管合流异常,则更进一步支持上述诊断。

(3)对于先天性胆胰管合流异常的患者,其胆管癌、胆囊癌及胰腺癌的发病率明显增高,故应做胆胰系统完整、全面的扫查,避免漏诊胆胰系统肿瘤。

(4)部分胆胰管合流异常的共同通道较短,胆总管末端或胰管末端分出一小支汇合于另一管腔,这就造成了扫查困难,非常容易漏诊,此时应避免探头过度压迫肠壁,以免造成胆胰管末端被压扁而漏诊。如胆总管、胰管均扩张,需与壶腹占位相鉴别。

(邢　铃)

参考文献

[1] Deng YL, Cheng NS, Lin YX, et al. Relationship between pancreaticobiliary maljunction and gallbladder carcinoma: meta-analysis [J]. Hepatobiliary Pancreat Dis Int, 2011,10(6):570－580.

[2] Park JS, Song TJ, Park TY, et al. Predictive Factors of Biliary Tract Cancer in Anomalous Union of the Pancreaticobiliary Duct [J/OL]. Medicine (Baltimore), 2016,95(20):e3526.

［3］Kamisawa T, Takuma K, Itokawa F, et al. Endoscopic diagnosis of pancreaticobiliary maljunction ［J］. World J Gastrointest Endosc, 2011,3(1):1 - 5.

［4］Kamisawa T, Takuma K, Anjiki H, et al. Pancreaticobiliary maljunction ［J］. Clin Gastroenterol Hepatol, 2009,7(11 Suppl):S84 - S88.

［5］Kamisawa T, Tu Y, Egawa N, et al. MRCP of congenital pancreaticobiliary malformation ［J］. Abdom Imaging, 2007,32(1):129 - 133.

［6］Funabiki T, Matsubara T, Miyakawa S, et al. Pancreaticobiliary maljunction and carcinogenesis to biliary and pancreatic malignancy ［J］. Langenbecks Arch Surg, 2009,394(1):159 - 169.

胆管系统少见病

13.1 黄色肉芽肿性胆囊炎伴壶腹占位

病史简介

患者,男性,59岁,皮肤黄染20天,肝功能示TB 41.9 μmol/L,经对症治疗后黄疸消退。腹部超声提示胆囊占位性病变、胆囊结石,肝内外胆管扩张。MPCP示:胆囊占位性病变,恶性可能,胆总管扩张伴结石。PET/CT示:胆囊肿瘤可能,十二指肠壶腹部结节状糖代谢增高灶,炎性可能。否认胆囊结石或胆囊息肉病史,发现乙肝2个月。吸烟1000年支,饮白酒史40年,每天250g。有2型糖尿病史10年,血糖控制可。查体:皮肤、巩膜无黄染,浅表淋巴结未触及,腹平软,无压痛、反跳痛,腹部未触及肿块,余均阴性。

实验室检查

血常规:CRP 2.48 mg/L, WBC 6.29×10⁹/L, Hb 126 g/L, PLT 265×10⁹/L。

肝功能:TB 9.8 μmol/L, DB 6.5 μmol/L, ALT 27 U/L, AST 18 U/L, AKP 128 U/L, γ-GT 99 U/L。

凝血功能:PT 10.6 s, INR 0.87。

肿瘤标志物:AFP 3.9 μg/L, CEA 2.5 μg/L, CA19-9 14.5 U/ml。

IgG4 0.898 g/L。

影像学检查

上腹增强MRI:胆囊底部见一T1低信号、T2高信号为主的类圆形软组织影,早期轻度强化,边界不清,考虑胆囊占位,恶性可能;胆总管扩张,内见类圆形充盈缺损影,壶腹部见结节状影,轻度强化,考虑壶腹部肿瘤伴梗阻、胆总管多发结石。PET-CT:胆囊见结节状软组织密度影,异常FDG浓聚(SUVmax 8.2),十二指肠壶腹部结节状异常FDG浓聚(SUVmax 5.4);考虑胆囊占位,恶性可能,壶腹部结节状糖代谢增高灶为炎症可能性大,不排除恶性可能(图13-1-1)。

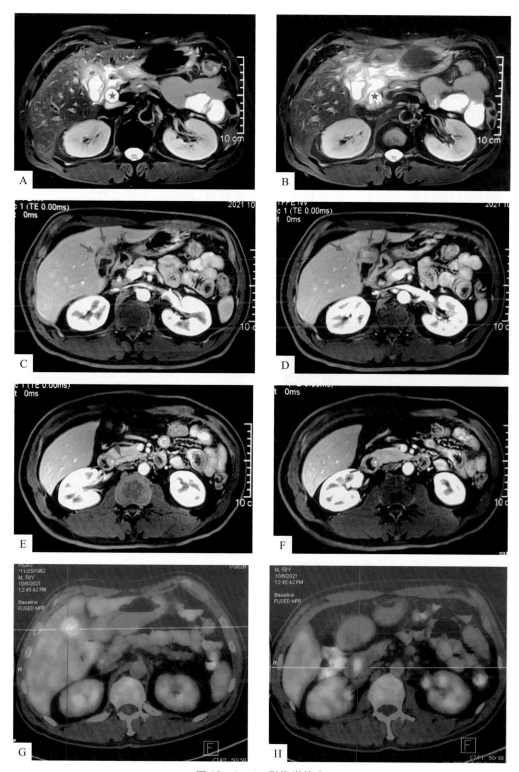

图 13-1-1　影像学检查

A、B. 上腹 MRI 示 T2 加权可见胆总管扩张(★),胆囊底部壁增厚,可见软组织影,呈高信号,其间见混杂信号影,与周围肝脏分界欠清(↑);C、D. T1 加权增强后病灶轻度强化,周围强化较明显,边界不清(↑);E、F. 壶腹部可见结节状影,边界尚清,增强后轻度强化(↑),主胰管无扩张(▲);G. PET-CT 示胆囊见结节状软组织密度影,FDG 异常浓聚;H. 十二指肠壶腹部见结节状异常 FDG 浓聚影

EUS 扫查前影像学资料解读

根据上腹增强 MRI 及 PET-CT 检查结果,胆囊病灶首先考虑胆囊癌累及周围肝脏,病灶未累及胆囊颈,而壶腹部占位的 FDG 稍增高,故炎症可能性大,但不能完全排除肿瘤,需进一步检查以协助诊断。

EUS 扫查目的

明确胆囊病灶性质,需鉴别胆囊癌、慢性胆囊炎和黄色肉芽肿性胆囊炎。若为胆囊癌,需明确肿瘤浸润深度,重点扫查病灶是否累及邻近肝脏,周围有无转移性淋巴结。另外要对壶腹部进行详细扫查,明确结节性质,为确定下一步治疗提供相关资料。

超声所见

超声声像图及其示意图见图 13-1-2,EUS 扫查见视频 13-1-1。

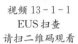
视频 13-1-1
EUS 扫查
请扫二维码观看

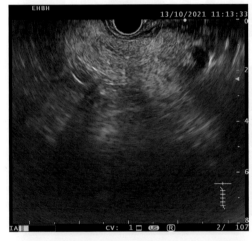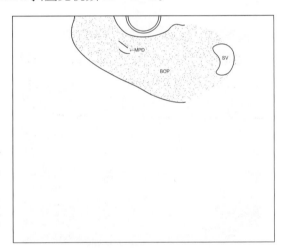

A. 经胃扫查,胰体回声未见异常,主胰管无扩张

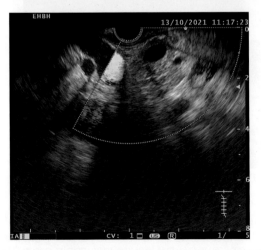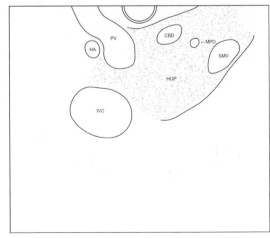

B. 经球部扫查,胰腺段胆总管轻度扩张,管壁无增厚,所见胆管内无异常回声,主胰管未见异常

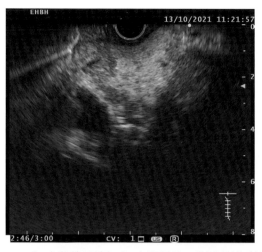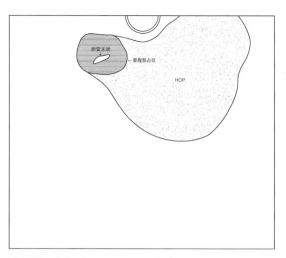

C. 向胆管远端扫查,壶腹部见一类圆形低到等回声团块,直径约 0.8 cm,边界尚清

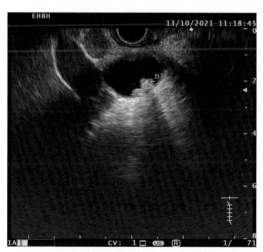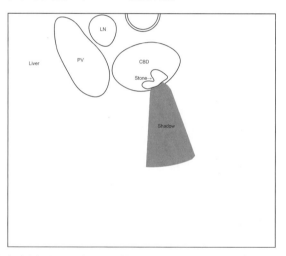

D. 向肝门部扫查,胆总管扩张明显,其内可见多发类圆形强回声,后方伴声影,考虑结石;胆管旁可见一类圆形淋巴结,大小约 1.2 cm×1.4 cm,呈低回声,边界清

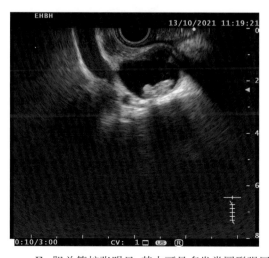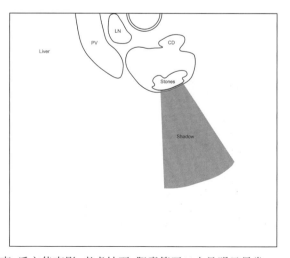

E. 胆总管扩张明显,其内可见多发类圆形强回声,后方伴声影,考虑结石,胆囊管开口未见明显异常

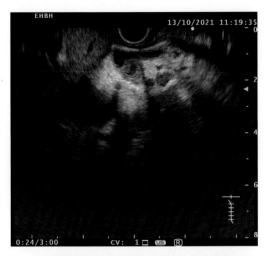
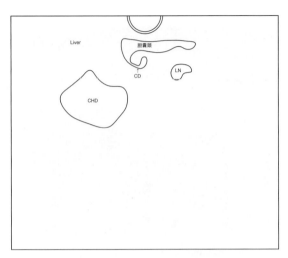

F. 胆囊管壁均匀增厚,胆囊颈未见异常

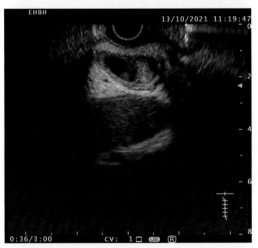
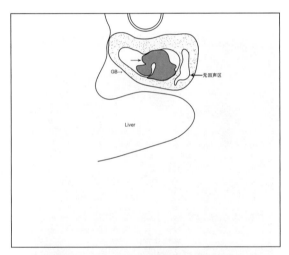

G. 胆囊体底部囊壁明显增厚,厚约 4.8 mm,壁内可见无回声区,囊腔内可见不规则型团块,回声不均,肿瘤或胆泥可能(↑)

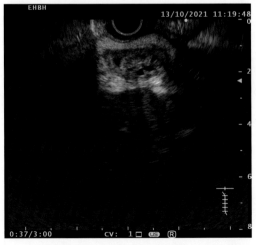
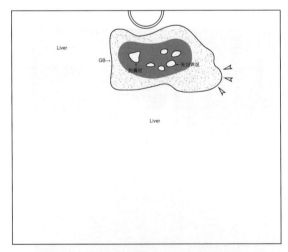

H. 胆囊底见类圆形低回声团块,内可见多发类圆形无回声区,胆囊壁增厚明显,三层结构模糊,与肝脏分界欠清(▲),胆囊黏膜层完整

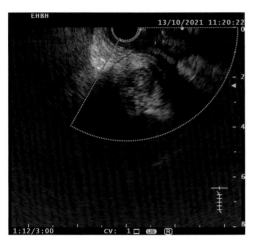

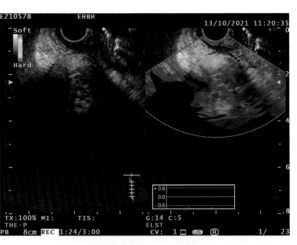

I. 彩色多普勒示胆囊壁可见点状血流，囊壁可见无回声区

J. 弹性成像呈蓝绿色，提示质地硬

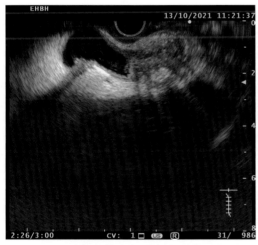

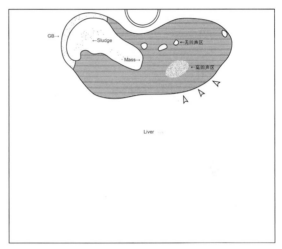

K. 胆囊长轴扫查示胆囊体底部见类圆形低回声团块，回声不均，内可见多发类圆形无回声区，并可见等到高回声结节，胆囊壁增厚明显，三层结构消失，与肝脏分界欠清（∧），但胆囊黏膜层完整；囊内可见胆泥样回声

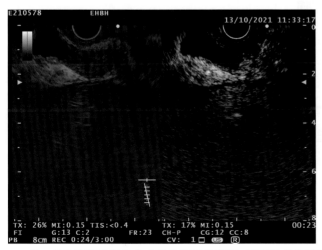

L. 声学造影示病灶在动脉前期强化明显，并可见多发类圆形无强化区

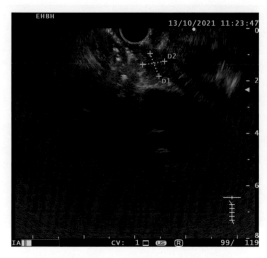
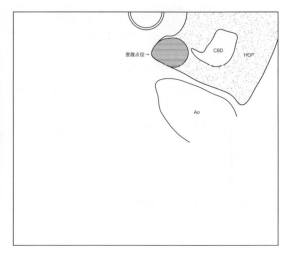

M. 经降段扫查,壶腹部见一低回声团块,大小约 9.3 mm×8.7 mm,其上游胆总管扩张

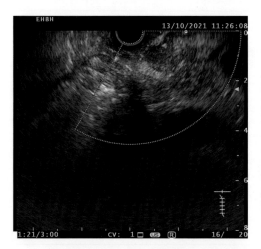

N. 彩色多普勒可见点状血流

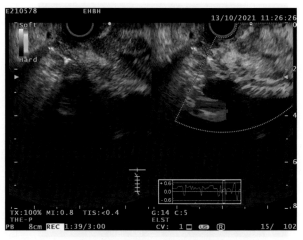

O. 弹性成像呈蓝绿色,提示质地偏硬

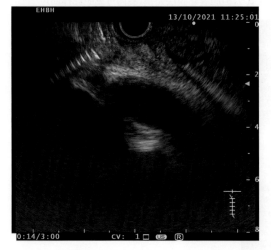

P. 主胰管末端走行无异常,主胰管无扩张

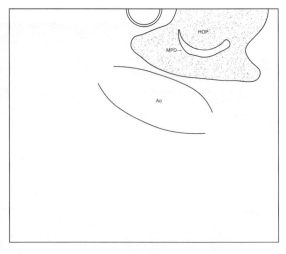

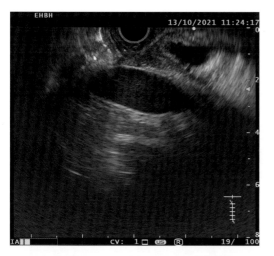
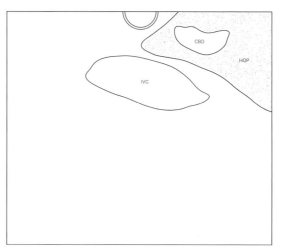

Q. 胆总管末端走行无异常,胆管扩张,胆管末端未见异常回声

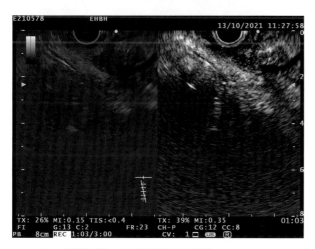
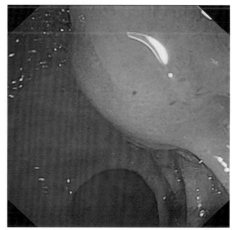

R. 声学造影在动脉后期轻度强化 　　　　S. 内镜像可见十二指肠乳头增大饱满,表面黏膜光滑,开口处无糜烂

图 13 - 1 - 2　超声声像图及示意图

EUS 诊断

①胆囊占位性病变:黄色肉芽肿性胆囊炎或胆囊癌可能;②壶腹占位:壶腹癌可能;③胆囊内胆泥形成;④胆总管多发结石。

治疗

行胰十二指肠切除术+胆囊及胆囊床旁肝组织切除术+空肠造瘘术。

病理

①(胆囊)黄色肉芽肿性胆囊炎,腺肌症;②(壶腹部)慢性炎伴纤维间质增生,壶腹部腺体增生活跃,局部上皮轻度不典型;③(淋巴结)上皮样细胞肉芽肿性炎(图 13 - 1 - 3)。

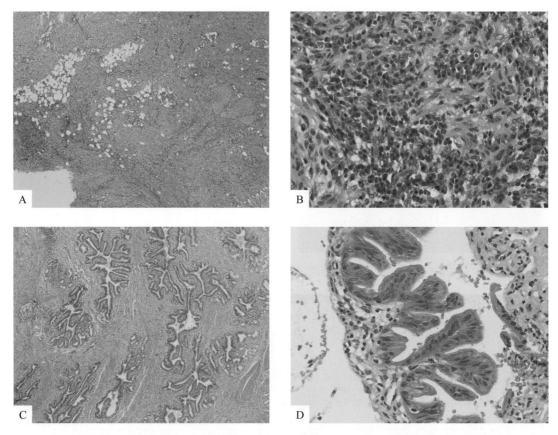

图 13 - 1 - 3　病理图

A. 4×,胆囊壁肉芽肿性炎;B. 40×,胆囊壁大量淋巴细胞和浆细胞浸润;C. 4×,壶腹部腺体增生活跃;D. 40×,壶腹部局灶上皮呈乳头状增生,轻度不典型

讨论

患者因皮肤黄染就诊,EUS 扫查见胆囊占位性病变与壶腹占位性病变,需考虑以下可能:①胆道多原发癌,即胆囊癌和壶腹癌;②胆囊和壶腹病变中的一处为原发灶,另一处为转移灶;③恶性肿瘤伴非肿瘤性病变;④非肿瘤性病变。

EUS 扫查见胆囊体底部囊壁明显增厚,并见类圆形低回声团块,其内见无回声区和等到高回声结节,胆囊壁三层结构模糊,局部与肝脏分界欠清,但胆囊黏膜层完整。根据声像图特点诊断黄色肉芽肿性胆囊炎(xanthogranulomatous cholecystitis, XGC)可能大,但要与胆囊腺肌症、胆囊癌等鉴别。XGC 的典型声像图表现为胆囊壁呈弥漫性增厚(76%),或局限性增厚,增厚的胆囊壁内可见低回声结节或条带,这是 XGC 最具特征性的表现之一。另外还可见胆囊黏膜线完整(70%)、囊周积液、胆囊结石等表现,部分患者可出现肝脏累及(11%)与淋巴结肿大。本例患者胆囊壁增厚,类圆形低回声团块内可见高回声结节,胆囊黏膜层完整,首先考虑 XGC,但不能完全排除胆囊癌。XGC 亦可合并胆囊癌,亦应考虑。典型胆囊癌囊壁呈低回声不规则增厚,外膜高回声层不规则,连续性被破坏,局部胆囊壁黏膜层亦可遭破坏而不连续,如伴周围肝脏和(或)肝门胆管受累表现以及典型的胆管旁转移性淋巴结征象(类圆形、膨胀性、边界清楚的均匀低回声影),则更加有助于胆囊癌的诊断。胆囊腺肌症表现为胆囊壁局限性增厚伴囊壁内无回声囊腔,但胆囊外膜层清晰、连续、完整,与肝脏分界清。有研究报道,声学造影可能有助于鉴别 XGC 与胆囊癌,但因病例数少,目前对其声学造影的声像图改变认识不够,需积累更多的病例来了解声学造影的特征性变化。

　　壶腹部内镜像见乳头增大、饱满,表面黏膜光滑,未见糜烂、溃疡,EUS 扫查壶腹部见一低回声团块,根据 EUS 声像图特点考虑壶腹癌可能,需与十二指肠乳头腺瘤、神经内分泌肿瘤等鉴别。十二指肠乳头腺瘤的内镜像表现为壶腹部隆起呈息肉样,表面呈结节状或菜花状;EUS 见壶腹部呈低到等回声,少数为高回声,如肿块局部黏膜层缺失、糜烂或累及胰腺,通常要怀疑恶变可能,这与本例不符。十二指肠乳头神经内分泌肿瘤内镜像与腺癌表现相似,通常质地较硬,声像图表现为起源于黏膜下层的低回声团块,这亦与本例不符。十二指肠乳头炎性改变表现为乳头同心圆增厚,管腔凸面狭窄,胆总管末端呈线样进入乳头狭窄段,这亦与本例不符。亦有报道黄色肉芽肿性乳头炎,故不排除 XGC 合并黄色肉芽肿性乳头炎,但该病极为罕见。十二指肠乳头炎性病变、十二指肠乳头腺瘤、腺癌和神经内分泌肿瘤没有特异性声像学改变,目前仍无法通过 EUS 鉴别,其最终诊断仍依赖于病理。

　　手术切除两个病灶,术后病理提示黄色肉芽肿性胆囊炎伴胆囊腺肌症;壶腹部慢性炎伴低级别瘤变,纤维间质增生及壶腹部腺体增生活跃;游离淋巴结上皮样细胞肉芽肿性炎。术后病理证实 XGC,但十二指肠壶腹部仅为慢性炎伴低级别瘤变,腺体增生活跃,未癌变。XGC 可累周围肝脏、十二指肠、淋巴结等处,本例淋巴结病理呈上皮样细胞肉芽肿性炎,故不排除 XGC 累及可能。

　　腹部超声鉴别 XGC 与胆囊癌的敏感性、特异性和准确性分别为 84.2%、91.7% 和 87.5%,CT 鉴别 XGC 与胆囊癌的敏感性、特异性和准确性分别为 86%、77.5% 和 81.6%,而 MRI 为 93.3%、78.9% 和 86.9%,三者差别不大。EUS 探头频率高,探头可经胃、十二指肠紧贴胆囊壁,评估胆囊壁增厚的准确性、敏感性比经腹超声更高。但目前尚无 EUS 鉴别 XGC 与胆囊癌的大宗病例研究。

　　XGC 的诊断仍是一个难题,尽管近年来在影像学方面取得长足进展,但仍没有一种方法能在术前准确诊断 XGC,XGC 与胆囊癌的诊断仍依赖于病理学。

▍扫查体会

　　(1) 胆胰系统同时出现多处病灶,甚至同步癌并不少见,所以进行胆胰疾病 EUS 检查时一定要做胆胰系统连续、全面的扫查,避免漏诊。本例患者同时出现胆囊和壶腹病变,若不做完整扫查势必漏诊。

　　(2) 如发现两处或多处病灶,应重点扫查病灶在解剖学上是否存在连续性,这有助于鉴别同步癌与肿瘤侵犯或转移。

　　(3) 对多处病灶,可应用声学造影,了解病灶血供及增强模式以协助诊断。

　　(4) 怀疑壶腹部病变时,建议在十二指肠降段充分注水,用水作为耦合剂,并调整探头与扫查目标间的距离,使扫查目标位于探头的焦点,可更清晰地显示十二指肠壁、乳头的层次结构。本例患者在球部扫查胆囊、胆管用了较长时间,扫查乳头时患者已不能耐受,未能注水扫查,所以对壶腹病灶是否累及黏膜层和黏膜下层、病灶是否累及十二指肠固有肌层未能准确判断,这是本例扫查的不足。

(王　瀚　高道键)

参考文献

[1] Parra JA, Acinas O, Bueno J, et al. Xanthogranulomatous cholecystitis: clinical, sonographic, and CT findings in 26 patients [J]. AJR Am J Roentgenol, 2000, 174(4): 979 - 983.

[2] Pandey A, Kumar D, Masood S, et al. Is Final Histopathological Examination the Only Diagnostic Criteria for Xanthogranulomatous Cholecystitis [J] Niger J Surg, 2019, 25(2): 177 - 182.

[3] Lee HS, Joo KR, Kim DH, et al. A case of simultaneous xanthogranulomatous cholecystitis and carcinoma of the gallbladder [J]. Korean J Intern Med, 2003, 18(1): 53 - 56.

[4] Niiya F, Takano Y, Azami T, et al. A case of pancreatic mixed acinar-neuroendocrine carcinoma successfully diagnosed with endoscopic ultrasound-guided fine needle aspiration [J]. Clin J Gastroenterol, 2020, 13(5): 951 - 958.

[5] Pottakkat B, Saxena R, Nag HH, et al. Ampullary xanthogranulomatous inflammation mimicking periampullary cancer: report of a case [J]. Jop, 2006, 7(2): 222 - 225.

[6] Lee ES, Kim JH, Joo I, et al. Xanthogranulomatous cholecystitis: diagnostic performance of US, CT, and MRI for differentiation from gallbladder carcinoma [J]. Abdom Imaging, 2015, 40(7): 2281 - 2292.

13.2 胆总管、胆囊双同步癌

病史简介

患者,男性,64 岁,体检发现胆囊结石 2 年,腹痛伴尿黄 2 周。外院 MRI:胆囊占位,胆总管占位可能。发现乙肝 1 年,否认胆囊息肉病史。吸烟 800 年支,饮黄酒 40 年,每天 500 g。查体:皮肤、巩膜重度黄染,浅表淋巴结未触及,腹平软,无压痛,肝脾肋下未及,腹部未及肿块,余均阴性。

实验室检查

血常规:CRP 1.18 mg/L, WBC 2.66×10^9/L, Hb 122 g/L, PLT 192×10^9/L。

肝功能:TB 317.6 μmol/L, DB 223.9 μmol/L, ALT 107 U/L, AST 58 U/L, AKP 266 U/L, γ - GT 400 U/L, ALB 36.4 g/L。

肿瘤标志物:AFP 8.4 μg/L, CEA 3.8 μg/L, CA19 - 9 29.9 U/ml。

IgG4 0.263 g/L。

影像学检查

MRCP:胆总管胰腺段梗阻,胆囊壁不均匀增厚,胆囊内多发低信号充盈缺损,考虑胆囊癌伴结石,胆总管胰腺段占位可能。上腹增强 CT:胆囊壁不均匀增厚,增强后呈不均匀强化,肝内外胆管轻度扩张,胆总管局部显示欠清,考虑胆囊癌、胆总管梗阻(图 13 - 2 - 1)。

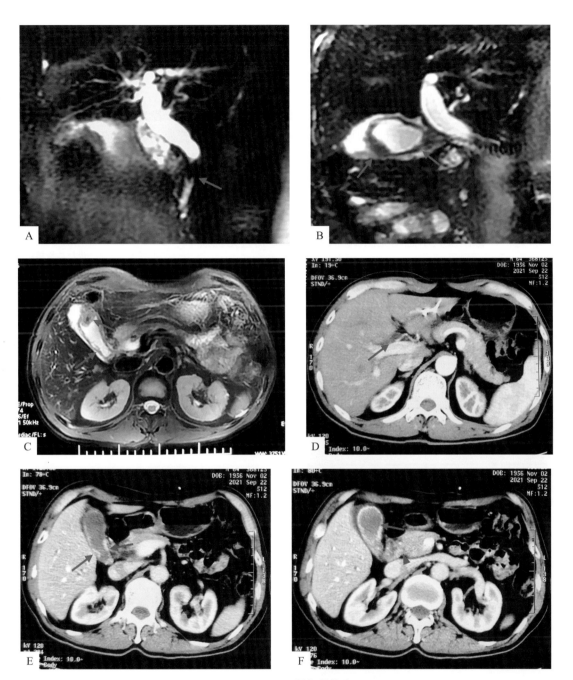

图 13 - 2 - 1　影像学检查

　　A. MRCP 见肝内外胆管轻度扩张，胆总管胰腺段截断，远端呈杯口样（↑）；B、C. 胆囊壁局部不均匀增厚（↑），最厚约 11 mm，囊壁周围可见明显渗出；D. 上腹 CT 见左肝管见外引流管（▲），肝外胆管稍扩张（↑）；E、F. 胆囊壁局部不均匀增厚，呈不均匀强化（↑），胆总管局部显示欠清（▲），胰腺未见明显异常

EUS 扫查前影像学资料解读

　　MRCP 见胆总管胰腺段截断、胆囊壁不规则增厚，上腹增强 CT 见胆囊壁不均匀增厚并呈不均匀强化，考虑胆囊与胆总管胰腺段均存在占位性病变。胆囊病变首先考虑胆囊癌，胆

总管病变亦考虑胆管癌,即多原发癌可能,但不排除胆囊癌伴胆管旁淋巴结转移压迫或累及胆总管可能。

EUS 扫查目的

明确胆囊病灶性质,鉴别胆囊癌、胆囊腺肌症与慢性胆囊炎。若为胆囊癌,需明确肿瘤浸润深度;同时要明确胆总管胰腺段病变性质、来源,需鉴别胆管癌、胰头癌或胆管周围淋巴结侵犯;关键要明确胆囊病变与胆管病变间有无联系;重点扫查胆管旁有无肿大淋巴结,胆总管病灶与胰腺及胆囊的关系,为确定手术方式提供依据。

视频 13 - 2 - 1
EUS 扫查
请扫二维码观看

超声所见

超声声像图及其示意图见图 13 - 2 - 2,EUS 扫查见视频 13 - 2 - 1。

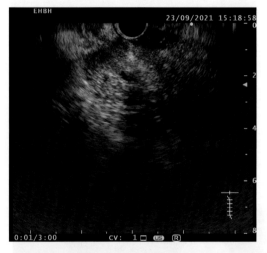
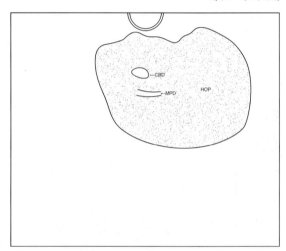

A. 经球部扫查,胆总管末端无扩张,管壁无增厚,胰头未见异常占位性团块

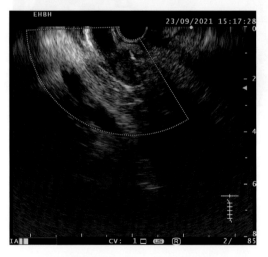
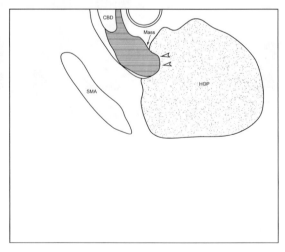

B. 胆总管胰腺段可见一低回声团块,大小约 11.3 mm×15.9 mm,病灶内可见血流信号,局部胆管外膜消失,累及胰腺(∧),紧邻病灶处胆管壁增厚,正常三层结构消失

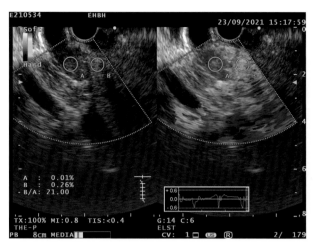

C. 弹性成像呈蓝色,提示肿块质地硬

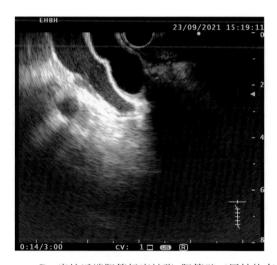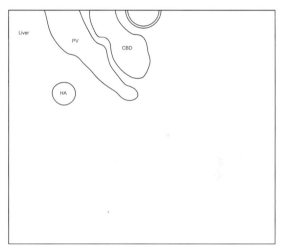

D. 病灶近端胆管轻度扩张,胆管壁三层结构存在

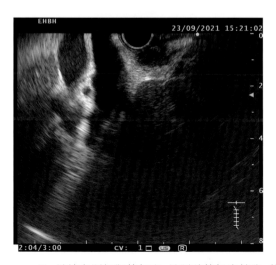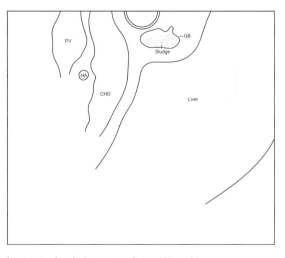

E. 继续向肝门胆管扫查,见肝总管轻度扩张,其旁可见胆囊,囊内可见少许胆泥样回声

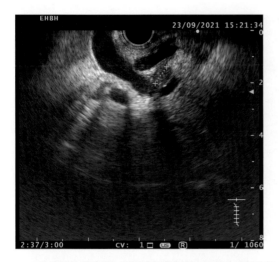
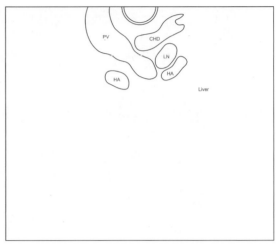

F. 肝总管旁见一类圆形淋巴结,呈均匀低回声,边界清,长约 7.8 mm

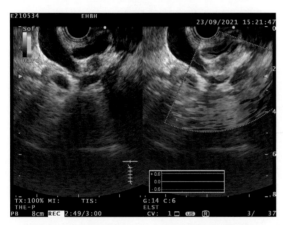
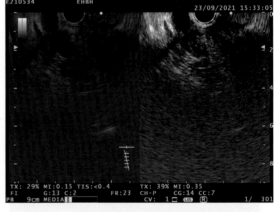

G. 弹性成像呈蓝绿色,提示淋巴结质地硬,转移性淋巴结可能

H. 声学造影见胆总管胰腺段低回声团块在动脉期呈不均匀轻度强化,考虑肿瘤性病变

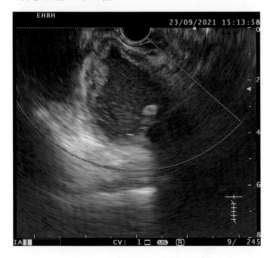
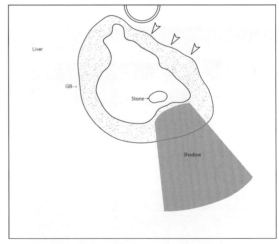

I. 经球部扫查见胆囊壁不均匀增厚,最厚处约 10.6 mm,局部三层结构消失,局部外膜不完整(△),多普勒无明显血流信号,囊内可见类圆形强回声,后方伴声影,考虑结石,并可见胆泥样回声

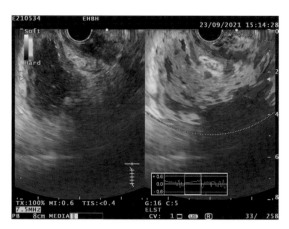

J. 弹性成像呈蓝绿色,提示质地偏硬

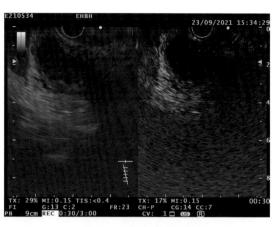

K. 声学造影示胆囊壁在动脉期呈不均匀轻度强化,考虑肿瘤性病变

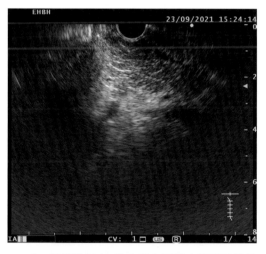

L. 经降段扫查,乳头及主胰管未见明显异常

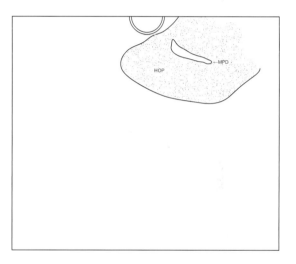

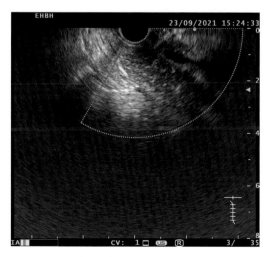

M. 胆总管末端亦未见异常,未见胆胰管汇合异常

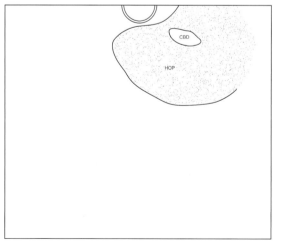

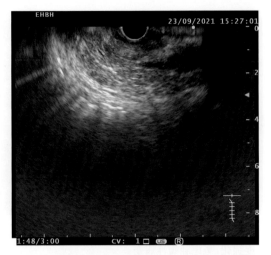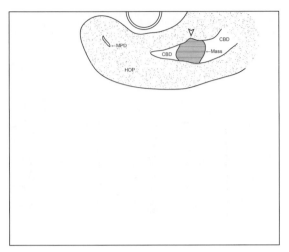

N. 沿胆总管向近端扫查,胆总管胰腺段可见一低回声团块,局部胆管壁外膜消失(⋀)

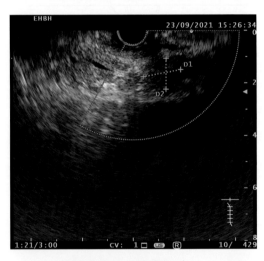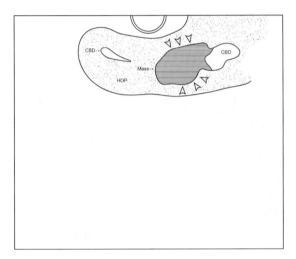

O. 可见局部突破胆管外膜(⋀)

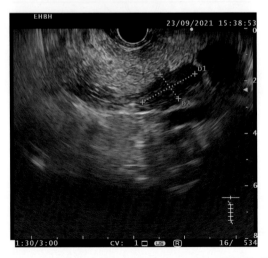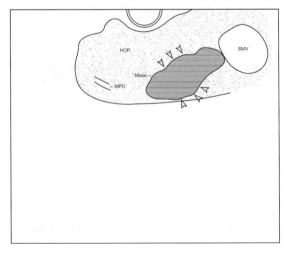

P. 病灶大小约 11.7 mm×23.3 mm,累及邻近胰腺(⋀)

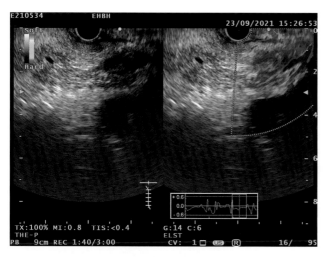

Q. 弹性成像呈蓝绿色,提示质地偏硬

图 13-2-2 超声声像图及示意图

EUS 诊断

①胆总管胰腺段占位:胆管癌可能(T2N1);②胆囊占位性病变:胆囊癌可能(T2bN1);③胆囊结石伴胆泥形成。

治疗

行胰十二指肠切除术+胆囊切除术+肝十二指肠韧带、胰头后、肝总动脉旁、腹腔动脉旁清扫术。

病理

①(胆总管下段)腺癌,中分化,侵犯周围胰腺组织(T2N2Mx);②(胆囊)囊内乳头状肿瘤,伴浸润性癌,中分化,侵犯浆膜下层(T2bN2Mx);③(胆管旁、8组、12组、13组、14组淋巴结)均可见肿瘤组织(图 13-2-3)。

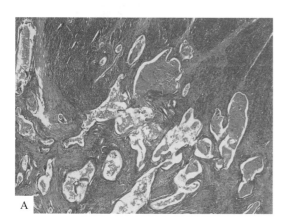
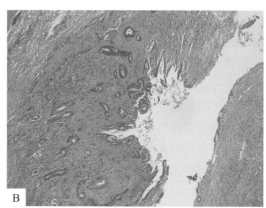

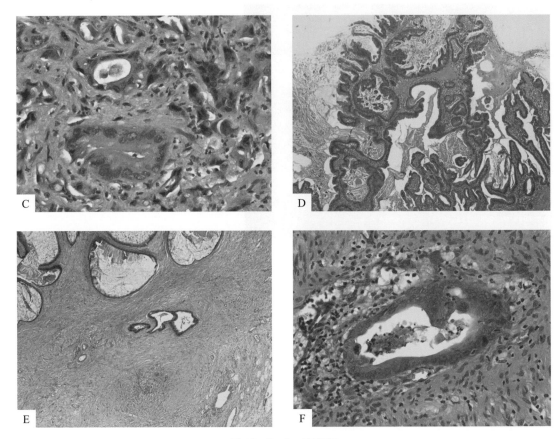

图 13-2-3　病理图

A. 胆总管下段癌组织侵犯胰腺实质；B. 胆总管下段癌组织黏膜面；C. 胆总管下段癌细胞形态；D. 4×，胆囊黏膜面肿瘤组织呈管状乳头状排列；E. 4×，胆囊癌组织侵犯浆膜下层；F. 40×，胆囊癌细胞形态

▌讨论

这是一例因腹痛、黄疸就诊的患者，有 2 年胆囊结石病史。EUS 扫查胰头未见明确占位影，胆总管胰腺段见一低回声团块，根据 EUS 声像特点考虑胆管癌；胆囊壁不均匀增厚，局部三层结构消失，根据 EUS 声像特点考虑胆囊癌；但扫查胆囊病灶与胆总管病灶间无明显直接侵犯证据，故首先考虑胆囊癌、胆管癌双原发癌。我们对每个病灶都做了相关的鉴别诊断，即胆囊癌要与胆囊腺肌症、胆囊息肉、黄色肉芽肿性胆囊炎等进行鉴别，而胆管癌要与胰头癌、IgG4 相关性胆管炎鉴别。手术同时切除两个病灶，术后病理提示胆总管中分化腺癌、胆囊中分化腺癌，证实了胆囊、胆总管双同步癌的诊断。

肝外胆管癌同时合并胆囊癌是罕见的（双同步癌）。越来越多的病例报道表明胆道系统双原发癌可能比既往认为的更常见，肝外胆管癌合并胆囊癌的发病率为 5%～7.4%。

同时出现胆囊和胆总管恶性肿瘤的可能原因有罕见的双同步癌、局部神经/淋巴管或血管侵犯或转移。胆道系统双同步癌需与胆道原发性肿瘤伴胆道系统转移瘤鉴别。

　　肝外胆管系统肿瘤根据多灶性起源被认为是同步癌。胰腺、胆囊、肝外胆管和壶腹具有相同的胚胎细胞起源、分化模式、黏膜组织学特点,故在同一致癌环境中,整个胆道上皮暴露于可能由胆汁性质改变而产生的胆道致癌物中,可能出现两处或多处恶性肿瘤病灶。区别同步恶性肿瘤和转移性肿瘤的最佳方法是判断两处肿瘤是否符合以下标准,即:①两处肿瘤间缺乏解剖连续性;②两处肿瘤各具有原发肿瘤的典型生长模式;③两处肿瘤的组织学差异明显。本例患者满足了上述 3 个标准,所以诊断为胆道系统双同步癌。

　　胆胰管汇流异常(PBM)是胆管树同步癌的主要病因之一,62.5% 的胆道同步癌与 PBM 相关。PBM 这种解剖异常使胆管和胆囊容易暴露于胰酶环境中,从而导致整个胆道树的慢性炎症,进而导致癌变。但本例经仔细扫查并未发现 PBM。本例两处病灶距离较远,一处位于胆囊体底部,一处位于胆总管胰腺段。如果两处病灶距离较近,则诊断将会非常困难,如胆囊颈部肿瘤合并肝门胆管癌,此时依赖 EUS 区分同步癌与原发灶侵犯或转移将会非常困难。医生应做仔细、连续的扫查,如果两处病灶缺乏连续性,要考虑同步癌;如存在连续性,则侵犯的可能性较大,但确诊仍依赖于手术病理。

　　除胆囊癌合并胆管癌外,胆囊癌合并胰腺癌或壶腹癌合并胰腺癌均有报道,这提醒我们进行胆胰疾病 EUS 检查时,一定要做胆胰系统连续、全面的扫查,避免漏诊。另外有研究报道,许多胆囊癌是在因其他胆胰疾病行手术治疗切除胆囊后,在病理检查时发现的"意外胆囊癌",故医生行胆胰疾病 EUS 检查时,需有意识地加强对胆囊的全面扫查,避免漏诊。

扫查体会

　　(1) 胆胰系统同步癌并不少见,所以进行胆胰疾病 EUS 检查时,一定要做胆胰系统连续、全面的扫查,避免漏诊。

　　(2) 经球部扫查是观察胆囊、胆总管和肝门胆管的最佳位置,对胆管、胆囊结构、细节显示更佳。操作者应完整、连续地扫查胆总管、胆囊管开口、胆囊管、胆囊颈/体/底部,避免跳跃式扫查,以免漏扫病灶。如发现两处或多处病灶,应重点扫查几处病灶在解剖学上是否存在连续性,这有助于鉴别同步癌与肿瘤侵犯或转移。

　　(3) 对多处病灶,可应用声学造影,了解病灶血供及增强模式来协助鉴别病灶性质,这有助于判断多处病灶是否为同一起源。

(王　瀚　高道键)

参考文献

[1] Shukla PJ, Barreto SG, Shrikhande SV, et al. Simultaneous gallbladder and bile duct cancers: revisiting the pathological possibilities [J]. HPB (Oxford), 2008,10(1):48-53.

[2] Kurosaki I, Watanabe H, Tsukada K, et al. Synchronous primary tumors of the extrahepatic bile duct and gallbladder [J]. J Surg Oncol, 1997,65(4):258-262.

[3] Chijiiwa K. Synchronous carcinoma of the gall-bladder in patients with bile duct carcinoma [J]. Aust N Z J Surg, 1993,63(9):690-692.

[4] Kozuka S, Tsubone M, Hachisuka K. Evolution of carcinoma in the extrahepatic bile ducts [J]. Cancer, 1984,54(1):65-72.

[5] Henson DE, Schwartz AM, Nsouli H, et al. Carcinomas of the pancreas, gallbladder, extrahepatic bile ducts, and ampulla of vater share a field for carcinogenesis: a population-based study [J]. Arch Pathol Lab Med, 2009,133(1):67-71.

[6] Rajekar H. Synchronous Gall Bladder and Bile Duct Cancer: A Short Series of Seven Cases and a Brief Review of Literature [J]. J Clin Exp Hepatol, 2017,7(2):115-120.

[7] Gertsch P, Thomas P, Baer H, et al. Multiple tumors of the biliary tract [J]. Am J Surg, 1990,159(4):386-388.

[8] Nakao A, Sakagami K, Uda M, et al. Double cancers of the gallbladder and bile duct associated with anomalous choledochopancreatic duct junction [J]. J Gastroenterol, 1997,32(1):110-113.

[9] Takayashiki T, Miyazaki M, Kato A, et al. Double cancer of gallbladder and bile duct associated with anomalous junction of the pancreaticobiliary ductal system [J]. Hepatogastroenterology, 2002, 49(43):109-112.

[10] Simpson FH, Auld M, Kandpal H, et al. Double trouble: synchronous extrahepatic cholangiocarcinoma and gallbladder cancer in a Caucasian woman with no pancreaticobiliary maljunction [J]. J Surg Case Rep, 2022,2022(1):rjab587.

[11] Shukla VK, Prakash A, Tripathi BD, et al. Biliary heavy metal concentrations in carcinoma of the gall bladder: case-control study [J]. BMJ, 1998,317(7168):1288-1289.

[12] Hernández A, Betancor I, Amaral C, et al. Diagnosis of synchronous pancreatic and ampullary adenocarcinomas during the COVID-19 pandemic [J]. Rev Esp Enferm Dig, 2022, 114(2): 116-117.

[13] Rungsakulkij N, Boonsakan P. Synchronous gallbladder and pancreatic cancer associated with pancreaticobiliary maljunction [J/OL]. World J Gastroenterol, 2014,20(39):14500-14504.

[14] Jiang W, Ding Y, Shen Y, et al. Identifying the clonal origin of synchronous multifocal tumors in the hepatobiliary and pancreatic system using multi-omic platforms [J/OL]. Oncotarget, 2017, 8(3): 5016-5025.

13.3 经皮肝癌微波消融术后:胆管狭窄伴胆汁瘤形成

病史简介

患者,男性,53岁,肝癌术后4年,微波消融术后3个月,皮肤黄染3天。4年前,患者体检发现肝左叶原发性肝癌,行左半肝切除+胆囊切除术,术后恢复良好。3个月前复查肝脏MRI:肝右叶近第二肝门(Ⅷ段)复发灶,大小约1.6 cm×1.8 cm。遂行B超引导下经皮肝穿刺微波热凝肝癌损毁术,术中见肝右叶近第二肝门一类圆形杂乱低回声区,大小约1.6 cm×2.4 cm,行微波穿刺热消融,术后恢复良好。3天前,患者出现皮肤、巩膜黄染,查腹部增强MRI:肝右叶占位、肝门胆管狭窄伴近端胆管扩张,提示肝癌微创手术治疗后。有乙肝病史,否认抽烟、饮酒史。查体:慢性肝病面容,皮肤、巩膜轻度黄染,右上腹可见陈旧手术瘢痕,腹软,无压痛,肝脾未及,未触及肿块,余均阴性。

实验室检查

血常规：CRP 1.69 mg/L，WBC 5.52×10^9/L，Hb 132 g/L，PLT 287×10^9/L。

肝功能：TB 47.3 μmol/L，DB 32.3 μmol/L，ALT 155 U/L，AST 77 U/L，AKP 427 U/L，γ-GT 1 300 U/L，ALB 38.8 g/L。

凝血功能：PT 11.4 s，INR 0.95。

乙肝三系：HBsAg(+)，HBeAb(+)，HBcAb(+)。

肿瘤标志物：AFP 1.9 μg/L，CEA 1.4 μg/L，CA19-9 104 U/ml。

HBV-DNA<50 IU/mL。

影像学检查

上腹增强 MRI 及 MRCP：肝右叶见结节状 T1 加权混杂低信号，T2 加权混杂高信号影，肝内胆管稍扩张，考虑肝门胆管狭窄，肝脏囊性灶，性质待定（图 13-3-1）。

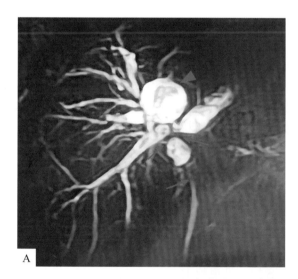
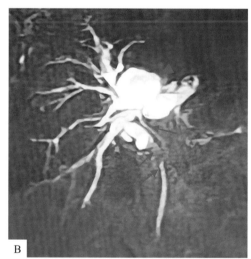
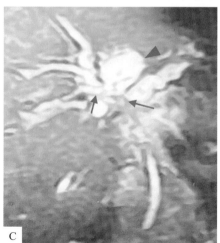
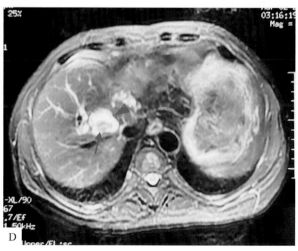

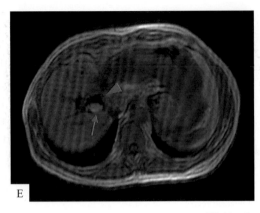
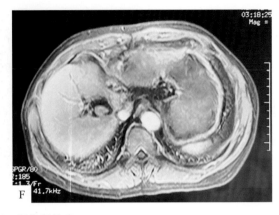

图 13-3-1 影像学检查

A、B. MRCP 示肝门胆管呈细长样狭窄,累及右肝管起始段及二级胆管开口处(↑),其近端胆管扩张,肝门胆管旁可见一类圆形混杂高信号影(▲),考虑肝癌微波消融术后改变,肝内胆管扩张;C. MRCP 冠状面断层见右肝二级胆管开口处狭窄(↑),其旁可见一类圆形混杂高信号影(▲);D. T2 加权示肝右叶见一类圆形高信号影囊状物,大小约 2.6 cm×2.5 cm(▲),其内可见一稍低信号影(↑),右肝内胆管稍扩张;E. T1 加权呈类圆形混杂低信号影(▲),其内可见稍高信号影(↑),坏死物可能;F. 增强后病灶未见强化,考虑肝癌微波消融后囊样改变,中央伴坏死物可能

EUS 扫查前影像学资料解读

根据上腹增强 MRI 及 MRCP 所见,结合患者既往因肝右叶近第二肝门肝癌复发行微波消融治疗史,囊性灶考虑为肝癌消融术后改变,其旁肝门胆管狭窄伴近端胆管扩张可能为微波消融热损伤导致的胆管良性狭窄。但从目前资料无法判断囊性灶与胆管是否相通。

EUS 扫查目的

明确右肝囊性灶和肝门胆管狭窄的性质,并明确囊性灶与胆管间的关系,囊性灶是否与胆管相通,或是囊性灶压迫胆管。

视频 13-3-1
EUS 扫查
请扫二维码观看

超声所见

超声声像图及其示意图见图 13-3-2,EUS 扫查见视频 13-3-1。

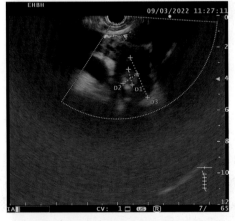
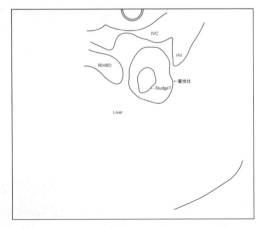

A. 经胃扫查,右肝近第二肝门处可见一类圆形无回声区,大小约 23 mm×27 mm,其内可见一类圆形高回声区,大小约 10 mm×11 mm,后方伴淡声影,右侧肝内胆管扩张

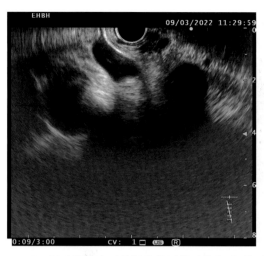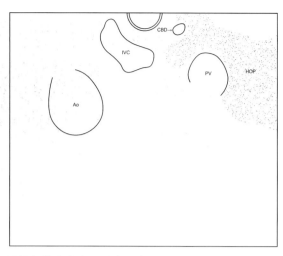

B. 经球部扫查可见胆总管下段无扩张,胆管壁无增厚,管腔内未见异常回声

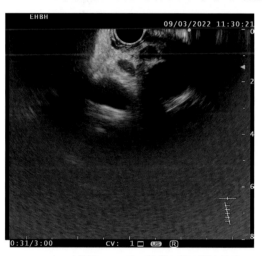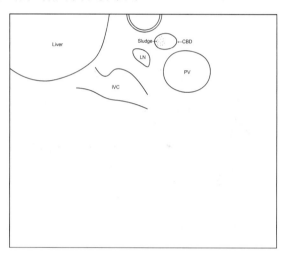

C. 继续向肝门部扫查,胆总管中段见少许胆泥样回声

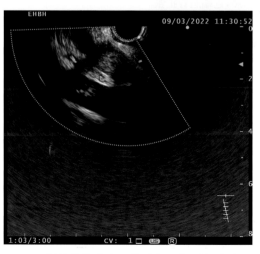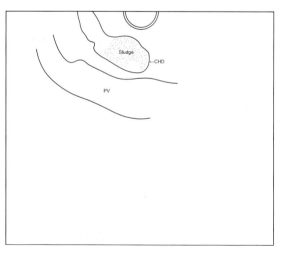

D. 肝总管管腔内见等到高回声团块,大小约 10 mm×10 mm,未见明显声影,其内未见血流信号,胆管壁外膜存在

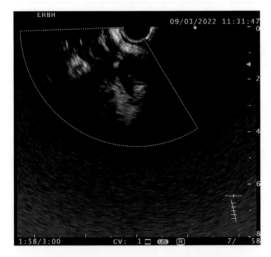

E. 声学造影见此团块无强化，考虑结石或胆泥

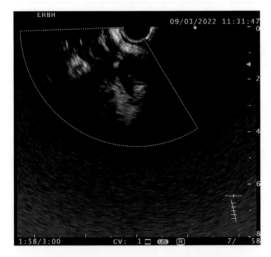
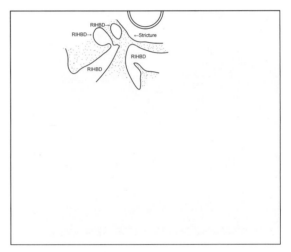

F. 继续向肝内胆管扫查，见胆管环形狭窄，管壁呈高回声，近端胆管扩张

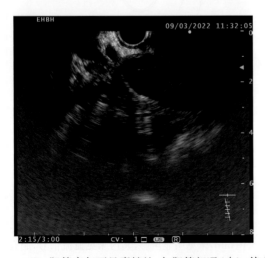
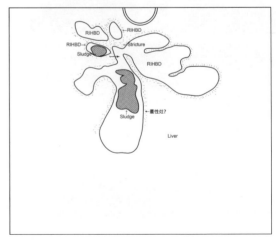

G. 胆管旁似可见囊性灶，与胆管相通(↑)，其内见高回声影

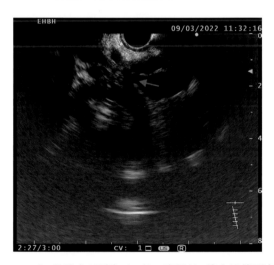

H. 囊性灶内未见血流信号

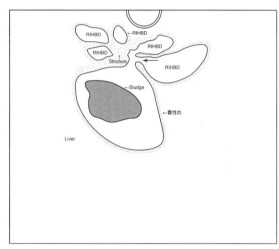

I. 继续向近端扫查,见一囊性灶,其内见等到高回声影,后方伴淡声影,囊性灶与胆管相通(↑)

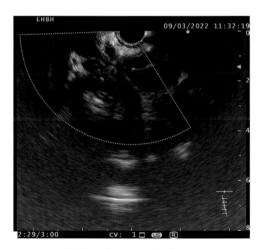

J. 囊性灶内未见血流信号

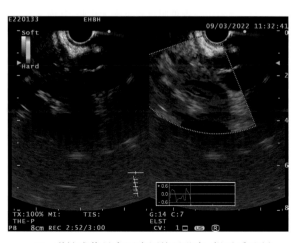

K. 弹性成像见高回声团块呈蓝色,提示质地硬

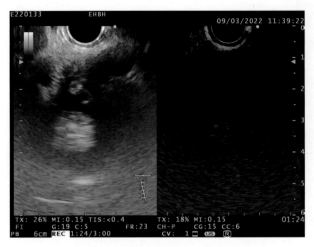

L. 声学造影见囊性灶及其内高回声团块无强化

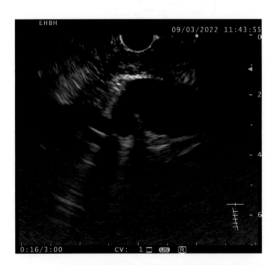
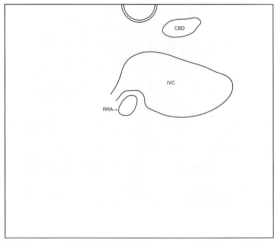

M. 经降段扫查见胆总管下端无扩张，其内未见异常回声

图 13 - 3 - 2　超声声像图及示意图

EUS 诊断

①肝门胆管狭窄伴其旁囊性灶：肝癌微波消融术后肝门胆管良性狭窄伴胆汁瘤形成可能；②肝总管内高回声，胆泥形成。

治疗

行 ERCP 下胆道引流术，术后诊断：肝门胆管良性狭窄可能，右肝胆汁瘤形成。完成内镜下逆行胆管造影＋狭窄段扩张＋胆管塑料支架置入术＋鼻胆管引流术（图 13 - 3 - 3）。

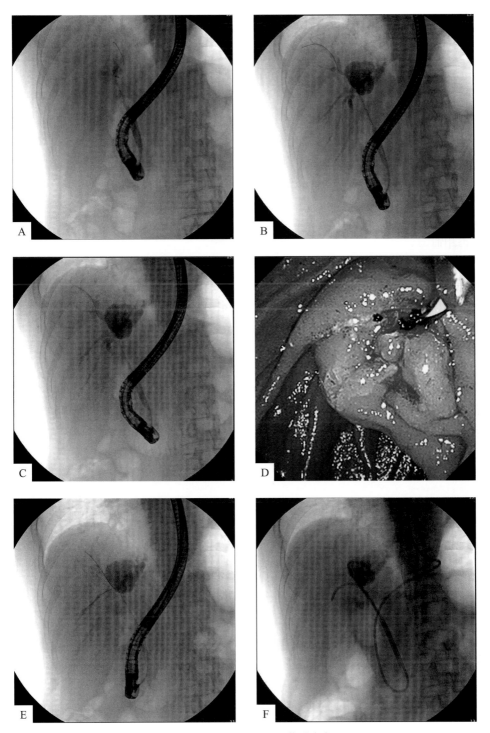

图 13-3-3　ERCP 下胆道引流术

A. 胆管造影示胆总管未见异常,肝总管、右肝管及右肝内胆管开口处呈细线样狭窄,局部口径 0.1 cm,长度约 1.7 cm,肝内胆管轻度扩张;B. 继续造影可见一类圆形囊性灶,大小约 2.5 cm×3 cm,腔内可见类圆形充盈缺损;C. 导丝与扩张导管经囊腔进入右前肝内胆管;D. 球囊取出较多黑色碎屑;E. 第二根导丝亦经囊腔进入右后肝内胆管;F. 于右后肝内胆管置入一根塑料支架,囊腔内留置一根鼻胆管

讨论

这是一例原发性肝癌术后复发,行复发灶微波热凝肝癌损毁术后黄疸的患者,结合肝功能、总胆红素升高,以直接胆红素升高为主,考虑梗阻性黄疸。梗阻性黄疸的原因考虑:①肝癌复发侵犯胆管;②肝癌微波治疗后胆管热损伤导致胆管良性狭窄。上腹增强 MRI 及 MRCP 未见明显肝癌复发灶,因此基本可排除肝癌复发侵犯胆管。MRCP 见肝门胆管狭窄,累及右肝管起始段及二级胆管开口处,近端肝内胆管轻度扩张,首先考虑肝癌微波治疗后胆管热损伤导致胆管良性狭窄。肝右叶近肝门胆管处囊性灶考虑肝癌微波消融后囊样改变,中央伴坏死物可能。EUS 可为不明原因胆管狭窄的诊断提供重要线索,胰腺肿块和(或)不规则胆管壁增厚鉴别良恶性胆管狭窄的敏感性为 88%,特异性为 100%,阳性预测值为 100%。所以我们拟行 EUS 进一步鉴别胆管狭窄和肝脏囊性灶的性质,并明确囊性灶与胆管是否相通。

EUS 扫查发现肝总管管腔内等到高回声团块,考虑肝总管结石。进一步向肝内胆管扫查,胆管呈环形狭窄,管壁呈高回声,近端胆管扩张,根据狭窄长度与回声性质考虑良性狭窄,结合病史考虑医源性胆管良性狭窄。胆管狭窄旁囊性灶的囊壁完整,囊腔与胆管相通。根据上述 EUS 扫查信息并结合病史,考虑为肝癌微波消融后囊样改变,同时微波能量损伤胆管,导致胆管与囊性灶相通,形成胆汁瘤,即肝门胆管良性狭窄伴胆汁瘤形成,ERCP 证实上述诊断。

肝癌射频或微波消融术后胆道并发症的发生率为 1.03%,包括胆管良性狭窄、胆漏、胆汁瘤形成等,其中胆管良性狭窄约占 47.4%,胆汁瘤约占 18.4%。胆汁瘤是指胆管树外胆汁积聚形成的有清楚界限的囊性灶,胆汁瘤可位于肝内或肝外,可有包膜或无包膜。胆汁瘤通常由创伤性或医源性损伤引起,最常见的临床表现是上腹胀和右上腹部钝痛,也可表现为恶心、呕吐、发热等。本例患者表现为黄疸,考虑与胆管良性狭窄相关,而与胆汁瘤关系不大。

经腹超声与 EUS 的胆汁瘤声像图相似,大多表现为胆囊窝和邻近肝周区域内无回声、边界清楚的囊性灶,也可表现为多个细分隔的大而复杂的液体暗区,并且往往压迫肝脏。胆汁瘤要与肝囊肿鉴别,结合患者病史并比较既往的影像学检查结果通常能明确诊断。虽然经腹超声检查在显示囊肿或包块时很有用,但经腹超声并不能很好地显示囊性灶与胆管及周围结构间的关系等细节,故需进一步检查。囊性灶穿刺明确囊液的性质是确诊胆汁瘤的必要条件。EUS 可显示囊性灶细节,如病灶邻近胆管,能清楚显示囊性灶与胆管相通,则可明确诊断。本例患者可见到胆管与囊性灶相通,结合病史可明确诊断。

CT 可用来识别病灶,并了解病灶周围的解剖结构和准确的位置,然而单纯 CT 不能明确诊断胆汁瘤。有时 MRCP 可显示胆汁瘤与胆管之间的交通,如有上述表现则可明确诊断。对于本例患者,MRCP 未见胆管与胆汁瘤间的交通,故无法确诊。

扫查体会

(1) 对于有胆汁瘤危险因素的患者,如曾行肝癌射频消融、有上腹部外伤史,EUS 扫查发现胆管旁囊性灶时,应仔细扫查胆管与囊性灶之间有无交通,如有交通则可诊断为胆汁瘤。

(2) 显示肝门胆管病灶时,如果远场显示较差,可将超声的频率调低,通常可更好地显示肝门胆管结构及其附近的肝实质。

（3）常规超声扫描难以鉴别病灶性质时,可应用声学造影了解病灶血供情况及增强模式以协助诊断。

（高道键）

参考文献

[1] Xie C, Aloreidi K, Patel B, et al. Indeterminate biliary strictures: a simplified approach [J]. Expert Rev Gastroenterol Hepatol, 2018,12(2):189 – 199.

[2] Mulier S, Mulier P, Ni Y, et al. Complications of radiofrequency coagulation of liver tumors [J]. Br J Surg, 2002,89(10):1206 – 1022.

[3] Kuligowska E, Schlesinger A, Miller KB, et al. Bilomas: a new approach to the diagnosis and treatment [J]. Gastrointest Radiol. 1983;8(3):237 – 243.

[4] Glenn F. Injuries to the liver and biliary tract [J]. Am J Surg, 1956,91(4):534 – 539.

[5] Chaudhary A, Negi SS, Puri SK, et al. Comparison of magnetic resonance cholangiography and percutaneous transhepatic cholangiography in the evaluation of bile duct strictures after cholecystectomy [J]. Br J Surg, 2002,89(4):433 – 436.

[6] Fulcher AS, Turner MA, Capps GW, et al. Half-Fourier RARE MR cholangiopancreatography: experience in 300 subjects [J]. Radiology, 1998,207(1):21 – 32.

13.4　后腹膜占位压迫胆总管

病史简介

患者,男性,35 岁,中、上腹胀痛不适 20 余天,伴尿色加深,无发热。外院腹部 CT 及 MRI 均提示:腹膜后恶性占位侵及胆总管可能,门静脉主干受累,肝门部及腹膜后肿大淋巴结。否认高血压、2 型糖尿病及冠心病史。吸烟 10 余年,每日 10 支,偶尔饮酒。养猫多年。否认手术史。查体:巩膜无明显黄染,手臂、手背上有猫抓伤痕,上腹部轻压痛,余均阴性。

实验室检查

血常规:CRP 15.19 mg/L, WBC 11.16×10^9/L, Hb 130 g/L, PLT 378×10^9/L。

肝功能:TB 29.8 μmol/L, DB 20.5 μmol/L, ALT 136 U/L, AST 51 U/L, AKP 638 U/L, γ – GT 1 286 U/L。

肿瘤标志物:AFP 14.1 μg/L, CEA 0.6 μg/L, CA19 – 9 4.7 U/ml。

IgG4 0.855 g/L。

影像学检查

MRCP:胆总管中下段狭窄。胰腺 CT 增强:腹膜后淋巴瘤可能,侵犯胆总管下段,门静脉主干受累,栓子形成,胆囊泥沙样结石(图 13 – 4 – 1)。

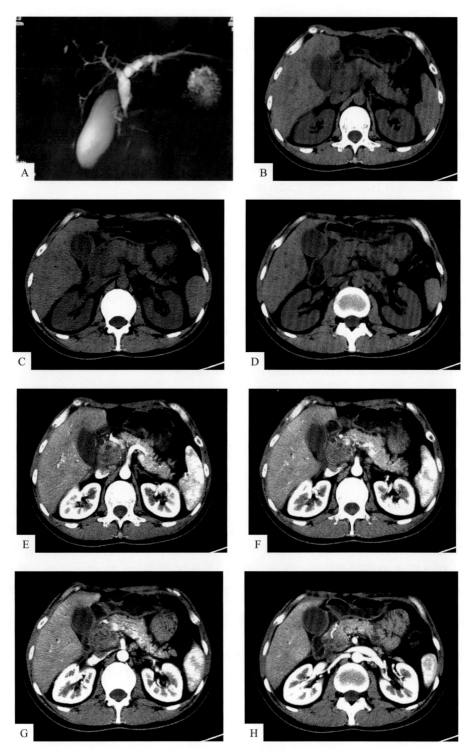

图 13 - 4 - 1　影像学检查

A. MRCP 见胆总管中下段一"C"形压迹(↑),下段狭窄明显;B～D. 胰腺 CT 平扫示胰头上方见团块状稍低密度影,大小约 3.8 cm×3.0 cm(↑);E～G. CT 增强后团块影明显不均匀强化(↑),肝内胆管扩张,胆总管下段截断;胆囊增大,腔内见片状稍高密度影;胆总管胰腺上段及胆囊管管壁增厚伴强化;H. 门静脉主干局部变窄,与病灶分界欠清,肝动脉显示清晰(↑)

EUS 扫查前影像学资料解读

影像学资料显示胰头上方团块影，与肝脏、胰腺有分界，增强后可见强化，胆总管中下段见"C"形压迹，下段狭窄明显，结合 CT 所见，考虑来源于后腹膜的恶性肿瘤压迫伴侵犯胆总管中下段可能性大，并且病灶可能侵犯门静脉。

EUS 扫查目的

进一步明确后腹膜占位性质、累及范围、血管侵犯及胆总管下段受累情况，为确定下一步治疗方法提供相关资料。

超声所见

超声声像图及其示意图见图 13-4-2。

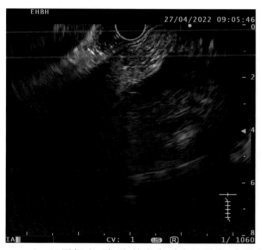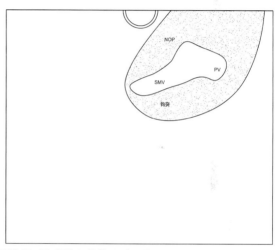

A. 经胃扫查，胰颈、钩突实质未见异常，主胰管无扩张，肠系膜上静脉血流通畅

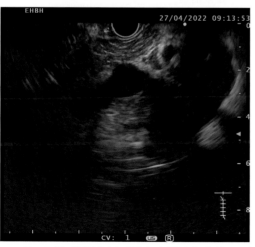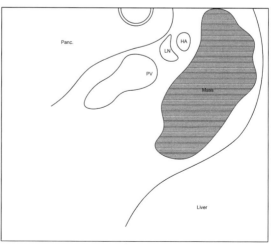

B. 左肝、胰颈之间可见大片低回声病灶，一个切面所能扫及的范围约 53.2 mm×29.3 mm，形状不规则，回声不均匀，边界清晰，与肝脏、肝动脉及胰腺分界存在；胰颈旁可见一处偏低回声、三角形淋巴结，其内回声不均匀，边界模糊，考虑良性可能

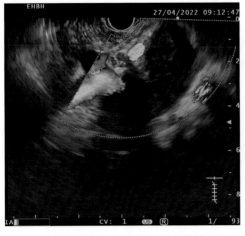
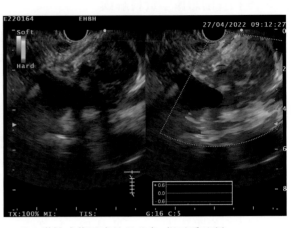

C. 彩色多普勒显示病灶内血流信号不丰富　　　　D. 弹性成像示病灶呈蓝色,提示质地硬

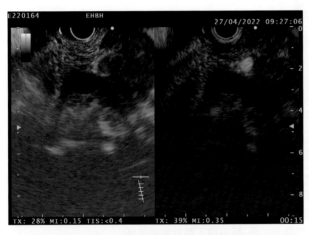

E. 声学造影示病灶在动脉期出现强化,延续至静脉期,后逐渐消退

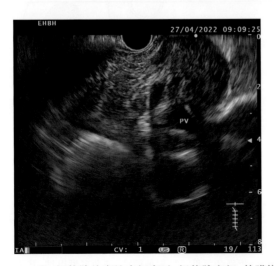
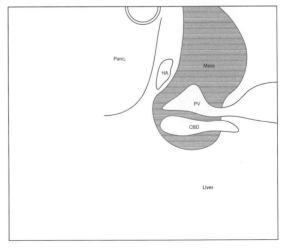

F. 门静脉从病灶中间穿过,门静脉变细,外膜模糊;门静脉后方隐约可见胆总管轮廓

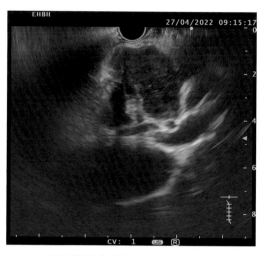
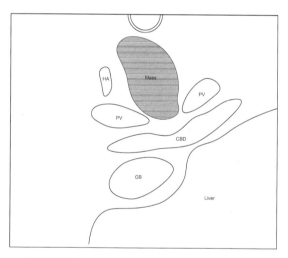

G. 肝动脉从病灶旁经过,其血管外膜完整

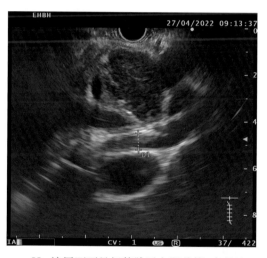

H. 该层面可见门静脉后方胆总管,直径约 7.2 mm,管壁略增厚

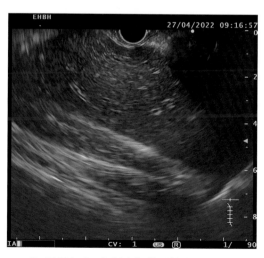
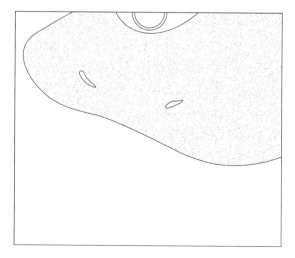

I. 经胃扫查,左肝内胆管无扩张

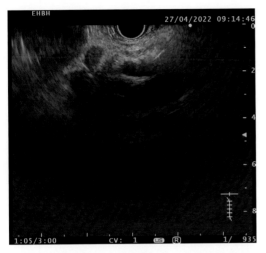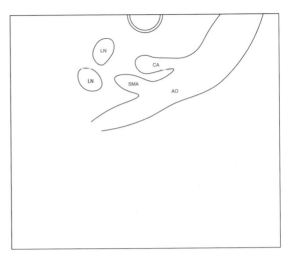

J. CA 远端可见多枚低回声、不规则形淋巴结,其内回声不均匀,边界模糊

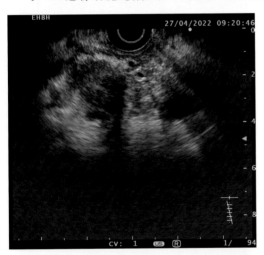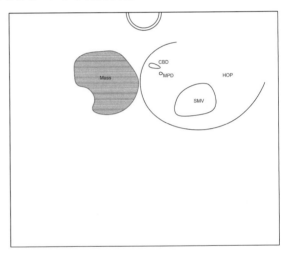

K. 经球部扫查,可见胆总管远端纤细,其旁可见低回声病灶

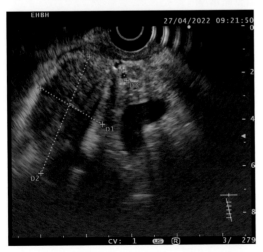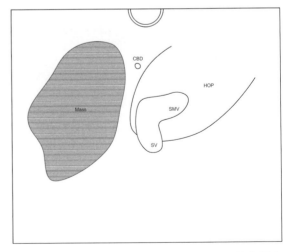

　　L. 沿胆总管向肝门部扫查,可见与胃内扫查一致的低回声病灶,大小约 31.3 mm×54.3 mm,其内回声不均匀,边界清晰,病灶远端胆总管纤细,直径约 3.1 mm

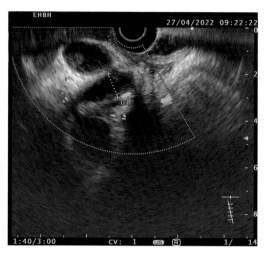
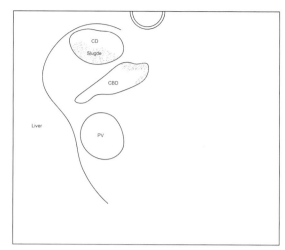

M. 继续左旋内镜，病灶近端胆总管扩张，直径约 10.8 mm，管壁略增厚，其旁可见胆囊管

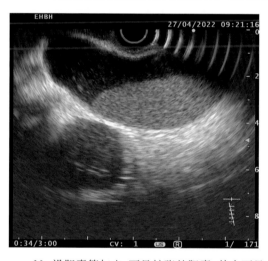
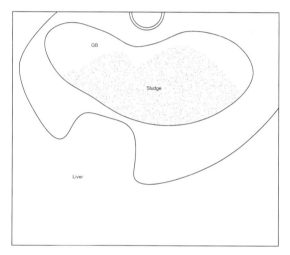

N. 沿胆囊管扫查，可见扩张的胆囊，其内可见大片胆泥回声

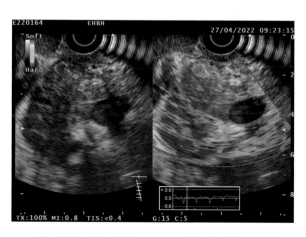
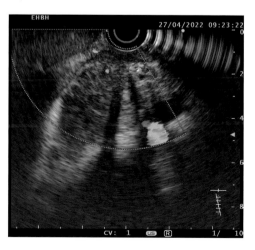

O. 弹性成像示病灶呈蓝色，提示质地硬，与胃内扫查一致

P. 彩色多普勒显示，病灶内可见血流信号

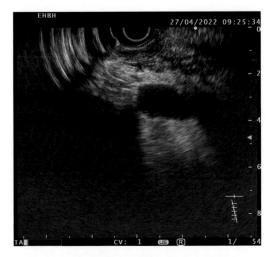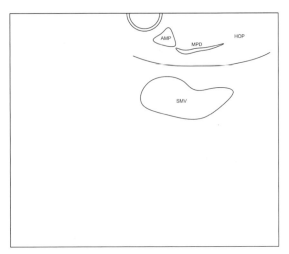

Q. 经降段扫查,主胰管末端未见异常

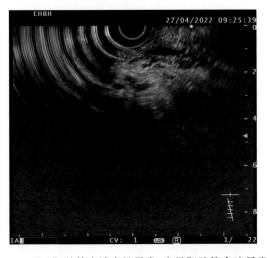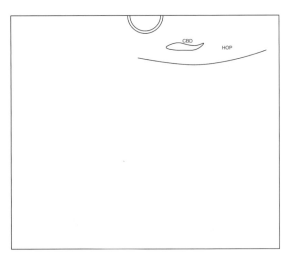

R. 胆总管末端未见异常,未见胆胰管合流异常

图 13-4-2　超声声像图及示意图

EUS 诊断

①肝胰之间占位伴胆总管、门静脉累及,恶性可能,可能来源于后腹膜;②胆囊胆泥形成。

治疗

行剖腹探查后腹膜肿瘤切除＋胆囊切除术。

病理

①(后腹膜淋巴结)坏死性肉芽肿性炎,未见异型细胞,请临床注意排除猫抓病等特殊病原体感染可能(图 13-4-3);②(胆囊)慢性胆囊炎。

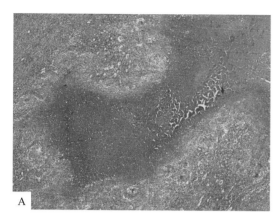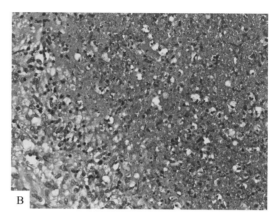

图 13-4-3 病理图

A. 4×,星状脓肿；B. 40×,坏死组织内大量核碎片

讨论

该例患者为青年男性,以无痛性黄疸为首发症状就医。EUS检查显示病灶较大,位于肝胰之间,边界清晰,压迫胆总管下段。从EUS下表现的大小、回声、形态、弹性成像和声学造影的特点来看,倾向于腹膜后恶性肿瘤。但患者手术后病理提示为炎性淋巴结肿大(坏死性肉芽肿性炎),实际上不属于原发性腹膜后肿瘤的范畴。

肉芽肿性淋巴结炎分为非感染性和感染性。非感染性肉芽肿性淋巴结炎包括铍中毒病、霍奇金淋巴瘤、非霍奇金淋巴瘤、肉瘤样反应、克罗恩病和结节病,肉芽肿中心很少有脓肿和坏死。感染性肉芽肿性淋巴结炎分为化脓性淋巴结炎和非化脓性淋巴结炎。前者包括兔热病、猫抓病、耶尔森菌淋巴结炎和性病淋巴肉芽肿,这些疾病几乎都是由革兰氏阴性菌和衣原体引起的肉芽肿中心脓肿和坏死。兔热病和猫抓病影响腋窝和颈部淋巴结居多,耶尔森菌淋巴结炎影响肠系膜淋巴结居多,性病淋巴肉芽肿影响腹股沟淋巴结居多。后者,即非化脓性淋巴结炎,包括结核病和卡介苗淋巴结炎,这些都是由分枝杆菌引起的非化脓性过敏性肉芽肿。

胆管狭窄多数为胆管肿瘤、胰腺肿瘤、壶腹肿瘤、结石、医源性损伤、原发性硬化性胆管炎等所致。罕见的原因包括肝门区淋巴结病(良性如肺结核、结节病、弓形虫病或恶性)和肝十二指肠韧带的淋巴结病。

该例淋巴结坏死性肉芽肿性炎的EUS下表现与腹膜后恶性肿瘤表现非常类似,CT和MRI也提示恶性占位可能性大,故单从影像学上是比较难区分的,最后诊断仍需要依靠组织病理学诊断。根据患者的病理镜下所见,应分属于感染性肉芽肿性淋巴结炎。患者有养猫史,有明确猫抓伤痕,考虑为猫抓病可能性大。猫抓病以累及颈部、腹股沟、腋窝淋巴结为主,但严重时可引起肝十二指肠韧带的孤立淋巴结病,导致门静脉和胆总管受压,仅有国外极少数病例报道。而结核病引起腹膜后淋巴结压迫胆总管较猫抓病多。但该患者的病理提示淋巴结中未见干酪样坏死,仅见多灶性凝固性坏死、小灶性肉芽肿形成,与结核病不符。

遗憾的是,该患者在诊疗过程中未行EUS-FNA/FNB,术前未获得细胞学和病理学诊断。如行EUS-FNA且结果提示肿块为肉芽肿性炎的话,可能避免不必要的剖腹探查术。

扫查体会

（1）胆总管外压性狭窄与胆管内占位引起的狭窄在 EUS 图像上有很大差别，前者在胆总管外可见低回声病灶，远端胆管纤细，近端胆管扩张，可伴有胆管壁增厚；后者在胆总管内可见低回声病灶或胆管壁不对称性增厚，病灶远端胆总管纤细，近端胆总管扩张。

（2）一般外压性胆管狭窄常见于恶性肿瘤淋巴结转移、淋巴瘤、后腹膜肿块压迫，但 EUS 扫查、诊断过程中亦应考虑到一些少见原因，如淋巴结结核、猫抓病等。

（王　瀚　邢　铃）

参考文献

[1] Asano S. Granulomatous lymphadenitis [J]. J Clin Exp Hematop, 2012,52(1):1-16.

[2] Baik SJ, Yoo K, Kim TH, et al. A case of obstructive jaundice caused by tuberculous lymphadenitis: a literature review [J]. Clin Mol Hepatol, 2014,20(2):208-213.

[3] Ghazanfar A, Asghar A, Khan NU, et al. Primary tuberculosis of cystic duct lymph node [J/OL]. BMJ Case Rep, 2017,2017:bcr2016218804.

[4] Alves F, Baptista A, Brito H, et al. Necrotising granulomatous lymphadenitis [J/OL]. BMJ Case Rep, 2011,2011:bcr1120103548.

[5] Losanoff JE, Sauter ER, Rider KD. Cat scratch disease presenting with abdominal pain and retroperitoneal lymphadenopathy [J]. J Clin Gastroenterol, 2004,38(3):300-301.

[6] Koga T, Taguchi J, Suzuki M, et al. Cat scratch disease presenting with a retroperitoneal abscess in a patient without animal contacts [J]. J Infect Chemother, 2009,15(6):414-416.

[7] van Beek EJ, Smits NJ, Reeders JW. Cat scratch disease as a rare cause of obstructive jaundice: a case report [J]. Abdom Imaging, 1997,22(4):418-420.

13.5　胆肠吻合口癌

病史简介

患者，男性，59 岁，皮肤、巩膜黄染 3 月余，无发热，无腹痛。外院 CT 示：肝门区团块影，肝内胆管扩张，胆管癌可能。患者于 2010 年行"胆囊切除＋胆管探查术"，但具体术式不详。否认高血压、2 型糖尿病及冠心病史。查体：全身皮肤、巩膜轻度黄染，全腹无压痛，余均阴性。

实验室检查

血常规：CRP 6.72 mg/L, WBC 5.82×10⁹/L, Hb 131 g/L, PLT 312×10⁹/L。

肝功能：TB 10.9 μmol/L, ALT 30 U/L, AST 31 U/L, AKP 335 U/L, γ-GT 341 U/L。

肿瘤标志物：AFP 1.9 μg/L, CEA 0.9 μg/L, CA19-9 10.8 U/ml。

影像学检查

MRCP：肝门部胆管软组织信号影，肝内胆管多发结石。肝脏 CT 增强：肝门部胆管癌，肝门区、腹膜后淋巴结显示，胆道术后（图 13-5-1）。

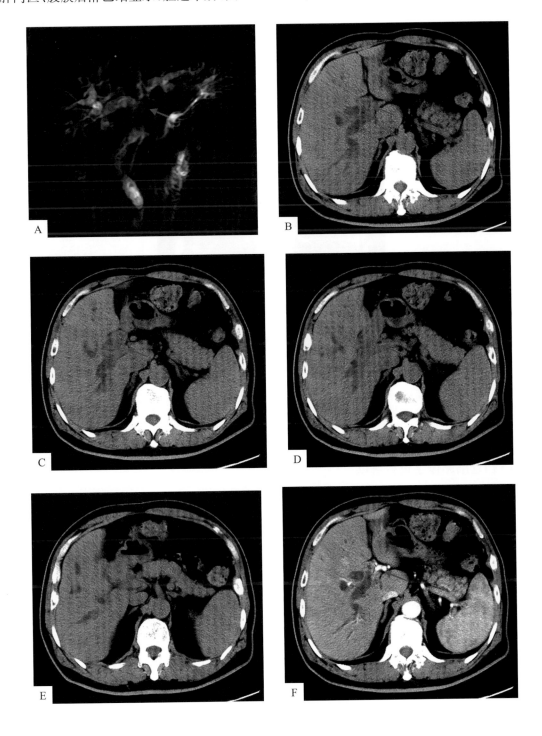

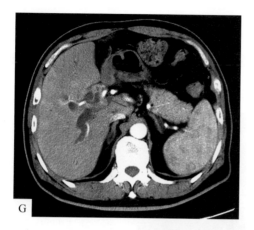
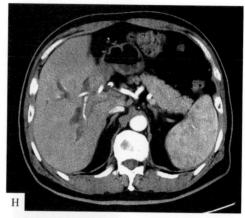
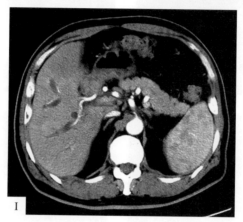

图 13 - 5 - 1　影像学检查

　　A. MRCP 示远端胆总管无扩张,肝门部胆管可见软组织肿块影(↑),病灶上缘临近左右肝管分叉处,肝内胆管多发低信号充盈缺损影,肝内胆管结石可能。B~E. CT 平扫示肝门部胆管截断,肝门区见结节状软组织密度影(↑),较大截面约 3.0 cm×2.5 cm;F~I. 病灶紧邻肝动脉(↑),增强后动脉期出现渐进性强化

EUS 扫查前影像学资料解读

　　影像学资料考虑肝门部胆管占位,恶性可能性大,Bismuth 分型考虑 Ⅰ~Ⅱ 型。胆总管下段空虚,肝内胆管扩张。

EUS 扫查目的

　　明确肝门部胆管占位性质,如为恶性,需明确浸润深度、累及范围等。患者既往有胆道手术史,但具体术式不详,检查中需尽量明确是否为胆肠吻合,为下一步治疗提供相关资料。

超声所见

　　超声声像图及其示意图见图 13 - 5 - 2,EUS 扫查见视频 13 - 5 - 1 和视频 13 - 5 - 2。

视频 13 - 5 - 1
EUS 扫查
请扫二维码观看

视频 13 - 5 - 2
EUS 扫查:经胃造影
请扫二维码观看

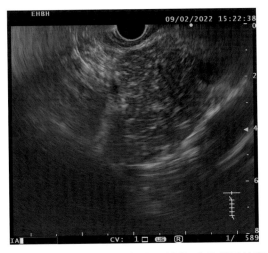

A. 经胃扫查,胰头部未见异常,主胰管无扩张

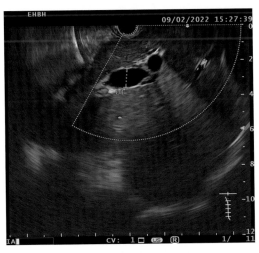
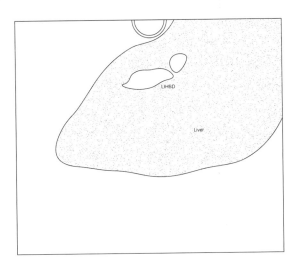

B. 左肝内胆管扩张,直径约 10.8 mm

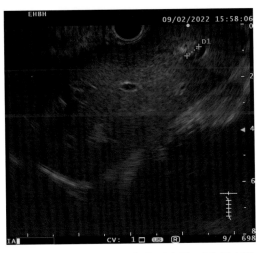
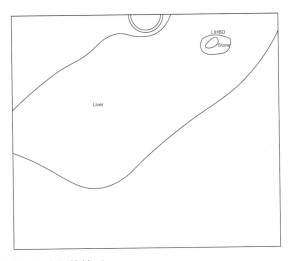

C. 左肝内可见片状偏高回声影,后方无声影,考虑左肝内胆管结石

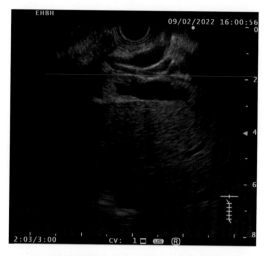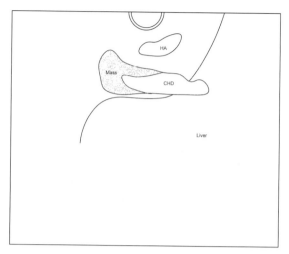

D. 肝总管管壁呈低回声、不对称性增厚，所扫及胆管壁外膜存在

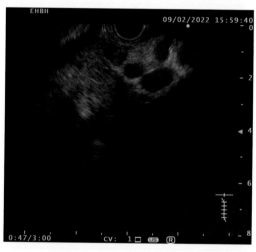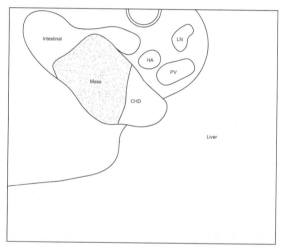

E. 继续向胆管远端扫查，肝总管远端探及一处低回声占位影，边界欠清，远场显示欠清，其旁可见肠道回声，肿块累及肝总管及小肠

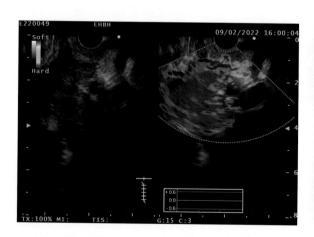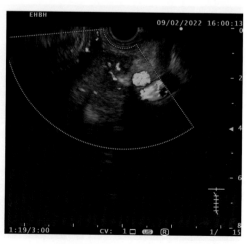

F. 弹性成像示病灶呈蓝绿色，提示质地硬　　　　　G. 彩色多普勒显示，病灶内可见血流信号

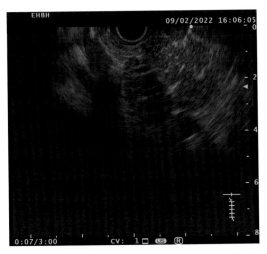
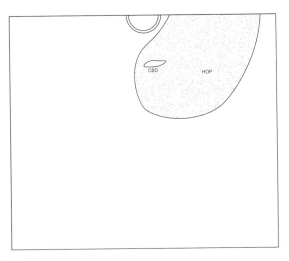

H. 经球部扫查,胆总管胰腺段纤细,胆管壁无增厚

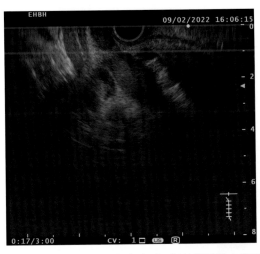
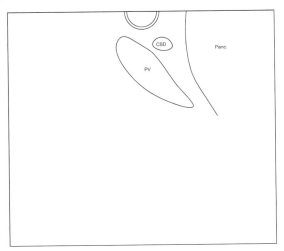

I. 沿胆总管向肝门部扫查,胆总管胰腺上段无扩张

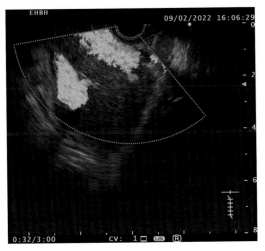
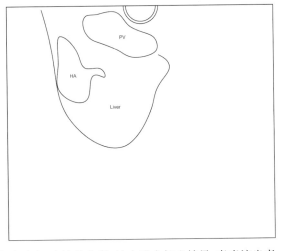

J. 继续沿胆总管向肝门部跟踪扫查,但胆总管突然消失,连续性中断,结合胃内扫查结果,考虑该患者可能存在胆肠吻合口癌;球部扫查所见胆管为胆总管残端

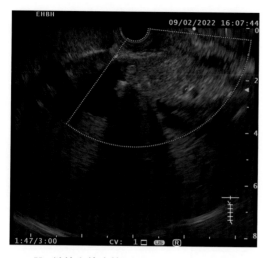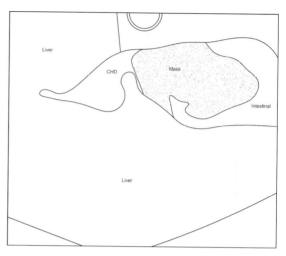

　　K. 继续左旋内镜可见肝门区有一低回声团块,团块突入肠腔,局部外膜存在,大小约 31.7 mm× 23.1 mm,可见少许血流信号,肿块近端肝内胆管扩张

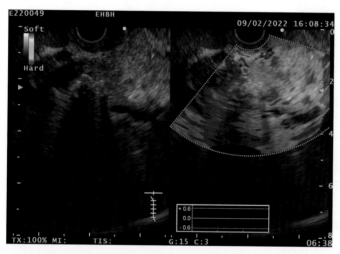

　　L. 弹性成像见病灶呈蓝绿色,提示质地硬

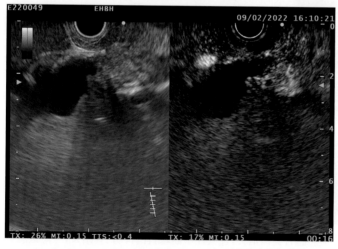

　　M. 声学造影见病灶在动脉期出现强化,静脉期逐渐消退

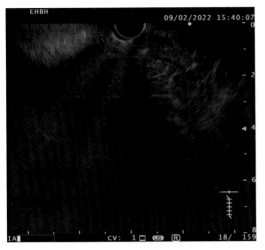
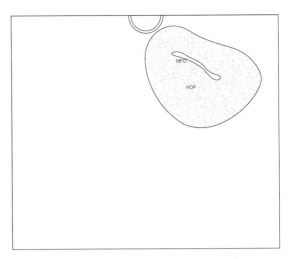

N. 经降段扫查,主胰管末端未见异常

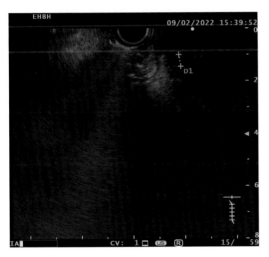
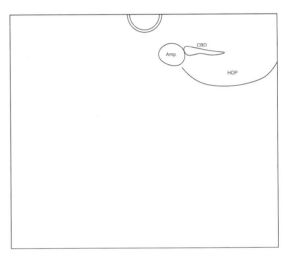

O. 胆总管末端未见异常,胆胰管末端无合流异常

图 13 - 5 - 2 超声声像图及示意图

EUS 诊断

①肝门区占位,胆肠吻合口恶性肿瘤可能;②肝内胆管结石;③胆肠吻合术后;④胆囊切除术后。

治疗

行复杂腹腔粘连松解＋原胆肠吻合口肿瘤切除＋肝内胆管探查取石＋肝门部胆管整形＋区域淋巴结清扫＋胆肠吻合术。

病理

(胆肠吻合口)腺癌,中分化,侵犯胆管壁肌层及小肠壁肌层,免疫组化提示肠道来源(图 13 - 5 - 3)。

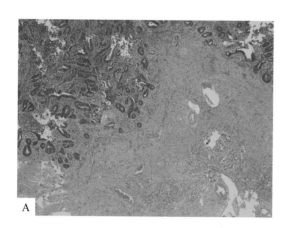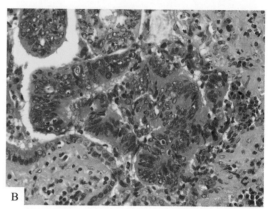

图 13-5-3 病理图

A. 4×,癌组织侵犯管壁肌层;B. 40×,癌细胞形态

讨论

由于某些良性疾病(如先天性胆管囊肿、胆道结石、医源性胆道狭窄)行胆肠吻合术的患者出现黄疸、发热等症状,首先考虑胆肠吻合口狭窄或吻合口近端胆管结石,仅有极少数病例可能为恶性肿瘤所致。随着术后时间的延长,恶性肿瘤的发生率逐年增加。因先天性胆管囊肿而行胆肠吻合术的患者出现胆道恶性肿瘤的概率仅为 0.7%~6%,可发生在胆管的任何部位,包括肝内胆管、肝门部胆管和胆肠吻合口等。反复胆道感染、胆汁淤积、胆汁酸浓度过高、手术残余胆管囊肿被认为是致癌的危险因素。而因胆道结石、医源性胆道狭窄等行胆肠吻合术的患者发生恶性肿瘤的部位主要为胆肠吻合口,其与十二指肠内容物反流、胰酶激活和肠道内细菌异位导致慢性胆管炎密切相关。

Yoshikawa K 等人报道了 1 例先天性胆管囊肿患者,其行胆肠吻合术后 12 年在肝内胆管出现了恶性肿瘤。时间更长的是 Zhang 等人报道的 1 例先天性胆管囊肿患者,其在胆肠吻合术后 25 年于胆肠吻合口发生了印戒细胞癌合并胆管癌。Kumamoto 等人总结出胆管囊肿患者术后出现胆管恶性肿瘤的时间在 2~26 年不等,特别是囊肿切除术后超过 15 年,发生胆道恶性肿瘤的风险增加。Adriano T 等人总结了因胆管结石、医源性胆管狭窄行胆肠吻合术的患者 1 003 例,其中发生恶性肿瘤的患者 55 例,发生率为 5.5%,中位随访时间 10.8 个月。

本例患者 12 年前行胆囊切除及胆道手术,据患者描述是因胆囊结石、胆管结石行手术治疗,但患者对其手术方式一无所知,且无法获取手术资料,是否存在先天性胆管囊肿亦无从知晓。从 MRCP 或 EUS 图像来看,患者不存在胆胰管合流异常,残留十二指肠后段与胰腺段胆总管纤细,先天性胆管囊肿可能性不大,故推测患者可能是因"胆系结石"行胆肠吻合术,术后 12 年在吻合口出现了恶性肿瘤。

综上所述,胆肠吻合口恶性肿瘤亦是导致吻合口狭窄的原因之一,对于胆肠吻合术后的患者,进行长期的监测随访是非常必要的。

扫查体会

（1）该例为 EUS 扫查较为困难的病例，原因有以下几点：首先，检查前对该患者的胆道手术方式一无所知，在检查过程中才发现为胆肠吻合术后；其次，胆肠吻合术后的肠道内气体会干扰 EUS 扫查；最后，在十二指肠球部跟踪扫查胆管时，由于该段胆管为残端，胆总管的连续性突然中断，无法顺利跟踪扫查至肝门部，扫查难度大大增加。此时 PV 可作为路标，沿 PV 向肝门部扫查，避免扫查过程中"迷路"。

（2）对于不能从胆总管下段扫查至肝门部的病例，可以从扩张的肝内胆管开始，向肝门部胆管扫查，往往扩张的胆管管腔消失的部位就是病灶所在部位，需要仔细观察。

（3）通常来讲，肝门部病灶在球部扫查时的图像更清晰，但该病例在球部扫查时，需要大幅度左旋内镜才能看到病灶，而在胃内扫查时相对容易，扫查方法也是需要寻找扩张的肝内胆管消失处，非常考验操作者的控镜能力。

（王　瀚　邢　铃　高道键）

参考文献

［1］ Kasuya K, Nagakawa Y, Matsudo T, et al. p53 gene mutation and p53 protein overexpression in a patient with simultaneous double cancer of the gallbladder and bile duct associated with pancreaticobiliary maljunction [J]. J Hepatobiliary Pancreat Surg, 2009,16(3):376-381.

［2］ Ohashi T, Wakai T, Kubota M, et al. Risk of subsequent biliary malignancy in patients undergoing cyst excision for congenital choledochal cysts [J]. J Gastroenterol Hepatol, 2013,28(2):243-247.

［3］ Zhang C, Zhou J, Kou K, et al. Occurrence of signet-ring cell carcinoma with cholangiocarcinoma 25 years after choledochal cyst excision: A case report [J/OL]. Medicine (Baltimore), 2018, 97 (8):e9956.

［4］ Yoshikawa K, Yoshida K, Shirai Y, et al. A case of carcinoma arising in the intrapancreatic terminal choledochus 12 years after primary excision of a giant choledochal cyst [J]. Am J Gastroenterol, 1986,81(5):378-384.

［5］ Kumamoto T, Tanaka K, Takeda K, et al. Intrahepatic cholangiocarcinoma arising 28 years after excision of a type Ⅳ-A congenital choledochal cyst: report of a case [J]. Surg Today, 2014,44(2):354-358.

［6］ Tocchi A, Mazzoni G, Liotta G, et al. Late development of bile duct cancer in patients who had biliary-enteric drainage for benign disease: a follow-up study of more than 1,000 patients [J]. Ann Surg, 2001,234(2):210-214.

治疗篇

14

超声内镜引导下胆道介入治疗

14.1 超声内镜引导下胆道介入治疗概述

超声内镜(EUS)作为一种侵入性的高分辨率影像学检查方法,往往是患者已经接受了多种检查后还需要进一步检查的项目。诊断性 EUS 检查在临床上的应用越来越广,在许多疾病的诊断中已成为 CT 和(或)MRI 检查后不可或缺的诊断方法。随着纵轴超声的出现,EUS - FNA 和 EUS 引导下的各种穿刺治疗在临床中的应用也越来越广。目前 EUS 引导下胆道介入治疗主要包括超声内镜引导下胆管引流术(EUS - BD)、超声内镜引导下胆囊引流术(endoscopic ultrasound-guided gallbladder drainage,EUS - GBD)、超声内镜引导下经口胆囊取石术、超声内镜引导下经肝顺行胆管结石移除术(endoscopic ultrasound-guided transhepatic antegrade stone removal,EUS - TASR)等。

14.1.1 超声内镜引导下胆管引流术

超声内镜引导下胆管引流术(EUS - BD)是指在 EUS 实时引导下穿刺扩张的肝内外胆管,并置入支架,建立胆管与消化道之间的通道,从而解决胆道梗阻的方法。按具体操作方法不同分为 4 种类型,包括超声内镜引导下对接术(endoscopic ultrasound-guided rendezvous,EUS - RV)、超声内镜引导下顺行支架置入术(endoscopic ultrasound-guided antegrade stening,EUS - AS)、超声内镜引导下经胃经肝胆管穿刺造瘘术(endoscopic ultrasound-guided hepaticogastrectomy,EUS - HGS)和超声内镜引导下经十二指肠肝外胆管穿刺造瘘术(endoscopic ultrasound-guided choledochoduodenostomy,EUS - CDS)。

14.1.1.1 适应证与禁忌证

1) 适应证

(1) 远端胆管或肝门胆管恶性梗阻,因胃肠改道、十二指肠狭窄、胆管完全梗阻或 ERCP 下选择性胆管插管失败等原因导致 ERCP 失败或无法完成。

(2) 传统 ERCP 下胆管金属支架置入后反复、频繁发生胆道逆行感染。

(3) ERCP 失败后患者拒绝 PTCD 或手术方法行胆管引流术。

(4) 部分胆管良性狭窄患者,ERCP 失败或无法完成。

(5) 部分左肝内胆管结石、反复发生胆管炎而无手术适应证或拒绝手术治疗者可考虑尝试 EUS - BD 并在此基础上择期行取石治疗。

2）禁忌证

（1）合并心肺疾病和（或）脑血管重要器官疾病、全身状况不能耐受内镜诊疗者。

（2）未得到控制的严重凝血功能障碍（INR＞1.2）或外周血血小板计数低于 $50 \times 10^9/L$。

（3）穿刺路径存在曲张静脉或无法避开的血管结构。

（4）大量腹水影响经胃或十二指肠壁穿刺肝内、外胆管。

（5）肝内胆管无明显扩张者不宜行经胃经肝内胆管穿刺。

（6）急性胆道出血导致的胆管梗阻。

（7）未签署知情同意书。

14.1.1.2　术前准备

1）器械准备

（1）纵轴超声内镜与十二指肠镜（EUS - RV 时使用）。

（2）穿刺针：多使用普通 19G 超声穿刺针，也可使用 19G 穿刺通道针。通道针的针芯为尖头，针尖为平头。通道针穿刺进入胆管后可拔除针芯。由于针尖为平头，不易损伤导丝。

（3）导丝：可选用 0.035 in（1 in＝2.54 cm，下同）或 0.025 in 的导丝，但 0.025 in 导丝更容易通过穿刺针。

（4）扩张器械：6～8.5 F 胆管扩张导管、直径 4～6 mm 的胆管柱状扩张气囊，也可使用 6 mm 的囊肿切开刀对穿刺路径进行热扩张。

（5）支架：胆道塑料支架或金属支架（覆膜或不覆膜）或双蕈式覆膜金属支架（lumen apposing metal stent，LAMS）。

（6）其他 ERCP 相关器械：如异物钳、取石篮等，可用于导丝对接术。

2）患者准备

（1）术前应向患者及家属详细告知此项操作的目的、方法、安全性及可能的并发症，并签署知情同意书。

（2）术前须停用抗凝药、抗血小板药（如华法林、阿司匹林）7～10 天。检测血常规、凝血功能等。

（3）评估患者心肺功能，常规行 MRCP 或腹部 CT 明确诊断，并了解肝内外胆管状况。

（4）术前至少禁食 6 h，禁饮至少 12 h，对有胃流出道或十二指肠梗阻者，术前禁食、禁饮时间应进一步延长，必要时术前行胃管减压。

（5）建立静脉通路，给予必要的静脉镇静或麻醉治疗。

（6）操作全程行心电监护、血氧饱和度监测。

（7）体位：若于 ERCP 失败后立即行 EUS - BD 术，患者仍可采用与 ERCP 相同的体位。

14.1.1.3　操作方法

1）EUS - RV

（1）根据患者具体情况，包括胆管梗阻位置、肝内外胆管条件等选择经胃经肝穿刺左肝内胆管或经球部穿刺右侧肝内胆管，或经十二指肠球部或降段穿刺肝外胆管。然后在 EUS 及血流多普勒的实时引导下避开穿刺路径上的血管结构，穿刺胆管。

（2）胆管穿刺成功后，拔去穿刺针针芯，回抽见胆汁，证实针头位于胆管后经穿刺针注入造影剂，显影肝内外胆管及狭窄部位。

（3）经穿刺针置入导丝，调整导丝方向向胆管远端走行，将导丝由肝内或肝外胆管经十二指肠主乳头插至十二指肠腔内。

（4）在 X 线监视下退出穿刺针和超声内镜，换用十二指肠镜再次进镜至十二指肠。

（5）用异物钳或取石篮将导丝头端经十二指肠镜工作通道引出，再经导丝引导行胆管逆行插管。也可沿胆管内导丝走行方向，再次行逆行胆管选择性插管或行乳头括约肌切开术来引导胆管插管。

2）EUS－AS

（1）根据患者具体情况，包括胆管梗阻位置、肝内外胆管条件等选择经胃经肝穿刺左肝内胆管或经球部穿刺右侧肝内胆管，或经十二指肠球部或降段穿刺肝外胆管。然后在 EUS 及血流多普勒的实时引导下，避开穿刺路径上的血管结构，穿刺胆管。

（2）胆管穿刺成功后，拔去穿刺针针芯，回抽见胆汁，证实针头位于胆管后经穿刺针注入造影剂，显影肝内外胆管及狭窄部位。

（3）经穿刺针置入导丝，调整导丝方向向胆管远端走行，将导丝由肝内或肝外胆管经十二指肠主乳头插至十二指肠腔内。

（4）在 X 线监视下退出穿刺针，并沿导丝对穿刺路径进行扩张。

（5）以扩张探条或切开刀再次造影，显示狭窄段、狭窄段近端及远端，明确造影剂能否顺利通过乳头，并沿导丝顺行进入肠腔造影，确认主乳头远端肠腔是否通畅。

（6）沿导丝顺行置入胆道金属支架，支架位于狭窄段，支架近端与远端位于狭窄段近端或远端至少 2 cm。根据梗阻位置，支架远端可位于乳头内或乳头外。

（7）退出导丝及支架推送器，完成操作。

3）EUS－HGS

（1）在 EUS 及血流多普勒的实时引导下避开穿刺路径上的血管结构，经胃经肝穿刺左肝内胆管。

（2）胆管穿刺成功后，拔去穿刺针针芯，回抽见胆汁，证实针头位于胆管后经穿刺针注入造影剂，显影肝内外胆管及狭窄部位。

（3）经穿刺针置入导丝于肝外或肝内胆管，尽量使导丝进入深度足够深，防止滑出。

（4）在 X 线监视下退出穿刺针，并沿导丝对穿刺路径进行扩张。

（5）在 X 线监视下，沿导丝顺行置入部分覆膜金属支架或双猪尾塑料支架，支架远端位于肝内胆管或狭窄近端胆管内，近端位于胃腔。

（6）透视下确认支架位置理想且释放良好后，退出导丝及支架推送器，完成操作。

4）EUS－CDS

（1）在 EUS 及血流多普勒的实时引导下，避开穿刺路径上的血管结构，经十二指肠球降段穿刺肝外胆管。

（2）胆管穿刺成功后，拔去穿刺针针芯，回抽见胆汁，证实针头位于胆管后经穿刺针注入造影剂，显影肝内外胆管及狭窄部位。

（3）经穿刺针置入导丝于肝内胆管，尽量使导丝进入足够深，防止滑出。

（4）在 X 线监视下退出穿刺针，并沿导丝对穿刺路径进行扩张。

（5）在 X 线监视下，沿导丝置入覆膜金属支架或双猪尾塑料支架，支架近端位于十二指肠腔内，远端位于狭窄近端的肝内或肝外胆管内。

（6）透视下确认支架位置理想且释放良好后，退出导丝及支架推送器，完成操作。

14.1.1.4 注意事项

（1）EUS‐BD术式的选择取决于肝内外胆管的扩张程度、胆管梗阻的部位、严重程度、内镜能否顺利到达十二指肠主乳头，以及操作者的经验与喜好。

（2）选择的穿刺路径应尽量避开血管结构。穿刺结束后应在多普勒血流及内镜直视下观察有无活动性出血。

（3）尽量避免在内镜无法稳定的部位进行穿刺。经胃经肝穿刺肝内胆管时，建议超声探头与肝内胆管穿刺点间留有至少2 cm的肝实质。

（4）移除穿刺针、更换附件及支架置入与释放应在X线透视及EUS引导下进行。采用双蕈式金属支架行EUS‐CDS术时，应避免过度牵拉胆管内已经释放的远端蕈伞头，以免将支架拉脱至胆管外。

（5）行EUS‐RV或EUS‐AS术时，导丝先端经十二指肠主乳头进入肠腔后，应使导丝先端在肠腔内盘成2～3圈，以防止交换附件时导丝退回至胆管甚至胃肠腔内；交换附件过程中，操作者与助手应协调配合，并在X线监视下实时观察导丝位置。

（6）根据拟置入的金属支架推送器直径来决定穿刺路径扩张的直径。操作者依据经验，可采用相应直径的胆管扩张导管、胆道扩张柱状气囊或囊肿切开刀来完成穿刺路径的扩张。

（7）EUS‐CDS术若选用胆道金属支架，则应选用覆膜金属支架，所使用的支架长度通常为4 cm或6 cm；也可选用LAMS，支架直径通常为6 mm或8 mm。肝门部胆管恶性梗阻者或肿瘤近端距离穿刺造瘘点过近者不宜行EUS‐CDS术。

（8）对于肝内胆管无扩张者，不适于行EUS‐HGS术。全覆膜金属支架可堵塞肝内胆管分支而引起胆管炎，故不建议采用全覆膜金属支架；支架覆膜部分须跨越肝胃间隙以防胆漏；在使用普通胆道覆膜金属支架引流的情况下，为防止肝胃间相互运动导致支架移位，建议胃腔内的支架长度不应短于30 mm，或使用胃腔端具有防移位结构的支架。

14.1.1.5 术后处理

（1）EUS‐BD术后建议患者卧床休息，严密监测患者生命体征，观察异常症状体征，及早发现术后并发症并及时处理。

（2）术后常规给予抑酸及静脉输液等支持治疗，术前或术后存在胆管炎临床表现者给予静脉抗生素治疗。

（3）术后24 h若无出血、急性胰腺炎、急性胆管炎、急性腹膜炎等症状，可进食流质。若进食流质后仍无不适，可在术后48 h开始进食半流质并逐步过渡至正常饮食。

14.1.1.6 术后并发症及处理

EUS‐BD最常见的近期并发症包括出血、胆漏、气腹、胆汁性腹膜炎、急性胆管炎及腹痛等。远期并发症包括Sump综合征、支架堵塞、胆管炎及支架移位等。

穿刺点表面的出血可用超声探头局部压迫止血；对于术后活动性出血，可能需要采用数字减影血管造影介入栓塞止血治疗。

对于胆漏程度较轻、无急性腹膜炎症状者，可先采用保守治疗，同时应密切观察有无支架移位。若症状加重或确认存在支架移位，需要再次内镜介入或外科治疗。

出现急性胆管炎时，首先应确认有无支架堵塞胆管分支的可能，如存在上述情况，可能需调整支架位置。若为金属支架内堵塞所致,则需内镜下行支架内清理术,或在金属支架内再置入塑料支架或鼻胆管引流。

14.1.2　超声内镜引导下胆囊引流术和超声内镜引导下经口胆囊取石术

超声内镜引导下胆囊引流术(EUS-GBD)是指在 EUS 实时引导下经胃或经十二指肠穿刺胆囊,并置入支架,建立胆囊与消化道之间的通道,从而解决胆囊梗阻的方法。超声内镜引导下经口胆囊取石术是在 EUS-GBD 的基础上发展而来的介入新技术,属于超声内镜引导下经自然腔道内镜手术(endoscopic ultrasound-guided natural orifice transluminal endoscopic surgery,EUS-NOTES)的范畴,他建立了胃(十二指肠)与胆囊的通路,内镜可由此进入胆囊内进行胆囊结石取石或碎石取石术。

14.1.2.1　适应证与禁忌证

1) 适应证

急性胆囊炎患者行 EUS-GBD 的主要适应证包括:

(1) 不适合手术的患者。

(2) 胆囊切除术的桥接治疗。

(3) 拟从经皮经肝胆囊穿刺引流术(percutaneous transhepatic gallbladder drainage,PTGBD)转换为 EUS-GBD。

(4) 失败的经皮或内镜下经乳头 GBD 的替代方案。

(5) 替代失败的 EUS-BD。

(6) 明显的肝周腹水而无法行经皮胆囊引流术(PTGBD)。

EUS 引导经口胆囊取石术的适应证包括:

(1) 不能耐受外科手术的结石性胆囊炎患者。

(2) 有症状的胆囊结石,患者拒绝外科手术或有保胆取石要求者。

(3) 胆囊有足够空间放置 LAMS 支架。

(4) 胆囊与胃(十二指肠)的距离≤1 cm。

(5) 胆囊具有良好收缩功能(口服胆囊造影剂或脂餐后 B 超提示胆囊收缩达 1/3 以上)。

2) 禁忌证

(1) 合并心肺疾病和(或)脑血管重要器官疾病、全身状况不能耐受内镜诊疗者。

(2) 明显的腹水或严重的凝血功能障碍是相对禁忌证。

(3) 胆囊与胃或十二指肠壁距离较远,无法找到两者紧密贴合的部位则无法行 EUS-GBD。

(4) 未签署知情同意书。

14.1.2.2　术前准备

1) 器械准备

(1) 纵轴超声内镜。

(2) 穿刺针:多使用普通 19G 超声穿刺针,也可使用 19G 穿刺通道针。通道针的针芯为尖头,针尖为平头。通道针穿刺进入胆管后可拔除针芯。由于针尖为平头,不易损伤导丝。

(3) 导丝:可选用 0.035 in 或 0.025 in 的导丝,但 0.025 in 导丝更容易通过穿刺针。

(4) 扩张器械：6～8.5F 胆管扩张导管、直径 4～6 mm 的胆管柱状扩张气囊，也可使用 6 mm 的囊肿切开刀对穿刺路径进行热扩张。

(5) 支架：双猪尾胆道塑料支架、鼻胆管、全腹膜金属支架或 LAMS 支架。

2) 患者准备

基本同 EUS - BD，但患者术前常规使用抗生素。

14.1.2.3 操作方法

(1) 在 EUS 及血流多普勒实时引导下避开穿刺路径上的血管结构，经十二指肠球降段或经胃穿刺胆囊。

(2) 胆囊穿刺成功后，拔去穿刺针针芯，回抽见胆汁，证实针头位于胆管后经穿刺针注入造影剂，显影肝内、外胆管及狭窄部位。

(3) 经穿刺针置入导丝于胆囊，导丝在胆囊腔内盘绕 2～3 圈，防止滑出。

(4) 在 X 线监视下退出穿刺针，并沿导丝对穿刺路径进行扩张。

(5) 在 X 线监视下沿导丝置入覆膜金属支架或 LAMS 或双猪尾塑料支架，支架一端位于胆囊腔内，一端位于胃或十二指肠。

(6) 透视下确认支架位置理想且释放良好后，退出导丝及支架推送器，完成操作。

(7) 如果使用一步法 EUS 引导的 LAMS 放置系统（Hot AXIOS 技术），可在 EUS 引导下直接使用 Hot AXIOS 系统进行穿刺并可在 X 线与 EUS 监视下直接释放金属支架。

(8) 若要行 EUS 引导经口胆囊取石术，则置入 LAMS 直径为 15 mm，并在置入 LAMS 2～4 周，待窦道成熟后再行经口胆囊取石术。

(9) 明确胆囊结石完全取净后可拔除支架，瘘口可自行闭合，若不能自行闭合，可用钛夹闭合。

14.1.2.4 注意事项

(1) 经胃和经十二指肠的 EUS - GBD 同样安全有效，因此引流路径应根据解剖结构和技术因素进行选择。对于有十二指肠恶性肿瘤累及，或曾置入十二指肠金属支架的患者，经胃引流是首选。没有上述因素的情况下，EUS - GBD 的穿刺位置应根据胆囊离胃肠腔最近的位置、穿刺部位周围有无血管、EUS 稳定性等因素进行个体化 EUS - GBD 术式的选择。对胃肠改道术后的患者，EUS - GBD 可在胃和胆囊之间（胆囊胃造口术）或空肠和胆囊之间进行（胆囊空肠造瘘术）。

(2) 选择的穿刺路径应尽量避开血管结构。穿刺结束后应在多普勒血流及内镜直视下观察有无活动性出血。

(3) 尽量避免在内镜无法稳定的部位进行穿刺。

(4) 导丝先端进入胆囊腔后应使导丝先端在胆囊腔内盘绕 2～3 圈，以防止交换附件时导丝滑脱；交换附件过程中，操作者与助手应协调配合，并在 X 线监视下实时观察导丝位置。

(5) 移除穿刺针、更换附件、支架置入与释放应在 X 线透视及 EUS 引导下进行。采用双蕈式金属支架行 EUS - GBD 术时，应避免过度牵拉胆囊内已经释放的远端蕈伞头，以免将支架拉脱至胆囊外。

(6) 根据拟置入的金属支架推送器直径来决定穿刺路径扩张的直径。操作者依据经验，可采用相应直径的胆管扩张导管、胆道扩张柱状气囊或囊肿切开刀来完成穿刺路径的扩张。

（7）预防和处理支架释放不当最重要的技巧是确保在支架正确释放前保持导丝在位。

（8）对于不适合手术且预期寿命有限的患者，可以将 LAMS 留在原位，LAMS 可提供足够时间，从而防止急性胆囊炎的复发。对于可行择期胆囊切除术的患者，LAMS 的存在并不会对胆囊切除术造成显著干扰。对于不适合手术但预期寿命正常的患者，可以无限期放置 LAMS，或在窦道成熟 4～6 周后用双猪尾塑料支架替代 LAMS。

14.1.2.5　术后处理

同 EUS - BD。

14.1.2.6　术后并发症及处理

EUS - GBD 最常见的并发症包括出血、胆漏、气腹、胆汁性腹膜炎、胃十二指肠穿孔及腹痛、支架堵塞、复发性急性胆囊炎及支架释放位置不佳或支架移位（移位进入胆囊或腹腔）等。

气腹是最常见的并发症，通常为扩张穿刺路径所致，若腹腔游离气体量少，亦无腹膜炎症状，可不作特殊处理。

支架移位或释放不当是 EUS - GBD 致命性并发症。支架可完全释放于胃或十二指肠，也可以向外移位到腹膜腔。发生支架释放不当时（LAMS 的一端放置在胃肠腔或胆囊一侧，而另一端被错误地放置在腹膜腔内），如导丝在位，可经导丝通过原来释放不当的支架腔再放置一个 LAMS 或更长的全覆膜金属支架。如果导丝已不在位，通常需行 PTGBD，或还需腹腔穿刺引流，同时需内镜下夹闭穿孔处，甚至需外科处理。胃穿孔较容易处理，通过禁食与胃肠减压可恢复。然而，十二指肠穿孔通常需要内镜下或手术闭合穿孔处。

出现复发性急性胆囊炎时，通常是金属支架堵塞或食物反流所致，则需内镜下行支架内清理术，或在金属支架内再置入塑料支架或鼻胆管引流。

出血的处理与超声内镜引导下胆管引流术相同。

14.1.3　超声内镜引导下经肝顺行胆管结石移除术

超声内镜引导下经肝顺行胆管结石移除术（EUS - TASR）是指在 EUS 实时引导下穿刺扩张左肝内胆管，并造影评估胆管和结石，然后插入导丝，顺行通过十二指肠主乳头，扩张乳头后，采用顺行的方法将胆总管结石取出到十二指肠。该方法可用于消化道改道术后，传统的 ERCP 或单/双气囊辅助小肠镜无法接近或到达十二指肠乳头，以及 ERCP 不能达到诊治目的的胆管结石患者。对于这些特殊的胆管结石患者，EUS - TASR 是对 ERCP 有效的补充。

14.1.3.1　适应证与禁忌证

1）适应证

（1）ERCP 插管失败或无法进行常规 ERCP 的胆管结石患者。如憩室内乳头、胃肠改道术后解剖异常（如 Whipple 术后、毕 II 式胃空肠吻合术后、肝管空肠吻合术后、胃旁路术后、术后胃肠道严重粘连等）、胃十二指肠管腔梗阻（如胃癌、十二指肠癌堵塞管腔）等。

（2）左肝内胆管扩张，可行 EUS 引导胆管穿刺者。

2）禁忌证

（1）合并心肺疾病和（或）脑血管重要器官疾病、全身状况不能耐受内镜诊疗者。

（2）未得到控制的严重凝血功能障碍（INR＞1.2）或外周血血小板计数低于 $50 \times$

$10^9/L$。

（3）穿刺路径存在曲张静脉或无法避开的血管结构。

（4）大量腹水影响经胃穿刺肝内胆管。

（5）肝内胆管无明显扩张者不宜行经胃经肝内胆管穿刺。

（6）严重肝硬化者。

（7）未签署知情同意书。

14.1.3.2 术前准备

1）器械准备

（1）纵轴超声内镜。

（2）穿刺针：多使用普通19G超声穿刺针，也可使用19G穿刺通道针。

（3）导丝：可选用0.035 in或0.025 in的导丝，但0.025 in导丝更容易通过穿刺针。

（4）扩张器械：6～8.5F胆管扩张导管、直径4～6 mm的胆管柱状扩张气囊，也可使用6 mm的囊肿切开刀对穿刺路径进行热扩张；另需准备直径8～15 mm的多种胆管柱状扩张气囊用于乳头扩张。

（5）支架：胆道双猪尾塑料支架。

（6）其他ERCP相关器械：如取石气囊、机械碎石器等，用于胆管顺行取石。

2）患者准备

同EUS-BD。

14.1.3.3 操作方法

（1）在EUS及血流多普勒的实时引导下，避开穿刺路径上的血管结构，经胃经肝穿刺左肝内胆管。

（2）胆管穿刺成功后，拔去穿刺针针芯，回抽见胆汁，证实针头位于胆管后经穿刺针注入造影剂，显影肝内、外胆管及结石，明确胆管走行、结石位置、大小和数目。

（3）经穿刺针置入导丝，调整导丝方向向胆管远端走行，将导丝由肝内胆管经十二指肠主乳头插至十二指肠腔内。

（4）在X线监视下退出穿刺针，并沿导丝对穿刺路径进行扩张。

（5）沿导丝插入胆管柱状扩张气囊，并跨过主乳头，使乳头位于柱状气囊的中点，然后在X线监视下进行十二指肠乳头扩张术。

（6）在X线监视下退出胆管柱状扩张气囊。沿导丝顺行插入胆管取石球囊，并在X线监视下进行顺行胆管取石。如结石相对乳头开口直径过大，可沿导丝顺行插入机械碎石器进行碎石后再行顺行球囊取石术。再次造影明确有无结石残留。

（7）如需要，取石结束后可在X线监视下沿导丝顺行置入双猪尾塑料支架，支架远端位于肝内胆管或肝外胆管，近端位于胃腔。

（8）透视下确认支架位置理想后，退出导丝及支架推送器，完成操作。

14.1.3.4 注意事项

（1）选择的穿刺路径应尽量避开血管结构。穿刺结束后应在多普勒血流及内镜直视下观察有无活动性出血。

（2）穿刺的目标胆管可以是B2或B3肝内胆管。B2更佳，因为从B2进行顺行操作较B3更容易。但穿刺B2肝内胆管可能要经食管穿刺，可能会导致纵隔炎。因此应明确穿刺路径是经胃或经空肠,避免并发症的发生。

(3) 经胃经肝穿刺肝内胆管时,建议超声探头与肝内胆管穿刺点间留有至少2 cm的肝实质。

(4) 移除穿刺针、更换附件及支架置入与释放应在X线透视及EUS引导下进行。

(5) 导丝先端经十二指肠主乳头进入肠腔后,应使导丝先端在肠腔内盘绕2~3圈,以防止交换附件时导丝退回至胆管甚至胃肠腔内;交换附件过程中,操作者与助手应协调配合,并在X线监视下实时观察导丝位置。

(6) 应根据胆总管下段的直径和结石的直径选用不同直径的胆管柱状扩张气囊。柱状气囊的直径应大于结石的直径而不超过胆总管下段的直径,避免气囊直径过大引起穿孔。扩张乳头时要在X线监视下缓慢逐级扩张,避免扩张速度过快导致乳头出血和术后胰腺炎。

(7) 如结石过大,可进行顺行机械碎石,但需注意机械碎石有导致结石嵌顿的风险,所以要准备好经内镜紧急碎石器或直接经口紧急碎石器。

(8) 对于肝内胆管无扩张者,不适于行EUS‐HGS术。

(9) 为避免术后胆漏,可经穿刺处放置8‐Fr双猪尾塑料支架,建立瘘管。放置支架1个月后可行胆管造影,在确认胆管内无残余结石后取出支架。

14.1.3.5 术后处理

基本同EUS‐BD。但患者需查术后3 h血淀粉酶、术后24 h血淀粉酶及血常规,明确有无术后急性胰腺炎。

14.1.3.6 术后并发症及处理

EUS‐TARS常见的并发症包括穿刺点出血、胆漏、气腹、胆汁性腹膜炎、肝包膜下血肿、急性胆管炎、急性胰腺炎、乳头出血、穿孔及腹痛等。

对于穿刺点表面的出血,可用超声探头局部压迫止血;对于术后活动性出血,可能需要采用数字减影血管造影介入栓塞止血治疗。

对于胆漏程度较轻、无急性腹膜炎症状者,可先采用保守治疗,如症状较重,需行PTCD。急性胆管炎通常与操作时间过长、造影剂注入过多有关,经强力抗生素治疗后可缓解。若患者出现急性胰腺炎,则予常规禁食、抑酶、补液支持治疗。肝包膜下血肿可保守治疗,若保守治疗无效,可能需外科治疗。

对于不可控制的乳头出血或穿孔,因无法在内镜下处理,若保守无效,应及时外科处理。

(高道键)

参考文献

[1] Rana SS. Endoscopic ultrasound-guided gallbladder drainage: a technical review [J]. Ann Gastroenterol, 2021, 34(2): 142 - 148.

[2] Posner H, Widmer J. EUS guided gallbladder drainage [J]. Transl Gastroenterol Hepatol, 2020, 5: 41.

[3] Weilert F, Binmoeller KF, Marson F, et al. Endoscopic ultrasound-guided anterograde treatment of biliary stones following gastric bypass [J/OL]. Endoscopy, 2011, 43(12): 1105 - 1108.

［4］Itoi T, Sofuni A, Tsuchiya T, et al. Endoscopic ultrasonography-guided transhepatic antegrade stone removal in patients with surgically altered anatomy: case series and technical review (with videos)［J/OL］. J Hepatobiliary Pancreat Sci, 2014,21(12):E86 - E93.

［5］Isayama H, Nakai Y, Itoi T, et al. Clinical practice guidelines for safe performance of endoscopic ultrasound/ultrasonography-guided biliary drainage: 2018［J］. J Hepatobiliary Pancreat Sci, 2019,26(7):249 - 269.

［6］Matsubara S, Nakagawa K, Suda K, et al. Practical tips for safe and successful endoscopic ultrasound-guided hepaticogastrostomy: A State-of-the-Art technical review［J］. J Clin Med, 2022,11(6):1591.

［7］Karagyozov PI, Tishkov I, Boeva I, et al. Endoscopic ultrasound-guided biliary drainage-current status and future perspectives［J］. World J Gastrointest Endosc, 2021,13(12):607 - 618.

［8］Pawa R, Pleasant T, Tom C, et al. Endoscopic ultrasound-guided biliary drainage: Are we there yet［J］. World J Gastrointest Endosc, 2021,13(8):302 - 318.

14.2　超声内镜引导下对接术

病史简介

　　患者,女性,57 岁,胆囊切除术后 22 个月,反复尿色加深 17 个月,再发 2 周。22 个月前,患者曾因胆囊结石、胆总管结石行腹腔镜下胆囊切除＋胆总管切开取石术,术后恢复良好。17 个月前,患者出现尿色加深,胆红素升高,MRCP 示肝总管环形狭窄伴近端胆管扩张,在我院行 ERCP,诊断为肝总管良性狭窄,置入全覆膜金属支架。6 个月后,患者再行 ERCP 拔除金属支架,造影见狭窄段已缓解。2 周前,患者再次出现尿色加深伴皮肤瘙痒。外院 MRCP 示:肝总管起始段环形狭窄,近端肝内、外胆管明显扩张,其内未见充盈缺损影。否认乙肝史。查体:皮肤、巩膜轻度黄染,上腹部见手术瘢痕,上腹部按压不适感,余均阴性。

实验室检查

　　血常规:CRP 4.12 mg/L, WBC 5.17×10⁹/L, Hb 133 g/L, PLT 152×10⁹/L。

　　肝功能: TB 41 μmol/L, DB 32.3 μmol/L, ALT 49 U/L, AST 155 U/L, AKP 390 U/L, γ - GT 1 367 U/L。

　　肿瘤标志物:AFP 3.7 μg/L, CEA 1.1 μg/L, CA19 - 9 58.1 U/ml。

　　乙肝三系:阴性。

影像学检查

　　ERCP:肝总管环形狭窄,结合病史考虑胆道损伤,肝总管良性狭窄。MRCP:肝总管狭窄伴肝内外胆管扩张,胆囊缺如(图 14 - 2 - 1)。

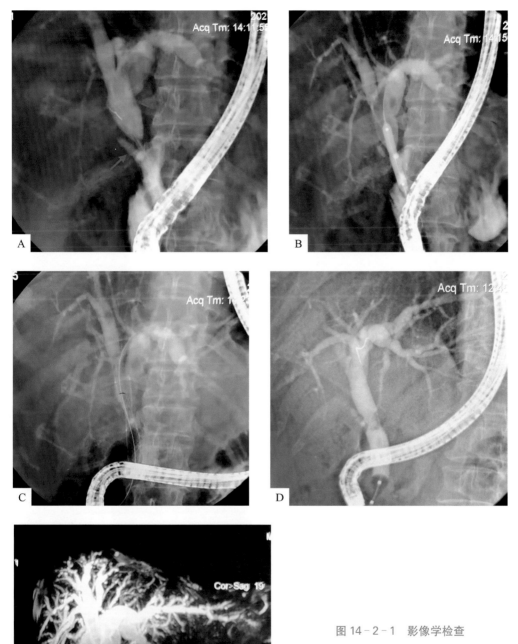

图 14-2-1　影像学检查

A. ERCP 见肝总管起始段一环形狭窄,长度约 0.3 cm,其旁可见胆囊管残端(↑),近端肝总管及肝内胆管明显扩张;B. 柱状气囊扩张狭窄段;C. 置入一根可回收全覆膜金属支架,近端位于肝总管近分叉处,远端位于胆总管;D. 6 个月后再次行 ERCP,见原狭窄段较前明显缓解;E. 复查 MRCP,原狭窄段缓解处再次可见环形狭窄,长度约 0.2 cm,其旁可见胆囊管残端(↑)

治疗目的

超声内镜引导下对接术(EUS - RV)治疗肝总管良性狭窄。

治疗过程

内镜下行可回收全覆膜金属支架置入术(图 14 - 2 - 2、视频 14 - 2 - 1)。

视频 14 - 2 - 1
EUS 扫查
请扫二维码观看

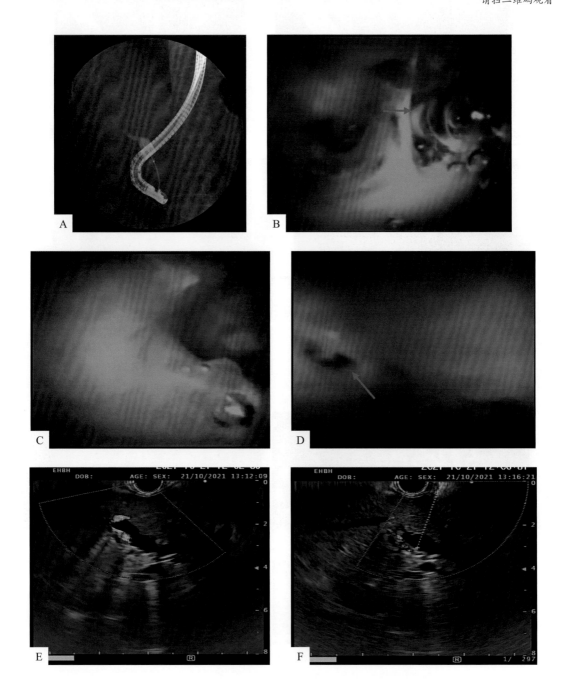

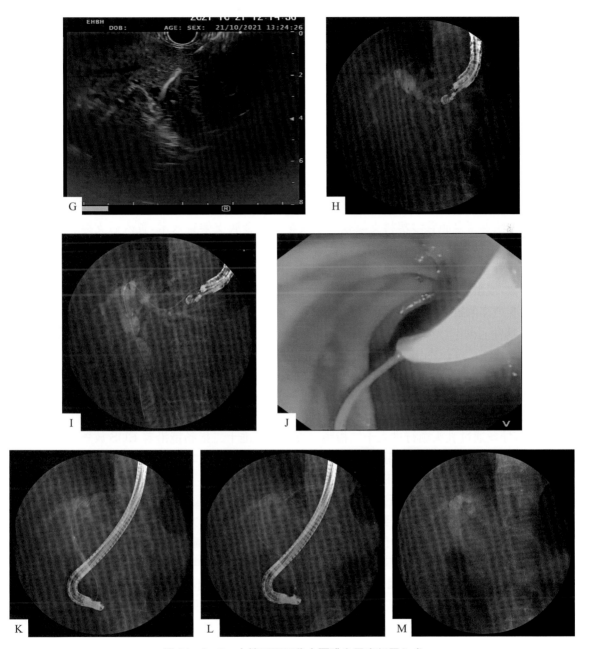

图 14 - 2 - 2 内镜下可回收全覆膜金属支架置入术

A. 胆管造影见肝总管环形狭窄,近端肝总管见少许造影剂显影,狭窄旁可见胆囊管残端,导丝反复超选后仍无法进入近端胆管;B. SpyGlass 见肝总管狭窄及胆囊管(↑);C. 狭窄段呈环形,导丝超选后可见少量出血,其旁黏膜光滑,未见新生物;D. 似见一小开口通往肝总管(↑),考虑胆管良性狭窄;E. 换用 EUS,拟行 EUS 引导下胆管穿刺,经胃扫查见左肝内胆管扩张明显,直径约 9 mm;F. 选定穿刺目标胆管,测量穿刺点至目标胆管长度,约 2.5 cm;G. COOK ECHO-19G 穿刺针顺利穿刺进入目标导管;H. 经穿刺针造影,见左、右肝内胆管明显扩张;I. 6F 扩张管顺利扩张穿刺针道,并且导丝顺利超选通过狭窄段,进入十二指肠;J. 圈套器抓取导丝,经钳道拉出至内镜工作通道拟行对接;K. 顺利完成对接,沿导丝插入柱状气囊扩张狭窄段;L、M. 置入一根可回收全覆膜金属支架,近端位于肝门分叉处,远端位于胆总管远端

EUS 诊断

①肝总管良性狭窄,胆囊切除术后;②完成 EUS 引导下胆管穿刺对接术;③完成 ERCP＋内镜下全覆膜金属支架植入术。

治疗效果和并发症

患者术后无并发症发生,黄疸快速消退,3 天后出院。

讨论

胆管良性狭窄是胆囊切除术后和肝移植术后较常见的并发症。ERCP 是大多数胆管良性狭窄患者的一线治疗方法,具有安全、有效、可重复,创伤小的优点。内镜下胆管良性狭窄的治疗方法通常是胆管多塑料支架置入术或全覆膜金属支架置入术,置入后支撑胆管狭窄段 6～12 个月,以达到消除狭窄的目的。完成胆道支架置入术的先决条件是顺利完成选择性胆管插管及导丝顺利通过狭窄段。但临床实践中,会碰到困难乳头插管导致选择性胆管插管失败,或虽然成功完成选择性胆管插管,但导丝无法通过狭窄段,进而无法完成狭窄段扩张及胆道支架置入,从而导致治疗失败。

2004 年,Mallery 等人首次报道了超声内镜引导下对接术(EUS－RV)作为 ERCP 失败后的补救技术。该技术用于十二指肠镜可顺利到达乳头,对于选择性胆管插管失败的病例,EUS－RV 可以通过经肝或肝外途径进行穿刺。经肝入路是将线阵超声内镜置于胃内,用 19 号穿刺针穿刺扩张的 Ⅱ 段或 Ⅲ 段胆管,胆道造影后 0.025 in 或 0.035 in 的导丝(长 450 cm)顺行通过乳头进入十二指肠。肝外入路包括从十二指肠球部(D1)或降段(D2)穿刺胆总管,导丝通过乳头顺行进入十二指肠。再使用标准十二指肠镜沿着 EUS 放置到十二指肠的导丝,重新尝试插管,或用异物钳或圈套器抓住导丝的远端,通过十二指肠镜工作通道拉出,然后用常规方法进行 ERCP。

通常建议首选从 D2 进行穿刺,其次是 D1,如果需要,可通过肝脏进行穿刺。这一建议是基于许多因素,包括穿刺点到壶腹的距离、穿刺针的位置和方向等。与肝外途径相比,经肝入路到达乳头的路径较长,但对导丝的操控和导丝方向的调整较少。经肝入路的另一优点是能够在 ERCP 失败和不能到达乳头的患者中进行超声内镜引导顺行支架置入术(EUS－AS),该技术可用于因胃肠改道导致传统 EUS－RV 不能顺利完成的患者。经肝途径与肝外途径相比,两者的成功率相似(94.1% vs 100%),但经肝途径术后疼痛率更高(41.7% vs 5.5%, $P=0.017$),操作时间(34.4 min vs 25.7 min, $P=0.0004$)和住院时间更长(2.52 d vs 0.17 d, $P=0.0015$)。

本例行 ERCP 时可顺利进入胆管,但肝总管环形狭窄严重,ERCP 下用多种器械及 SpyGlass 直视下超选反复尝试,导丝无法通过狭窄段进入肝内胆管,无法行下一步治疗。我们尝试 EUS－RV,拟顺行插入导丝通过狭窄段进行对接,完成对肝总管良性狭窄段的扩张和支架支撑。因患者梗阻位置位于肝总管,如果从 D1 或 D2 穿刺胆管,穿刺点可能位于狭窄段以下,无法完成顺行导丝通过狭窄段的目的。该患者肝内胆管扩张明显,所以我们选择经胃经肝途径将 S3 段肝内胆管作为目标胆管,顺利完成穿刺并将导丝导入肝内胆管。进入肝内胆管后需要将导丝通过狭窄段,进入十二指肠。我们尝试直接用导丝超选,但导丝盘绕在肝门部，无法下行进入肝外胆管，故沿导线插入 6F 扩张导管至肝门部，在扩张导管的支撑下，最终导丝顺利通过狭窄段，进入十二指肠并完成对接，最后用常规方法行 ERCP，顺利置入全覆膜金属支架。EUS 引导下也可直接顺行置入胆道支架，但该病例拟置入可回收全覆膜金属支架，如顺行置入可回收金属支架，其回收线将位于肝内胆管，会给将来支架回收带来困难，故我们选择 EUS-RV 而不是 EUS-AS。

除 EUS-RV 外，该患者也可行 PTCD 引导对接术，但 PTCD 引导对接术通常需两次操作，即中止 ERCP，先在 B 超引导下完成 PTCD，然后再行 ERCP 完成对接，而 EUS-RV 可在一次操作过程完成所有操作，减轻患者的痛苦，缩短住院时间，经济效益比更优。此外，PTCD 引起疼痛的比例较高，会给患者带来更多不适。

▍扫查、治疗体会

（1）在具备 EUS 介入治疗经验的前提下，EUS-RV 可替代 PTCD 引导对接术，作为 ERCP 胆管插管失败或导丝逆行通过狭窄段失败后的一种补救措施。

（2）行 EUS-RV 时要充分评估肝内胆管、肝外胆管条件，结合治疗目的选择合适的穿刺点。

（3）经胃经肝入路可在 S2 或 S3 段行胆管穿刺，穿刺时注意进针方向，尽量将针的方向朝向肝门，以方便导丝超选。如果选择 S2 段肝内胆管做穿刺目标胆管时，要注意进镜点是否位于食管，如位于食管，要注意避开纵隔内脏器，另外应加强无菌操作和术后抗感染，避免纵隔感染。

（4）经穿刺针插入导丝超选时，针尖可能刮伤导丝表皮，影响下一步操作。如有条件，建议选择针芯尖头、针尖平头的通道针（COOK ECHO-HD-19-A），该型号针不易损伤导丝。

（5）导丝超选困难时，可沿导丝插入扩张探条或切开刀，利用其支撑力方便导丝超选，并可利用切开刀拉弓、导丝塑形等操作调整方向，或换用多种导丝以完成超选。

（6）将导丝尽可能多地盘在十二指肠，避免更换内镜时不慎将导丝带出导致操作失败，必要时在 X 线监视下进镜，实时监控导丝位置。

（7）经十二指肠镜工作通道拉出导丝时应一人往外拉导线，一人将导丝经口送入，避免快速、暴力外拉导丝造成肝脏切割伤。

（高道键）

▍参考文献

［1］ Ma MX, Jayasekeran V, Chong AK. Benign biliary strictures: prevalence, impact, and management strategies ［J］. Clin Exp Gastroenterol, 2019, 12: 83-92.

［2］ Mallery S, Matlock J, Freeman ML. EUS-guided rendezvous drainage of obstructed biliary and pancreatic ducts: Report of 6 cases ［J］. Gastrointest Endosc, 2004, 59(1): 100-107.

［3］ Matsubara S, Nakagawa K, Suda K, et al. A Proposed Algorithm for Endoscopic Ultrasound-Guided Rendezvous Technique in Failed Biliary Cannulation ［J］. J Clin Med, 2020, 9(12): 3879.

［4］ Dhir V, Bhandari S, Bapat M, et al. Comparison of transhepatic and extrahepatic routes for EUS-guided rendezvous procedure for distal CBD obstruction ［J］. United European Gastroenterol J, 2013,

1(2):103-108.

[5] Bill JG, Darcy M, Fujii-Lau LL, et al. A comparison between endoscopic ultrasound-guided rendezvous and percutaneous biliary drainage after failed ERCP for malignant distal biliary obstruction [J/OL]. Endosc Int Open, 2016,4(9):E980-E985.

14.3　超声内镜引导下顺行支架置入术联合经胃经肝胆管穿刺造瘘术

病史简介

患者,女性,65岁,腹痛 2 个月,加重伴黄疸 10 天。既往因胃癌行胃大部分切除(毕Ⅱ式)+布朗吻合术+胆囊切除术。否认其他病史。查体:皮肤、巩膜重度黄染,上腹部见手术瘢痕,上腹部压痛(+),可及包块,余均阴性。

实验室检查

血常规:CRP 124 mg/L, WBC 12.6×10⁹/L, Hb 101 g/L, PLT 52×10⁹/L。

肝功能:TB 432 μmol/L, DB 374 μmol/L, ALT 711 U/L, AST 403 U/L, AKP 1190 U/L, γ-GT 1054 U/L,血淀粉酶 352 U/L。

肿瘤标志物:AFP 10.5 μg/L, CEA 56 μg/L, CA19-9 150.6 U/ml。

乙肝三系及丙肝抗体:阴性

影像学检查

MRI+MRCP:肝内胆管扩张,胆总管下段管壁明显增厚伴强化,梗阻平面位于胰头区,胰腺弥漫性肿胀伴周围渗出,急性胰腺炎改变,胰头占位考虑恶性肿瘤,胆囊缺如(图 14-3-1)。

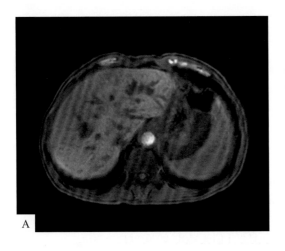
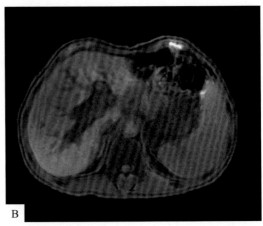

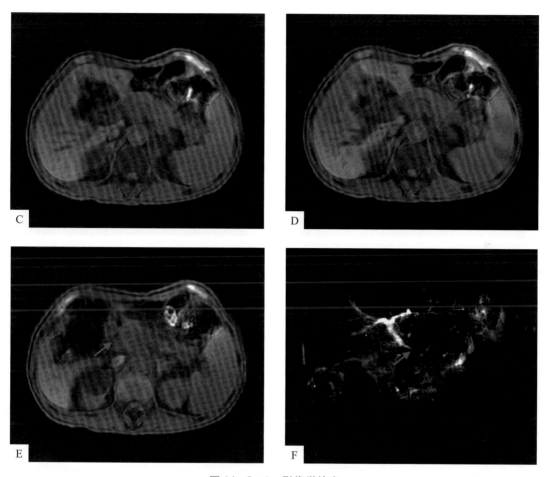

图 14 - 3 - 1　影像学检查

A. MRI 见肝内胆管明显扩张;B、C. 胆总管胰腺段管壁增厚,管腔狭窄梗阻;D. 胰腺实质肿胀,周围渗出,颈、体部胰管扩张;E. MRI 提示胰头不规则团块状占位,伴周围渗出(↑);F. MRCP 提示胆总管胰腺段以下严重狭窄,局部管腔中断(↑)

治疗目的

　　常规 ERCP 无法成功插管,拟行 EUS - BD 引流解除胆道梗阻(EUS - AS＋EUS - HGS)。

治疗过程

　　行 EUS - BD(EUS - AS＋EUS - HGS)完成胆道引流(图 14 - 3 - 2、视频 14 - 3 - 1)。

EUS 诊断

　　①胃癌毕 Ⅱ 式＋布朗吻合术后复发致胆道梗阻;②完成 EUS - AG＋EUS - HGS。

视频 14 - 3 - 1
EUS 扫查
请扫二维码观看

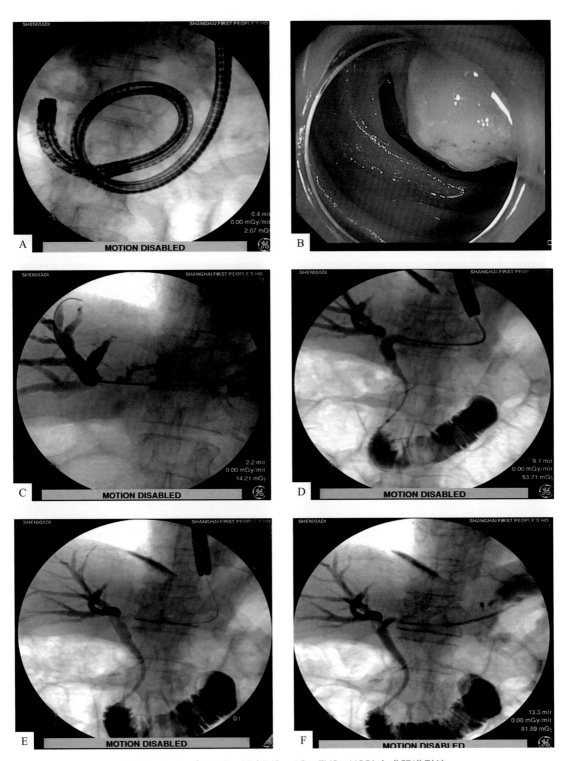

图 14 - 3 - 2　行 EUS - BD(EUS - AS + EUS - HGS)完成胆道引流

A. 胃大部分切除 + 布朗吻合术后,常规内镜可以到达十二指肠乳头;B. 乳头及胆管下段被肿瘤侵犯,无法成功逆行插管;C、D. 经 EUS 引导成功经胃穿刺 S3 段肝内胆管,X 线显示肝内胆管明显扩张,胆总管中下段广泛狭窄;E. 扩张后顺行经乳头放置金属支架;F. 再超选导丝至右肝内胆管,经胃经左右肝串联放置双猪尾塑料支架,达到全胆树引流的目的

治疗效果和并发症

患者术中、术后无并发症发生，黄疸迅速消退，48 h 后出院，随访 6 个月，未发生再梗阻，9 个月后死于晚期肿瘤多脏器衰竭。

讨论

对于外科胃肠改道术后胆道晚期恶性梗阻，通过 ERCP 方法解除梗阻仍是常规首选方案，毕竟 ERCP 方法最符合"经自然腔道、微创"的原则，具体可以选择十二指肠镜、胃镜或肠镜安装透明帽以及短款小肠镜来实施。但因胃肠改道术后解剖结构复杂，成功率只有 60%～70%。如常规 ERCP 操作失败，EUS－BD 是另一种微创治疗的选择方式，且成功率非常高。

该例患者虽通过常规 ERCP 的方法可以到达十二指肠乳头，但由于肿瘤广泛侵犯，无法成功实施胆管逆行插管，因此选择 EUS－BD 的方式。对于 EUS－BD 的实施，可以有多种穿刺"入路"和引流方式，但操作者在实施中最重要的考量不外乎以下两点：一是如何在实施中避免发生并发症，尽力保证"绝对"的安全；二是如何最长时间保持引流通畅，避免患者有限生命周期内再次介入。

该例患者为毕Ⅱ术后，因此选择经胃经左肝入路(HGS)，该方式穿刺路径短，可以避开腹腔较大的血管，同时，经过部分肝实质引流可以减少胆漏的发生，大大降低手术并发症。患者手术实施过程非常顺利，耗时约 30 min，术后无任何不适。在引流方式和策略选择上，本例患者胆总管中下段严重狭窄，虽顺行放置了金属支架，但 X 线观察可见支架扩张并不充分(图 14－3－2E)，说明肿瘤广泛侵犯胆总管致严重狭窄，也预示着短期发生再狭窄的概率非常高，并且这种改道术后，患者一旦发生再狭窄，其处理将非常困难。因此，我们采取胆总管顺行放置金属支架引流，同时经左右肝内胆管"串联"放置双猪尾塑料支架引流的策略，尽可能做到上下"全胆树"引流以保证长期通畅。事实证明我们的策略是正确的，患者随访9 月余，直至去世时均未发生胆道再梗阻。

扫查、治疗体会

(1) 经胃经肝穿刺左肝内胆管成功后，其难点在于如何超选，使导丝通过主乳头进入十二指肠肠腔。操作者可应用多种附件和多种导丝，如切开刀、扩张导管等，通过不断的尝试，调整导丝方向，才能顺利进入十二指肠肠腔。

(2) S2 或 S3 段肝内胆管均可作为目标穿刺胆管，应尽量选择直径≥5 mm 且穿刺途径距目标胆管≤3 cm 的胆管作为目标穿刺胆管。如 S2 与 S3 段肝内胆管均符合上述条件，且 S2 肝内胆管作为穿刺胆管时穿刺路径没有经过纵隔，应选择 S2 段肝内胆管进行穿刺。因为经 S2 段时导丝更容易超选进入肝外胆管，力量更容易传导，有利于顺行置入胆管支架。

(3) 顺行完成胆管支架置入后要确认支架位置是否理想、支架扩张是否充分、有无术中并发症的发生。在确认上述情况前应避免匆忙拔除导丝，因为导丝在位的话有利于我们进一步处理。在本例患者的治疗中，我们充分观察后发现胆总管下段金属支架扩张并不充分，故再行 EUS－HGS。因导丝在位，所以很方便地完成了经胃经左、右肝内胆管"串联"放置双猪尾塑料支架引流。

(李百文)

参考文献

[1] Nakai Y, Isayama H, Yamamoto N, et al. Indications for endoscopic ultrasonography (EUS)-guided biliary intervention: Does EUS always come after failed endoscopic retrograde cholangiopancreatography [J]. Dig Endosc, 2017,29(2):218-225.

[2] Itoi T. Moving closer to developing an optimal algorithm for EUS-guided biliary drainage [J]. Gastrointest Endosc, 2016,84(6):947-949.

[3] Khashab MA, El Zein MH, Sharzehi K, et al. EUS-guided biliary drainage or enteroscopy-assisted ERCP in patients with surgical anatomy and biliary obstruction: an international comparative study [J/OL]. Endosc Int Open, 2016,4(12):e1322-e1327.

[4] van Wanrooij RLJ, Bronswijk M, Kunda R, et al. Therapeutic endoscopic ultrasound: European Society of Gastrointestinal Endoscopy (ESGE) Technical Review [J]. Endoscopy, 2022,54(3): 310-332.

14.4 超声内镜引导下顺行支架置入术

病史简介

患者,男性,67岁,反复腹痛半年,皮肤、巩膜黄染半月。胰腺增强 MRI 示:胰头钩突部占位。胰腺增强 CT 示:胰头钩突部占位。EUS-FNA 细胞学提示:细胞轻度异型。患者曾行 ERCP 但胆管插管失败。查体:皮肤、巩膜黄染,上腹部轻压痛,余阴性。

实验室检查

血常规:WBC 5.93×10^9/L, Hb 95 g/L, PLT 217×10^9/L。

肝功能:TB 109.2 μmol/L, DB 58.7 μmol/L, ALT 241 U/L, AST 200 U/L, AKP 477 U/L, γ-GT 342 U/L。

肿瘤标志物:CEA 2.88 μg/L, CA19-9>1 200 U/ml。

乙肝三系:阴性。

影像学检查

胰腺增强 CT:胰腺癌(钩突部)可能性大,胆胰管截断伴扩张。胰腺增强 MRI:胰腺癌(钩突部),胰管截断伴扩张,胆管截断伴扩张。EUS:十二指肠降段见黏膜充血水肿,表面糜烂,反复尝试内镜无法通过,超声扫查胰头部见一边缘不规则低回声团块,伴近端胆管、胰管扩张(图 14-4-1)。

治疗目的

常规 ERCP 无法成功插管,拟行超声内镜引导下顺行支架置入术(EUS-AS)解除胆道梗阻。

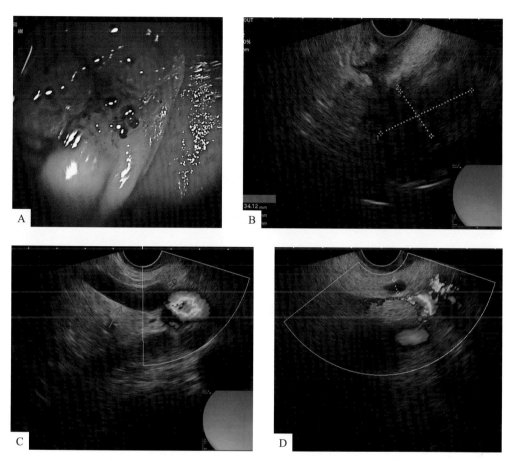

图 14-4-1 超声内镜图

A. 内镜像见十二指肠降段黏膜充血水肿,表面糜烂,肠腔狭窄,内镜无法通过;B. EUS 示胰头部可见一大小约 3.6 cm×2.0 cm 的低回声肿块,边缘呈蟹爪样;C. 胆总管扩张(↑),直径约 1.4 cm,胆总管下段截断;D. 病灶近端主胰管扩张(↑),直径约 0.7 cm

治疗过程

EUS-AS 过程见图 14-4-2 和视频 14-4-1。

视频 14-4-1
EUS 扫查
请扫二维码观看

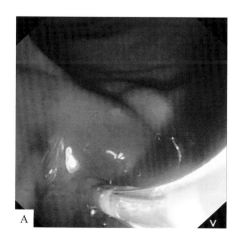
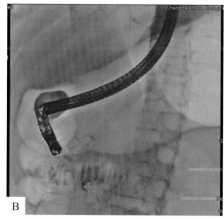

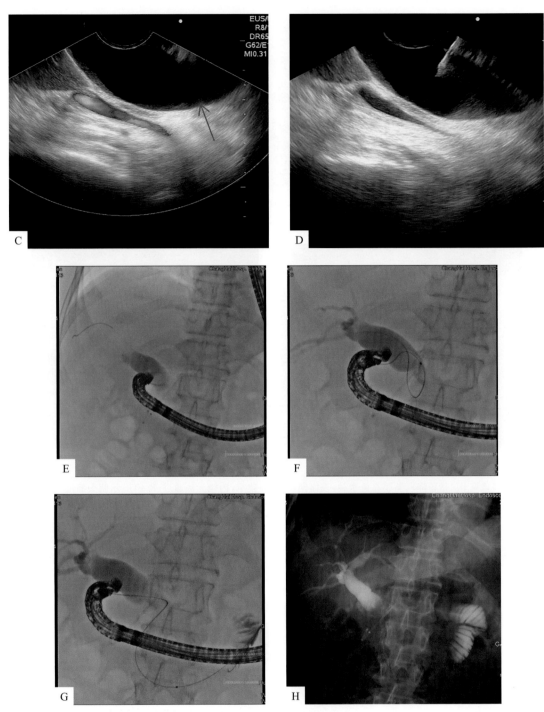

图 14 - 4 - 2　EUS - AS 图

　　A、B. ERCP 反复尝试胆管深插管,但未能成功进入胆管;C. EUS 经十二指肠球部扫查见胆总管扩张(↑),直径约
1.5 cm,胆总管下段截断,胆管腔内可见胆泥沉积;D. 超声引导下用 COOK - 19G 穿刺针于十二指肠球部穿刺胆总管下
段;E. 经穿刺针造影见胆总管扩张,胆管末端截断,经穿刺针插入黄斑马导丝至胆总管,但导丝头端进入肝内胆管;F. 循
导丝插入 COOK 6F 扩张导管,扩张穿刺路径,并用导丝反复超选,导丝进入胆总管下段,但经反复尝试,导丝反折进入肝
门胆管,未能通过乳头进入十二指肠;G. 换用泰尔茂导丝超选导线顺利通过乳头进入十二指肠水平段;H. 循导丝置入
COOK Zilver 10 - 60 mm 金属支架,支架近端位于胆总管,远端位于十二指肠,支架扩张良好

EUS 诊断

①胰腺癌伴胆胰管侵犯；②完成超声内镜引导下胆管穿刺术＋顺行支架置入术（EUS-AS）。

治疗效果和并发症

患者术后无并发症发生，黄疸快速消退，3 天后出院。

讨论

ERCP 是缓解远端胆管恶性梗阻的首选治疗方法。但本例患者曾行 ERCP，经反复尝试，胆管深插管失败，故需采用经皮肝穿刺胆道引流术（PTCD）或超声内镜引导胆管引流术（EUS-BD）缓解梗阻。对不能切除的恶性远端胆道梗阻和不能到达乳头的患者，PTCD 与 EUS-BD 的技术成功率、临床成功率和生活质量相似，但 EUS-BD 的相关不良事件和计划外再干预次数较少。

EUS-BD 按操作方法可分为 4 种类型：EUS-RV、EUS-AS、EUS-HGS 和 EUS-CDS。EUS-BD 适用于胆管梗阻、胃肠改道、十二指肠狭窄或胆管完全梗阻等原因导致 ERCP 失败或无法完成的患者。

EUS-BD 术式的选择取决于胆管梗阻的部位、严重程度、肝内外胆管的扩张程度、内镜是否能到达十二指肠主乳头以及操作者的经验和喜好。行 EUS-AS 时内镜不需要到达十二指肠乳头处，该技术适用于胃肠道改道患者、上消化道梗阻患者和 ERCP 胆管深插管失败的患者。本例患者因 ERCP 胆管深插管失败，故拟行 EUS-AS。因患者梗阻位置位于胆总管末端，胆总管扩张明显，且肝内胆管扩张不明显，故选十二指肠球部为穿刺点。球部穿刺点与壶腹之间的距离较短，较短的距离使导丝的扭转性和可推性更好，使导丝更容易通过 Oddi 括约肌进入肠腔。然而经球部穿刺时，穿刺针的方向通常朝向肝门部，故导丝容易进入肝内胆管。本例患者最初经穿刺针直接导丝超选，但导丝头端进入肝内胆管，故换用扩张导管结合导丝超选，导丝顺利进入胆总管下端，但反折进入肝门胆管，未能通过主乳头进入肠腔。更换泰尔茂全亲水导丝后，顺利通过主乳头进入十二指肠肠腔，最终顺利沿导丝置入胆管金属支架，完成操作。与经左肝内胆管穿刺顺行支架置入术相比，经球部穿刺处于长镜身状态，内镜稳定性较经左肝内胆管穿刺的短镜身状态更稳，且胆管直径通常更粗，故胆管穿刺难度较低。但正如上文所述，穿刺针方向朝向肝门，导丝容易进入肝内胆管，所以对导丝超选的技巧要求较高。对本例患者，我们采用多种附件和多种导丝的应用，成功将导丝超选进入十二指肠肠腔，从而保证了 EUS-AS 的顺利完成。

EUS-AS 术后常见的近期并发症包括出血、胆漏、胆汁性腹膜炎、术后胆管炎及腹痛等，远期并发症包括支架堵塞及胆管炎、支架移位等。研究显示，EUS-BD 的总体操作成功率为 94.7%，治疗成功率为 91.7%。EUS-AS 的报道较少，其总体成功率为 77%，并发症发生率为 5%。

综上所述，对合适的患者，EUS-AS 是一项具有较高安全性和成功率的介入治疗。对于无法行 ERCP 解除胆道梗阻的患者，EUS-AS 可以成为替代传统 ERCP 的一种安全有效的方法。

扫查、治疗体会

（1）EUS 引导下穿刺时，应在 EUS 及血管多普勒引导下避开穿刺路径上的血管结构。穿刺完毕后应该采用多普勒血流及内镜直视下观察有无活动性出血，如发现出血，应及时处理。

（2）经球部穿刺顺行置入胆道支架的难点在于如何超选，使导丝通过主乳头进入十二指肠肠腔。通常需要应用多种附件和导丝，如切开刀、扩张导管等，通过不断的尝试，调整导丝方向才能顺利进入十二指肠肠腔。

（3）导丝顺利通过十二指肠乳头进入十二指肠腔后，需以扩张导管或切开刀经导丝引导顺行进入肠腔造影，确认主乳头远端肠腔是否通畅。

（4）行 EUS - AS 时，导丝头端由肝外胆管经十二指肠主乳头进入肠腔后，应在肠腔内盘绕 2～3 圈，以防止器械交换时导丝退回至胆管甚至滑脱。

（5）如反复尝试后导丝仍无法进入十二指肠肠腔，可考虑行 EUS - CDS。

（王域玲　王凯旋）

参考文献

［1］ Lee TH, Choi JH, Park do H, et al. Similar Efficacies of Endoscopic Ultrasound-guided Transmural and Percutaneous Drainage for Malignant Distal Biliary Obstruction ［J/OL］. Clin Gastroenterol Hepatol, 2016, 14(7): 1011 - 1019, e3.

［2］ Matsubara S, Nakagawa K, Suda K, et al. A Proposed Algorithm for Endoscopic Ultrasound-Guided Rendezvous Technique in Failed Biliary Cannulation ［J］. J Clin Med, 2020, 9(12): 3879.

［3］ Nakai Y, Isayama H, Yamamoto N, et al. Indications for endoscopic ultrasonography (EUS)-guided biliary intervention: Does EUS always come after failed endoscopic retrograde cholangiopancreatography ［J］. Dig Endosc, 2017, 29(2): 218 - 225.

［4］ Itoi T. Moving closer to developing an optimal algorithm for EUS-guided biliary drainage ［J］. Gastrointest Endosc, 2016, 84(6): 947 - 949.

［5］ Wang K, Zhu J, Xing L, et al. Assessment of efficacy and safety of EUS-guided biliary drainage: a systematic review ［J］. Gastrointest Endosc, 2016, 83(6): 1218 - 1227.

［6］ Sharaiha RZ, Khan MA, Kamal F, et al. Efficacy and safety of EUS-guided biliary drainage in comparison with percutaneous biliary drainage when ERCP fails: a systematic review and meta-analysis ［J］. Gastrointest Endosc, 2017, 85(5): 904 - 914.

［7］ Kawakubo K, Isayama H, Kato H, et al. Multicenter retrospective study of endoscopic ultrasound-guided biliary drainage for malignant biliary obstruction in Japan ［J］. J Hepatobiliary Pancreat Sci, 2014, 21(5): 328 - 334.

［8］ Dhir V, Itoi T, Khashab MA, et al. Multicenter comparative evaluation of endoscopic placement of expandable metal stents for malignant distal common bile duct obstruction by ERCP or EUS-guided approach ［J］. Gastrointest Endosc, 2015, 81(4): 913 - 923.

14.5　超声内镜引导下经胃经肝胆管穿刺造瘘术

病史简介

患者,女性,69 岁,胆管癌术后半年,皮肤、巩膜黄染半月。半年前,患者因胆管癌行右半肝切除＋左肝管-空肠吻合术。半月前,患者出现皮肤、巩膜黄染。肝脏 MRI 提示胆管癌复发侵犯左肝,伴左肝内胆管扩张。有轻度肾功能不全病史。查体:皮肤、巩膜黄染,上腹部见手术瘢痕,余均阴性。

实验室检查

血常规:CRP 30 mg/L,WBC 5.4×10^9/L,Hb 80 g/L,PLT 183×10^9/L。

肝功能:TB 509.8 μmol/L,DB 395.9 μmol/L,ALT 61 U/L,AST 121 U/L,AKP 792 U/L,γ-GT 140 U/L。

肌酐 103 μmol/L

肿瘤标志物:AFP 3.84 μg/L,CEA 8.58 μg/L,CA19-9 3 525 U/ml。

影像学检查

全腹 CT:右半肝切除＋胆管-空肠吻合术后改变,胆肠吻合口显示欠清,肝内及肝门部胆管明显扩张;右侧心膈角、肠系膜及腹膜后多发淋巴结肿大,转移可能,网膜浑浊,转移可能,腹水(图 14-5-1)。

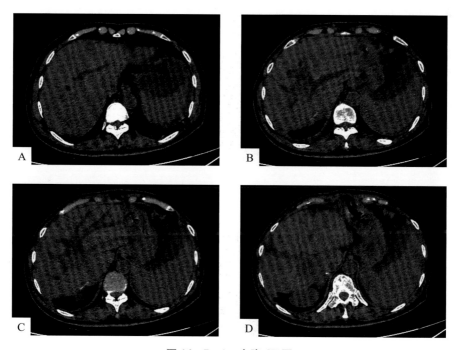

图 14-5-1　全腹 CT 图

A. 脾周中等量腹水,肝内胆管扩张;B. S2 段肝内胆管扩张,直径约 0.7 cm;C. S3 段肝内胆管扩张,直径约 0.5 cm;D. 肝门区低密度团块(↑),考虑肿瘤复发

治疗目的

行超声内镜引导下经胃经肝胆管穿刺造瘘术(EUS‐HGS)解除胆道梗阻。

治疗过程

EUS‐HGS过程见图14‐5‐2和视频14‐5‐1。

视频14‐5‐1
EUS扫查
请扫二维码观看

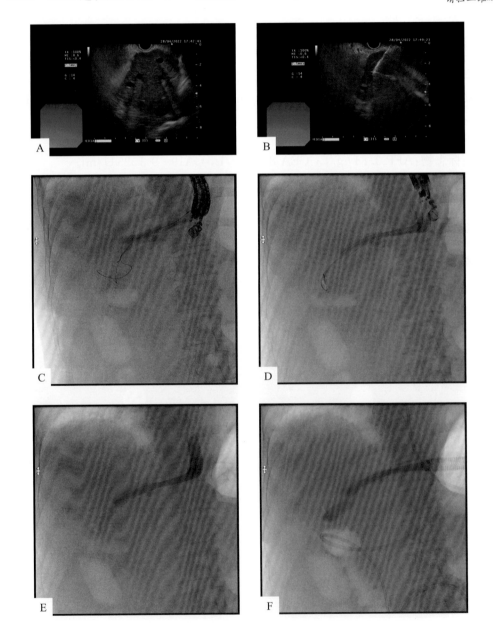

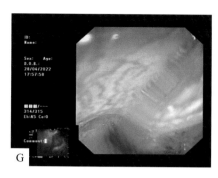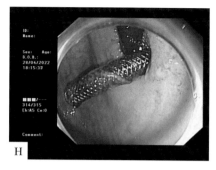

图14-5-2　超声内镜引导下经胃左肝管穿刺＋覆膜金属支架置入

A.超声内镜扫查见多支左肝内胆管扩张,直径0.5～0.7 cm;B.超声内镜引导下用19G穿刺针穿刺进入S2段肝内胆管;C.经穿刺针造影见左肝内胆管扩张,胆肠吻合口处梗阻,沿穿刺针插入导丝;D. 6Fr囊肿切开刀扩张穿刺路径后置入1.0 cm×8.0 cm覆膜胆道金属支架;E.支架近端位于食管下段;F.换用胃镜将支架近端推至胃体大弯侧,并置入鼻空肠营养管;G.金属支架释放时的内镜视野,镜身位于食管下段;H.金属支架近端位置调整后的内镜图像,可见穿刺点临近贲门

EUS诊断

①胆肠吻合口恶性梗阻;②完成EUS引导下经胃左肝内管穿刺＋覆膜金属支架置入术。

治疗效果和并发症

患者术后无严重并发症,黄疸快速下降,术后1周出院。

讨论

不可切除肝门部胆管癌的胆道引流是困扰外科医生的难题,可选的方案包括PTCD、ERCP及姑息性手术引流。其中ERCP胆道支架引流由于创伤小、无体表置管的特点,成为越来越多患者的首选。但ERCP并不是万能的,尤其对于Bismuth Ⅲ或Ⅳ型的患者,有时ERCP的引流是不充分的,需要PTCD进行补充。随着EUS介入技术的进步,左肝管的梗阻可以应用EUS-HGS技术来解决。

EUS-HGS可作为ERCP失败的补救技术,常用于肝门部梗阻的左肝引流、ERCP插管失败的EUS-RV、消化道改道术后胆道梗阻的治疗。据文献报道,EUS-HGS的技术成功率超过90%,临床有效率超过85%。EUS-HGS并发症率约为18%,其中最常见的是胆漏和支架移位,发生率分别为4.1%和3.9%。EUS-HGS的引流可使用自膨式金属支架、塑料支架或鼻胆管。自膨式金属支架的引流效果最佳,再介入率最低,肝内部分不覆膜、肝胃间隙及胃内部分覆膜的部分覆膜金属支架是EUS-HGS的首选。部分覆膜自膨式金属支架一方面可以避免金属支架膜覆盖分支胆管导致急性胆管炎,另一方面,覆膜部分可以减少胆漏和穿孔的发生。EUS-HGS也可以使用全覆膜支架,但需要注意肝内胆管部分支架的位置和长度,尽量避免覆盖主要的分支胆管。对于不需要长期引流的患者,也可以使用塑料胆道支架或鼻胆管短期引流。

本例是一名术后复发的晚期胆管癌患者,预期的生存时间较短,其减黄治疗可考虑ERCP、PTCD或EUS-BD。但PTCD引起疼痛的比例较高,影响生活质量,且患者对于体表引流管十分抗拒,希望接受胆管内引流,以提高终末期的生活质量。本例患者曾接受胆肠吻合术,到达胆肠吻合口需要的内镜路径长度在 120 cm 左右,成功率较常规 ERCP 明显降低,同时考虑到患者胆肠吻合口存在肿瘤复发,亦会增加插管难度,所以最终选择更为直接的 EUS 下经胃左肝内胆管穿刺＋覆膜金属支架置入。操作者以本例患者的 S2 段肝内胆管为穿刺目标,其穿刺点位置较高,穿刺点位于食管下段近贲门处,支架释放后一端位于食管腔,为避免食物进入支架与胆汁反流入食管,故用内镜调整支架近端,将原位于食管的支架末端推入胃腔,可避免上述情况的发生。患者增大的左肝与胃壁贴近,并且 S2、S3 段肝内胆管明显扩张,这些原因都有利于 EUS - BD。但患者可能存在左肝内胆管的分支互不相通的情况,若肝内胆管分支不交通,将影响引流效果并增加胆管炎的风险。故将 PTCD 作为补救手段,但造影示左肝内胆管分支尚交通,最终减黄效果令人满意。

▌扫查、治疗体会

(1) 左肝 S2、S3 胆管都可以作为目标胆管,通常在超声下显示的都是胆管的截面,恰好为胆管长轴的情况较少。建议选择管径＞5 mm 的胆管,不要过于接近肝门部,因为穿刺距离过长会影响穿刺的准确度。大多数患者的 S2 段肝内胆管走行与超声胃镜出针角度最接近,穿刺及置管成功率较高,但 S2 胆管的穿刺点较高,有时甚至需要在贲门进行穿刺,甚至穿刺针需经过纵隔而引起感染;S3 段肝内胆管穿刺点位于胃体小弯,可选范围较大,但走行较 S2 胆管更水平,导丝进入肝内分支胆管而不是肝门部的情况时有发生,需要高超的超选技术来调整导丝位置。

(2) 操作者需利用多普勒血管成像评估穿刺路径上的血管情况,伴有胃底静脉曲张的患者应尽量避免行 EUS - HGS。

(3) 左肝与胃体小弯处在同一水平层面,由于穿刺针斜向出针的特点,EUS 下左肝管的穿刺点一般都位于高位胃体,甚至位于贲门。此时镜身、穿刺点、左肝内胆管、肝门部连线为所有操作的轴线,其角度为钝角,有利于导丝的稳定和胆管超选操作。胆管穿刺成功后,后续操作时务必保持镜身深度和左右旋转两个维度稳定,否则一旦上述角度变为锐角,容易出现导丝弹出,导致操作失败。

(4) 对于消化道改道术后,尤其是 Roux-en-Y 胆肠吻合和全胃切除术后 Roux-en-Y 吻合的患者,EUS - HGS 可以作为 ERCP 的替代手段治疗良、恶性胆道狭窄。

(楼颂梅)

▌参考文献

[1] Iwashita T, Doi S, Yasuda I. Endoscopic ultrasound-guided biliary drainage: a review [J]. Clin J Gastroenterol, 2014,7(2):94 - 102.

[2] Isayama H, Nakai Y, Itoi T, et al. Clinical practice guidelines for safe performance of endoscopic ultrasound/ultrasonography-guided biliary drainage: 2018 [J]. J Hepatobiliary Pancreat Sci, 2019,26 (7):249 - 269.

[3] Dhindsa BS, Mashiana HS, Dhaliwal A, et al. EUS-guided biliary drainage: A systematic review and meta-analysis [J]. Endosc Ultrasound, 2020,9(2):101 - 109.

[4] Kawakubo K, Isayama H, Kato H, et al. Multicenter retrospective study of endoscopic ultrasound-

guided biliary drainage for malignant biliary obstruction in Japan [J]. J Hepatobiliary Pancreat Sci, 2014,21(5):328-334.

[5] Matsubara S, Nakagawa K, Suda K, et al. Practical Tips for Safe and Successful Endoscopic Ultrasound-Guided Hepaticogastrostomy: A State-of-the-Art Technical Review [J]. J Clin Med, 2022,11(6):1591.

14.6　超声内镜引导下经十二指肠肝外胆管穿刺造瘘术

▌ 病史简介

患者,女性,75岁,腹胀3个月,加重伴皮肤黄染4天。3个月前,患者出现上腹胀,无皮肤黄染,未重视。4天前,患者腹胀加重,伴皮肤黄染、腹痛及食欲缺乏。CT提示胆总管下段占位伴扩张。有高血压病史,否认糖尿病、乙肝病史,否认烟酒史。查体:巩膜轻度黄染,剑突下轻压痛,无反跳痛,余均阴性。

▌ 实验室检查

血常规:CRP 85.8 mg/L, WBC 9.8×10⁹/L, Hb 125 g/L, PLT 148×10⁹/L。

肝功能:TB 70.7 μmol/L, DB 44.3 μmol/L, ALT 342 U/L, AST 224 U/L, AKP 284 U/L, γ-GT 513 U/L。

肿瘤标志物:AFP 1.11 μg/L, CEA 2.12 μg/L, CA19-9 425.5 U/ml。

乙肝三系:阴性。

▌ 影像学检查

腹部增强CT:肝内外胆管扩张,主胰管扩张,胰头癌可能;肝左叶结节影,转移灶可能(图14-6-1)。EUS-FNA:十二指肠降段肠腔稍狭窄,侧视镜通过困难;胰头低回声占位,考虑恶性;细针穿刺细胞学检查提示(胰腺穿刺涂片)找到数处异型细胞簇,考虑为腺癌。

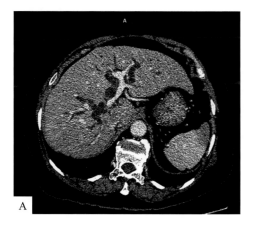
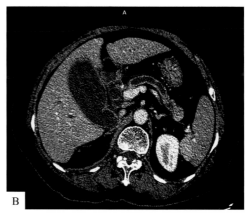

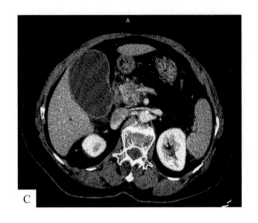

图 14 - 6 - 1　腹部 CT 图

A. 腹部 CT 见肝内胆管广泛扩张；B. 胆囊增大，胆总管、主胰管扩张胆显；C. 胰头可见低密度灶，轻度强化（↑）

治疗目的

行超声内镜引导下经十二指肠肝外胆管穿刺造瘘术（EUS‑CDS）解除胆道梗阻。

治疗过程

EUS‑CDS 过程见图 14 - 6 - 2 和视频 14 - 6 - 1。

视频 14 - 6 - 1
EUS 扫查
请扫二维码观看

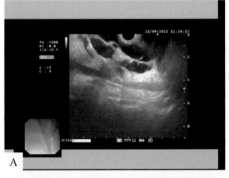

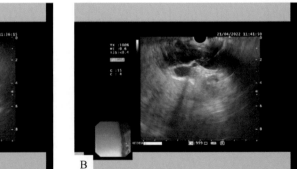

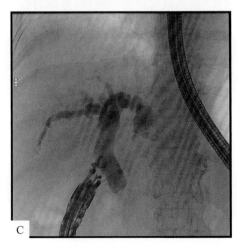

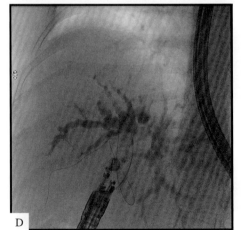

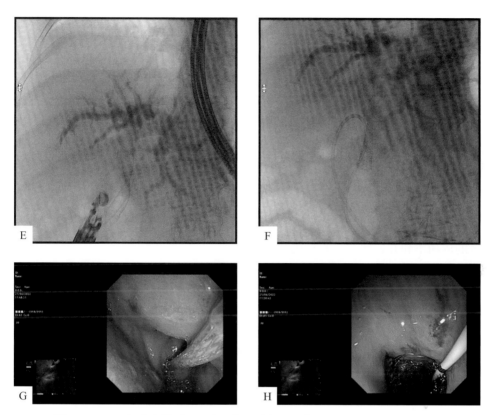

图 14-6-2 超声内镜引导经十二指肠球部胆总管穿刺＋覆膜金属支架置入

A. EUS 扫查见胆总管增宽,直径约 1.6 cm;B. EUS 下 19G 穿刺针顺利穿刺进入胆总管并置入导丝;C. 穿刺成功后造影见胆总管下段截断,近端胆管明显扩张;D. 导丝超选至右后肝内胆管,并在胆总管盘绕数圈;E. 6Fr 囊肿切开刀扩张穿刺路径后沿导丝置入 1.0 cm×6.0 cm 胆道全覆膜金属支架;F. 支架形态佳,并置入鼻空肠营养管;G. 支架释放时内镜视野;H. 支架释放后胆汁流出通畅

EUS 诊断

①胰头癌伴胆胰管扩张;②完成 EUS 引导下经十二指肠球部胆总管穿刺＋胆道全覆膜金属支架置入术。

治疗效果和并发症

患者术后无并发症发生,黄疸快速下降,术后 1 周出院。

讨论

远端胆道恶性狭窄的主要病因是远端胆管癌、胰腺癌和十二指肠乳头癌,大多数患者出现黄疸时已无根治性手术指征。持续升高的胆红素会损害肝功能,并出现食欲缺乏、皮肤瘙痒等症状,严重影响患者的生活质量。ERCP 经十二指肠乳头金属支架置入是这类晚期患者的首选治疗方法。但是由于肿瘤的浸润或压迫,有时经十二指肠乳头插管十分困难,即使使用针刀预切开、乳头开窗术等高风险插管辅助技术,仍有一部分患者无法完成经乳头胆管深插管,甚至许多患者由于肿瘤浸润十二指肠,内镜无法到达降段而导致 ERCP 失败。随着

EUS 介入技术的发展,这类原本无法用内镜处理的情况,现在可以通过 EUS-BD 技术替代 ERCP 完成胆道内引流。

EUS-CDS 是经 EUS 引导于十二指肠球部穿刺胆总管,建立人工通道,并置入支架进行胆管引流的技术。对于恶性狭窄的患者,通常推荐使用覆膜自膨式金属支架,其具有引流效果佳、并发症率低、再介入率低的优势。EUS-CDS 的常见并发症包括胆瘘、穿孔、支架移位、出血等,总体的并发症率约为 15%,其中 90% 为轻中度并发症。

本病例为胰腺癌伴远端胆管梗阻,同时病灶累及十二指肠降段,导致肠腔狭窄,无法进行经乳头插管,故无法完成 ERCP。患者虽有十二指肠降段狭窄,但无十二指肠梗阻的临床表现,如恶心、呕吐宿食等症状,故选择行 EUS-CDS。选择十二指肠球部前壁无肿瘤累及处为穿刺点,胆总管穿刺成功后用 6Fr 囊肿切开刀扩张穿刺路径,直接置入胆道覆膜金属支架,手术过程顺利,术后无并发症发生,达到了与 ERCP 相同的治疗效果。对于熟练的操作者,两者的成功率和并发症率无明显统计学差异。

与 ERCP 相比,EUS-CDS 可用于治疗降段受累狭窄、内镜无法到达十二指肠乳头的患者;并且 EUS-CDS 可与 EUS-FNA 同时完成,无须多次 EUS 操作;最后穿刺点位于胆总管十二指肠后段,穿刺路径不经过胰腺,可减少胰腺炎发生率。但 EUS-CDS 也有其缺点,EUS-BD 时为避免胆漏,不能使用非覆膜金属支架,由于穿刺点离胆囊管开口近,使用覆膜金属支架时,EUS-CDS 比 ERCP 更容易覆盖胆囊管,易引起术后胆囊炎;对于胆胰管同时受累梗阻的患者,ERCP 可行胆胰管双支架置入,进行胆胰管引流减压,缓解梗阻性黄疸和胰管高压引起的腹痛,而 EUS-CDS 仅进行胆管引流,若欲同时进行胰管引流,需行 EUS 引导胰管穿刺引流术,但是这样会增加额外的风险。

扫查、治疗体会

(1)由于多数胆总管远端梗阻患者的胆总管较宽,且超声探头与胆总管间距离近,故 EUS-CDS 的穿刺难度一般低于 EUS-HGS。

(2)利用多普勒血管成像评估穿刺路径上的血管情况,胃十二指肠动脉有时走行于穿刺路径上,应尽量避开。

(3)EUS-CDS 穿刺针通常指向肝门胆管,多数时候导丝可以直接进入肝内胆管,若导丝位置不佳,不建议在穿刺针内进行导丝超选,因为针尖可损伤导丝表面亲水层,影响后续操作。可换用囊肿切开刀、扩张探条或切开刀进行导丝超选。

(4)胆道覆膜金属支架是首选,可以最大限度避免胆漏、肠漏的发生,并且引流效果和再介入率都优于塑料支架或鼻胆管。

(5)覆膜支架释放后,支架远端可能会朝向十二指肠球部后壁,可用内镜将支架远端推移至十二指肠降段;在胆总管扩张>3 cm 等特殊情况下,支架近端可能会朝向远端胆管而非肝门部,一般无须特殊调整,在引流通畅、胆道扩张好转后,支架近端会自行转向肝门部。

(楼颂梅)

参考文献

[1] Iwashita T, Doi S, Yasuda I. Endoscopic ultrasound-guided biliary drainage: a review [J]. Clin J Gastroenterol, 2014,7(2):94－102.

[2] Isayama H, Nakai Y, Itoi T, et al. Clinical practice guidelines for safe performance of endoscopic ultrasound/ultrasonography-guided biliary drainage: 2018 [J]. J Hepatobiliary Pancreat Sci, 2019,26(7):249－269.

[3] Dhindsa BS, Mashiana HS, Dhaliwal A, et al. EUS-guided biliary drainage: A systematic review and meta-analysis [J]. Endosc Ultrasound, 2020,9(2):101－109.

[4] Lyu Y, Li T, Cheng Y, et al. Endoscopic ultrasound-guided vs ERCP-guided biliary drainage for malignant biliary obstruction: A up-to-date meta-analysis and systematic review [J]. Dig Liver Dis, 2021,53(10):1247－1253.

[5] Li J, Tang J, Liu F, et al. Comparison of Choledochoduodenostomy and Hepaticogastrostomy for EUS-Guided Biliary Drainage: A Meta-Analysis [J/OL]. Front Surg, 2022,9:811005.

[6] Ogura T, Itoi T. Technical tips and recent development of endoscopic ultrasound-guided choledochoduodenostomy [J/OL]. DEN open, 2021,1(1):e8.

14.7　超声内镜引导下经肝顺行胆管结石移除术

病史简介

患者,女性,63 岁,间断上腹痛伴寒战、高热 2 年,加重 3 天。9 年前,患者因"胃癌"行全胃切除术。外院 CT:胆总管末端多发结石,胆道系统扩张,胆囊结石、胆囊炎。

实验室检查

血常规:WBC 14.8.×10⁹/L, Hb 110 g/L, PLT 235×10⁹/L。

肝功能:TB 65.2 μmol/L, DB 32.3 μmol/L, ALT 50 U/L, AST 109 U/L, AKP 490 U/L, γ-GT 567 U/L。

肿瘤标志物:AFP<0.17 μg/L, CEA 2.39 ng/mL, CA19－9 206.00 U/ml。

乙肝三系:阴性。

影像学检查

胃镜:食管空肠吻合口,沿吻合口继续进镜可见食管-空肠吻合口。腹部 CT:胆总管末端可见结石样高密度。EUS:扫查见胆总管内强回声,后方伴声影,长径约 12.8 mm(图 14-7-1)。

治疗目的

胃镜下不能到达十二指肠乳头处,无法行 ERCP 术,改行超声内镜引导下经肝顺行胆管结石移除术(EUS-TASR),顺行取石。

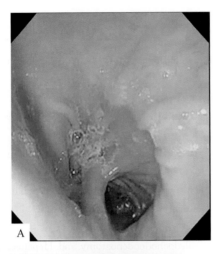
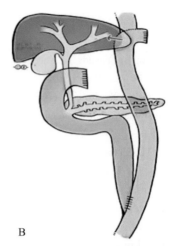

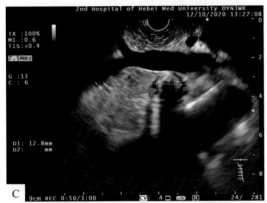
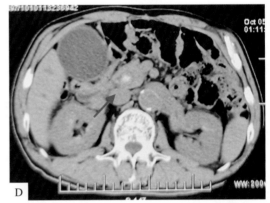

图 14-7-1 影像学检查

A. 胃镜下见食管-空肠吻合口；B. 全胃切除术的解剖示意图；C. EUS 扫查示胆总管内可见半月形强回声影，后方伴声影（↑）；D. 腹部 CT：胆总管末端可见结石样高密度（↑）

治疗过程

EUS－TASR 过程见图 14－7－2 和视频 14－7－1。

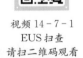

视频 14－7－1
EUS 扫查
请扫二维码观看

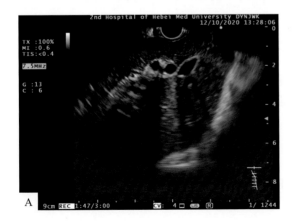
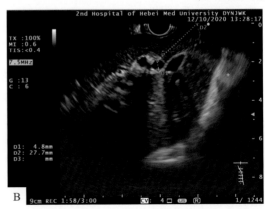

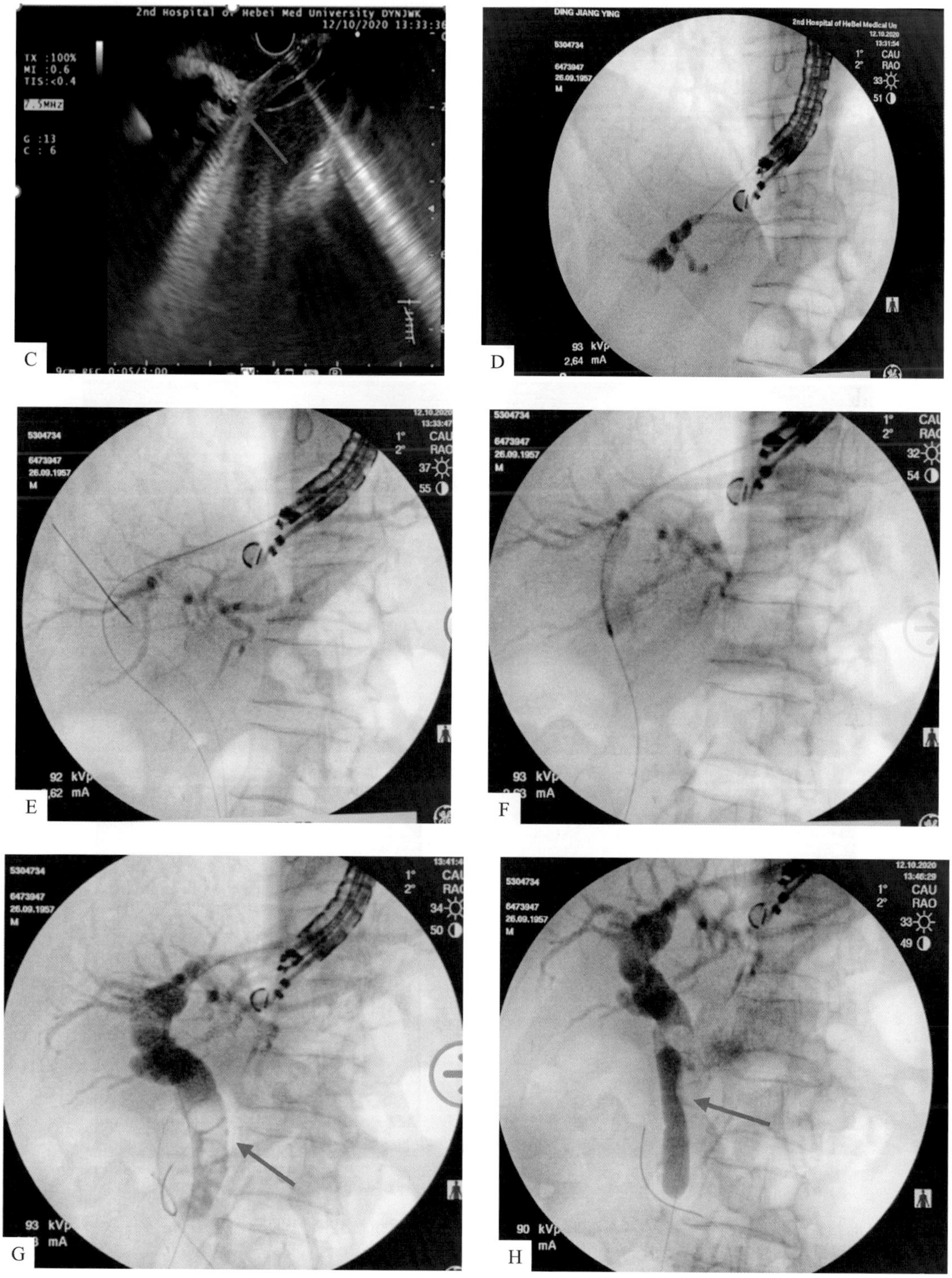
2nd Hospital of Hebei Med University DYNJWK
12/10/2020 13:33:36
TX :100%
MI :0.6
TIS:<0.4
G :13
C : 6
C
DING JIANG YING
2nd Hospital of HeBei Medical Un
5304734
6473947
26.09.1957
M
D
E
F
G
H

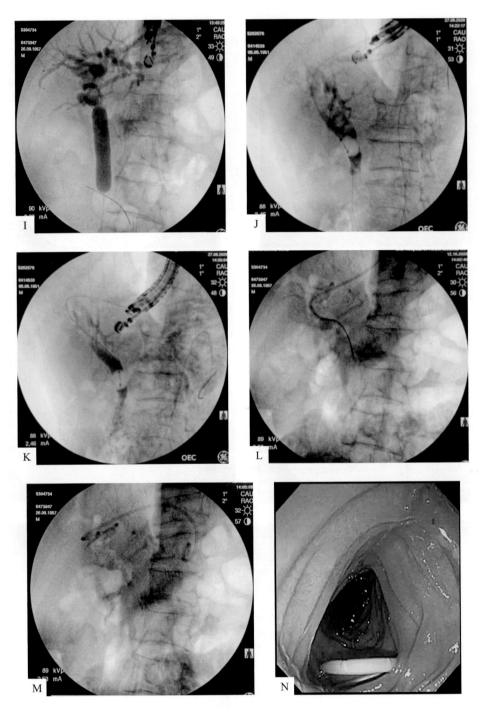

图 14 - 7 - 2 EUS - TASR

A. EUS 扫查见左肝内胆管扩张，选择肝左叶 S2 段肝内胆管为目标穿刺胆管；B. 目标穿刺胆管直径约 4.8 mm，穿刺路径长约 27.7 mm；C. 应用 19G 穿刺针，穿刺进入目标胆管内（↑）；D. 经穿刺针造影见肝内胆管扩张；E. 导丝超选至胆总管，见导丝打圈反折；F. 导丝顺利通过十二指肠乳头；G. 继续造影可见胆总管内多发类圆形充盈缺损影（↑）；H. 沿导丝插入胆管柱状扩张球囊，对十二指肠乳头及胆总管下端进行逐级扩张，可见乳头处球囊的"腰"（↑）；I. 柱状扩张球囊扩张胆总管直径至 12 mm；J. 沿导丝插入取石气囊，将结石逐一经过乳头推入十二指肠；K. 再次球囊堵塞造影，肝内外胆管未见充盈缺损影；L. 取石后于肝肠之间置入一根双猪尾支架；M、N. 双猪尾支架一端位于近端空肠内，另一端位于肝门部胆管内

EUS诊断

①胆总管多发结石、全胃切除术后；②完成EUS引导下胆管穿刺、EUS-TASR；③完成EUS引导下经肠经肝胆管穿刺造瘘术（endoscopic ultrasound-guided hepatoenterostomy，EUS-HES）。

治疗效果和并发症

患者术后无并发症发生，术后第3天可经口进流食，术后5天出院。

预后

患者50天后于我科门诊复查（腹部CT见图14-7-3），行无痛胃镜下肝内胆管-空肠支架拔除术（图14-7-4），过程顺利，患者无不适，无痛胃镜清醒4～6 h后逐步恢复正常饮食。

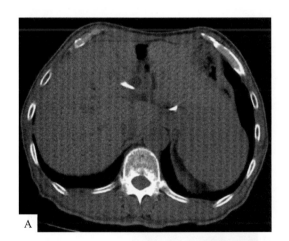
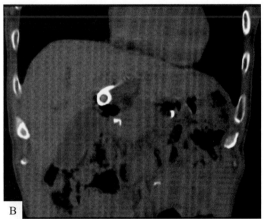
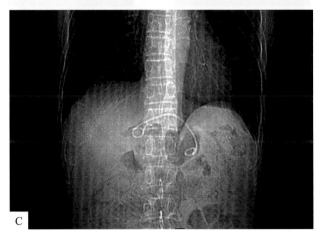

图14-7-3　腹部CT见支架位于空肠与肝内胆管之间

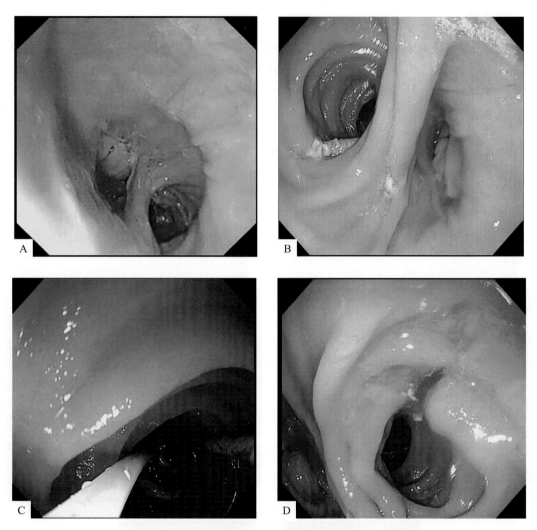

图 14-7-4　胃镜下肝内胆管-空肠支架拔除术

A. 胃镜下见食管-空肠吻合口；B. 输入袢可见猪尾支架；C. 用圈套器取出支架；D. 取出支架后见穿刺吻合口部位无活动性出血

讨论

　　本例患者为老年女性，既往行"全胃切除术"，此次因胆管多发结石入院，外科传统手术意愿不强烈，且传统外科手术因既往手术史导致腹腔粘连变得困难，二次外科手术可能无法用腔镜完成，术中可能改变手术方式而中转开腹，患者及家属无法接受再次开腹手术的风险，故拟行 ERCP 微创取石。术前充分了解既往手术方式，并对术中可能出现的问题做好处理预案。本例胃肠改道术后患者采用胃镜结合透明帽的方式行 ERCP 术，在毕 Ⅱ 式胃大部切除术、胰十二指肠切除术等患者中，手术成功率较高。但是全胃切除术和胆肠吻合术加做了 Roux-en-Y 吻合，使得从口腔到输入袢的距离过长，普通胃镜难以到达十二指肠乳头或者胆肠吻合口的位置，导致手术成功率并不高。有相关文献报道 Roux-en-Y 术后 ERCP 手术的成功率仅为 33%。

随着 EUS 技术的发展,EUS 技术逐步应用于胆胰疾病的治疗中。EUS 与 ERCP 相结合对复杂的胆胰疾病诊治,尤其对消化道解剖结构改变的患者更为适用。ERCP 目前仍是消化道改道术后患者的首选治疗方案,但当传统 ERCP 失败时,EUS - BD 成为 ERCP 的一种重要补救手段。EUS - BD 仍然是微创的诊治,创伤较传统外科手术小,术后恢复快,但需要同时掌握 ERCP 和 EUS 技术,并且由经验非常丰富的内镜医师完成操作。目前国内外大部分指南和共识等也将 EUS - BD 作为 ERCP 失败时的备选方案。也有文献指出,在经验丰富的内镜中心,EUS - BD 可以作为首选治疗方案。

为了减少 EUS - BD 并发症的发生,应该掌握好 EUS - BD 的适应证,并且术前充分阅读患者的影像学资料。要根据患者术前的影像学资料,结合 EUS 扫查情况,在术前充分评估胆管穿刺条件。患者肝内胆管如果不扩张,通常无法实施 EUS - BD。同时要评估患者有无腹水、营养状态、肝内外胆管的直径、胆管走行、胆管有无狭窄、结石的位置/大小/形状和数目,以此判断患者有无顺行取石的条件。如果患者胆管扩张明显或远端胆管走行扭曲,则顺行取石难度大。如果胆管存在无法扩张的明显狭窄,顺行取石难度亦增大。另外,方形的结石亦难取出。

在临床操作中,要掌握 EUS - BD 的穿刺要点。文献报道,如扩张胆管直径<5 mm、穿刺途径距离目标胆管超过 3 cm,则穿刺成功率明显降低。所以,在 EUS - BD 时,穿刺目标胆管直径应≥5 mm,并且穿刺途径距目标胆管≤3 cm 为最佳。

小肠镜下辅助的 ERCP 是另一种治疗方案,但是小肠镜下 ERCP 需要专用的小肠镜治疗器械。有相关文献报道,小肠镜下 ERCP 和 EUS - BD 相比,小肠镜操作时间长,而 EUS - BD 的技术成功率和临床成功率更高。

扫查、治疗体会

(1) 对消化道解剖结构改变的患者,EUS 检查不作为常规检查项目,但我们要将 EUS - BD 作为 ERCP 的备选方案,术前知晓患者病情、手术方式对于治疗方案的选择非常重要。

(2) 本例患者为"全胃切除术后"合并胆管结石,我们将 ERCP 作为首选方案,在 ERCP 失败时,我们选择 EUS - BD 方案。对于穿刺路径的选择,理想的情况是选择肝脏 S2 段胆管作为目标穿刺胆管,这样导丝顺行进入胆总管及十二指肠乳头的概率更大,对于后期手术器械沿导丝进入更有优势,手术器械进入的阻力更小,应用取石气囊顺行取石的过程中,取石气囊的顺行推力更大,更有利于结石的推出。而且,选择 S2 段胆管作为目标胆管,在手术结束放置双猪尾支架时更便捷。

(3) EUS - TASR 时,当导丝顺行通过十二指肠乳头后,尽量使导丝在肠腔里多盘圈,这样后续取石器械的进入更有支撑力,进出器械更容易,且导丝不易滑脱。

(侯森林　张立超)

参考文献

[1] Shah RK, Arjmand E, Roberson DW, et al. Variation in surgical time-out and site marking within pediatric otolaryngology [J]. Arch Otolaryngol Head Neck Surg, 2011,137(1):69 - 73.

［2］ van Wanrooij RLJ, Bronswijk M, Kunda R, et al. Therapeutic endoscopic ultrasound: European Society of Gastrointestinal Endoscopy（ESGE）Technical Review［J］. Endoscopy, 2022, 54（3）: 310 - 332.

［3］ Oh D, Park DH, Song TJ, et al. Optimal biliary access point and learning curve for endoscopic ultrasound-guided hepaticogastrostomy with transmural stenting［J］. Therap Adv Gastroenterol, 2017,10(1):42 - 53.

［4］ Khashab MA, El Zein MH, Sharzehi K, et al. EUS-guided biliary drainage or enteroscopy-assisted ERCP in patients with surgical anatomy and biliary obstruction: an international comparative study ［J］. Endosc Int Open, 2016,4(12):e1322 - e1327.

14.8 超声内镜引导下胆囊引流术

病史简介

患者,女性,60 岁,既往多次发作急性胆囊炎,药物保守治疗后好转,5 天前进食油腻后出现右上腹胀痛伴发热,体温最高 38.5℃。上腹部 CT 提示:脂肪肝,胆囊结石,急性胆囊炎。查体:上腹部肌紧张,右上腹压痛、反跳痛,其余阴性。

实验室检查

血常规:WBC 25.19×10⁹/L, N% 85.0%。
肝功能:TB 81.5 μmol/L, DB 28.4 μmol/L, ALT 50 U/L, AST 39 U/L, AKP 106 U/L, γ - GT 88 U/L。
肿瘤标志物:AFP、CEA、CA19 - 9 均在正常值范围。
乙肝三系:阴性。

影像学检查

上腹部 CT:胆囊体积增大,胆囊内见类圆形高密度影,胆囊窝积液,考虑胆囊结石、急性胆囊炎。肝脏 MRI:胆囊增大,内见类圆形充盈缺损影,大者直径约 2.4 cm,壁增厚,肝内外胆管无明显扩张,考虑胆囊结石、急性胆囊炎(图 14 - 8 - 1)。

治疗目的

行 EUS 引导下胆囊引流术(EUS - GBD)。

治疗过程

EUS - GBD 过程见图 14 - 8 - 2 和视频 14 - 8 - 1。

视频 14 - 8 - 1
EUS 扫查
请扫二维码观看

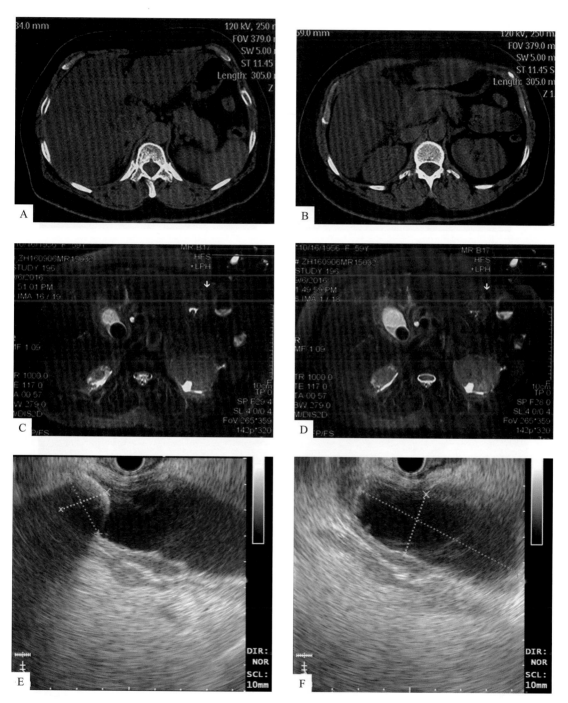

图 14 - 8 - 1　影像学检查

A. CT 见胆囊体积增大,胆囊内见类圆形高密度影;B. 胆囊壁水肿明显,呈双轨征;C、D. MRI 提示胆囊增大,内见类圆形充盈缺损影,胆囊壁明显增厚,肝内外胆管无明显扩张;E、F. EUS 可见胆囊增大、胆囊壁增厚呈双轨征,胆囊颈部可见一半月形强回声,后方伴声影,考虑胆囊结石嵌顿

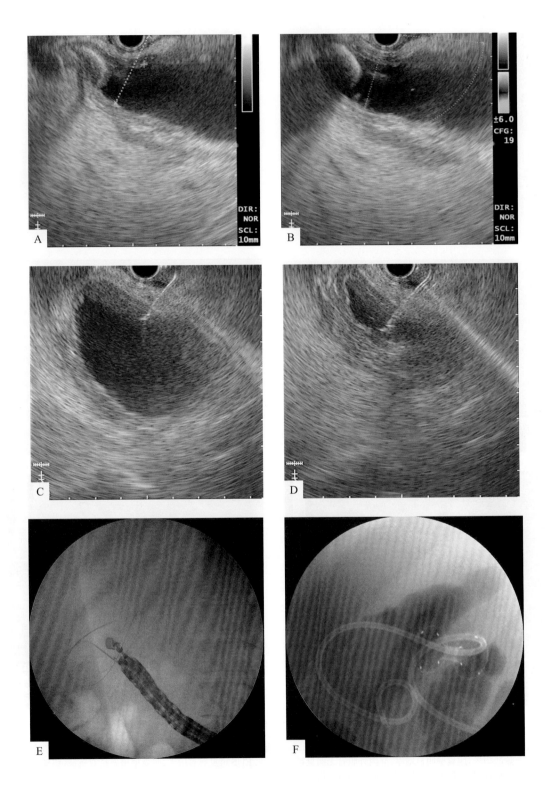

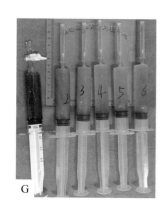
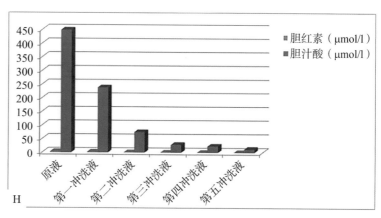

图 14‐8‐2　EUS‐GBD 过程

A. 纵轴 EUS 扫查选择穿刺路径、测量穿刺距离;B. 纵轴 EUS 多普勒扫查,避开穿刺路径血管;C、D. EUS 引导下 19G 穿刺针进入胆囊后反复用生理盐水冲洗后的胆汁;E. 经穿刺针置入导丝至胆囊腔内;F. 在 EUS 和 X 线的双重引导下置入 LAMS 支架和鼻胆囊引流管;G、H. 胆囊冲洗液及其中胆红素和胆汁酸浓度

EUS 诊断

①胆囊结石伴嵌顿;②急性胆囊炎;③完成 EUS 引导下胆囊引流术。

治疗效果和并发症

患者术后无并发症发生,腹痛、发热快速消退,5 天后出院。

讨论

胆囊引流的非外科手术方式有经皮和内镜下治疗两种方式。随着 EUS 技术与相关器械的快速发展,尤其是近年来采用双蕈式覆膜金属支架(LAMS)的 EUS 引导下胆囊引流术(EUS‐GBD)已经成为急性化脓性胆囊炎介入治疗的重要术式,LAMS 也已成为内镜下建立胃(十二指肠)胆囊通路的重要工具,内镜通过该支架腔即可自由进出胆囊,在胆囊疾病的经口内镜诊治中发挥了越来越重要的作用。

2015 年,国内金震东教授等一批超声专家,先后开展了使用 LAMS 的 EUS‐GBD 引导下的胆囊引流术,为国内 EUS‐GBD 在临床的快速推广起到了积极推动作用。

在行 EUS‐GBD 时,可选用各种型号的线阵超声内镜,但应至少提供 3.7 mm 活检管道,以利于常用附件通过。穿刺针建议选用 19G 穿刺针,允许 0.035 in 的导丝通过。穿刺路径的扩张可选择囊肿切开刀、扩张导管或扩张球囊。对于穿刺点的选择,经胃窦或经十二指肠球部均可(图 14‐8‐3),建议穿刺路径上胆囊与胃肠壁之间的距离小于 10 mm 为佳。一般情况下,经胃窦部穿刺为胆囊体或胆囊底部,经球部穿刺为胆囊颈部,由于胃蠕动较十二指肠活跃,且经胃穿刺术后支架功能障碍的发生率高于球部,故穿刺点优选球部。

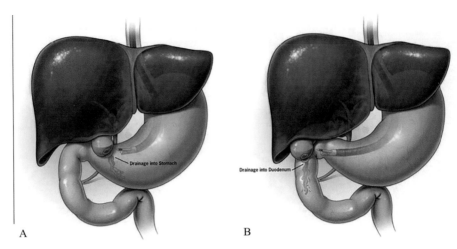

图 14-8-3 EUS-GBD 穿刺点的选择

A. 经胃窦部穿刺胆囊;B. 经十二指肠球部穿刺胆囊
drainage into stomach:经胃引流;drainage into duodenum:经十二指肠引流

为了确保引流效果,通常选用带有双侧翼的 LAMS。首先将支架远端释放入胆囊腔后,牵拉推送器,尽可能使胃肠壁与胆囊壁贴紧,再释放近侧端。然后换用普通内镜或超细内镜确认支架位置及引流情况,必要时可以注射造影剂。若需进行取石,可使用扩张球囊扩大金属支架(还未完全释放),或待 2~4 周窦道形成后换用胃镜经金属支架进入胆囊腔内检查、取石。

目前,有多项研究表明,与经皮胆囊引流相比,EUS-GBD 同样具有较高的技术成功率(84.6%~98.7%)和临床成功率(88.6%~100%),但胆囊炎复发率(<4%)和并发症发生率(7.6%)均较低。EUS-GBD 最常见的并发症为气腹(3.8%),还有出血、穿孔、支架移位等其他少见并发症。当使用双猪尾塑料支架、普通覆膜金属支架(fully-covered self-expandable metal stent,FC-SEMS)和 LAMS 等不同类型支架进行引流时,塑料支架较容易出现堵塞但较少出现移位,FC-SEMS 和 LAMS 可出现移位,但 FC-SEMS 的移位发生率比 LAMS 更高,并且容易刺激组织增生导致支架取出困难。最新的 ESGE 指南也对 EUS-GBD 的关键技术环节给出了推荐:①EUS-GBD 中应使用搭载电灼增强系统的 LAMS(AXIOS)或专用 SEMS,因为与其替代品相比,这些支架更易于使用且安全性更高(弱推荐,证据质量较低);②使用 LAMS 时建议进行经十二指肠的 EUS-GBD 而不是经胃路径,因为这可能会降低支架出现功能障碍的风险(弱推荐,证据质量较低);③对于预期 SEMS 或 LAMS 堵塞风险较高的患者,可考虑同期置入同轴双猪尾塑料支架(弱推荐,证据质量较低);④对于 EUS-GBD 后需要长期引流者,可考虑完全清除结石后并使用双猪尾塑料支架置换 LAMS(弱推荐,证据质量较低)。

综上所述,对于无外科手术条件的急性胆囊炎患者采用 LAMS 进行 EUS-GBD 在技术上是安全有效的。

扫查、治疗体会

(1) EUS-GBD 适用于无外科手术条件的急性胆囊炎患者,尤其是美国麻醉师协会

(American Society of Anesthesiologists，ASA)分级标准Ⅲ或Ⅳ级的老年患者。

（2）EUS-GBD 具有较高的技术成功率，对于结石性胆囊炎，优先推荐使用 LAMS，以利于结石的排出或取出，从而降低胆囊炎的复发率。

（3）胆囊急性炎症期，胆囊壁组织疏松，穿刺针比较容易穿刺进入胆囊腔内，为了减少胆汁渗漏引起的围手术期不良情况，可用生理盐水进行数次胆囊冲洗。

（4）导丝经穿刺针进入胆囊后应盘绕 2～3 圈，以利于器械交换过程中更好地稳定导丝和发挥支撑作用，同时可避免导丝滑出。

（5）当使用 LAMS 进行胆囊引流时，选择经十二指肠路径更优，因为这可能会降低支架置入后出现功能障碍的风险。

（6）如果在胆囊引流后准备胆囊取石操作，建议在支架置入后 2～4 周待窦道成熟后再进行取石。取石完成后可取出支架，窦道通常不需要夹闭，一般 2～3 天可自行闭合。

（王　伟）

参考文献

［1］ Simons-Linares CR, Chahal P. Advances in Interventional Endoscopic Ultrasound（EUS）: A Technical Review［J］. J Clin Gastroenterol, 2020,54(7):579-590.

［2］ Wang W, Shi X, Jin Z, et al. Endoscopic laser lithotripsy and lithotomy through the lumen-apposing metal stent for a giant gallstone after EUS gallbladder drainage［J］. VideoGIE, 2017,2(5):112-115.

［3］ Wang W, Liu B, Qi K, et al. Efficacy and safety of endoscopic laser lithotripsy and lithotomy through the lumen-apposing metal stent for giant gallbladder stones［J］. VideoGIE, 2020,5(7):318-323.

［4］ Mori Y, Itoi T, Baron TH, et al. Tokyo Guidelines 2018: management strategies for gallbladder drainage in patients with acute cholecystitis (with videos)［J］. J Hepatobiliary Pancreat Sci, 2018,25(1):87-95.

［5］ Tan YY, Zhao G, Wang D, et al. A new strategy of minimally invasive surgery for cholecystolithiasis: calculi removal and gallbladder preservation［J］. Dig Surg, 2013,30(4-6):466-471.

［6］ Cho DH, Jo SJ, Lee JH, et al. Feasibility and safety of endoscopic ultrasound-guided gallbladder drainage using a newly designed lumen-apposing metal stent［J］. Surg Endosc, 2019, 33 (7):2135-2141.

［7］ Manta R, Mutignani M, Galloro G, et al. Endoscopic ultrasound-guided gallbladder drainage for acute cholecystitis with a lumen-apposing metal stent: a systematic review of case series［J］. Eur J Gastroenterol Hepatol, 2018,30(7):695-698.

［8］ Minaga K, Yamashita Y, Ogura T, et al. Clinical efficacy and safety of endoscopic ultrasound-guided gallbladder drainage replacement of percutaneous drainage: A multicenter retrospective study［J］. Dig Endosc, 2019,31(2):180-187.

［9］ Cho SH, Oh D, Song TJ, et al. Comparison of the effectiveness and safety of lumen-apposing metal stents and anti-migrating tubular self-expandable metal stents for EUS-guided gallbladder drainage in high surgical risk patients with acute cholecystitis［J］. Gastrointest Endosc, 2020,91(3):543-550.

［10］ Ogura T, Higuchi K. Endoscopic ultrasound-guided gallbladder drainage: Current status and future prospects［J］. Dig Endosc, 2019,31 Suppl 1:55-64.

［11］ Yuste RT, García-Alonso FJ, Sánchez-Ocana R, et al. Safety and clinical outcomes of endoscopic ultrasound-guided gallbladder drainage with lumen-apposing metal stents in patients with dwell time over one year [J]. Ann Gastroenterol, 2019, 32(5):514 - 521.

14.9 超声内镜引导下胆囊引流取石术

病史简介

患者,女性,60 岁,进食后上腹痛 2 天。2 天前,患者进食油腻食物后出现剑突下疼痛,伴恶心呕吐、尿黄。上腹部 CT 提示:急性胆囊炎,胆囊结石。查体:皮肤、巩膜黄染,右上腹部压痛明显,无反跳痛,Murphy 征(+),余均阴性。

实验室检查

血常规:WBC 25.19×10⁹/L, Hb 138 g/L, PLT 249×10⁹/L。
肝功能:TB 74 μmol/L, DB 56 μmol/L, ALT 60 U/L, AST 70 U/L, γ - GT 94 U/L。
肿瘤标志物:正常。

影像学检查

上腹部 CT:胆囊结石,急性胆囊炎。MRCP:胆囊结石,胆囊炎。EUS:胆囊结石、胆囊炎(图 14 - 9 - 1)。

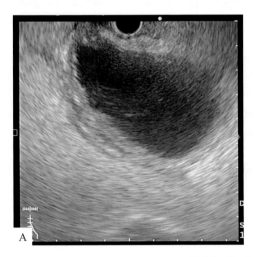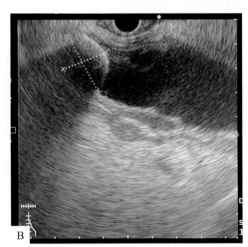

图 14 - 9 - 1 超声声像图

A. EUS 经球部扫查见胆囊肿大,胆囊壁明显增厚,胆囊内见泥沙样结石;B. 胆囊内可见一半月形强回声影,后方伴声影,大小约 2.6 cm×2.0 cm

治疗目的

行 EUS 引导下胆囊引流术(EUS - GBD)。

治疗过程

EUS引导下胆囊引流取石术过程见图 14-9-2 和视频 14-9-1。

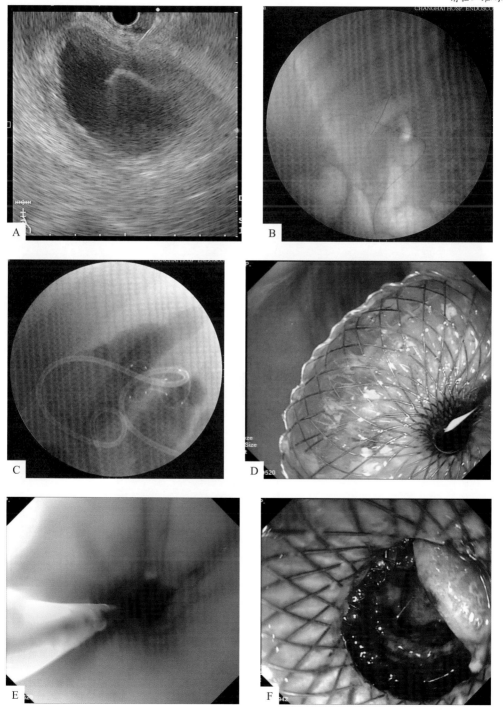

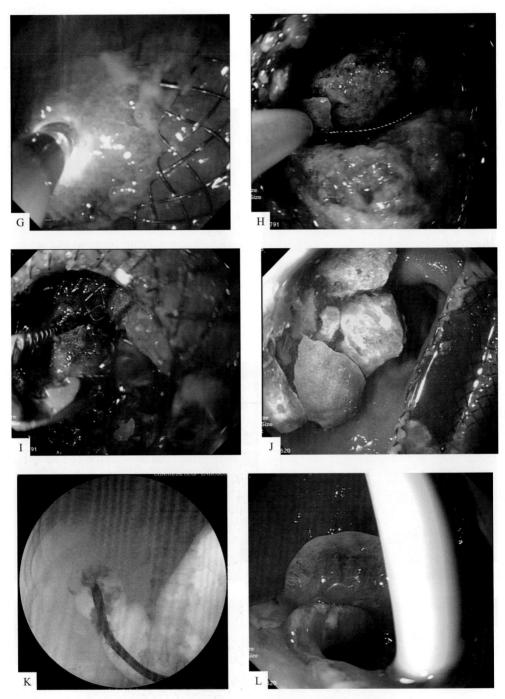

图 14 - 9 - 2 　超声内镜引导下胆囊引流取石术过程

A. 超声内镜引导下,以 COOK 19G 穿刺针经球部穿刺至胆囊内;B. 经穿刺针插入黄斑马导丝至胆囊腔内;C. 循导丝置入微创 LAMS 支架,X 线见支架释放位置良好,并可见一根鼻胆囊引流管在位;D. 更换胃镜观察,支架位置良好,穿刺位置无出血;E. 循导丝经金属支架腔置入单猪尾鼻胆囊引流管;F. 1 周后,胃镜下见胆囊壁充血明显,内可见数枚结石,用 COOK 取石网篮多次尝试无法取出胆囊内结石;G. 约 40 天后,胃镜下通以 U100 PLUS 双频激光以单脉冲 120 mJ,频率 5 Hz,峰值 133 kW,将结石击碎;H、I、J. 用取石网篮、圈套器、鼠齿钳等分次将碎石取出;K. 造影见胆囊内多枚小充盈缺损影,支架定位良好;L. 3 天后再次行经胆囊支架激光碎石取石术,完全取出结石后拔除胆囊 LAMS 支架,置入 7F - 7 cm 双猪尾塑料支架

EUS诊断

①胆囊多发结石，急性胆囊炎；②EUS引导下胆囊支架置入术；③经胆囊支架激光碎石取石术。

治疗效果和并发症

EUS引导下胆囊穿刺引流术操作顺利，术后无并发症发生，术后1天进食流质，此后逐步恢复正常饮食。在第四次碎石取石术后，置入的胆囊双猪尾塑料支架在术后第3天拔除后出院。

讨论

超声内镜引导下经口胆囊取石术是在超声内镜引导胆囊引流术（EUS-GBD）基础上发展而来的介入新技术，属于EUS-NOTES范畴。近年来，由于管腔对置双蕈式覆膜金属支架（LAMS）在EUS-GBD的应用不仅取得了良好的引流效果，而且可建立胃（十二指肠）与胆囊间的通路，内镜可由此通道进入胆囊并开展多种胆囊疾病的治疗。

超声内镜引导下经口胆囊取石术适用于：①不能耐受外科手术的结石性胆囊炎患者；②有症状的胆囊结石，患者拒绝外科手术或有保胆取石要求者；③胆囊有足够空间放置LAMS支架；④胆囊与胃（十二指肠）的距离≤1cm；⑤胆囊具有良好收缩功能（口服胆囊造影剂或脂餐后B超提示：胆囊收缩达1/3以上）。而胆囊萎缩、合并胆囊肿瘤、不能纠正的凝血障碍、大量腹水及不能接受内镜治疗的患者是超声内镜引导下经口胆囊取石术的禁忌。

EUS-GBD的穿刺路径包括经胃与经十二指肠两种方式，在临床操作中，应尽量选择距离胆囊最近的部位进行穿刺，但首先要满足在该穿刺位置内镜要比较稳定。通常十二指肠蠕动较少，且与胃相比，球部更靠近胆囊，因此，理论上来讲支架移位的风险较低。此外，经十二指肠的GBD食物反流的风险亦较小。相反，经胃穿刺胆囊比较容易，因为胆囊体直径较大，这使LAMS支架更容易展开。并且在胆囊支架置入失败的情况下，经胃途径的病例外科补救手术更加容易。对于穿刺路径的扩张可沿导丝用6Fr或7Fr的扩张探条扩张或用扩张球囊扩张窦道，目前多用囊肿切开刀一步完成，该方法可有效减少了术中因器械交换导致胆漏及导丝滑脱的风险。随着一步法EUS引导的LAMS释放系统（Hot AXIOS，Hot SPAXUS和Hot NAGI支架）的开发，使EUS引导下的胆囊引流过程更简单、更安全、更快捷，通常无须使用任何其他附件。如拟行经口胆囊取石术，置入金属支架的直径以1.5cm为佳，这可方便胃镜进入胆囊进行取石或碎石术。

对于巨大结石的取石时机，目前尚无统一标准，但为确保胃（十二指肠）胆囊窦道成熟，避免胆漏发生，建议在支架置入术后2～4周进行取石。对于长径大于1.5cm的胆囊结石，直接取出困难，往往需要先碎石后再取出，首选激光碎石法。对于嵌顿于胆囊管的结石，可用激光充分碎石后，以注水及吸引法取出。

超声内镜引导下经口胆囊取石术的并发症主要包括气腹、胆漏及支架移位。术中胆漏多为少量的胆汁漏出，一般不会导致严重的胆汁性腹膜炎，对症治疗通常可有效缓解。但部分并发症是致命性的，如支架移位。所以术后要严密观察患者的症状与体征，如有无腹痛、发热、呕血、黑便等,应做到及时发现、及时处理。

EUS‑GBD的技术成功率为84%~100%,同时其临床成功率亦很高。与PTGBD相比,EUS‑GBD的总体临床成功率约为97%,而PTGBD的临床成功率为56%~100%。

EUS引导下经口胆囊取石术是一种创新的内镜治疗技术,虽然该技术具有较高的技术成功率,但对操作技术有很高要求,术者必须同时熟练掌握EUS介入技术与ERCP技术。目前该技术只在少数医疗中心才能开展。该技术还需要大量的研究和较长时间的随访来进一步确定其安全性、有效性和长期疗效。

▌ 扫查、治疗体会

(1) EUS‑GBD首先要选择最佳穿刺路径。穿刺路径包括经胃、经十二指肠两种方式,但首先要选择内镜比较稳定的部位作为穿刺位置,在此基础上尽量选择距离胆囊最近的穿刺部位。

(2) 胆囊体可能是最佳穿刺点,尽管胆囊颈部活动较少,但胆囊颈部空间较小,会给支架释放带来更大的困难,并且会给治疗胆囊颈残余结石带来困难。

(3) 支架置入成功后,建议术后4周窦道成熟后再用胃镜经金属支架腔进入胆囊腔内检查并行碎石取石术。

(4) 长径小于1cm的结石可直接经支架取出,对于长径大于1.5cm的结石应充分碎石至碎片直径小于1cm,以方便通过支架取出。但碎片不能太小,太小的碎片会增加取石难度。并且一些碎片掉进胆囊管或躲在支架后方,会使取石更加困难,此时可考虑使用注水及吸引法取出。

(5) 取石过程中应尽量避免过小的碎片掉入胆总管,如怀疑有结石掉入胆总管,应经胆囊造影以明确。如明确为胆总管结石,应择期行ERCP取石。

(王域玲　金震东)

📖 参考文献

[1] Rana SS. Endoscopic ultrasound-guided gallbladder drainage: a technical review [J]. Ann Gastroenterol, 2021, 34(2): 142 - 148.

[2] Posner H, Widmer J. EUS guided gallbladder drainage [J]. Transl Gastroenterol Hepatol, 2020, 5: 41.

[3] Wang W, Liu B, Qi K, et al. Efficacy and safety of endoscopic laser lithotripsy and lithotomy through the lumen-apposing metal stent for giant gallbladder stones [J]. VideoGIE, 2020, 5(7): 318 - 323.

[4] Anderloni A, Buda A, Vieceli F, et al. Endoscopic ultrasound-guided transmural stenting for gallbladder drainage in high-risk patients with acute cholecystitis: a systematic review and pooled analysis [J]. Surg Endosc, 2016, 30(12): 5200 - 5208.

[5] Choi JH, Lee SS, Choi JH, et al. Long-term outcomes after endoscopic ultrasonography-guided gallbladder drainage for acute cholecystitis [J]. Endoscopy, 2014, 46(8): 656 - 661.

[6] Ge N, Wang S, Wang S, et al. Endoscopic ultrasound-assisted cholecystogastrostomy by a novel fully covered metal stent for the treatment of gallbladder stones [J]. Endosc Ultrasound, 2015, 4(2): 152 - 155.

[7] Ge N, Sun S, Sun S, et al. Endoscopic ultrasound-assisted transmural cholecystoduodenostomy or

cholecystogastrostomy as a bridge for per-oral cholecystoscopy therapy using double-flanged fully covered metal stent [J]. BMC Gastroenterol, 2016,16:9.

［8］ Wang W, Shi X, Jin Z, et al. Endoscopic laser lithotripsy and lithotomy through the lumen-apposing metal stent for a giant gallstone after EUS gallbladder drainage [J]. VideoGIE, 2017,2(5):112 - 115.

缩　略　语

AFP	alpha-fetoprotein	甲胎蛋白
AKP	alkline phosphatase	碱性磷酸酶
ALB	albumin	白蛋白
ALT	alanine aminotransferase	丙氨酸氨基转移酶
Amp	ampulla	壶腹
AO	aorta	主动脉
AST	aspartate aminotransferase	天门冬氨酸氨基转移酶
BD	bile duct	胆管
BOP	body of pancreas	胰体
CA	celiac artery	腹腔干动脉
CE‑EUS	contrast-enhanced endoscopic ultrasound	造影增强超声内镜
CA19‑9	carbohydrate antigen	糖类抗原 19‑9
CBD	common bile duct	胆总管
CC	common channel	共同通道
CCC	congenital choledochocele	先天性胆管囊肿
CD	cystic duct	胆囊管
CEA	carcinoembryonic antigen	癌胚抗原
CHA	common hepatic artery	肝总动脉
CHD	common hepatic duct	肝总管
CRP	C-reactive protein	C 反应蛋白
CUS	Conventional ultrasound	常规经腹超声
DB	Direct bilirubin	直接胆红素

DU	duodenum	十二指肠
DCC	distal cholangiocarcinoma	远端胆管癌
ERCP	endoscopic retrograde cholangiopancreatography	内镜逆行胆胰管造影术
ERC	endoscopic retrograde cholangiography	内镜逆行胆管造影
EUS	endoscopic ultrasound	超声内镜
EUS‐AS	EUS-guided antegrade stening	超声内镜引导下顺行支架置入术
EUS‐BD	EUS-guide biliary drainage	超声内镜引导下胆管引流术
EUS‐CDS	EUS-guided choledochoduodenostomy	超声内镜引导下经十二指肠肝外胆管穿刺造瘘术
EUS‐FNA	EUS-guided fine needle aspiration	超声内镜引导下细针穿刺抽吸术
EUS‐FNB	EUS-guided fine needle biopsy	超声内镜引导下细针穿刺活检术
EUS‐GBD	EUS-guided gallbladder drainage	超声内镜引导下胆囊引流术
EUS‐HGS	EUS-guided hepaticogastrectomy	超声内镜引导下经胃经肝胆管穿刺造瘘术
EUS‐RV	EUS-guided rendezvous	超声内镜引导下对接术
EUS‐TASR	EUS-guided transhepatic antegrade stone removal	超声内镜引导下经肝顺行胆管结石移除术
GB	gallbladder	胆囊
GBW	gall bladder wall	胆囊壁
GA	gallbladder adenomyomatosis	胆囊腺肌症
HA	hepatic artery	肝动脉
Hb	hemoglobin	血红蛋白
HOP	head of pancreas	胰头
HV	hepatic vein	肝静脉
HCC	hilar cholangiocarcinoma	肝门部胆管癌
IDUS	intraductal ultrasonography	管腔内超声检查
IgA	immunoglobulin A	免疫球蛋白 A
IgG	immunoglobulin G	免疫球蛋白 G
IgG4	immunoglobulin G4	免疫球蛋白 G4
IgM	immunoglobulin M	免疫球蛋白 M
IMV	inferior mesenteric vein	肠系膜下静脉
INR	international normalized ratio	国际标准化比值

IVC	inferior vena cava	下腔静脉
ICC	intrahepatic cholangiocarcinoma	肝内胆管癌
LAG	left adrenal gland	左肾上腺
LHA	left hepatic artery	左肝动脉
LHD	left hepatic duct	左肝管
LHV	left hepatic vein	左肝静脉
LIHBD	left intrahepatic bile duct	左肝内胆管
LK	left kidney	左肾
LN	lymph node	淋巴结
MRCP	magnetic resonance cholangiopancreatography	磁共振胆胰管成像
MHV	middle hepatic vein	中肝静脉
MPD	main pancreatic duct	主胰管
MiNEN	mixed neuroendocrine-non-neuroendocrine neoplasm	混合性神经内分泌-非神经内分泌肿瘤
MS	Mirizzi syndrome	Mirizzi 综合征
NOP	neck of pancreas	胰颈
P	papilla	主乳头
PAD	periampullary duodenal diverticulum	十二指肠乳头旁憩室
Pan	pancreas	胰腺
papilla		主乳头
PLT	platelet	血小板
PT	prothrombin time	凝血酶原时间
PV	portal vein	门静脉
PBM	pancreaticobiliary maljunction	胆胰管合流异常
PLC	primary liver carcinoma	原发性肝癌
γ - GT	γ-glutamyltranspeptidase	γ-谷氨酰转肽酶
RHA	right hepatic artery	右肝动脉
RHD	right hepatic duct	右肝管
RHV	right hepatic vein	右肝静脉
RIHBD	right intrahepatic bile duct	右肝内胆管
RK	right kidney	右肾

RPV	right branch of portal vein	门静脉右支
RRA	right renal artery	右肾动脉
RAS	Rokitansky-Aschoff sinus	罗基坦斯基-阿斯霍夫窦
S	stricture	狭窄
SA	splenic artery	脾动脉
Sludge	sludge	胆泥
SMA	superior mesenteric artery	肠系膜上动脉
SMV	superior mesenteric vein	肠系膜上静脉
stone	stone	结石
SV	splenic vein	脾静脉
TGC	time gain compensation	时间增益补偿
TB	total bilirubin	总胆红素
TP－LPV	umbilical part of left portal vein	门脉横部
TT	tumor thrombus	瘤栓
UP－LPV	umbilical part of left portal vein	门脉矢状部
WBC	white blood cell count	白细胞计数
XGC	xanthogranulomatous cholecystitis	肉芽肿性胆囊炎